口腔生物材料学
科研策略与实验设计

主 编 谢海峰 周永胜

科学出版社
北 京

内 容 简 介

本书首先从整体层面系统地介绍了口腔生物材料学科研的思维方式和实验规划，以帮助读者建立科学的思考框架和研究思路；然后从具体技术的细节层面对涉及交叉学科的形貌观测、物理性能、力学性能和化学性能的重点实验进行模板式的介绍，以帮助读者深入了解口腔生物材料研究涉及各项测试的参数选择、方法路线和目的用途；最后介绍了人工智能、器官芯片技术在口腔生物材料学研究中的应用现状和发展前景，并列举了相关的实验方法，有助于读者了解科研发展的趋势。

本书理论与实践相结合、图文并茂，可供口腔医学专业研究生或科研工作者参考。

图书在版编目(CIP)数据

口腔生物材料学科研策略与实验设计 / 谢海峰，周永胜主编. -- 北京：科学出版社，2025.3. -- ISBN 978-7-03-081211-7

Ⅰ. R783.1

中国国家版本馆 CIP 数据核字第 2025AE1602 号

责任编辑：沈红芬　刘天然 / 责任校对：张小霞
责任印制：肖　兴 / 封面设计：龙　岩

科学出版社 出版
北京东黄城根北街 16 号
邮政编码：100717
http://www.sciencep.com

北京汇瑞嘉合文化发展有限公司印刷
科学出版社发行　各地新华书店经销

*

2025 年 3 月第 一 版　开本：787×1092　1/16
2025 年 3 月第一次印刷　印张：24 1/4
字数：570 000

定价：228.00 元
（如有印装质量问题，我社负责调换）

《口腔生物材料学科研策略与实验设计》
编写人员

主　编　谢海峰　周永胜
副主编　章非敏　邱　憬　陈　晨
编　委（按姓氏汉语拼音排序）
　　　　陈　凯　方　艳　傅柏平　顾忠泽　江　飞
　　　　鲁　艺　路萌萌　马　骞　孟庆飞　邵长鸽
　　　　王　琛　吴志芳　谢理哲　余雷晓　张　旭
　　　　周名亮　朱　晔
编　者（按姓氏汉语拼音排序）
　　　　白泽华　南京医科大学口腔医学院
　　　　曹叔琴　四川大学华西口腔医学院
　　　　陈　晨　南京医科大学口腔医学院
　　　　陈　凯　南京信息工程大学环境科学与工程学院
　　　　陈汉帮　南京医科大学口腔医学院
　　　　陈思源　南京医科大学口腔医学院
　　　　方　艳　中国科学院南京地质古生物研究所
　　　　傅柏平　浙江大学医学院附属口腔医院
　　　　高忆雪　南京医科大学口腔医学院
　　　　顾忠泽　东南大学生物科学与医学工程学院
　　　　郭正浓　南京医科大学口腔医学院
　　　　韩　菲　南京医科大学口腔医学院
　　　　洪高英　浙江大学医学院附属口腔医院
　　　　江　飞　南京医科大学口腔医学院
　　　　李　峥　北京大学口腔医学院
　　　　林孜怡　南京大学化学化工学院

刘　俊	南京大学医学院附属口腔医院	
刘玉兰	上海交通大学口腔医学院	
鲁　艺	南京大学化学化工学院	
路萌萌	南京医科大学口腔医学院	
马　骞	南京医科大学口腔医学院	
孟庆飞	徐州医科大学徐州临床学院	
邱　憬	南京医科大学口腔医学院	
邵长鸽	浙江大学医学院附属口腔医院	
施　莹	浙江大学医学院附属口腔医院	
王　琛	南京医科大学口腔医学院	
王　莹	复旦大学口腔医学院	
王　瑗	四川大学华西口腔医学院	
王念念	南京大学化学化工学院	
吴雨旻	南京医科大学口腔医学院	
吴志芳	浙江大学医学院附属口腔医院	
谢海峰	南京医科大学口腔医学院	
谢理哲	南京医科大学口腔医学院	
杨　路	徐州医科大学徐州临床学院、南京医科大学口腔医学院	
余雷晓	四川大学华西口腔医学院	
张　旭	天津医科大学口腔医学院	
张晓煜	南京大学化学化工学院	
章非敏	南京医科大学口腔医学院	
赵　炜	南京医科大学口腔医学院	
周名亮	上海交通大学口腔医学院	
周齐悦	南京大学医学院附属口腔医院	
周永胜	北京大学口腔医学院	
周子淮	浙江大学医学院附属口腔医院	
朱　晔	苏州卫生职业技术学院口腔医学院	
朱文卿	南京医科大学口腔医学院	

秘　书　高忆雪

序　一

　　生物材料科学是医学科技蓬勃发展最重要的推动力之一。口腔生物材料学是生物材料科学的重要组成部分，现今，口腔医学实现了巨大飞跃，由科学化逐渐迈向精准化和智能化，其中，口腔生物材料学是必要的支柱。口腔生物材料学的独特魅力在于其依托于材料科学与生命科学、医学、医学工程学、物理学、化学等诸多学科的交融互动，矢志于研发适用于口腔组织修复、替代或强化的高性能生物医用材料，以满足人们不断提高的口腔健康需求和对医疗品质的更高追求。相对于人体其他器官，口腔颌面部修复治疗过程中所使用的材料涉及的数量多、应用种类全，口腔生物材料是人类历史上最早被应用于人体的生物材料之一，这决定了口腔生物材料学这门学科在口腔医学中的重要性和不可替代性。与此同时，我们必须清醒地认识到，我国口腔医学产业国产化的发展相对滞后，我国口腔生物材料的开发和生产在很大程度上仍依赖国外，这是由理念创新、机制分析、基础材料和制造工艺的差距导致的，而缩小这种差距的根本办法是培养更多的高素质口腔生物材料学科研人才，使其具备扎实的基本技能、先进的创新理念和开阔的科研视野。当前，我国口腔生物材料学的科研探索和教学育人呈现出前所未有的必要性和紧迫性。

　　《口腔生物材料学科研策略与实验设计》的推出是适时的。该书由国内众多知名院校的专家携手完成，聚焦于口腔生物材料学的科研执行。通览全书，可见其中不仅涵盖了口腔生物材料学研究开展和执行的基本理念、框架设定、科研思维养成、关键实验方法与技术的详细解析，重点突出了具有医学背景的科研人员相对欠缺的物理、化学等非生命学科的必需知识，更前瞻性地探讨了人工智能与器官芯片等新兴科技手段如何赋能口腔生物材料学的未来发展。这对引领口腔生物材料学领域的科研人员、研究生、接触科研的本科生顺利地开展相关研究，以及规范化、系统性的实验执行具有重要的启迪、参考和指导价值。

　　该书凝聚了谢海峰教授与周永胜教授两位主编和编写团队在口腔生物材料学科研领域积累的经验、认知和心得。我们相信，该书的传播与应用能够进一步促进口腔生物材料学与相关跨学科领域的深度会通，有助于科研人员对该领域核心知识体系的深入理解和娴熟运用，助力其在科研道路上走得更稳、更远。期待每一位阅读该书的科研人员都能从中汲取营养，启迪科研灵感，激发科研创新的火花，进而更好地驾驭口腔生物材料学的科研航程，接近甚至引领领域国际前沿，积极参与到开创性、突破性的研究活动中去，为推动我国乃至国际口腔生物材料学的发展和繁荣、提升口腔疾病的防治水平、优化口腔健康服务体系作出积极贡献。

"人生万事须自为，跬步江山即寥廓。"在时代的洪流中，让我们共同努力，感受口腔生物材料学的璀璨魅力，也祝愿各位读者在口腔生物材料研究的道路上不断超越、取得卓越成就。

中国科学院院士
中国生物医学工程学会副理事长

序 二

口腔生物材料学的科学研究是口腔医学发展的基础和关键。口腔生物材料的日益改进和创新为日常的口腔保健及口腔临床医学各个分支学科的诊疗提供了更多、更优的解决方案，与口腔健康息息相关。

作为一名长期从事口腔医学教育和科学研究的口腔医学工作者，我深知科学研究道路的艰辛和需要付出的努力，也深知正是无数在口腔生物材料学领域耕耘的科研人员的发明创造提供了源源不断的动力，推动着各种口腔生物材料的性能不断提高、功能不断拓展，新材料不断涌现，这些都是口腔生物材料学学科发展的基本要素。广大即将或已经进入科研领域的研究生有信念、有活力、有强烈的执行意愿，他们是科研人员中不可替代的一支力量。加速研究生科研素养和科研能力的培养、提高，使他们胜任科研岗位，对于推动学科研究的不断发展、促进我国口腔医学水平持续提升具有极其重要的意义。

口腔生物材料学研究的最大特色在于多学科交叉，但口腔医学专业的研究生在本科阶段以医学基础知识和医学专业知识的学习为主，往往缺乏非生命学科交叉知识的积累。一本高质量的教材或工具书能够引导口腔医学专业研究生准确、快速地获得有效资源，弥补相关知识的不足。《口腔生物材料学科研策略与实验设计》显然具备这一特点，为口腔生物材料学交叉学科知识的补充提供了宝贵的参考资料。该书从整体层面系统地介绍了口腔生物材料学科研的思维方式和实验规划，帮助读者建立科学的思考框架和研究思路；又从具体技术的细节层面对涉及交叉学科的形貌观测、物理性能、力学性能和化学性能的重点实验进行模板式的介绍，读者可以深入了解口腔生物材料研究涉及各项测试的参数选择、方法路线和目的用途。

现今，口腔医学科研中的新知识、新技术以前所未有的速度在发展，相关的理论持续快速地更新，一些知识和技术突破了传统认知、呈现颠覆性的变化。及时补充、学习、掌握这些新知识、新技术对于学科发展迈入快车道、实现高速前进、跟上时代的步伐是必要的。难能可贵的是，该书设置了专门章节，介绍人工智能和器官芯片这些口腔生物材料学研究领域近年来新晋发展的新兴研究手段，详细概述了这些技术在口腔生物材料学研究中的应用现状和发展前景，列举了相关的实验方法，这在以往同类书籍中并未涉及。这部分知识对于加速口腔生物材料的研发、优化设计、仿真预测和个性化治疗方案的制订均具有重要的价值，无疑也对口腔医学其他研究领域的科研工作有很好的借鉴作用。

国内口腔生物材料学领域的一众杰出学者和知名专家作为该书的编者，他们的严谨态度和专业知识是该书高质量和权威性的有力保证。相信该书宏观与细节并重、重点与新兴同举的编写理念和特色内容能够使读者切实受益。

很荣幸受到谢海峰教授的邀请为该书作序，期待广大读者能够充分利用该书，拓展自己的学术视野，为自己的科研事业打下扎实的基础。同时祝愿该书能够成为口腔生物材料学学习与研究的重要助力，为推动口腔医学科学的发展作出积极的贡献！

中华口腔医学会副会长
中华口腔医学会口腔医学教育专业委员会主任委员

前　言

现今口腔医学和口腔疾病的诊疗水平达到前所未有的高度，口腔生物材料的发展是其中极其重要的支撑。事实上，有很多口腔医疗技术的开展得益于功能材料的不断出现和应用；任何新材料的发现、现有材料的性能改善和突破都会直接影响、引领或推动口腔临床医学的发展。从当前口腔临床的发展看，不论是牙髓保护、根管治疗、髓室底穿、根管侧穿的修补，或牙体缺损、牙列缺损、牙列缺失的修复，还是错𬌗畸形的矫正，亦或是颌面部骨折固定和骨组织缺损的修复，脱离口腔生物材料都将成为空谈。口腔生物材料已成为口腔临床医学各个分支学科治疗得以开展和实施的必要条件。

在国内，口腔生物材料学是近年来一些高校新设置的材料相关的口腔专业研究生课程，其发展来源于口腔材料学这门口腔专业本科阶段设置的口腔基础课程。口腔生物材料学相对于口腔材料学多出"生物"二字，一则是体现课程的高阶性，因为本科阶段的口腔材料学课程内容是介绍口腔医学应用的各种人工材料的种类、性能特点、用途和应用中应当注意的问题，重点是已有材料和知识的传播，而研究生阶段的口腔生物材料学课程则是服务于研究生科研训练的学习目标，主要任务是传授关于评估材料、改进材料和开发材料的科研思维和实验技能，重点是以科研岗位胜任为导向的综合训练；另一则是因为非生命的材料应用于医学过程就需要材料具备一定的生物学性能，"生物"二字体现了材料科学与医学和生命科学的结合，彰显了医学学科的属性。

我国研究生规划教材《口腔生物材料学》中对"口腔生物材料"概念的描述是"用于修复或替代口腔病（缺）损组织和器官或增进某种功能的无生命材料"，尽管口腔生物材料学中的"口腔"二字可理解为生物材料的应用对象是服务于口腔医学，但不能简单地将口腔生物材料学的知识和研究局限于口腔医学。笔者曾求证，波士顿大学、密歇根大学、塔夫茨大学、加利福尼亚大学旧金山分校等大学口腔专业目前设置的课程名称均是

"Biomaterials"，而非"Dental Biomaterials"或"Oral Biomaterials"。口腔生物材料学与生物材料学领域的本质相同，即使从字面上解读口腔生物材料学，"口腔"二字被视为生物材料学的定语。倘若将视野从口腔局部放大到全身组织，口腔是人体构成的一部分，亦不能只考虑一个器官而不关注整体的存在，同样的原理在其他组织或器官适用时，对口腔组织同样适用，反之亦然。从局部出发到整体，从整体视角分析局部，会为科研的探索带来无数的启发和灵感，也更符合科研精神。正如一种活性成分被发现对牙体硬组织有再矿化活性时，总能让科研工作者联想到其是否对骨组织亦有同样的作用。科研的魅力充分展现于此，在千丝万缕中找到头绪、发现彼此的联系，总能给科研人员带来极大的成就感，成为其坚持和奋斗的鼓励，也赋予其前行的动力。无数在口腔生物材料学领域耕耘的科研人员成为口腔生物材料性能不断提高、功能不断拓展、新材料不断创造的原动力，也构成推动学科发展的基本要素。

现今，科研已从学科范式向学科交叉范式转型。任何一个学科的科研实施都不可能完全脱离其他学科，多个学科相互交叉形成密不可分的网络。材料科学是科学技术中涉及学科最为广泛的交叉学科之一，生物材料学即给出了材料科学中属于生物用途的限定。口腔生物材料学研究的是非生命材料，这一本质决定了这门学科在医学和生命科学知识之外，还与非生命学科有着天然的密切联系。在口腔生物材料学研究的过程中，实验手段除涉及医学门类之外，还涉及理学门类的物理、化学、生物学等学科，工学门类的材料科学与工程、生物医学工程等学科。与这些非医学门类的一级学科的关联又具体涉及其中的众多二级学科，如力学、热力学、电磁学、量子力学等物理的分支学科，以及无机化学、有机化学、配位化学、物理化学、分析化学等化学的分支学科。与这些非生命学科的交叉既是口腔生物材料学研究中最鲜明的特点，但也形成了研究中最大的难点。不可否认的是，口腔生物材料学领域的科研人员接受的理论和研究积累基本来自医学背景知识，而医学背景的科研人员的非生命学科知识往往是相对薄弱的。由于缺乏相关的基础理论积累和更新，这些交叉学科知识的薄弱或欠缺会造成口腔生物材料学科研设计的短板效应，影响研究的高度和深度。另外，这些交叉学科中需要掌握的基本、常用的实验技术种类繁多，如果不形成整体观念，即使对其中的一些有所了解，也将导致知识的碎片化和运用的片面化，使得科研设计和实验选择出现随机性或随意性，缺乏系统性、代表性、合理性，有时甚至导致片面化或错误的结论。我们希望通过合理的科学实验设计实现"一叶知秋"，而不愿出现"管中窥豹，时见一斑"的狭隘。因此，促进学科的交叉融通，加强对口腔生物材料学及交叉学科相关知识与科研技能的理解和掌握，是《口腔生物材料学科研策略与实验设计》编写的初衷，也是本书的重要价值所在之一。

科研是一种探索行为，面对未来有不确定性，但科研又是某种意义上有依据和前瞻性的预测，是对预测的验证，因为提出的科研假说是严格建立在对以往知识的积累和分析上的，其预测过程也是基于严谨、客观的科学方法来执行的。科研人员在掌握专业学科基础知识之外，对科研创新精神的培养、科研素养的提升和视野的开拓也是至关重要的，这就需要引领科研人员对学科发展方向的把握，训练创新及科研思维，合理规划和实施研究过程。以此为目的，提供专门的科研训练和实验辅助工具是本书的一个重要作用。

本书整体内容设置了两个模块。第一模块在宏观上对口腔生物材料学学科进行整体讲解，以介绍口腔生物材料学的学科范畴和基本情况、其科研对口腔医学发展的重要意义、学科当前的重要分支领域、重点研究方向、前沿知识和未来发展为开篇，使读者全面了解学科概况、划定整体轮廓、迅速把握研究热点。我们可以把科研视为发现问题、分析问题、解决问题的过程，这一过程中，通常在分析问题和解决问题的环节又会发现其他有价值的新问题，继而再针对新的问题进行相应的分析，提出解决思路并进行验证探索，错综复杂的科研网络由此展开，由点及面，代表着科研思路旺盛的生命力，代表着科研道路的艰辛，也代表着科学实验之间相互交织、相互关联。口腔生物材料学的研究领域涉及众多研究方向，正确评价一种已有材料的各种性能和活性，发现新的功能或用途，对材料进行性能改进和评价，或通过可能机制的探索寻找有效的性能改进途径，开发新的口腔生物材料，以及材料检测或表征方法的发展和创新，都可以是研究的目的。不同目的的研究存在思路、执行方式上的不同，但也有可供参考和借鉴的共性，因此第一模块还总结了口腔生物材料学的科研思维的建立和培养策略、如何进行合理的实验规划，解释了当前口腔生物材料学科研过程中重点实验技术的运用思路和各类实验开展的价值。共性策略的理解可能更有助于不同分支方向的科研人员根据自身需求进行科研设计。第一模块的最后还简要介绍了与口腔生物材料学科研联系密切的口腔医疗器械的标准及法规（详细名录见电子资源，扫描封底二维码即可查阅），便于读者参考阅读，使科研实验的开展有更明确的可循路径并建立标准观念。

本书的第二模块是针对口腔生物材料学生命学科和非生命学科交叉的特点，结合研究现状，依据非生命学科实验的属性纳入了物理和化学学科在口腔生物材料学领域最常用的实验。其中，形貌观测和力学性能实验虽然仍属于物理实验范畴，但因为这两部分实验在口腔生物材料学研究中应用频率较高，具有相对的独立性和特殊性，因此单独设置了相应章节。第二模块是第一模块的具化，目的是使读者快速接触和了解口腔生物材料学中非生命交叉学科的具体实验，针对的是具体实验实施水平的专门训练。合理的科研安排和实施过程对于正确结论的获得和科研假说的验证是必要的前提条件，也是提高研究效率的有效保障。实验实施时，通常的过程是根据设计的研究内容制订可行的研究方案，了解研究方案所需的实验仪器原理和操作，根据测试的对象和测试目的正确地制备和处理样本，设置合适的测试参数，制订合理、完善的实验和操作步骤，获得数据或结果后给出准确的分析和解释。因此，本书在每个属性的实验中，首先列举了涉及的重点仪器，并对其原理和相关的重要概念加以介绍，然后介绍其中最基本和重点的研究技术，对测试的图文或数据结果列举常用的记录和分析方法，这样的章节内容和顺序是依据口腔生物材料学领域科研人员的学习过程及科研实验实施的顺序特点设置的，使本书尽可能全面地覆盖实验相应的基础知识和技术流程，便于读者理解。值得一提的是，这一模块还涉及人工智能和器官芯片在口腔生物材料学科研中的应用现状和发展趋势，并详细介绍了相应的典型实验方法，这是以往相关书籍较少涉及的内容，而这两者对于科研的价值及发展趋势的预测是非常重要的。尽管人工智能仍处于萌芽阶段，但其发展的速度已不容小觑，其在某些方面的分析能力和作用更是不断地颠覆现有的认知；器官芯片近年来广受关注，其相对于动物实验具有更好的可控性、标准性和重复性，实验周期大幅缩短、效率显著提高，带来的科研推动力无以替代。以上两种技术的逐步成熟必然在不远的将来带来里程碑式的跨越。因此，本书特别设置相关内容，以期给口腔生物材料学领域的科研人员带来新的研究思路。

需要说明的是，本书并没有设置口腔生物材料的细胞生物学、分子生物学和动物实验等内容，这是因为这些内容对于医学背景的科研人员来说都是已掌握的基本知识，并且有大量的书籍可以参阅，因此本书不纳入这些知识。目前尚缺乏的正是系统介绍口腔生物材料学科研设计和交叉学科重点实验技术的教材和工具书，研究者们往往需要查阅大量文献来获取相关信息，然而信息来源不同，记载的实验参数或样本制备方法常常不尽相同，描述未必翔实，参照性和可重复性有所欠缺。研究初期，行之有效的测试方法往往依赖反复实验的摸索，研究效率难以提高。本书现有的两个模块从宏观的学科把握到微观的专门实验训练，这两个层面的相互结合有助于读者快速构建科研思维和实现科研人员的岗位胜任。本书可以使口腔生物材料学领域的研究生和科研工作者快速了解和掌握相关实验技能，弥补薄弱点，明确实验思路，做到实验过程有理可依、有据可循，实验结果得以正确分析和解释，结论可信可靠，提升实验效率和正确性，为促进学科发展贡献力量。

本书的编写人员来自南京医科大学、北京大学等国内十余所高校和科研单位，涉及口腔医学、化学、生物医学工程等专业，他们在长期从事口腔生物材料学及其交叉学科领域研究的过程中建立了深入的合作关系。编者们怀着对科研的执着和追求编写本书，将学科交叉思维碰撞的独到经验和理解以文字的形式呈现给读者。虽然编者不敢奢求这些文字足以概括口腔生物材料学研究开展的所有路线，亦不敢奢求各章所述被视为一成不变的定律或最佳方案，但书中所呈现内容皆为编者对大量文献分析及自身经验的总结，以期给读者以切实的启示。需要提出的是，尽管编写过程中各位编者都已做了极大努力，然而科学技术是不断发展的，科研探索涉及范围之宽也远非有限的文字可以概括，囿于编者能力，书中难免有瑕疵和不足，在此也真诚地希望读者给予批评和指正。让我们共同期待口腔生物材料学蓬勃发展。

谢海峰　周永胜

2024年6月5日

目　　录

序一
序二
前言

第一章　概论 ... 1
- 第一节　口腔生物材料学的学科介绍 ... 1
- 第二节　口腔生物材料学的学科特点及发展趋势 ... 4

第二章　口腔生物材料学的科研思维和实验规划 ... 7
- 第一节　口腔生物材料学的科研思维 ... 7
- 第二节　口腔生物材料学的实验规划 ... 14
- 第三节　重点实验技术的运用思路及价值 ... 23
- 第四节　口腔生物材料学相关标准及口腔医疗器械的管理、法规及标准介绍 ... 30

第三章　形貌观测 ... 37
- 第一节　常用仪器 ... 37
- 第二节　观测试件的制备 ... 48
- 第三节　观测结果的分析 ... 54

第四章　物理性能实验 ... 66
- 第一节　常用仪器 ... 66
- 第二节　热膨胀性能 ... 81
- 第三节　表面润湿性 ... 86
- 第四节　表面粗糙度 ... 94
- 第五节　吸水膨胀性能 ... 104
- 第六节　比表面积和孔隙率 ... 111
- 第七节　颜色和光学性能 ... 117
- 第八节　电位分析和压电性能 ... 127

第五章　力学性能实验 ... 144
- 第一节　常用仪器 ... 144
- 第二节　抗弯强度与压缩强度 ... 156
- 第三节　粘接强度 ... 162
- 第四节　弹性形变 ... 176

第五节	塑性形变	181
第六节	断裂韧性	186
第七节	硬度	194
第八节	磨损性能	202
第九节	疲劳性能	206
第十节	威布尔分析	213

第六章 化学性能实验 … **217**
第一节	常用仪器	217
第二节	口腔生物材料学中的基本化学知识	242
第三节	无机材料的化学成分及结构分析	255
第四节	高分子材料的化学成分及结构分析	273
第五节	表界面化学反应的分析与材料制备	293
第六节	腐蚀行为分析	303

第七章 人工智能在口腔生物材料学研究中的应用现状和发展趋势 … **313**
第一节	人工智能的发展及价值	313
第二节	生物材料学中的人工智能研究方法	317
第三节	人工智能在口腔生物材料学研究中的应用现状及展望	331

第八章 器官芯片在口腔生物材料学研究中的应用现状和发展趋势 … **338**
第一节	器官芯片的基本理论与科研价值	338
第二节	器官芯片在口腔生物材料学研究中的应用	346
第三节	口腔器官芯片的分类制作	349
第四节	口腔器官芯片的分析方法	358

参考文献 … **367**

第一章 概论

口腔生物材料学已成为支撑口腔医学学科发展及口腔临床诊疗安全与质量的基础性学科，本章将介绍其学科定义、工作内容和范畴、简要发展历史、学科特点及发展趋势。

第一节 口腔生物材料学的学科介绍

口腔生物材料学是一门口腔基础学科，它融合了口腔医学、临床医学、材料学、生物学及工程学等多个学科的知识和技术。本节重点介绍其学科定义、工作内容和范畴及简要发展历史。

一、口腔生物材料学的定义

口腔生物材料学是研究用于修复或替代口腔病（缺）损组织和器官或用于修复、增进口颌系统组织功能的非生命材料的一门交叉学科。口腔生物材料学既是口腔医学或材料科学的重要组成部分，同时也是生物医学材料学的重要分支，为口腔医学的发展提供了强大的支持和推动力。

二、口腔生物材料学的工作内容和范畴

口腔生物材料学的工作内容可以概括为以下几个方面：①研究口腔生物材料相关的基本知识、基本理论和基本分析方法、测试技术、实验方法等；②建立并完善口腔生物材料学相关的标准及口腔医疗器械的管理、标准和法规等；③研究如何应用各种口腔生物材料修复、替代或增进口腔颌面组织的功能；④研究如何提高口腔生物材料的性能，研发新型口腔生物材料，以改善口腔治疗的效果；⑤研究口腔生物材料学前沿、创新理论和技术，尤其是利用多学科交叉的手段或平台，发展口腔生物材料学新理论、新技术和新装备，如人工智能和器官芯片等；⑥阐述口腔生物材料学的科研思维、实验规划等，如口腔生物材料学的研究方向、发展趋势、创新研究设计和运用思路等。

从工作范畴的角度看，口腔生物材料学的工作范畴比口腔材料学窄，后者涉及的材料还包括不直接应用于人体口腔的修复体加工类的工艺用材料。依据口腔生物材料学的工作内容，口腔生物材料学既属于口腔医学范畴，也属于生物医学材料学、生物医学工程学范畴，基于其交叉学科属性，口腔生物材料学具有广阔的发展前景。

三、口腔生物材料学的发展简史

生物材料在口腔医学的发展过程中始终起着先导和推动的作用，口腔生物材料学的每一次科研突破，都会给口腔医学的发展带来崭新的变革（图1-1-1）。对于口腔生物材料的发展阶段，大致可分为古代、近代和现代三个时期，同时，口腔生物材料也经历了由天然物质到金属、陶瓷，然后再到高分子材料乃至复合材料的综合发展历程，使得口腔修复体在机械性能、美学性能和生物学性能等方面都达到了新的高度。随着纳米技术、生物仿生技术、数字技术等先进技术的不断发展，口腔生物材料领域也在不断创新和突破。在这个过程中，口腔材料在人体的作用位置从体外逐渐进入体内，也从局部扩展到全身。

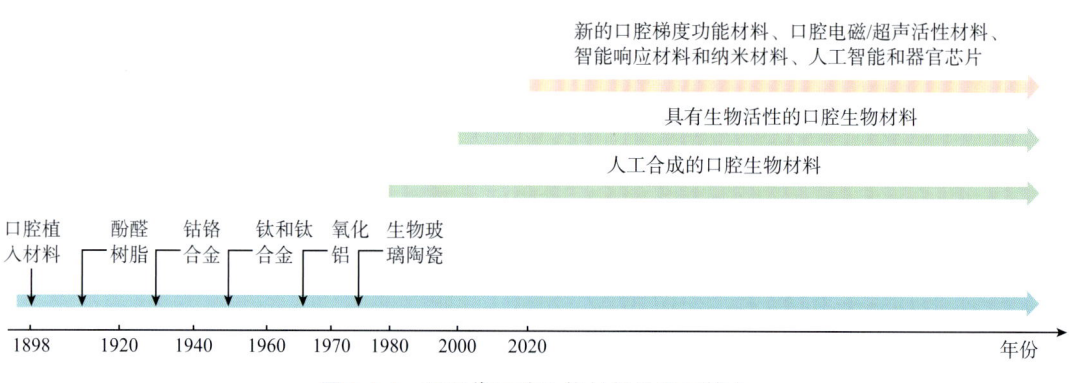

图 1-1-1　近现代口腔生物材料学发展简史

世界口腔生物材料学的发展历史悠久，可以追溯到几千年前。在古埃及的出土文物中，可以见到有眼、鼻、耳等类似颌面赝复体的出土文物（公元前2600年）。在古埃及和同期的叙利亚墓葬中（公元前1000年），发现金属丝或金属带曾被用于将天然牙固定在一起，以修复缺失牙。公元前400年，人类对于口腔修复的认识和实践又迈进了一步，人类已开始用义齿代替缺失牙。更令人惊奇的是，在古印度和古埃及的墓葬中，甚至发现了用种植方式实施口腔修复的证据，这表明古代人类已经开始尝试将人工材料植入颌骨内，以支撑和固定义齿。以上证据或历史痕迹表明古代人类就已开始尝试使用材料进行口腔治疗。在中国，唐代就出现了使用"银色膏体"来补牙的记录。1050年，人们将乳香、明矾和蜂蜜混合在一起，利用此混合物可能具有一定抗菌和黏附的性质来治疗龋病。宋代人楼钥的《攻媿集》中记录了一种方法：用骨头、象牙、宝石等材料修复残损缺失牙齿。1480年，因金箔具有良好的延展性、可塑性和一定的耐腐蚀性，意大利人开始使用金箔修复牙齿缺损。从1530年开始，人们进一步探索口腔修复技术，通过在金银制品上用纸浆粘接棉麻、皮革等材料，恢复组织缺损。1565年，人们使用金属片来修复腭裂，这是有关颌面软硬组织缺损修复的最早记录。1756年，口腔修复体的制作工艺和精度有了显著的提高，因为人们开始用蜡制作口腔印模，用石膏制作口腔模型。19世纪中期，银汞合金出现，并成为龋病充填治疗非常重要且应用时间较久的材料。紧接着，氧化锌丁香油水门汀、磷酸锌水门汀等粘固材料相继投入使用。19世纪末，临床治疗中出现了使用金属铸造桩冠进行修复的方法，并采用铱金属制成种植体，开创了口腔植入材料的先河。从此，口腔生物材料从单纯体外使用阶段步入植入体内使用阶段，也预示着口腔医学的临床操作迎来了一个新高峰。

20世纪初期，酚醛树脂用于根管充填，明胶-甘油化合物及乳胶用于制作软性颌面部缺损修复体，使得临床治疗范围不断扩大。20世纪30年代后期，丙烯酸树脂成为义齿修复的基托材料并沿用至今；20世纪50年代起应用的牙本质粘接剂逐步更新迭代，成为现今各类粘接性治疗和修复的基本材料。20世纪60年代开始应用的复合树脂，经过不断创新改良，成为颜色、机械性能等均良好的充填或修复材料；同期出现的金属烤瓷修复体，利用金属与陶瓷各自的优势，成为20世纪后期应用最为广泛的修复体之一。20世纪70年代，玻璃离子水门汀、玻璃陶瓷、羟基磷灰石陶瓷、单/多晶氧化铝陶瓷等材料相继出现，为口腔修复临床技术创新奠定了坚实基础，同时钛和钛合金种植体的临床应用真正改变了牙齿缺失修复的理念和模式。20世纪80年代起，氧化锆陶瓷的韧性、脆性、粘接界面和美学问题逐步改善，使得此类修复体逐步成为兼具生物相容性、高韧性、高强度、高稳定性、美观的修复材料，并在常规口腔修复和种植修复中得到了广泛应用。同时，以磷酸钙为代表的可降解类陶瓷材料等生物再生材料不断出现，为口腔颌面部骨组织缺损的再生性修复奠定了研究基础。此外，20世纪90年代以后，纳米技术与口腔生物材料的结合、功能化陶瓷基复合材料的创新研发等均促进了口腔医学的高质量发展。进入21世纪后，各类再生性修复材料、仿生性材料的不断研发，为真正实现口腔颌面组织缺损缺失的再生性、仿生性修复奠定了坚实基础，成为引领学科发展的重要方向，即使是一直沿用至今的传统材料，也在多次更新改进后，更符合口腔生理和治疗的动态需求，总而言之，口腔生物材料科研创新能力提升促进了整个口腔医学学科的持续快速发展。

目前，国内外口腔生物材料学研究均快速发展，且竞争激烈，甚至在学科内容方面也扩充了外延；同时，口腔生物材料研究平台和行业学术组织纷纷成立，编辑出版了相关的专业杂志，并定期举行学术交流会。在教学和人才培养方面，口腔生物材料学被许多大学纳入必修课程。将口腔生物材料学相关内容添加至口腔医学生的培养方案中，对培养复合型创新型口腔医学人才至关重要。在我国，口腔生物材料学课程贯穿于本科生、硕士研究生、博士研究生的教学中，同时，多所高校设立博士后流动站开展深入全面的口腔生物材料学研究和教学，以培养本学科专业人才，为日后建立和完善学科体系打下基础。

在口腔生物材料学教材、专著编写方面，国内外学者均作出了重要贡献。2008年，Richard Curtis和Timothy Watson编著了 *Dental Biomaterials: Imaging, Testing and Modelling*；2011年，Roger Narayan等编著了 *Biomaterials Science: Processing, Properties and Applications*；2017年，Lobat Tayebi和Keyvan Moharamzadeh编著了 *Biomaterials for Oral and Dental Tissue Engineering* 等。2004年，四川大学华西口腔医学院陈治清教授主编了《口腔生物材料学》；2011年和2016年，上海交通大学口腔医学院孙皎教授主编了《口腔生物材料学》（第2版）全国高等学校研究生规划教材；2019年，南京大学医学院口腔医学院孟翔峰教授主编了《简明口腔生物材料研究》等。随着口腔生物材料学的学科教育不断完善，口腔生物材料学及多学科的交叉融通也越发活跃和强化，这有助于加快对相关知识、理论、技术的理解、掌握和创新。

第二节 口腔生物材料学的学科特点及发展趋势

为了深入理解口腔生物材料学的学科本质，预测和引领学科发展动向，本节总结了口腔生物材料学的学科特点及发展趋势，以为口腔生物材料研究者、应用者、学习者提供明确的方向性和技术性指导，促进学科间的相互交流和合作，助力培养口腔生物材料学相关跨学科知识和技能的复合型人才。

一、口腔生物材料学的学科特点

口腔生物材料学作为一门新兴的口腔基础医学学科，内涵丰富、知识广泛，涉及口腔医学与理学、信息学及材料工程学等领域的交叉内容。口腔生物材料学的研究对象涉及生物材料与口腔颌面部组织结构、生理功能的相互关系，研究目标是改进和改善现有材料，研发创新型、实用性口腔生物材料，建立材料应用和研发的标准，为利用口腔生物材料制品替代性修复，甚至再生性修复口腔颌面组织缺损或缺失后生理外形、重建生理功能奠定基础。在学科方法应用方面，口腔生物材料学融合了现代自然科学的理论方法和工程技术；在类别上，口腔生物材料学包含了用于修复牙体缺损、牙列缺损和缺失的材料，如各类固定和可摘义齿材料、颌面赝复材料等，还包括口腔预防保健材料、牙体缺损窝洞充填材料、牙髓治疗和根管治疗材料、牙周治疗材料、口腔正畸材料和口腔颌面部植入材料等。

作为一门新兴分支学科，口腔生物材料学具备很多学科特点。

第一个学科特点是多学科交叉融合。在设计、研究和选择应用口腔生物材料时，需要考虑多个因素，包括材料的生物学特性、机械性能、美学性能、化学稳定性及与口腔环境的相容性等。此外，口腔生物材料的研发涉及多个学科的知识，尤其是随着科技的发展，越来越多的新技术和新的研究方法如人工智能、人工芯片等逐步应用于其中。因此，学习本课程应具备扎实和广博的学科知识基础。该领域的研究者需要具备跨学科的知识和技能，以及良好的合作能力。

第二个学科特点是口腔生物材料学的综合性。首先，第一个学科特点已经强调了口腔生物材料学的知识融合要求，这种知识融合使得口腔生物材料学能够综合考虑不同学科的需求和限制，从而设计出更符合实际应用需求的口腔生物材料。其次，口腔生物材料学集成了多种先进的技术，从材料制备、表征到生物学评价、功效评价等过程都需要技术的集成应用，使得口腔生物材料的研究和开发更加系统和高效。再次，口腔生物材料的应用十分广泛，涉及牙齿修复、口腔颌面组织再生、畸形矫治等多个方面，这种应用多样性要求口腔生物材料学必须具备综合性特征，以应对不同临床应用场景和需求。最后，在研究深度与广度方面，口腔生物材料学不仅关注材料本身的物理、化学和机械性能，还涉及材料与口腔颌面组织相互作用的生物相容性、免疫反应等生物学问题。基于口腔生物材料在口腔颌面部复杂环境中的长期安全和功效要求，口腔生物材料学需要具备综合性的研究方法和手段。

第三个学科特点是口腔生物材料学的实践性。首先,口腔生物材料学的研究和应用始终要围绕解决口腔临床问题和需求而展开。无论是牙齿的缺损缺失修复、口腔颌面部组织的病变治疗,还是口腔颌面部组织缺损畸形的再生修复,都需要依赖合适的生物材料来实现治疗。其次,口腔生物材料学不仅要关注材料的理论性能,更要重视其在临床实际应用中的安全性和有效性。研究者需要在实验室测试、动物实验和临床试验等多个阶段,对口腔生物材料的生物相容性、机械性能、化学稳定性和功效等进行全面评估。最后,口腔生物材料学的研究成果直接指导和影响口腔临床操作。因为新型口腔生物材料的研究成果可以帮助临床采用更合适的治疗流程,实现治疗效果和患者满意度双提升,因此新材料的使用一般会改变和影响临床操作流程。同时,口腔生物材料研发还应关注材料的操作便捷性,既要能减轻临床工作负荷,也要让患者减少就诊次数,减轻疾病负担。总之,随着科技的进步和临床需求的不断变化,口腔生物材料也应不断更新和改进。研究者通过实践中的反馈,不断优化材料的性能和设计,以满足不断变化和日益增长的口腔治疗需求。这种持续的口腔生物材料学的更新和改进也反映了口腔生物材料学科强大的实践性。

二、口腔生物材料学的发展趋势

口腔生物材料学的发展依赖于口腔医学、临床医学、生物学、化学、物理学、材料科学及工程学等多学科知识的相互交融和促进,口腔生物材料的科研创新水平和临床转化应用程度已成为衡量一个国家和地区医疗健康发展水平的重要标志之一。

随着现代科技的进步和口腔医学等多学科的融合发展,口腔生物材料学呈现出一些新的发展趋势。

1. 口腔生物材料的适配性趋势 口腔生物材料的适配性是指材料在口腔复杂环境中的适应性和匹配度,包括生物匹配、力学匹配、界面匹配、材料降解匹配、活性因子释放匹配等多个方面,这是决定其能否成功和长期应用于口腔临床的关键因素。随着科技的发展和多学科融合技术的应用,口腔生物材料的适配性将更趋合理、完善。

2. 口腔生物材料的仿生化趋势 未来的口腔生物材料要求在生物功能、质感、表面形貌、内部构造等方面与人体口腔颌面组织器官的构型等特征呈现仿生模拟,以最大程度地修复、模拟口腔颌面部组织形态和功能。例如,器官芯片通常由仿生材料构成,它以微流控芯片为核心,在体外构建涵盖多种活细胞、组织界面、生物流体和机械力刺激等体内器官微环境因素的仿生系统,尤其是模拟病理环境。对于未来的口腔组织相关器官芯片,将建立更为全面、科学、有效的口腔相关疾病预警、诊断、治疗系统,为患者提供高效、高质量和个体化医疗服务,着力解决口腔疾病乃至全身疾病"精准医疗"重大需求方面的前沿性、创新性科学问题。

3. 口腔生物材料的再生化趋势 再生是指利用组织工程技术生成新的生物性的口腔颌面部组织,以修复缺损或缺失的口腔颌面组织形态和功能,它代表了口腔医学未来的发展方向。"替代修复、重建修复和再生修复"分别代表着传统、发展中和未来的口腔颌面组织修复技术,其中再生修复反映了口腔医学最终的发展目标,代表了口腔生物材料的发展趋势。

4. 口腔生物材料的多功能化趋势　未来的口腔生物材料将不仅仅满足单一的替代或修复功能，还将根据具体口腔环境兼具多种功能，即通过材料功能的复合化，使得材料同时具备抑菌抗菌、促进组织再生等功能。例如，随着天然和人工合成的细胞外基质材料的发展，特别是通过联合应用几种复合材料和因子，进一步研发适应不同口腔颌面部组织修复需求的再生支架材料，既能促进种子细胞增殖，又能诱导种子细胞分化，还能兼顾新生组织的血管化和神经化，并能实现新生组织重建与支架材料降解的匹配等。

5. 口腔生物材料的个性化治疗趋势　随着口腔生物材料多样性的增加及3D打印等数字化创新技术的发展，口腔生物材料将越来越能满足患者的个性化治疗需求，表现为能为患者提供个性化的材料选择及治疗方案，提供个性化结构和形态特征的定制化口腔医疗器械、产品、材料，以更好地提升治疗效果和患者满意度。

6. 口腔生物材料的智能化趋势　智能材料能够响应外部刺激、外部形状等要求并改变自身性能，这类材料在口腔生物材料领域的应用将逐渐增多。应用智能或智慧口腔技术，研发用于智能诊断、智能设计和智能数据提取的口腔生物材料，将为口腔疾病的诊断和治疗提供新的思路。

7. 口腔生物材料的功能增强趋势　在原有材料基础上，通过新技术、新方法，优化和提升材料的功能，如研发口腔颌面部梯度功能活性材料、口腔颌面部电磁/超声活性材料、多种刺激响应材料和纳米材料等，促进材料原有特征、功能突破创新，提升原有的结合、修复、再生、抗菌等功能。

8. 口腔生物材料的环保性趋势　随着人与自然共同体意识的日益增强，口腔生物材料学也在向着更环保、更可持续和生物友好的方向发展。在材料的选择上，研究者和使用者更注重材料来源是否可再生、生产过程是否环保，以及材料在使用后能否被有效回收或降解。这种共同体意识对口腔生物材料的研究方向及其临床应用和未来发展趋势有深远影响。

总之，口腔生物材料学作为一门交叉学科，其发展将不断融入新的理论和技术，并由此衍生出适合于不同场景的新方向。我国口腔医学工作者和拟从事口腔医学专业的后来者，需要学好、应用好口腔生物材料知识和科研技能，不断探索和创新口腔生物材料理论和方法，服务于"健康中国""健康口腔"的国家卫生和健康发展战略，为促进中国及世界口腔医学发展作出贡献。

（周永胜　李　峥）

第二章
口腔生物材料学的科研思维和实验规划

第一节　口腔生物材料学的科研思维

口腔生物材料学以生物材料学为基石，以解决口腔临床问题为原动力。开展口腔生物材料学研究，研究者首先需要建立扎实且全面的口腔医学知识基础，着眼实际的临床问题。针对具体的临床问题或病例，需认真思考其背后的核心科学问题并挖掘问题的本质，找到解决这些难题所需的材料"密码"，从而设计开发对应的生物材料，即以临床问题引导生物材料的设计与开发，而非基于生物材料的某特性来盲目地寻找其生物医用场景。此外，口腔生物材料学研究涉及口腔医学、材料科学、生物学、化学等多个学科领域，研究者需要具有跨学科综合思维并积累多学科知识。因此，本节将从培养问题意识、培养前沿意识、研究方案设计原则及跨学科综合思维四个方面对口腔生物材料学的科研思维进行简单的介绍。

一、培养问题意识

在口腔临床实践中，绝大部分口腔疾病的治疗需要依赖各种天然或人工合成的生物材料来实现口腔相关组织（牙体组织、牙周组织、牙槽骨等）的形态重建和功能恢复。然而，鉴于口腔内部的复杂微环境及其承担的咀嚼、消化、发音等多项功能，即使有许多口腔材料已经有较长时间的临床应用史，但其长期的生物相容性、材料稳定性、高频率负荷下的力学相容性等仍然是不容忽视的科学问题。因此，开展口腔生物材料学研究的第一步便是着眼于了解生物材料在口腔医学领域应用的现状，分析存在的缺陷和不足，提出其中关键的科学问题。下文以口腔临床最常用的几类生物材料为例进行介绍。

（一）牙体牙髓病治疗用材料设计策略

在牙体牙髓病的治疗过程中，最广泛应用的三类材料为牙体充填用复合树脂、直接或间接盖髓用盖髓材料、根管治疗用根管充填材料。复合树脂由有机树脂基质、无机填料、偶联剂和引发体系等组成，兼具操作方便和颜色逼真的特点，已替代银汞合金成为临床使用最广泛的牙体充填材料。然而，复合树脂在聚合过程中发生的体积收缩将导致材料和牙体组织之间产生微渗漏，界面之间不能完全密合，从而产生继发龋风险。此外，复合树脂相较银汞合金的力学性能差，所能承受的负荷低，长期使用后会因老化而引起色泽和形态的改变。因此，如何对复合树脂的有机基质、无机填料、偶联剂和引发体系进行改进，从而减少材料的聚合收缩、提高力学性能、维持美学性能，是需要重点探索的科学问题。

作为保存活髓的有效手段，盖髓治疗旨在隔绝外界刺激并促进修复性牙本质的形成。理想的盖髓材料除了具备良好的生物相容性之外，还应具备促进牙髓细胞增殖、分化和有效形成修复性牙本质的能力。此外，还需与牙本质、牙体充填材料形成较好的粘接，并具备一定的安抚牙髓和抑菌抗菌作用。目前临床常用的氢氧化钙类盖髓材料和硅酸钙类盖髓材料虽然有一定的临床效果，但在牙髓刺激性、修复性牙本质强度、溶解性和抗菌效果方面仍存在一定的局限性，亟须进一步改善并优化。

根管治疗术是治疗牙髓病和根尖周病的主要手段，旨在去除根管内感染物，通过严密的根管充填和冠部封闭，防止发生根尖周病变或促进已经发生的根尖周病变的愈合。理想的根管充填材料除了具备良好的生物相容性、对根尖周组织无明显刺激且能促进根尖周组织愈合外，还应具备良好的封闭性能和优秀的抗菌性能。然而，目前的根管充填材料无法在各项性能上均达到理想。例如，根管充填材料抗菌性能的提高在一定程度上也会引起细胞毒性的增加，影响生物相容性；根管充填材料释放抗菌药物后可能会引起根管微渗漏，破坏根管封闭效果。因此，如何对根管充填材料进行优化，实现生物相容性、封闭性能、抗菌性能和机械性能的平衡，是值得思考的问题。

由此可见，在良好生物相容性的基础上，如何在减少材料对牙髓组织和根尖周组织刺激的同时实现较好的抗菌性能和促进病变组织愈合的能力，并在较长的时间内实现稳定的治疗效果，是牙体牙髓治疗用材料的研发目标。

（二）口腔粘接材料设计策略

口腔粘接材料广泛应用于口腔临床治疗过程中。良好的粘接可以实现修复体与牙体之间的高度密合，减少或消除粘接界面的微渗漏，避免对牙髓的刺激和形成继发龋，提高长期的治疗成功率。在牙釉质的粘接中，釉质表面经过35%±3%磷酸处理后，构成釉柱的羟基磷灰石被部分溶解，呈现出蜂窝状结构，产生10～40μm深度的脱矿层。粘接剂渗入酸蚀脱矿后的釉质表面并固化，可形成无数的树脂突结构，产生较强的机械嵌合力。因此，釉质粘接目前在临床上已取得较为稳定且令人满意的效果。

不同于由高达96%羟基磷灰石构成的牙釉质，牙本质成分复杂、含水量高，主要由网状胶原蛋白纤维及沉淀在其间的矿物晶体组成。酸蚀处理牙本质时，不仅可以去除贴附于牙本质表面的不定型残屑（玷污层），也可使牙本质脱矿，暴露松软的胶原纤维网，底漆/粘接剂渗入其中形成混合层，这是实现牙本质粘接的基础。然而，为了和富含水分的牙本质形成混合层，目前临床应用的底涂剂均是亲水性的，形成的混合层中存在一定的水分；但是疏水性的树脂粘接剂很难完全充满牙本质酸蚀后形成的胶原纤维网，在其中也容易形成含水的孔隙。这些孔隙在短期内对牙本质粘接效果的影响可能有限，但在长期使用过程中，这些孔隙可能累积并形成微裂缝，引起粘接界面密合性的降低，导致粘接强度的下降，甚至粘接失败。

值得注意的是，简化操作步骤是口腔粘接剂的发展趋势。单步、多合一自酸蚀粘接体系可以在自酸蚀底漆与粘接树脂两种独立的组分混合之后使用，或自酸蚀底漆与粘接树脂混合于同一瓶中使用。含有两个独立组分的单步法粘接剂需要在使用之前混合，简化的单步法或多合一粘接体系使反应成分过早结合，可能影响稳定性及粘接效力。由于自酸蚀本身特性，单步粘接体系中的酸蚀剂具有较强的酸性，更易引起患者不良反应。此外，传统全酸蚀粘接系统可以根据牙体缺损部位、缺损大小等调整酸蚀的程度，以便更好地适应不同的修复情况，而自酸蚀系统无法提供这种灵活调整的选项。部分学者认为，自酸蚀粘接剂的粘接力可能不如传统的全酸蚀多步粘接系统稳定。

因此，如何提高牙本质的粘接强度、粘接稳定性和耐久性是目前牙本质粘接研究的重要方向，但与此同时需要兼顾简化临床流程、实现易操作性。

（三）义齿修复材料设计策略

金属材料广泛应用于口腔修复中，常以活动义齿金属支架、金属桩核等形式出现。然而，金属义齿修复材料也存在一些缺陷和局限性。贵金属材料对牙龈和周围组织的刺激较小，同时具有较高的耐腐蚀性，不易受口腔中的酸碱、湿度等因素影响；但贵金属材料的成本较高，限制了临床患者的选择。非贵金属材料（如钴铬合金等）易于加工，机械性能较好，兼具经济性，但其在口腔中易受到氧化和腐蚀的影响，可能会影响义齿的长期稳定性。此外，一些人对特定金属元素（如镍）可能产生过敏反应，进而导致不适、疼痛或其他过敏症状，生物相容性有待改进。钛合金具有优异的生物相容性，是一种相对轻量的金属，有助于减轻修复体的重量，同时具有良好的力学性能。但是，钛在高温下化学性质活泼，铸造性能差。因此，进一步研发机械性能优异、耐腐蚀性强的钛合金仍是口腔生物材料领域的一个重要方向。

陶瓷材料因其美观性佳、生物相容性好、抗氧化性强等特点，逐渐成为义齿修复的主流材料。随着人们对义齿修复的美学及功能性要求提高，陶瓷材料的缺陷也不容忽视。氧化锆陶瓷具有良好的生物相容性及优异的强度和硬度，不容易氧化，有较好的抗腐蚀性能，但仍有不少局限性：在抛光不佳的情况下，易对对殆牙造成异常磨耗；半透性不佳，美观性有限；与牙体组织的粘接性能不佳；虽然强度高，但相对脆性较大，容易发生裂纹或破损。玻璃基陶瓷材料具有良好的美观性，也可与牙体组织形成较好的粘接，有良好的生物相容性，对口腔组织的刺激较小，不容易引发过敏或其他不良反应。但相较于金属或氧化锆陶瓷，玻璃基陶瓷材料的强度较低，在高负荷咀嚼压力下可能出现修复体崩裂等情况，可能无法适用于一些高咬合负担的修复病例。此外，制备玻璃基陶瓷修复体的过程较金属或氧化锆陶瓷更为复杂，一些高性能的材料成本相对较高，限制了其在临床中的适用场景。

目前临床主要使用的金属类和陶瓷类义齿修复材料各有优缺点，且在使用场景上有各自的局限性，要达到兼具生物相容性、美学性能、机械性能的理想修复材料目标尚有距离。因此，如何不断改进材料的设计和制造技术，以提高其性能、舒适性和外观美观度，更好地满足患者的需求，是研发义齿修复材料的长期目标。

（四）植入材料设计策略

牙种植体材料是用作替代天然牙根的人工材料，钛及钛合金是最常用的牙种植体材料，具备良好的生物相容性，能实现稳定的骨结合。但钛及钛合金种植体用于前牙区时，可能存在龈缘透黑的现象，进而影响美观。作为备选材料的陶瓷类种植体和基台，除了具备良好的生物相容性和抗腐蚀性之外，可以在前牙区提供理想的美学效果，但因其机械性能较差，抗折强度较低，限制了其在咬合力负荷较大患者中的应用。此外，值得注意的是，种植体在宿主体内同时构成了龈下硬组织界面和软组织穿龈界面，不同的界面对种植体提出了不同的要求。在硬组织界面处，需要优化成骨特性，从而增强骨结合；而在穿龈界面处，则需要具备良好的上皮封闭和抗菌功能，防止细菌的入侵，从而避免种植体周炎的发生、发展。由此可见，研发并优化兼具优良力学性能、诱导成骨能力和抗菌性能的种植体仍是值得探索的目标。

骨替代材料在口腔外科手术中被广泛应用，主要包括生物衍生骨材料、金属或合金骨替代材料、高分子骨替代材料和生物陶瓷类骨替代材料，常用于骨增量手术、正颌外科、颌骨骨折修复、颌骨重建。生物衍生骨材料分为同种异体骨和异种骨。同种异体骨具备较低的免疫原性和较好的机械性能，但来源有限，且在制备过程中会杀伤骨细胞且破坏诱导成骨的活性因子——骨形态发生蛋白（bone morphogenetic protein，BMP），限制其骨修复能力。异种骨多采用牛骨或猪骨进行脱蛋白处理，其微观结构和人类骨骼的结构相似，有助于提供较好的愈合环境，但其结构较为脆弱，疏松易碎，机械性能较差。

随着高分子材料的发展，其作为骨替代材料的优势也逐渐凸显。高分子材料通常具有良好的生物相容性、不产生电磁干扰，特别是具有生物降解性的高分子植入材料，能逐渐与周围组织融合。但以聚乳酸和聚乙醇酸为代表的高分子材料仍然面临机械性能和骨组织匹配度不高、在降解过程中产酸引起局部无菌性炎症反应等缺陷，因此如何改善材料的力学性能，实现材料降解速度与组织生长的同步性，降低或消除降解产物的不良影响，仍是亟须解决的问题。

生物陶瓷类材料具有优良的生物相容性，但是其力学性能和骨组织相差较大，韧性较差，在临床应用方面有较大局限性。目前研究者试图在生物陶瓷类材料中添加不同的元素进行改性，或将韧性较好的高分子材料与生物陶瓷类材料相结合制作复合材料，但改性材料的降解吸收速度、机械强度等问题，以及复合材料间的结合强度等问题仍需探究并优化。

软组织替代材料主要用于修复和重建口腔内部和颌面部软组织（包括牙龈、颊黏膜、颌面部皮肤等）。这些植入材料在口腔外科手术、种植手术及牙周手术中发挥着重要作用。自体组织移植是一种常见的软组织重建方法，利用患者自身的组织（自体黏膜、自体脂肪、自体皮肤等）进行移植，以减少排异反应。但自体组织来源有限，特别是用于有较大软组织缺损的患者时，需要更多的软组织充填材料对缺损进行修复。商品化的胶原蛋白和透明质酸是临床上应用较多的软组织植入材料，作为真皮组织的主要组成部分，免疫原性较低、充填效果较好，但它们的降解速度较快、机械性能较低、稳定性有限，因此如何优化降解速度、匹配局部创面的愈合速度，是目前改性的目的和方向。合成生物活性陶瓷和合成胶体材料等一些合成材料在临床也有所应用，但受限于异物反应和植入失败后的取出问题，使用场景有限。因此，如何减少或避免不良反应，调节材料降解速度，优化机械性能，获得良好的修复效果，仍是软组织替代材料的研发方向。

不论是骨替代材料还是软组织替代材料，最理想的移植物还是自体骨/软组织，但供区有限和额外创伤给自体骨/软组织移植带来了很大的局限性。因此，以自体骨/软组织为金标准，减少或消除植入物引起的排异反应，降低感染风险，提高替代材料与周围组织的结合能力及其促成骨效果，开发更能模拟天然组织结构和功能的材料，是未来口腔植入材料的长期研发目标。

二、培养前沿意识

开展口腔生物材料学研究不仅需要发现现存的临床问题，更需要研究者立足于口腔医学学科背景，培养主动的问题意识，对问题进行深刻思考，深入挖掘问题的本质，明确口腔生物材料学领域的重点研究问题，熟悉最前沿的研究进展和国内外研究动态。研究者需要通过文献调研、积极参与学术交流等手段保持对研究领域的动态了解。

（一）文献调研

充分的文献调研是必不可少的，通过广泛且深入的文献阅读和整理，研究者可以基于感兴趣的临床问题建立相应的知识体系，找到研究问题的合适切入点，充分了解该研究领域的国内外进展，掌握相关口腔生物学材料的发展趋势，避免重复已有的研究工作。这就要求研究者熟练掌握完善的文献调研技能，具体来说，需要注意以下方面。

1. 合理选择数据库 常用的口腔生物材料相关的数据库有PubMed、Web of Science、Google学术、ScienceDirect、SpringerLink、Wiley Online Library等，PubMed是其中最常用的文献数据库。PubMed是由美国国家生物技术信息中心（National Center for Biotechnology Information，NCBI）提供的涵盖生物医学和生命科学领域的免费文献检索工具，其中包含口腔医学、生物材料科学等领域的文献资源。Web of Science是由科睿唯安公司提供的学术文献检索工具，提供全球范围内科学、技术、医学等多个领域的文献检索服务。Google学术（Google Scholar）是谷歌（Google）公司提供的综合性学术文献搜索引擎，可检索到包括口腔生物材料领域在内的各种学术文献、论文和专利等。ScienceDirect、SpringerLink和Wiley Online Library则分别是Elsevier、Springer和Wiley出版社提供的数据库，可提供口腔医学和生物材料科学领域相关学术资源。

2. 选择合适的关键词 在明确自己的研究方向和相关科学问题之后，需要对关键词进行提炼，选择与感兴趣方向最贴合的关键词，这有助于缩小检索范围，提取最需要的文献。需要指出的是，PubMed使用医学主题词表（MeSH）来对文献进行标识和分类。这种标准化的词汇体系有助于研究者更准确地检索相关的文献，凸显文献的研究主题，但同时也要求研究者掌握规范的医学主题词，否则可能无法获取理想的检索结果。

3. 检索文献 在选择合适的数据库和关键词后执行检索，获取相关领域的文献资源。除了使用单一的关键词进行检索，还可以使用多个关键词构建检索式，使用逻辑运算符（AND、OR、NOT）来组合不同的关键词，以更多样化的方式精确搜索文献。此外，还可以使用各种筛选条件（时间范围、文献类型）或搜索字段来检索感兴趣的文献，排除不相关或重复的文献，确保获取最新、最前沿的研究成果。

4. 文献管理工具　使用文献管理工具（如EndNote、Zotero、Mendeley等）来整理、管理和引用学术文献，从而实现文献的高效管理和调用。

　　5. 定期更新　文献调研并不仅仅局限于研究的最初设计阶段，而应该贯穿研究始终，随着研究方案的推进，定期进行文献检索，关注领域内的最新研究，保持对口腔生物材料学前沿进展的充分了解。

（二）学术交流

　　文献调研主要获取的是已发表的研究成果，而开展学术交流则是进一步了解领域内研究动态、促进科研合作、拓展学术视野的重要途径。

　　1. 参加学术会议　参加口腔生物材料领域的学术会议是与同行交流的主要方式。在学术会议中，相关领域的同行可以展示最新的研究进展，分享学术见解，进行深入的学术探讨，获得更广泛的学术信息。

　　2. 加入学术组织　加入口腔生物材料学的相关专业学术组织，参加其组织的研讨会和学术会议，与同行密切交流。

　　3. 建立研究讨论小组　与同学、导师建立研究讨论小组，定期交流研究进展，讨论研究中所遇到的问题，分享相关实验经验。

三、合理设计研究方案，培养思辨意识

（一）研究方案的设计

　　在掌握口腔生物材料学领域的最新进展并明确研究的具体问题和目标后，设计实验方案是下一个关键的步骤。合理的实验方案设计可确保口腔生物材料学研究的科学性和创新性，有助于使研究结果更贴近口腔医学领域的实际应用，推动口腔生物材料学领域的进步。合理的实验方案设计需要注意以下方面。

　　1. 伦理审查　如果实验涉及人体或动物模型、样本，需要遵循相关伦理准则，保护研究对象的权益，谨记"3R原则"，即替代（replacement）、减少（reduction）、优化（refinement）。在真正开始实验之前，需要将实验方案提交到相应机构进行审查，获得伦理批准并备案。

　　2. 开展预实验　预实验中研究者可选择可能影响实验结果的关键变量，并逐一测试这些变量，以筛选出最佳的实验条件，包括浓度、pH、处理条件、处理时间等。在预实验阶段，往往使用小样本规模，有助于迅速测试不同条件下的实验效果，实现实验资源的最大化利用。

　　3. 实验模型和实验方法　根据研究问题选择适当的实验模型，包括体外模型、离体模型和动物模型，确保所选模型能够较理想地模拟口腔生物材料在相应生理条件下的表现。进一步，针对不同实验目的选择相应的实验方法，确保所选方法可以准确评估口腔生物材料在实验模型中的特性和功能，并具有可靠性和高敏感性。

　　4. 实验分组和实验时间点　合理设计实验组和对照组，以确保实验结果的可比性和科

学性，常见的对照类型包括正常对照（未接受任何处理）、阴性对照（接受已知无效的因素处理）和阳性对照（接受已知有效的因素处理）。此外，在对样本进行处理之前，要确保入组的随机化，使对照组和实验组除了实验干预因素不同之外，其他方面基本相同，从而平衡潜在的混淆因素、减少偏倚。如果研究涉及时间因素，需要仔细考虑实验时间点的安排，确定适当的观察和收样时间，确保实验指标在合适的时间点被收集，进而综合分析相应指标的动态变化过程。

5. **可重复性** 是科学研究的基石之一。研究者需要多次独立地重复实验，以验证实验结果的一致性和稳定性。通过可复制的实验方案，其他研究者能够在相似条件下复制实验并验证研究结果，确保研究的科学性。

（二）反思和优化

口腔生物材料学实验不会完全按照预想的研究方案发展，过程中常常会遇到各种各样的困难和问题，如实验条件不恰当、实验方法不精确、数据解释困难等。保持批判性思维，培养思辨意识，通过不断完善并优化研究方案，及时发现并解决这些问题，确保实验的顺利进行和结果的可信度。

1. **主动反思** 在实验过程中，时刻保持对实验进展的主动思考，定期评估实验的设计、目标和结果是否符合预期，认真记录并核对实验中的每个具体步骤，思考每个实验结果的潜在解释。

2. **排查问题原因** 仔细分析实验中遇到问题的具体环节，罗列导致问题的可能原因，排查并确定问题的性质、来源，分辨是实验方法、样本处理、数据分析还是其他因素导致的问题。如果单凭回溯以往的实验过程无法锁定导致实验问题的具体因素，可以对可能原因进行主动的积极筛查，通过控制变量的方法对可疑因素进行排查，有针对性地制订改进方案。

3. **多角度分析** 当遇到无法解释的实验结果时，不妨从多个角度思考问题，考虑实验中不同变量之间的相互作用，更全面地理解研究和数据解读的复杂性，考虑不同的可能和解决方案。此外，积极与团队成员、同行或专家进行讨论，也能从不同的视角获取不同的意见和观点。

4. **实验条件和方法的优化** 针对实验中出现问题的原因，评估实验条件和实验方法的可行性和稳定性，改进实验步骤或实验技术，优化实验方法，获得兼具说服力和可重复性的研究结果。

四、跨学科综合思维

作为一门涉及口腔临床医学和生物材料科学的交叉学科，口腔生物材料学的研究内容涉及多个学科领域，包括口腔医学、材料科学、生物学、化学等，这决定了跨学科综合思维在口腔生物材料学研究中具有关键作用。跨学科综合思维使研究者能够拥有多角度的视野，从不同学科的角度审视问题、综合分析，将不同学科的理念和方法结合起来，从而发掘新的研究方向、新的材料开发思路，促使研究成果更具实用性，能够更好地服务于口腔医学实践，推动口腔生物材料学领域的创新发展。

跨学科综合思维的培养首先要求研究者进行基础知识的系统学习和积极实践。通过深入学习口腔医学和生物学相关知识，熟悉口腔环境的生理特征和疾病病理过程，可为口腔生物材料的设计和应用提供坚实基础。学习材料科学和化学等相关知识，充分了解口腔生物材料的物理化学特性，有助于设计和实施表面改性和功能化策略，从而指导材料的制备和优化。为了实现以上目的，可通过课程学习、参加学术交流、定期进行文献调研等方式，尽量获得全面且详尽的多学科基础知识。

在基础学科知识之外，信息技术的进步和人工智能的发展给口腔生物材料学研究带来了新的机遇，也为跨学科思维的培养引入了新的动力。信息化技术大大提高了采集、存储和处理实验数据的效率，而生物信息学技术则进一步将口腔生物材料学研究提升到了新的高度。通过结合转录组学、蛋白质组学、代谢组学等多组学数据，对材料与细胞、组织、机体之间的作用和机制进行深度剖析和验证，使得口腔生物学研究不只停留在常规的研究层面。利用机器学习和模拟技术，研究者可以虚拟筛选和设计口腔生物材料，预测材料的结构和性能，从而指导口腔生物材料的设计和优化，提高新材料的开发效率和成功率。此外，通过挖掘口腔医学研究中的大数据，可以及时掌握口腔生物材料研究领域的新进展、新趋势和新策略。

总的来说，随着信息技术的突飞猛进，如何熟练掌握相关工具并对多学科知识进行整合和分析，对研究中的关键环节进行系统性优化，对实验结果进行综合解读和深入探讨，逐渐成为口腔生物材料学研究需要掌握的一项重要能力。

（王　瑗　余雷晓）

第二节　口腔生物材料学的实验规划

随着现代生物医学工程的迅速发展，口腔生物材料学作为其中的一个重要分支，日益受到研究者和临床医生的关注。口腔生物材料不仅关系到口腔疾病的预防、治疗，更是与患者的生活质量息息相关。因此，对口腔生物材料的深入研究和创新开发尤为重要。

在实验设计方面，口腔生物材料学要求研究者具备扎实的理论基础和丰富的实践经验。实验设计的合理性、科学性和创新性直接关系到实验结果的可靠性及意义。通过精心设计的实验，我们可以更深入地了解口腔生物材料的物理性质、化学性质、结构特点及其在口腔环境中的应用表现。

同时，实验设计也是推动口腔生物材料学发展的重要动力。通过不断地尝试和改进实验方法，我们可以发现新的材料性能，优化现有材料的制备工艺，开发全新的口腔生物材料。这些研究成果将为口腔疾病的治疗提供更多有效的选择，推动口腔医学的进步和发展。

一、口腔生物材料学的研究领域

目前口腔生物材料的研究方向多种多样，涉及多个领域，关系到患者治疗的效果，以下是一些主要的研究方向。

口腔生物材料的表面改性是当前研究的重要方向，通过物理、化学或生物手段对材料表面进行处理，可以显著提升其生物相容性、抗腐蚀性和机械性能。例如，在种植体表面应用改性技术，能够增强树脂的抗菌性能，促进种植体与周围骨组织的紧密结合，从而降低种植过程中的并发症风险，提高种植成功率。同时，为了满足口腔临床治疗不断发展的需求，研发新型口腔生物材料也至关重要。这包括探索新型生物活性玻璃、高分子材料、复合材料等的制备方法和应用潜力。特别是针对口腔内常见疾病如龋病、牙周病等，制备具有抗菌效果的新型材料对于有效预防和治疗这些疾病具有重大意义。

与口腔传统材料在理化性质和生物方面的要求一致，口腔生物材料的物理机械性能与生物相容性是评估其适用性和安全性的关键指标。通过研究材料的弹性模量、硬度、抗弯强度及耐磨性等物理特性，我们能够了解材料在口腔环境中的行为表现，并为临床应用提供有力依据。例如，提高树脂类材料的硬度和耐磨性，不仅有助于延长其使用寿命，还能提升修复质量，有效预防继发龋。同时，生物相容性的研究也至关重要，它要求材料对口腔组织刺激小、细胞毒性低，并且不会引起过敏反应和免疫反应。确保良好的生物相容性是口腔生物材料可应用于临床的基础和必要条件。

口腔药物的研发对于提供更有效和安全的口腔治疗至关重要，主要包括研究口腔使用药物的种类、药效及安全性。特别是针对特定的口腔疾病和细菌，如常见致龋菌变形链球菌、牙周致病菌牙龈卟啉单胞菌等，开发特效药物能够显著提高治疗效果。同时，新开发的口腔生物材料及药物的临床应用也是研究的重点，这些材料在牙齿美白、牙周病治疗、龋病防治及口腔癌治疗等方面发挥着重要作用。通过不断研究和探索，为材料及药物的临床应用提供科学依据，从而提高患者的口腔健康水平和生活质量。

为了更深入地理解口腔生物材料与细胞之间的相互作用机制，还需要研究材料介导的细胞信号转导过程。这有助于揭示材料如何影响牙髓细胞等细胞的生长和分化过程，从而为其口腔临床应用提供更科学、有效的依据。通过这些研究，我们能够更全面地了解材料的生物活性及其在组织修复和再生中的潜在作用。

另外，还应当研究口腔材料的环保性和可持续性，着重关注材料的可降解性和可回收性等关键特性，这是推动环保和可持续性口腔材料发展的重要方向。通过这一研究，可以为口腔领域贡献更加环保、可持续的材料解决方案，助力口腔健康产业的绿色发展。

二、基础知识及实验技能

对于口腔生物材料领域的研究人员来说，科研工作离不开对基础知识的深入理解和基础技能的熟练掌握，并且这两者密不可分。

首先，基础知识是研究人员进行实验的基石。口腔生物材料的基本理论知识，包括材料的物理和化学性质、结构及应用等，为研究人员提供了进行实验、评估生物材料性能的指导原则。只有深入掌握基础知识，研究人员才能确保实验设计的科学性和合理性。

其次，实验技能是研究人员将理论知识转化为实际行动的桥梁。实验室操作的基本技能，如准确配制试剂、熟练操作和维护仪器、遵循标准操作流程等，都是确保实验安全、有效和结果可靠的关键。这些技能使研究人员能够在实际操作中灵活运用所学的理论知识，发现并解决实验中出现的问题。

最后，基础知识和基础技能之间的相互促进作用也是不可忽视的。一方面，深入掌握的基础知识能够帮助研究人员更好地理解和掌握实验技能，使他们在实验中更加得心应手；另一方面，熟练的实验技能又能使研究人员更加深入地理解和验证理论知识，从而推动知识的不断更新和发展。

因此，基础知识和基础技能在口腔生物材料研究领域是相互依存、相互促进的。只有同时掌握了这两方面的能力，研究人员才能在该领域取得更加深入的探索和实践成果（图2-2-1）。

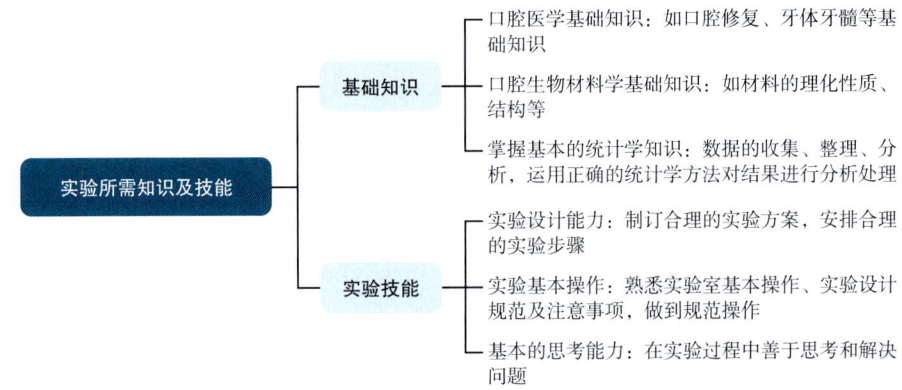

图2-2-1　实验人员须具备的基础知识和技能

三、实验设计

（一）实验目的

确定实验目的在科学研究中意义重大。实验目的可指导实验设计，确保每个环节都围绕中心目标展开；提高实验效率，避免无谓探索，节省时间和资源；保证实验结果的准确性，使数据分析更客观一致。总之，明确的实验目的是实验设计的起点和成功的关键，它引领着科学研究的方向，确保实验的有效进行和预期成果的取得。

口腔生物材料的研究涵盖了物理、化学和生物学等多个方面。物理实验可以揭示材料的机械强度、弹性和耐磨性等特性。化学测试则能确认其在口腔环境中的稳定性和抗腐蚀性。生物学评价关注材料的生物相容性、功能性和活性，这对于它们在口腔修复、正畸和种植等应用领域的表现至关重要。对实验目的的设计常从以上几个方面考虑。然而，这些材料的引入也可能影响口腔的微生态平衡。因此，研究它们对口腔细菌生态的影响及其机制，寻求如何减少它们对口腔细菌生态的干扰，也应包含于实验目的中。

此外，口腔生物材料学实验还常以研究材料的安全性和有效性为实验目的，体内外实验对其发挥着核心作用。这些实验能够评估材料的细胞毒性、致敏性和致癌性风险，从而界定其安全使用范围。基于这些严谨的科学实验和评估，可以为临床医生提供有关材料的详细指导，包括其适用场景、潜在并发症及使用注意事项。这样，口腔生物材料的研究不仅推动了材料科学的进步，也为口腔医学的临床实践提供了坚实的科学支撑。

（二）实验设计基本原则

口腔生物材料学实验的基本原则包括以下几点。

1. **对照原则**　是科学研究中的基本原则，其核心目的是减少或消除非研究因素对实验结果的影响。通过设置对照组，实验者可以更加准确地观察和评估处理因素对实验对象的影响。对照实验的设计应确保对照组与实验组在实验条件上尽可能一致，唯一的区别应仅限于是否接受处理因素。

2. **随机化原则**　是实验设计中的另一个基本原则，目的是减少或消除潜在的偏见和选择效应。通过将实验对象随机分配到不同的组别（如实验组和对照组），可以确保每个实验对象都有相同的机会或概率接受不同的处理。这样做有助于平衡潜在的未知因素，使得这些因素在不同组别之间均匀分布，从而不会对结果产生系统性影响。

3. **科学性原则**　强调实验设计应基于充分的理论背景和前期研究。实验方案应建立在严谨的假设之上，并通过合理的方法和程序进行测试。这要求实验人员在设计实验之前进行充分的基础研究和文献回顾，以确保实验的科学性和可行性。同时，实验过程应严格遵守相关的科学原则和规范，确保数据的收集、分析和解释都是科学、可靠的。

4. **系统性原则**　要求实验设计应全面考虑各种可能的影响因素，并对这些因素进行系统的分析和控制。在评估材料的生物安全性时，研究者需要考虑材料的化学性能、物理性能、生物相容性、药理学特性等多个方面。系统地考虑这些因素，有助于更全面地评估材料对生物体的影响，从而得出更准确和可靠的结论。

5. **排除干扰原则**　在实验设计中，应尽可能排除其他非研究因素对实验结果的影响。这要求研究者在实验过程中严格控制各种潜在的干扰因素，如环境条件、实验设备的稳定性、实验人员的操作技巧等。通过减少或消除这些干扰因素，可以确保实验结果的准确性和可靠性，使得结果更加真实地反映处理因素的作用。

6. **客观性原则**　强调实验结果应不受主观因素的影响，确保数据的客观性和公正性。这要求研究者在实验过程中保持中立和客观的态度，避免个人偏见或期望对实验结果产生影响。同时，数据的收集、分析和解释应遵循客观的标准和程序，确保结果的可靠性和可重复性。

7. **重复验证原则**　为了确保实验结果的准确性和可靠性，研究者应通过重复实验来验证结果的稳定性和一致性。重复实验可以帮助研究者发现并纠正可能的误差和偏差，提高结果的精确度和可信度。同时，重复实验也是科学研究中的重要手段，有助于验证和推广实验结果的应用范围。

8. **规范操作原则**　要求实验者在实验过程中严格遵守相关的实验规范和操作标准，包括实验设备的正确使用和维护、实验材料的准备和处理、实验步骤的执行和记录等方面。通过遵循规范操作原则，确保实验过程的规范性和安全性，减少或避免实验误差和事故。同时，规范操作也有助于提高实验结果的可靠性和可比较性。

（三）实验的伦理考虑

医学实验，尤其是涉及人和动物的实验，必须严格遵循伦理原则，以确保受试者的权益、安全和福利。

首先，尊重受试者的自主权是至关重要的。所有参与者都应在充分了解实验目的、方法、潜在风险和可能后果的基础上，自愿参与实验，并有权随时退出。为确保这一点，实验人员必须提供清晰、完整的实验信息，并获得受试者的知情同意。其次，实验必须遵循有益原则，即实验的目的应该是增进人类健康或推动医学进步。同时，研究人员应努力使实验对受试者和社会的益处最大化，潜在的伤害和风险最小化。

此外，对受试者的保护是医学实验伦理的核心。研究人员有责任确保实验环境的安全，提供必要的医疗和心理支持，并采取措施最小化实验对受试者的潜在伤害。在实验过程中，研究人员还应密切监测受试者的反应和状况，及时调整实验方案以确保受试者安全。

（四）实验的假设和预期结果

根据实验的目的和拟解决问题提出假设和预期结果。例如，实验目的为检测材料细胞毒性。实验假设为该生物材料细胞毒性低或无。预期结果：材料的细胞毒性或毒性水平在可接受范围内，不会对口腔细胞生长和功能产生显著影响。

四、材料制备与处理

对口腔生物材料学实验来说，材料的制备与处理是实验的关键步骤，也是实验成功的基础。

（一）材料和设备的准备

根据实验目的，选择适当的口腔生物材料和相关试剂。同时，需要准备相应的实验设备和仪器。

实验设计中的材料与设备准备是确保实验顺利进行和取得可靠结果的重要基础。在材料准备方面，实验者需根据实验目的和方案选择实验材料，如化学试剂、生物样品或物理器件等，并确保其符合实验要求，具备足够的纯度和稳定性。同时，对材料进行严格的质量控制也是必不可少的，包括检查材料的标签、批号和有效期等信息，以防止使用受到污染或损坏的材料。此外，为保证材料的质量及避免交叉污染，要采取正确的材料储存和处理方法。

在设备准备方面，选择适当的实验设备对于实验的成功同样很重要。实验者应根据实验需求选择精度和可靠性高的分析仪器、测量设备或反应器等，并确保其能够满足实验要求。在实验开始前，对关键设备进行校准和验证是保证实验结果准确性的重要步骤。此外，实验者还需熟悉设备的操作规程和安全注意事项，确保设备得到正确的操作和维护，以延长其使用寿命并保持良好的工作状态。另外，设备的清洁和消毒也同样重要，以消除潜在污染和交叉感染的风险。

根据实验目的和参数,制订具体的实验方案和技术路线,包括材料的制备和表征、细胞的选择和培养、动物模型制造、材料检测等。

(二)材料的加工与处理

在口腔生物材料学实验中,材料的加工与处理十分关键,甚至直接影响着实验的成败。选择合适的原材料是实验成功的基础。在确定实验材料后,根据实验目的和设计要求,制订详细的加工方案。

在材料的加工处理过程中,应严格控制操作条件,如温度、湿度和清洁度,以确保材料的稳定。此外,根据实验目的还可对加工后的材料进行必要的后处理,如表面改性等,从而进一步改善材料的性能。

五、实验步骤和操作

(一)实验准备

在进行任何口腔生物材料学实验之前,充足的准备是必不可少的。这不仅仅是为了确保实验的顺利进行,更是为了保障实验者的安全。

明确实验目的和要求:首先要清楚地了解本次实验的目的、预期结果及实验过程中需要特别注意的事项。这有助于实验者更加有目的地进行实验,避免盲目操作。

准备实验器材和试剂:根据实验方案,提前准备需要用到的器材和试剂,并确保仪器处于良好的工作状态,例如,显微镜需要预先调好焦距,光谱仪需要校准等。

实验环境准备:口腔生物材料学实验对环境的要求比较高,因此需要对实验室进行彻底的清洁和消毒。此外,还要确保实验室的温度、湿度等环境条件符合实验要求。

(二)实验操作

实验操作是口腔生物材料学实验的核心部分,需要严格按照实验方案进行。

材料加工和处理:参见第六章第三、四、五节。

材料表征:使用适当的设备和技术,对处理后的材料进行性能测试。例如,使用电子显微镜观察材料的微观结构,使用光谱仪分析材料的化学成分等。

材料的性能测试:根据实验方案进行合适的实验,对材料的性能进行测试。例如,利用微硬度测试仪测试材料的硬度,培养细菌测试材料的抗菌性能。

(三)实验观察与记录

在实验过程中,需要仔细观察材料的变化、反应并记录相关数据。使用各种感官和工具,如眼、显微镜、相机等,仔细观察实验过程中的各种现象,并将观察到的现象和数据详细记录下来。这些数据可能包括材料的性能参数、实验条件、实验时间等。详细内容参见本节"六、收集和分析数据"。

（四）实验后处理

实验结束后，需要对使用过的材料和设备进行适当的处理，以确保实验室的安全和卫生。对使用过的材料进行妥善处理，如回收、废弃等。对使用过的设备进行清洁和消毒，以备下次使用。

（五）实验记录和报告整理

整理实验记录和报告，总结实验结果。如果实验结果与预期不符，需要分析原因并提出改进方案。

六、收集和分析数据

对实验过程中收集的数据进行分析和处理。利用统计学方法对实验结果进行统计分析，并使用图表、文字等形式展示结果。

（一）数据收集

实验数据的收集包括实验记录、观察与测量、图像采集三部分。其中，实验记录即在实验操作过程中详细记录实验过程中使用的材料、操作步骤等信息。观察与测量是指在实验过程中对实验样本进行定期观察并记录样本变化的数据，除数据记录外，还可通过拍照或录像等方式记录实验过程中样本的变化情况。

数据整理也是数据收集中至关重要的环节，涉及数据的分类、清洗、转换等步骤。数据的分类和清洗是将收集的实验数据按照需测量的指标进行分类并且去除异常值及错误无效数据，确保数据准确。

（二）数据分析

口腔生物材料实验数据需要综合运用多种方法，如比较分析、统计分析等。

比较分析是数据分析中的一个重要手段。其通过比较不同组或条件下的数据，可以清晰地看到差异和趋势，有助于准确评估材料的性能。统计分析也是不可或缺的。其利用统计学原理和方法，对收集的数据进行定量分析，包括计算平均值、方差及相关系数等统计量。统计分析不仅能帮助我们了解数据的集中趋势和离散程度，还能揭示数据间的内在联系和规律。除此之外，回归分析同样具有关键的作用。通过构建各种回归模型，能够深入研究变量间的关系和影响，有助于预测材料的性能。通过回归分析，可以更系统地理解数据背后的深层逻辑，从而为实验的优化和改进提供科学依据。

综上，在使用多种分析方法的基础上，只有严谨、科学的数据解释，才能确保研究的准确性和可靠性，为实验结果提供有力的支持。

在进行数据分析时，还需要特别注意以下两点。

其一，需要确保数据的准确性和可靠性。任何误差或偏差都可能对结果产生重大影响，因此需要采取一系列措施来确保数据的准确性，包括确保实验条件的稳定性，以及在数据处理和统计中应用适当的控制和校正。

其二，需要考虑实验条件和样本的差异性，以及数据分布和变异情况。不同的实验条件和样本可能会导致数据分布和变异性的变化，因此需要充分了解实验条件和样本的差异性，并对其进行适当的调整和处理。

（三）实验数据的可视化

数据可视化是一种非常重要的技术，可以帮助实验操作人员更好地理解和分析数据。通过数据可视化，可以更好地发现数据变化的规律和趋势，为后续的数据分析和挖掘提供更加准确和完整的数据支持，以及将实验数据转化为适当的格式（如图标和图像）。数据可视化可以通过多种工具和技术实现，如Excel、Python等。根据数据的类型和规模，可以选择适合的工具和技术进行数据可视化。

在数据可视化操作的过程中，要选择最佳的图表类型如柱状图、折线图等。另外，还需注意保证数据的准确性和完整性，避免数据失真。

（四）数据保存与备份

在实验过程中，为了确保数据的完整性不受损害，须采取一系列措施确保数据的安全性。其中包括定期进行数据备份和存储，防止数据丢失或损坏。同时，需要采取适当的安全措施，如加密和访问控制，以保护数据不被未经授权访问或滥用。

此外，为了提高数据的质量和可追溯性，应建立数据档案。档案中应详细记录数据的来源、处理过程和结果，方便后续查阅和验证。通过这种方式，可以更好地理解数据的背景和变化，提高数据的准确性和可靠性。

（五）注意事项

实验数据的处理是实验研究中不可或缺的一环，其完整性和可信度对于实验结果的准确性和可靠性至关重要。首先，确保数据记录的完整性是数据处理的基础，所有相关的实验数据，包括原始数据和统计分析结果等，都应被详尽无遗地记录下来。同时，对数据的来源和可靠性进行严格的评估也是必不可少的，这有助于确认数据的准确性和可信度，进而为后续数据分析和实验结果提供坚实的基础。

在实验数据处理过程中，遵循规范的处理流程和操作标准同样重要。这包括数据的整理、统计和分析等各个环节，每一环节都需要采用合适的数学方法和统计工具，以确保数据的准确性和可靠性。此外，对实验中可能出现的异常数据，如离群数据或缺失数据等，也需要给予特别的关注。应该采用恰当的方法对这些异常数据进行处理或剔除，以避免其对实验结果产生不良影响。在口腔生物材料学实验中，实验结果往往受到多个因素的影响，因此在数据处理过程中还需要特别考虑数据的多因素性。通过采用多元统计分析等方法，可以更全面地揭示实验结果的变化规律和影响因素，从而为实验结论提供更有力的支持。

七、实验注意事项

（一）实验室安全与环境维护

1. 实验室安全 是实验工作的重中之重。实验室作为实验进行的主要场所，其日常管理至关重要。首要的是保持实验环境的清洁和整齐。同时，为了避免火灾等安全风险，实验室内使用明火时要多加注意，并严格限制私自使用电器设备如电炉、加热器。为此，实验室也必须配备齐全的安全设备和急救器材，如灭火器、急救箱等，这些设备的定期检查和维护同样不容忽视。在实验操作前，实验者必须仔细阅读实验规程和安全操作规程，确保每一步操作都符合规范。实验过程中，个人防护也是关键，穿戴实验服、手套、口罩等防护措施能够有效减少实验风险。

实验室的安全管理需要全体人员的共同努力。在实验过程中，一旦发生意外事故，实验者应立即停止实验，迅速采取必要的急救措施，确保人员安全。实验室管理人员则肩负着定期开展安全检查的重任，要确保所有设备和器材的正常运行与安全使用。实验结束后，实验者有责任将实验器材和设备恢复原状，并彻底清理实验场地，为下一次实验提供一个整洁、有序的环境。通过这些措施的实施，可以共同营造一个安全、高效、有序的实验室工作氛围。

2. 实验室环境维护 实验室是科研的重要场所，因此实验室环境的维护至关重要。为了保持实验室的干燥、整洁和通风，应极力避免潮湿、混乱及任何形式的污染。此外，严格禁止在实验室内食用食物、饮用饮料和吸烟，这不仅是为了防止实验室环境和实验样品受到污染，更是为了保障每位实验者的健康与安全。

同时，实验室设备的使用和维护也很重要。必须确保所有设备的操作都符合相关规范，且设备应定期接受检查和维护，以保障其正常运行和使用安全。实验室产生的废弃物也需得到妥善处理，必须遵循相关规定和标准进行分类处理，以防止对环境和人类健康造成不良影响。每位实验者都有责任遵守实验室的各项管理规定和操作流程，并积极参与实验室的日常清洁和维护工作，共同维护实验室的良好状态。

（二）实验操作的标准化

标准化操作可以确保实验人员在实验过程中的操作一致，避免因操作差异导致的结果差异。操作的一致性有助于提高实验结果的准确性，还可以增加不同实验人员之间的可比性，从而更好地进行结果分析和研究。此外，标准化操作还可以确保实验数据的可追溯性，即实验数据的来源和处理方式都可以被清晰地记录与追踪，从而增加了数据的可靠性、可验证性，避免因数据不完整或不可靠而导致的误差和延误。

通过规范化的流程和操作，可以更好地保障实验质量，减少潜在的误差来源，提高实验结果的稳定性和可重复性，还可以提高实验效率。实验过程中规范化的流程和操作可以减少不必要的重复操作，这不仅可以提高实验效率，还可以防止人力和物力的浪费。

（张　旭）

第三节　重点实验技术的运用思路及价值

在口腔生物材料研究中，重点实验技术的运用至关重要。口腔生物材料制备技术的发展与进步为口腔医学领域带来了新的可能性，也为口腔健康和损伤修复提供了更有效的解决方案。口腔生物材料的制备技术涉及多个层面，包括材料选择、结构设计、表面改性等方面。在口腔生物材料的制备中，首先需要根据具体的应用场景选择适宜的材料类型，如金属、陶瓷和聚合物等。所制备材料的生物相容性、机械性能、耐腐蚀性等特性需满足口腔环境的特殊要求，并可通过合理设计材料构筑基元拓展材料性能，提高口腔生物材料的普适性。

相对于其他领域，口腔生物材料大多为植入/介入性材料，需与生物组织直接接触，表面特性对其功效发挥至关重要。可通过引入特殊微观结构及生物活性分子等表面功能化手段，来改善和提高生物材料的物理化学特性及生物相容性、抗菌性、组织黏附性等特性。也可以根据患者的口腔结构，通过3D打印技术，精准制备种植体和义齿等，提高适配性和舒适性。因此，口腔生物材料的开发应从相应的应用场景出发，灵活选择和利用口腔生物材料相关制备技术，提供更加先进和个性化的解决方案，以改善患者治疗的效果和体验。

关于口腔生物材料的功能评价，应采用合适的分析测试技术从其物理化学性能到微观结构再到生物功能进行全面解析，揭示材料特性与生物功能间的构效关系，并根据构效关系认知来指导和优化新材料设计，再利用制备的新材料诱导调控生物体系的良性反应，从而开发具有临床实用价值的生物医用材料。本节将着重从化学性能、物理性能和微观结构三个方面入手，简要介绍表征这三类性能所涉及的主要实验技术，并重点举例阐述相关重点实验技术的运用思路。本节的最后一部分简要阐述口腔生物材料的生物安全性评价所涉及的实验技术，以指导口腔生物材料实验设计。

一、化学性能表征重点实验技术

口腔生物材料的化学性能对其应用至关重要。通过深入了解材料的元素成分、分子结构和热性能等，可为口腔生物材料的优化提供重要支持。常用的口腔生物材料化学性能分析技术主要有X射线衍射（X-ray diffraction，XRD）、X射线光电子能谱（X-ray photoelectron spectroscopy，XPS）、原子吸收光谱（atomic absorption spectroscopy，AS）、高效液相色谱（high performance liquid chromatography，HPLC）、快速蛋白质液相层析（fast protein liquid chromatography，FPLC）、质谱（mass spectrometry，MS）、核磁共振波谱（nuclear magnetic resonance spectroscopy，NMR）及傅里叶变换红外光谱（Fourier transform infrared spectroscopy，FTIR）等（具体实验技术将在后面章节详细介绍）。在选择适用的分析技术时，需要考虑口腔生物材料的种类、性质和研究目的。

1. **核磁共振波谱（NMR）技术**　是一种基于原子核磁性原理的物理技术。在磁场中，当具有核磁性的分子或原子核吸收从低能态向高能态跃迁的两个能级差的能量后，会产生共振波谱。共振波谱中的出峰位置、峰裂分情况及峰面积等信息可用于定性和定量分析分子中某些原子的数目、类型和相对位置，在分析化学和材料化学结构表征等领域应用广泛。NMR测试时，样品通常需溶解在专门的氘代溶剂中，因此NMR很难对一些难溶性材料、极高分子量材料和交联分子网络进行分子结构解析。固体NMR制样时虽不需要溶解样品，但其检测灵敏度较常规溶液NMR要低很多。

2. 傅里叶变换红外光谱（FTIR）技术 是基于检测样品分子中不同化学键和功能基团的振动对红外辐射的特征吸收，通过傅里叶变换将时域红外光谱信号转换为频域红外光谱信号，并根据吸收峰的位置和强度来确定所检测样品的分子结构和化学成分的技术。通过傅里叶变换能够极大地提高红外光谱的分辨率和信噪比。但由于检测精度的问题，FTIR通常只能作为半定性和半定量分析的手段，需与NMR等联用才能对材料的组分和分子结构进行精细的解析。在功能上与FTIR类似，同样可以用来分析材料结构和性质的测试技术还有紫外-可见光谱（UV-VIS）分析和拉曼光谱分析等。其中，UV-VIS通过测试样品对可见光和紫外光的特征吸收，并根据特种吸收峰的位置、峰位移及吸收峰的强度来确定化合物的分子结构和某基团或某成分的丰度。而拉曼光谱分析与FTIR原理基本相似，但主要测试的是样品对光的散射而非吸收，通过获得的样品中相关分子的振动与旋转信息来解析样品的化学结构。

3. 质谱（MS）技术 通过分子量检测来解析材料的分子结构的技术，主要适用于小分子及部分低分子量生物大分子的分析表征。联合NMR和FTIR还可以对材料的分子结构进行精细解析。但对于较高分子量的生物材料，MS则具有一定的使用局限性。

4. X射线衍射（XRD）谱 主要用于检测结晶材料的晶体结构，包括晶体成分的定性定量、晶体粒度、膜层结构、结晶度及材料应力等，因此可用于分析复合树脂中晶体相的存在和结构，特别是当材料中包含有机-无机混合相时。但XRD测试技术对测试样品要求较高，需表面光滑且测试时间长。

5. X射线光电子能谱（XPS）技术 利用X射线辐照样品表面并收集所激发的光电子和俄歇电子能量分布，根据获得波谱图中的出峰位置和峰形来获取样品表面的元素组成（全谱分析）、元素所处的化学态及分子结构信息（窄区扫描或高分辨谱）的技术。甚至还可以根据峰的强度来定量样品表面某些元素的含量。XPS是一种典型的定性和半定量表面分析手段，尽管X射线样品穿透较深，但只有近表面很薄一层发射出的光电子才可以逃逸并被检测到，因此仅能获得所测试材料表面几个纳米深度的化学结构信息。例如，对于金属样品，其检测深度为1.5～3nm，无机非金属材料的检测深度为6～12nm，有机物和高分子材料的检测深度为12～30nm。

与XPS功能类似，能量色散X射线光谱技术同样可以对材料表面的化学信息进行分析。但不同的是，能量色散X射线光谱是用电子打出X射线，并检测X射线的信息，因此只能检测元素的组成与含量而无法检测元素的价态。此外，能量色散X射线光谱的检测灵敏度也较低，含量<2%的元素无法准确检出。能量色散X射线光谱通常与扫描电镜（SEM）或透射电镜（TEM）联用，可以对样品进行点扫、线扫和面扫，能够比较方便地解析样品表面（与SEM联用）或者样品体相（与TEM联用）的元素分布情况，并获得各元素在样品表面的分布图。而XPS则一般单独使用，其结果常以波谱图呈现。

总之，这些化学性能测试技术为口腔生物材料的研究和开发提供了全面的分析手段，从而为全面揭示材料的化学特性、实现性能优化和安全评估提供有力支持。值得注意的是，每种测试分析技术都有各自的使用局限性，因此需要了解功能生物材料的综合性能，并且根据不同分析技术的优缺点和制备材料的具体应用场景来综合运用多种技术手段分析。例如，在复合树脂材料研究中，FTIR可以揭示树脂基体和填充物之间的相互作用，而NMR则能够深入分析材料的化学结构和功能基团，有助于建立材料化学结构与生物和物理功能的构效关系。

二、物理性能表征重点实验技术

口腔生物材料的物理性能直接决定其在口腔医学中的应用场景。例如，硬度和耐磨性是修复材料如口腔陶瓷和复合树脂在面对咀嚼力和口腔磨耗时的关键性能。热性能对于应用在烤瓷牙等场景的口腔生物材料至关重要。此外，附着力和耐蚀性是修复材料长期稳定的关键因素，影响材料的耐久性和可靠性。可降解性是一些植入体材料在口腔环境中需要重点考虑的因素，以确保植入物能够逐渐降解而避免二次手术，且随修复进程为新生组织的长入提供物理空间。这些物理化学性能的表征技术，如硬度测试、热性能测试、生物降解测试等，能为口腔生物材料的设计提供科学依据，以确保其在口腔环境中表现出理想的性能，从而满足不同的口腔应用需求。本部分将针对口腔生物材料的物理性能表征技术进行简要的介绍。

（一）材料力学性能表征重点实验技术

力学性能直接关系到材料的耐久性和稳定性，决定着口腔医学中的修复和植入手术能否成功。因此，在口腔生物材料研究中，对力学性能进行精确测定显得尤为重要。在口腔生物材料研究中，万能力学试验机是力学性能测试的关键设备，特别是针对不同应用场景和材料类型，通过精确控制实验条件，能够获得更为准确和可靠的力学性能数据，为口腔生物材料的研发和临床应用提供有力支撑。

针对口腔修复材料，如充填材料和支架材料，可利用万能力学试验机测试其拉伸性能，评估材料在牙齿或支架中受到拉伸力时的强度、延展性及可能的断裂点；同时可设计力学实验，探究材料在不同口腔环境条件下的耐久性，进行拉伸疲劳测试，以模拟口腔中复杂的力学环境。对于植体、支架等植入性材料，利用万能力学试验机进行压缩测试，对样品施加垂直方向的压缩力，评估材料在口腔环境中承受压力的能力，以及其植入体内后的稳定性。实验设计时还应该考虑咀嚼和咬合过程中材料的变形和强度变化。针对软体材料，还需通过弯曲测试来评估材料在牙齿咀嚼过程中的弯曲性能，有助于了解材料在实际口腔应用中的变形情况。

此外，粘接性能测试也是口腔生物材料研究中不可或缺的一环。设计粘接实验，评估材料的附着力和黏结强度，对于修复材料和植入体等需要与自然组织黏结的材料至关重要。粘接性能测试有助于确保口腔生物材料在实际使用中具备牢固的黏结性，提高其临床应用的成功率。

（二）材料热性能表征重点实验技术

口腔生物材料的热性能测试涉及多种实验技术，其中差示扫描量热法（differential scanning calorimetry，DSC）是一项关键技术，可以通过差示扫描量热仪进行分析。DSC能够通过测量材料在升温和降温过程中吸收和释放的热量，提供有关口腔生物材料热性质的关键信息。该技术可用于确定口腔生物材料的玻璃化转变温度、熔融温度及结晶行为，为了解材料在口腔中的热稳定性和相变行为提供重要依据。

另一项重要的热性能测试技术是热重分析（thermogravimetric analysis，TGA）。TGA通过测定材料在升温过程中失去的质量，可以评估口腔生物材料的热稳定性，检测在口腔温度范围内可能发生的热分解或失水反应，为材料的长期应用提供指导。

动态力学分析（dynamic mechanical analysis，DMA）仪是一种测量材料动态热性能的关键工具。DMA可以在不同温度下施加动态应变，揭示口腔生物材料在变温条件下的机械性能，特别是弹性模量和损耗模量等参数。

差示扫描量热法-红外光谱（DSC-FTIR）联用结合了热分析和红外光谱技术，为口腔生物材料的热性能和分子结构提供了更全面的信息。这种联用技术可以同时测定热引起的化学反应过程，有助于深入理解口腔生物材料的热行为与结构之间的关联。

三、微观结构表征重点实验技术

微观结构表征作为研究口腔生物材料内部组织形貌和表面结构的重要手段，对于揭示材料的组织形貌和内部微观结构至关重要。通过应用相关的结构测试技术，可以深入了解口腔生物材料的表面和内部结构，从而更好地理解其性能和生物功能。这些技术的综合应用有助于指导口腔生物材料的设计和优化，以满足口腔医学领域不断发展的需求。

（一）表面形貌表征

口腔生物材料的表面形貌在口腔环境中发挥着关键作用，直接影响其性能和临床应用。光滑表面有助于减少细菌附着和生物膜形成，这对于预防口腔感染至关重要。而对于植体，适度的表面粗糙度能够促进成骨细胞的附着和增殖，提高植入物与骨组织的结合强度，增强其长期稳定性。此外，表面形貌与口腔生物材料的耐久性和磨损特性密切相关，还会影响材料在口腔环境中的稳定性和寿命。

在生物学层面，口腔生物材料的表面形貌直接影响植体周围软组织和硬组织的生物学响应，良好的表面形貌可减少组织刺激和炎症反应，提高材料的耐受性。在临床应用中，如在口腔修复中，牙体充填材料的表面形貌还关系到与天然牙齿的适配度，从而影响修复的质量和稳定性。

为了全面了解口腔生物材料的表面形貌，研究人员可采用扫描电子显微镜、原子力显微镜、表面轮廓仪和近场扫描光学显微镜等多种实验设备。其中，扫描电子显微镜可提供高分辨率的图像，用于观察微观结构和评估表面粗糙度。原子力显微镜可实现微-纳米级表面拓扑图，用于研究表面的微观特征。光学显微镜适用于观察宏观结构和颗粒分布，而近场扫描光学显微镜则可提供亚微米级的分辨率，用于观察局部表面结构。表面轮廓仪则用于量化表面粗糙度和形貌参数，如表面粗糙度。这些实验技术的综合应用有助于深入了解口腔生物材料的表面形貌特征，为其优化设计提供科学依据。

（二）亲疏水性

口腔生物材料的亲疏水性直接关系到材料与口腔环境的相互作用。接触角测定是评估材料亲疏水性的核心方法之一，通过测量液滴在材料表面的接触角，可以直观地了解材料表面张力或表面能，用于评估材料与生物体液、唾液等的相容性，为口腔生物材料的选择提供科学依据。

此外，亲疏水性与细菌附着直接相关，而水接触角与细菌附着存在正相关性。通过材料表面亲疏水性测试，可对其抗菌性能进行初步的评估。

液体浸润性能是亲疏水性的直观表现，反映了口腔生物材料在湿润环境中的适应性。观察生物液体在材料表面的浸润情况，可评估其对材料的吸附与扩散能力，有助于更全面地了解材料在口腔环境中的性能。

四、材料生物功能评价

（一）生物安全性评价

口腔生物材料的生物安全性评价主要关注生物材料在使用过程中对细胞、组织、器官可能存在的短期及长期危害和安全风险，是生物材料临床准入的关键环节，可通过细胞毒性测试、体外溶出测试、过敏原测试、动物实验，以及系统性基因安全测试等，全面评价所制备和开发的生物材料的使用安全性。

（1）细胞毒性测试：是生物安全性评价的基础，通过细胞与材料的直接接触，初步探索材料对细胞的增殖、迁移等生物学行为的影响。这种测试方法有助于在早期发现潜在的毒性反应，为后续的安全评价提供依据。

（2）动物实验：提供了更接近实际应用环境的评价。将口腔生物材料引入实验动物口腔中，可以更真实地探究材料在口腔中的实际使用情况，从而观察其对动物口腔组织的潜在毒性影响。而且通过动物实验还可以提供炎症反应、组织愈合等关键信息，揭示材料在实际应用中可能出现的长期效应。

（3）过敏原测试：是评价口腔生物材料是否具有致敏性的关键方法。通过皮肤测试等方式，可以评价材料是否会引发过敏反应。这对于预防过敏反应、确保患者的生物安全性至关重要。

（4）系统性基因安全测试：关注口腔生物材料是否具有基因毒性。通过检测材料提取物对细胞基因结构的影响，可以评价其对遗传物质的潜在影响。这种测试为全面评价生物安全性提供了补充信息。

（5）体外溶出测试：是评价口腔生物材料在模拟口腔液体中的溶出程度的方法。通过研究材料在湿润环境中释放的物质，可为了解其潜在毒性提供重要线索。通过体外溶出测试，可以更好地掌握材料在湿润环境中的行为，为生物安全性提供更全面的了解。

这些生物安全性评价方法的综合应用为口腔医学领域的口腔生物材料选择、设计和开发提供了科学依据，是确保这些材料在临床实践中为患者提供安全可靠治疗的关键步骤。这些评价方法的综合运用有助于确保口腔生物材料的生物安全性，提高其在口腔医学中的应用效果。

（二）生物活性评价

生物活性（bioactivity）是指材料使用过程中诱发特殊生化效能的特性。通过口腔材料生物活性评价可以综合了解其在口腔微环境中设计效能的发挥情况，并根据反馈进一步优化材料的设计参数，以确保口腔生物材料在临床应用中既安全又有效。

生物材料调控相关细胞（干细胞、前体细胞和成纤维细胞等）的行为与功能是生物材料发挥其生物效能的基础，因此可通过使用相应的细胞系综合评估生物材料对细胞增殖、迁移、极化和分化等关键性能的影响，建立材料结构与生物性能的关系，从而针对具体应用场景，优化和开发功能化生物材料。

血管新生评价是生物活性评价中的另一个关键指标。通过体内和体外方法评价口腔生物材料对血管新生的促进作用，对了解植入体在体内的生物活性至关重要。

抗炎和免疫反应评估是了解口腔生物材料对免疫系统和炎症过程调节能力的关键方法。通过探究材料对炎症因子的表达和免疫细胞功能的影响，评价其免疫调节的潜力，可为如何减少植入体植入后的排异反应及植入体生物相容性提供相关数据支撑。

组织工程骨模型的使用是生物活性评价的一项进步。通过使用体外骨组织工程模型，评价口腔生物材料对骨形成和骨结构的促进作用。这种模型能够更全面地模拟材料在体内的生物功能，为骨修复材料和植入体的设计提供更为具体的参考。此外，生物活性分子释放和功能评价是判断口腔生物材料是否能够释放有益生物活性分子的重要方法。通过评价这些分子对周围组织功能的影响，了解材料是否有助于促进组织再生和修复，这对于口腔修复和植入治疗中的生物活性至关重要。

这些生物活性评价方法的综合应用为口腔医学领域的口腔生物材料选择、设计和开发提供了科学依据。通过深入了解口腔生物材料的生物活性，能够更好地满足口腔修复和植入等临床治疗需求。

（三）生物学评价前沿研究技术

前沿研究技术如小动物活体成像、单细胞分析及人工智能将使口腔生物材料的生物学性能评价更加全面、深入，为口腔医学领域的发展提供了新的视角和解决方案。

口腔生物材料的研究中，小动物活体成像是一种非常有前景的技术。这种技术利用荧光标记或放射性标记的口腔生物材料，通过活体成像设备，如荧光成像系统或生物荧光X射线成像系统，可实现对材料在小动物体内的实时、立体成像。这为探究口腔生物材料在体内的分布、代谢和动态变化提供了直观的手段。通过这一技术，研究人员可以实时监测口腔生物材料与周围组织的相互作用，对治疗效果进行评价，并深入了解材料在口腔环境中的生物学行为。

另外，单细胞分析技术为口腔生物材料的生物学性能提供了高分辨率的研究手段。通过细胞分离和捕获技术，可以将口腔生物材料与周围细胞进行分离，实现对单个细胞水平的深入分析，以此来探究口腔生物材料对细胞基因组学、蛋白质组学及细胞异质性的影响。这些信息有助于揭示口腔生物材料与细胞之间的复杂相互作用及机体对生物材料的系统性反应，为材料的设计和优化提供了更为精准的指导。

人工智能的应用则使口腔生物材料研究更加智能化和高效。通过整合口腔生物材料的多模态数据，包括成像数据、分子数据和生物学性能数据，人工智能技术可以进行大规模数据分析和模型预测。这为口腔生物材料的智能设计、性能优化提供了全新的途径。此外，人工智能还可应用于医学决策支持，为口腔医生提供个性化的修复材料选择建议，推动口腔医学朝着更智能、精准的方向发展。

这些先进技术的应用思路为口腔生物材料的研究提供了全新的维度，使得科研人员能够更全面、深入地了解材料在生物体内的行为和性能。随着这些技术的不断发展，口腔医学领域有望迎来更具创新性和个性化的口腔生物材料设计与应用。

（四）注意事项

在口腔生物材料的开发过程中，应注意多个关键方面以确保研究的科学性和实用性。

第一，标准化实验条件是至关重要的。在进行细胞相容性、生物活性等测试时，确保实验条件的一致性，包括培养基的配制、温度、湿度等参数的控制。这将有助于获得可重复性高且具有可比性的实验结果，为后续研究提供稳定的基础。

第二，模拟实际应用场景是口腔生物材料研究的关键。在进行植入体试验或骨组织工程模型研究时，需要尽量模拟口腔环境的生理条件，包括口腔温度、湿度、pH等因素。通过这样的模拟，可以更准确地预测材料在体内的行为，提高研究的实际适用性。

第三，合理选择细胞类型也是关注的焦点之一。在细胞相容性和增殖能力测试中，选择与口腔相关的细胞类型，如口腔上皮细胞，能够使实验结果更贴近实际应用场景，增强研究的可信度。此外，动物模型的选择同样至关重要。在进行动物实验时，选用与人体口腔结构相似的动物模型，确保其生理结构和生物反应与人体口腔相近。这有助于提高实验结果的可靠性，使其更具临床转化的潜力。

第四，生物安全性是口腔生物材料研究的一个核心考虑因素。在进行生物安全性评价时，应重点关注材料的生物毒性、过敏原性等。通过确保口腔生物材料对患者不会产生不良生物反应，提高其在临床应用中的安全性。在使用表征技术时，需要充分控制实验变量，避免外部因素对实验结果的影响。保持实验条件的一致性，确保实验的可重复性，以便更精准地评价口腔生物材料的性能。

第五，多技术的综合应用是取得全面信息的关键。例如，结合扫描电子显微镜和原子力显微镜等多种表征技术，可以更全面地了解口腔生物材料的表面形貌和微观结构，为材料设计和性能优化提供更多参考。长期观察与评估是口腔生物材料研究中的一个必要步骤。尤其是在植入体试验中，需要进行长期的观察，以了解口腔生物材料在长时间内对组织的影响。这有助于评估其在临床应用中的长期安全性，并更好地了解材料的生物相容性。

在口腔生物材料的开发中，综合考虑以上注意事项，将有助于确保研究的可靠性、科学性和实用性。通过合理而系统的研究设计，口腔生物材料的开发可以更好地满足口腔医学的实际需求，为患者提供更为安全和有效的治疗选择。

（曹叔琴　余雷晓）

第四节　口腔生物材料学相关标准及口腔医疗器械的管理、法规及标准介绍

医疗器械是临床上进行诊断和治疗的常用工具，包含各类器具材料、仪器设备、诊断试剂及相关的其他物品。它们单独或组合使用于人体，以直接或间接的方式与人体相接触，并通过物理手段实现功能，而非依赖于药理、免疫或代谢途径，尽管在某些情况下可能会涉及上述途径，但它们仅起辅助功效。医疗器械在临床的应用广泛，对各种疾病进行诊疗、监护、缓解或预防，有助于疾病的早期发现和有效控制，防止病情进一步恶化；可对损伤或残疾进行诊疗、缓解、功能补偿或监测护理，有利于患者身体功能的早日恢复，改善患者生命质量；可对机体生理过程或解剖结构进行检查、检验或调节，有时亦可替代器官支持其功能，在某些极端条件下，如突发事故或严重疾病，医疗器械可用于支持或维护生命体征，帮助患者渡过难关等。

医疗器械标准是根据法定的程序由国家药品监督管理局（简称国家药监局）进行修订和发布的有关医疗器械相关活动的统一技术规范和要求。口腔医疗器械是医疗器械中的一大类别，包括用于修复和辅助治疗口腔疾病的材料、器具和设备。口腔生物材料是口腔医疗器械的重要组成部分，牙齿、牙列或其他口腔颌面部组织的缺损或缺失无法自行修复，通常需要使用口腔生物材料来帮助恢复组织的解剖形态、生理功能及美观性。在治疗过程中，口腔设备和口腔器械起着重要的辅助作用。本节主要介绍口腔生物材料和口腔医疗器械设备产品在研发、生产和应用过程中可能涉及的管理、法规和相关标准，供读者参考。

一、口腔生物材料相关标准及注册申报知识

口腔生物材料在管理上归属于医疗器械。口腔生物材料需要在国家相关部门注册批准后方可进入市场。由于口腔生物材料直接或间接与人体或颌面部组织接触，为了保障生命健康和人身安全，其质量必须遵循相关标准，以确保其安全性和有效性。不同的口腔生物材料由于其性质、应用场景、与人体组织接触的方式不尽相同，可能存在的风险大小不一，因而国家相关部门对其设定的管理方式和标准会有所区别。

（一）口腔生物材料分类

口腔生物材料品种繁多，为便于相关部门管理，对其进行合理分类具有重要意义。对

于口腔生物材料，从不同角度可采用不同的分类方法。按照材料的性质、用途及与人体组织接触的方式进行分类，有助于理解和评估其在口腔疾病诊疗中的应用及相关风险。而风险等级分类是药品监督管理部门进行分类管理的直接依据。

（1）按材料性质分类：可分为有机高分子材料、金属材料及无机非金属材料。有机高分子材料一般指各种高分子化合物，可分为橡胶、纤维和塑料三大类。例如，常用于牙体缺损修复的复合树脂和粘接剂属于塑料类，用于桩核冠修复的纤维桩属于纤维类。金属材料包括金属及合金，如用于制作修复牙体缺损的金属冠、烤瓷冠等。金属又分为贵金属和非贵金属；相应地，合金也分为贵金属合金和非贵金属合金。贵金属通常指在口腔内潮湿环境下耐腐蚀、耐氧化的金属，往往生物相容性更好。无机非金属材料包括用于制作牙体修复的各类陶瓷材料、骨缺损替代用品羟基磷灰石及石膏模型材料等。

（2）按材料用途分类：可分为制作各种修复体使用的修复材料和修复体制作过程中所需的辅助材料。修复材料包括义齿材料、牙体缺损充填材料、根管充填材料、口腔软硬组织粘接剂、种植牙相关材料、颌面赝复体材料、口腔预防保健材料等。辅助材料包括印模类材料、模型类材料、铸造包埋用材料、磨平抛光材料等。

（3）按材料与人体组织接触的方式分类：可分为直接接触和间接接触。直接接触根据与组织接触的性质又可细分为表面接触、外部接入及植入性材料；根据与组织接触的时间长短又可细分为暂时接触、短期接触和长期接触材料。修复材料通常较长时间地与人体组织接触，潜在风险大；辅助材料通常不与患者人体组织相接触或短暂接触，潜在风险小。

（4）按风险等级分类：第一类为通过常规的管控方式即可很好确保其安全性和有效性的口腔材料，通常指不与口腔组织接触的辅助材料，包括模型材料、铸造包埋材料等，属于低风险产品。第二类指对其安全性、有效性需加以控制的口腔材料，通常指长期暴露于口腔中的金属和陶瓷，以及在口腔内时间较短的材料如印模材料等，属于中风险产品。第三类指需要植入人体组织内、对人体可能存在安全隐患、对其安全性和有效性有必要严格把关的口腔材料，通常指各类植入性材料、长期暴露于口腔中的高分子类材料及埋于根管内的充填材料等，属于高风险产品。以上分类分别对应于医疗器械的风险管理分类，由不同等级药品监督管理部门审查批准。

（二）口腔生物材料产品标准分类

口腔生物材料产品的研发和应用过程中应注意自查，产品应符合国家现行颁布实施的口腔医疗器械管理条例、规章制度及各层级相关标准。其中，口腔生物材料的标准是评价口腔材料性能的技术性文件，主要指口腔生物材料本身的质量规范或口腔生物材料性能测试方法的规范。口腔生物材料标准在口腔生物材料的质量控制方面发挥着至关重要的作用。

口腔生物材料需要符合的标准通常分为5个层次：①国际标准化组织颁布的标准，通常带有"ISO"字样；②国家颁布的标准，通常带有"GB"字样；③医药行业颁布的标准，通常带有"YY"字样；④团体颁布的标准；⑤企业颁布的标准。口腔生物材料的出厂质量必须达到已发布实施的相关标准的要求方可出厂，国家政府管理部门也将参照这些标准对产品进行质量把关和监管。

（三）口腔生物材料产品的注册检验、申报及生产经营

1. 口腔生物材料产品的注册检验　口腔生物材料产品上市前和临床使用前一般通过注册检验等方式进行安全性和有效性评价。风险等级归属于第二类、第三类的口腔生物材料应进行注册检验，通常由国家认可的医疗器械检验机构出具产品检验报告。依据《检验检测机构资质认定管理办法》，国家药监局对医疗器械检测机构进行资格认定、审批、监督和管理。国家药监局官方网站会不定期更新有资质的医疗器械检验机构，分别负责不同类别医疗器械的注册检验工作。

口腔生物材料的注册检验是对所研发产品的性能指标是否达到相应技术标准的验证。医疗器械检验机构对产品进行注册检验时，应严格遵循相关产品所对应的技术要求，并出具注册检验报告。该报告通常包括口腔生物材料的关键性能指标及具体的试验项目。其中，性能指标通常包含有助于判断产品的安全性指标、功能性指标及与质控密切相关的其他指标。技术标准需参考颁布的现行各层级标准，原则上，其产品性能指标不能低于国家标准及行业标准的规定。口腔生物材料注册检验通常涉及材料的物理、化学、力学和生物性能等方面，具体需根据产品自身的特点、应用场景、预期目的及其与人体组织相接触的时间、部位选择适配的检验方法。

2. 口腔生物材料产品的注册申报、生产经营和监督管理　《医疗器械监督管理条例》是口腔生物材料产品注册申报的法律依据。此外，在申报过程中，还需遵守各个环节相关的具体规定和管理办法，如《医疗器械注册与备案管理办法》《医疗器械生产监督管理办法》《医疗器械分类规则》《医疗器械临床试验质量管理规范》等。

口腔生物材料产品注册时要求提交产品检验报告，这是对其质量进行验证的一个重要环节。《医疗器械监督管理条例》（2014版）规定，产品的注册检验报告必须由具备资质的医疗器械检验机构出具。而新发行的《医疗器械监督管理条例》（2021版）第十四条明确指出，产品检验报告既可以通过委托有资质的医疗器械检验机构出具，也可以接受注册备案人或申请人提供的自检报告。这一规定的修订旨在进一步提升医疗器械行业的发展潜能和创新活力，同时也对注册者本人提出了更高的主体责任要求。

申请口腔生物材料注册时，申请人应根据《医疗器械分类目录》确定口腔生物材料的风险管理分类，向相应等级的药监局提出申请，递交完整的注册或备案所需申请材料。第一类口腔生物材料要求实施备案管理，要求备案人去往药品监督管理部门递交完善的备案资料。而第二、三类口腔生物材料要求实施注册管理，注册人在提出产品注册申请前，应对该材料产品进行完整的安全性及有效性实验研究，确保产品的质量与安全，同时做好接受相关质量管理部门对产品进行审查的准备。注册人需向药品监督管理部门递交完备的注册申请资料，可通过线上或线下途径申请。备案或注册所需的申请文件可参见政府官网的公告，通常包括但不限于：产品的说明书及标签样稿文件、产品的技术要求文件、产品的临床评价文件、产品的检验报告文件、产品风险分析相关的文件及产品质量管理体系相关的资料等。

对于尚未列入《医疗器械分类目录》的新型口腔生物材料，申请人可选择在器械标准

管理中心进行提交申请分类界定，器械标准管理中心将帮助产品明确分类，给予界定意见，申请人根据相关反馈意见进行申请备案或注册。

申请口腔生物材料注册而实施的临床试验相关活动，应遵守《医疗器械临床试验质量管理规范》。该规范覆盖了医疗器械临床试验的各个环节，如产品临床试验方案制订和实施、试验过程监查，以及试验数据的规范获取、合理分析和总结报告等，旨在保证产品试验过程规范化，使得获取的试验结果具备真实性、完整性及可追溯性。

第二、三类口腔生物材料产品的生产企业应具备在有效期内的生产许可证。《医疗器械生产监督管理办法》（2022版）要求，第二、三类产品在其生产销售前，产品所属生产企业需到药品监督管理相关部门申请，获批医疗器械生产许可证，该证件的有效期为5年；而第一类产品生产企业需到所在行政区域药品监督管理相关部门办理产品生产备案。

《医疗器械经营监督管理办法》（2022版）指出，根据产品风险程度，经营第一类产品不要求许可和备案；经营第二类产品实行备案管理；经营第三类产品实行许可管理，需依法获批医疗器械经营许可证，有效期为5年。从事产品经营活动者，必须遵守国家颁布的法律、规章制度，以及医疗器械产品经营相关质量管理规范和标准的要求，以确保产品经营过程信息真实、准确、完整。药品监督管理相关部门有权利和义务对其行政区域内的医疗器械企业定期进行监督和检查。从事第三类产品经营的企业还需要配备计算机信息管理系统，以符合医疗器械产品经营质量管理制度的相关要求，使得经营的产品具有可追溯性。此外，鼓励从事第一、二类产品经营的企业构建相应的计算机信息管理系统，但不做强制性要求。

综上所述，关于口腔生物材料的研发和应用，符合各层级标准是关键，在此基础上，再根据法律条文及规章制度按步骤申请注册备案和生产经营（图2-4-1）。

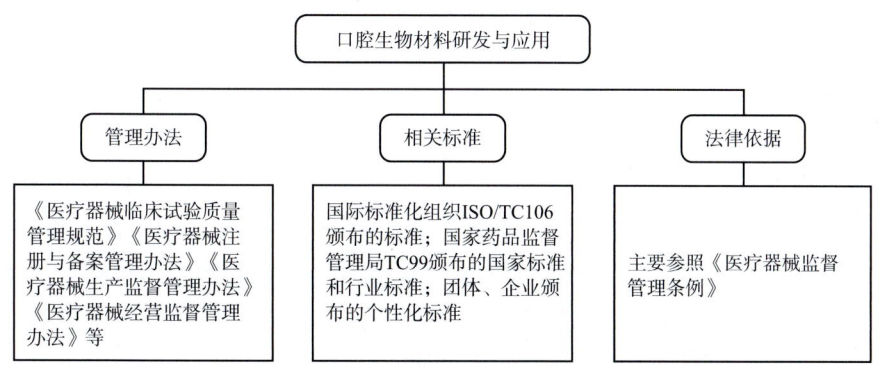

图2-4-1 口腔生物材料研发与应用中可能涉及的管理、标准及法规

二、口腔医疗器械的管理、法规及标准介绍

（一）我国口腔医疗器械的管理及法规

在我国，医疗器械的管理机构为国家药监局。国务院于2000年1月发布了首版《医疗器械监督管理条例》，随后经历了多次修订。当前，最新版《医疗器械监督管理条例》于

2021年2月颁布,并于2021年6月开始实施。此管理条例囊括了医疗器械产品从注册备案到生产经营及监督检查等环节全流程的相关管理规定,旨在确保医疗器械的安全性和有效性,为生命安全和人体健康保驾护航,并促进医疗器械行业有序蓬勃发展。

(1)国内医疗器械按照风险程度从低到高分为第一类医疗器械、第二类医疗器械和第三类医疗器械。第一类医疗器械只需进行常规的管理即可很好地保证产品的安全性和有效性,包括基础外科用手术器械、显微外科用手术器械等;第二类医疗器械需严格控制管理以保证产品的安全性和有效性,包括物理治疗及康复设备、医用卫生敷料等;第三类医疗器械需采取特别措施加以严格管控来保证产品的安全性和有效性,包括一次性使用无菌注射器、输液器、体内植入性医疗器械等。医疗器械的应用场景、使用方法、结构特征、预期目的等因素是医疗器械风险程度评估的重要依据。

(2)在我国,医疗器械的备案管理和注册管理是根据产品的风险等级进行的。低风险的第一类医疗器械采用产品备案的管理方式,而中、高风险的第二、三类医疗器械则执行产品的注册管理。第一、二类医疗器械在市级药品监督管理相关部门进行备案或注册。第三类医疗器械在国家药监局进行注册。根据《创新医疗器械特别审批程序》的相关条款,产品创新性极高,其机制原理为国内首创、国际领先,临床应用价值显著,并依法取得国内专利权的申请人可尝试申请创新医疗器械特别审查程序以获得优先办理。

(3)医疗器械注册证获批后具有5年有效期,有效期满后可以申请延续注册。延续注册一般需要向原注册部门申请,要求提交最新的产品质量数据和临床试验报告,审批周期较长,申请人应在距有效期届满半年前开始申请,检查相关材料的完备性和准确性,申请人务必提前充分筹备和规划,以保证医疗器械在市场上的持续合法销售。

(4)注册备案后,国家药监局组织专业人员对医疗器械的研发过程、生产活动、经营活动和产品使用等各个环节定期进行监督检查。产品的注册人或备案人需自行构建完善的医疗器械产品监测体系,主动监测其产品可能发生的不良事件,并按照国家药监局的相关规定,主动向国家监测部门汇报其产品调查、产品分析、产品评测、风险管理等情况。

(二)国际牙科医疗器械标准化组织和相关标准

国际牙科学领域的标准化组织为国际标准化组织下设的"牙科学"技术委员会(ISO/TC 106 Dentistry),始建于1962年,负责牙科领域国际标准的制定,包括:①术语和定义;②牙科产品的性能、安全和规格要求;③临床相关的实验室测试方法的标准化,旨在确保牙科产品和服务的质量,促进全球口腔健康。

ISO/TC106下设若干分技术委员会(SC),负责牙科材料不同领域的国际标准化工作。SC1负责牙体充填和修复材料;SC2负责义齿修复材料;SC3负责名词术语;SC4负责牙科器械;SC6负责牙科设备;SC7负责口腔卫生制品;SC8负责牙科种植材料;SC9负责CAD/CAM,根据需要分别开展各自领域的标准制修订工作。各个分技术委员会也根据工作需要,分别设置了若干个工作组,如SC4-牙科器械分别设置7个工作组,包括旋转器械、牙科手机、牙科手持器械、根管器械、牙科注射系统、种植器械、牙科器械用材料。目前已出版的TC 106牙科标准有将近200项,还有43项标准在制定中,涵盖了牙科材料、牙科器械、牙科设备、牙科术语、口腔卫生产品、牙科CAD/CAM系统、牙科医疗器械的生物相容性和牙科种植体等领域。

（三）我国口腔医疗器械标准化组织和标准

在我国，国家药监局下设的"全国口腔材料和器械设备标准化技术委员会"编号为TC99，与ISO/TC 106对口，负责全国口腔领域材料和器械设备的标准化工作。根据国家药监局医疗器械标准管理中心2023年发布的《医疗器械标准目录汇编》，目前我国口腔医疗器械标准共175项，分为口腔领域通用、口腔材料、口腔器械和口腔设备四大类，其中国标13项、行标162项。专业通用领域35项，牙体充填及修复材料类10项，义齿修复材料及制品22项，正畸材料及制品9项，口腔预防材料及制品5项，口腔种植材料及制品14项，口腔设备25项，口腔器械48项，其他7项。此外，随着口腔数字化技术的蓬勃发展，数字化口腔医疗器械成为临床诊疗中的重要工具。国家药监局于2023年3月宣布成立"口腔数字化医疗器械标准化技术归口单位"，目前，口腔数字化医疗器械相关标准的制定工作正在进行中。

口腔医疗器械的标准体系涵盖了多个方面，可分为基础标准、通用标准和产品标准。基础标准包含了一些基本定义和通用准则，如名词术语、牙位和口腔区域的标识方法，以及常用的图形符号，这些标准旨在消除术语上的歧义，确保行业内沟通和理解的统一。例如，GB/T 9938将牙位和口腔区域的表示方法进行了标准化，这对于需要区分牙位使用的口腔材料产品，如预成牙冠和正畸托槽等，具有重要意义。图形符号相关标准YY/T 0628和YY/T 1501，分别为牙科设备和器械提供了通用的图形表示方法。

通用标准主要包括编码系列标准及测试方法标准。例如，YY/T 0873标准对不同旋转器械的数字编码系统进行规范化。多项测试方法标准则为关于如何评估口腔医疗器械的质量、性能和安全性，包括口腔材料、器具设备，以及口腔医疗器械生物学评价等多方面做出了详细规定，在保障质量、性能和安全的同时，也使得不同研究者的产品具有可比性。例如，YY/T 0113标准规定了复合树脂耐磨耗性能测试方法。YY/T 0519标准描述了用于评价粘接材料与牙齿结合强度相关的测试方法。YY/T 0528标准规定了如何评估牙科金属材料的耐腐蚀性。YY/T 1400标准描述了测定牙科设备表面材料耐化学消毒剂特性的相关测定方法。YY/T 1411标准用于评估改善或维持牙科治疗机水路生物膜处理相关措施的有效性。此外，YY/T 1305、YY/T 0990和YY/T 0824等临床试验标准分别为钛及钛合金牙种植体、聚合物基牙体修复材料和氢氧化钙盖髓垫底材料等口腔材料相关临床试验的基本原则和操作步骤提供了参考依据。测试方法标准包含了口腔医疗器械生物学评价试验方法标准。口腔医疗器械领域是最早开展医疗器械生物学评价的领域之一。早在1984年，ISO/TC 106开始推出ISO/TR 7405"牙科医用材料设备生物相容性评估方法"。自1987年起，我国陆续颁布了一系列口腔医疗器械生物学评价标准，其中YY/T 0268为指南性标准，YY/T 0127系列标准为配套的具体生物试验方法。

产品标准则根据具体的器械设备类型分为牙科治疗器械或设备标准、牙科诊察器械或设备标准、技工室器械或设备标准，以及其他类型的牙科器械设备标准；根据不同的材料应用场景可分为牙体充填材料、牙周材料、颌面外科材料、义齿修复材料及相关制品、口腔预防保健及护理用材料和制品、正畸材料及相关制品、口腔植入材料及相关制品、其他材料。例如，与牙体牙髓病治疗相关的材料标准涉及酸蚀剂、粘接剂、水门汀类垫底充填材料、根管充填封闭材料等。YY/T 0518规定了牙科修复体用聚合物基粘接剂的标准、YY/T 0769规定了牙科用磷酸酸蚀剂的标准、YY 0717规定了根管封闭材料相关标准。与种植牙相关的标准涉及种植体（牙根部）、牙冠及种植过程中会用到的愈合帽、转移杆、基台等种植体附件。例如，YY 0304规定了等离子喷涂羟基磷灰石形成钛基牙种植体涂层的相关标准，YY 0315和YY/T 0520规定了钛及钛合金人工牙种植体及其附件的标准。义齿修复相关的材料标准涉及用于制作义齿的材料和制作义齿过程中的辅助材料。制作义齿的材料主要包括金属、陶瓷和高分子类。GB 17168规定了制作固定和活动修复用金属材料的性能要求。GB 30367规定了粉状和块状陶瓷材料的强度、耐腐蚀性能和放射性。YY 0621给出了金属-陶瓷及陶瓷-陶瓷匹配的性能要求及测试方法。YY 0300规定了修复用人工牙的尺寸、颜色稳定性、再抛光性、内部孔隙、与义齿基托材料的结合性能和耐义齿基托树脂单体的浸泡性能等。YY 0270.1规定了义齿基托聚合物的可塑形性、吸水溶解性、弹性模量、挠曲强度、颜色稳定性、抛光性等。义齿制作过程中所用辅助材料包括印模、模型、铸造包埋、焊接和抛光材料等，它们的性能直接影响义齿产品的制作精度和质量，相关标准有YY 1027、YY 0493、YY/T 0462等。

所有这些标准共同构筑了口腔医疗器械领域的标准化体系，为相关产品的质量和安全性提供了保障。

（刘玉兰　周名亮）

第三章

形貌观测

第一节 常用仪器

口腔生物材料的显微形貌观察或观测的常用仪器主要有各类光学显微镜、电子显微镜、原子力显微镜和激光扫描共聚焦显微镜等。选择合适的仪器设备进行实验往往是进行相关研究的重要一环，熟悉常用仪器的类型、性能和优缺点，有助于选择合适的仪器对目标材料进行分析，并最终帮助研究人员取得满足研究需求的实验结果。

一、光学显微镜

光学显微镜（optical microscope，OM）以光学透镜为主体，利用光学透镜将物体放大或成像。虽然光学显微镜的发明距今已有数百年的历史，但其仍然是现代科学成像类仪器设备中不可或缺的一员。由于光的衍射效应限制，光学显微镜在提高分辨率上存在极限。然而，现代光学显微镜在实际应用过程中仍然在不断变化革新。为适应不同科研领域或应用场景的需要，光学显微镜的类型和功能一直在升级迭代。近年来，随着数字化和人工智能的不断深入，科研级的光学显微镜新功能不断涌现，基于显微成像的各种分析手段和分析方法也不断增强。因此，作为相关仪器设备的使用者，对于现代科研级光学显微镜，不仅要了解其基本结构与工作原理，更重要的是熟知不同类型和功能的光学显微镜的具体应用场景与相关分析方法，从而更加便捷高效地为相关学科研究服务。

（一）光学显微镜的基本结构与工作原理

现代光学显微镜通常由光学系统、机械系统和显微成像系统三部分组成。其中，由物镜、目镜、反光镜、聚光器和光源等组成的光学系统是光学显微镜的核心部件，这些核心部件在机械系统的支持下可实现固定和调节功能，最终在显微成像系统中获得图像。

德国物理学家阿贝（E. Abbe）用衍射理论预言光学分辨率存在极限，之后瑞利（L. Rayleigh）提出瑞利准则表达这一理论，该公式可以简写成 $r > 1.22\lambda/2n\sin\theta$。式中，$r$ 为两点之间的距离，λ 为光束的波长，n 为介质的折射率，θ 为半孔径角。这一公式也为后来显微镜的升级改造奠定了理论基础。从该公式可知，若要提高显微镜的分辨率，可以通过三个途径，即选择更短的波长、选择折射率更高的透镜材料或者增大显微镜的半孔径角，通常光学显微镜分辨率的提高均从这三个方面入手。

除了提高分辨率之外，拓展应用场景也是光学显微镜发展的主要方向之一。在特定科研领域和特殊应用场景中，由于样品类型的差异或者关注的侧重点不同，其具体需求存在重大差异。因此，在传统显微镜的光学系统之外，不同应用条件下的光学显微镜会在传统光学系统的基础上升级改造，从而形成特定应用场景下的光学显微镜，如荧光显微镜、相差显微镜和偏光显微镜等。

（二）光学显微镜的主要类型与选择

光学显微镜有多种分类方法，这里主要简单介绍较为常见的几种科研级的光学显微镜：体视显微镜（stereoscopic microscope，SM）、生物显微镜（biological microscope，BM）、相差显微镜（phase contrast microscope，PCM）、荧光显微镜（fluorescence microscope，FM）和偏光显微镜（polarizing microscope，PM）。这些显微镜适用场景略有不同，在结构上也有所差异。

1. **体视显微镜**　又称实体显微镜或立体显微镜。体视显微镜视场直径较大，有较长的工作距离和焦深，便于观察样品的宏观表面。主要用来获取高景深立体样品的外观形貌，广泛应用于生物、医学、材料和地质等学科领域。

2. **生物显微镜**　与体视显微镜的重要区别在于焦深范围不同及工作距离不同，体视显微镜工作距离较大，可以达到50mm甚至更大，而生物显微镜的工作距离很少超过20mm。较大的工作距离更利于体视显微镜获取宏体样品的外观形貌特征。生物显微镜主要用来观察生物切片、生物细胞、组织或其他透明、半透明的较薄物体等，是生物学、医学等领域不可缺少的观察仪器。

3. **相差显微镜**　根据光的干涉原理，利用相差物镜、转盘聚光镜和绿色滤光片等将位相差转换成振幅差而研制。对于活细胞和未染色的生物样品而言，因细胞各部位细微结构的折射率和厚度不同，光波通过时，各物点对光的吸收程度存在差异，从而可以在显微镜视场中看到灰度差异的图像。相差显微镜适用于观察生物活体如细胞的生长、运动、增殖等生活状态，因此其是微生物学、细胞生物学及生物医学等领域的重要科研工具。

4. **偏光显微镜**　将普通光改变为偏振光进行镜检。其最大的特点是配有偏光装置，通过"起偏镜"和"检偏镜"的结合研究各向异性材料。在生物和医学领域，偏光显微镜可以用来对各不同向异性的纤维蛋白结构的特征进行检验，也可以用来对各种生物和非生物材料进行鉴定。

5. **荧光显微镜**　通过滤色系统获取特定波长的光，并通过特定的光源激发样品中的荧光物质，最终通过光学系统获得样品的荧光信号，从而为自发荧光样品或荧光染色样品的定性、定量研究提供可能。在生物和医学领域，结合荧光染色技术，荧光显微镜主要用来研究细胞内物质的吸收、运输、分布及定位等。

（三）光学显微镜的主要参数与含义

光学显微镜的主要参数有放大倍数、数值孔径、分辨率、焦深、视场直径和工作距离等。另外，光学显微镜有不同类型，特别是在附加其他构件的偏光显微镜和荧光显微镜的情况下，依据附加构件的特征还存在其他具有重要意义的特征参数。因此，在标注时，需要依据显微镜实际情况进行。

1. **放大倍数** 是光学显微镜最基本的参数之一，它指示的是物体在显微镜中被放大的倍数。

2. **数值孔径** 是物镜的主要参数之一，它表示的是物镜接收光线的能力。数值孔径越大，显微镜的分辨率就越高。同时，数值孔径也受波长、视场和放大倍数等参数影响。通常在选择数值孔径时，需要根据实际需求进行平衡。

3. **分辨率** 光学显微镜的分辨率指的是显微镜可以区分的最小细节的大小。该参数受光源强度、物镜镜头质量和数值孔径等因素的影响。

4. **焦深** 是焦点深度的简称，在有些领域也称景深。使用显微镜时，应将焦点对准样品，这样不仅可以看清楚位于焦平面的各点，也可以看清楚该焦平面上下一定厚度内的各点，这一清楚部分的厚度即为焦深。焦深的大小取决于物镜的焦距、数值孔径和光的波长等因素。

5. **视场直径** 也称视场宽度或视场范围，指的是显微镜观察时能够看到的最大直径范围。视场直径越大，可以观察的范围越广。视场直径受物镜的放大率和视场数影响。

6. **工作距离** 指的是物镜和样品之间的距离。它表示的是样品可以放置在显微镜中的最大距离。

二、透射电子显微镜

基于上文提到的光学分辨率的瑞利公式，寻找到波长更短的物质作为光源可以制备分辨率更高的显微镜。20世纪20~30年代，在波动学说、磁透镜理论和电子光学理论基础上，人们逐渐意识到利用高压加速下的电子，在磁透镜约束下，可以研制出分辨率远高于光学显微镜的电子显微镜（electron microscope，EM，简称电镜）。电镜具备卓越的分辨能力，因此自1932年第一台透射电子显微镜（transmission electron microscope，TEM，简称透射电镜）诞生以来，电镜在自然科学的诸多领域均有广泛应用。随着电子显微学的不断发展，电镜家族也发展出诸多不同类型，其中应用最为广泛的主要是扫描电镜和透射电镜。近年来电镜的性能也有重大突破，现今透射电镜的最高分辨率可以达到1Å（1Å=0.1nm），甚至可以突破0.5Å。相邻原子间的距离一般都超过1Å，因此现今的透射电镜可以满足微结构研究的绝大部分需求。

（一）透射电镜的基本结构与工作原理

经典的透射电镜由真空系统、电子光学系统和控制系统三部分组成。其中，电子光学系统是这类设备的核心，又可以细分为照明系统和成像系统等组成部分。透射电镜在工作时，照明系统内的电子枪发射出一束高质量的电子束，电子束在一组磁透镜的约束下形成细小、明亮而又均匀的光斑。这束光斑最终照射在预先处理的样品上，从而导致电子与样品发生相互作用。样品不同部位内部结构存在差异，因此电子在穿过样品时也存在差异性变化。这些携带样品内部结构信息的穿透电子在多组磁透镜的作用下，又可以放大成像，最终利用成像系统提供的装备转化成可供使用的观察图像。

透射电镜的成像模式有多种，其中最常见的一种为明场（亮场）成像模式。在明场成像模式中，图像衬度信息来源于样品对电子束的吸收，样品中原子数较多的区域或者较厚的区域对电子的吸收较多，于是该处图像显得比较暗，反之则比较亮，因此图像的明暗变化反映样品相关信息的变化。另一种模式下，由于电子束射入样品时会发生布拉格散射，使得样品的衍射对比度信息也会由电子束携带出来。当研究者使用合适的发射电子束观察到需要的布拉格散射图像时，如果选择的发射电子束不包括位于透镜焦点的未散射电子束，那么最终图像上暗色的部分就是没有样品的区域，这种图像即暗场图像。另外，在材料研究领域，通过调整磁透镜使得成像的光圈处于透镜的后焦平面，而非像平面，就会产生衍射图像。如果分析样品为单晶样品，衍射图样表现为一组排列规则的点，对于多晶或无定形固体则会产生一组圆环。对于单晶样品，衍射图像与电子束照射在样品的方向及样品的原子结构有关，根据衍射图样上的点阵就可以分析出晶体样品的空间群信息，以及样品晶体方向与电子束通路方向的相对关系。材料样品的衍射图像在晶体学研究中具有重要价值。

（二）透射电镜的主要参数与含义

透射电镜通常为结构相对复杂的大型仪器设备，不同的应用领域关注的性能指标或技术指标往往存在较大差异。由于生物和医学研究的自身特点，其使用透射电镜多获取明场像，因此本节的主要参数仅限于获得结构清晰、反差良好图像相关的技术参数或初学者测试时需要关注的相关名称。实际测试过程中需要依据自身设备类型及测试目标标注测试的主要参数。

1. 光阑孔径 这里主要指聚光镜和物镜的可变光阑。聚光镜光阑孔径常为20～500μm，作用是调节照明孔径角，改善电子束的相干性，提高样品相位反差，光阑孔的变换会影响光束斑点的大小和照明亮度。物镜光阑孔径常为10～100μm，主要用途是改善样品振幅反差，对改善图像反差有重要作用。当孔径太小时，虽然能够提高影像的反差，但是也会因为电子衍射增大而影响分辨能力。

2. 加速电压 通常情况下，加速电压是衡量一台透射电镜性能的重要指标。提高加速电压可以缩短入射电子的波长，从而一方面有利于提高透射电镜的分辨率，另一方面有利于提高电子对样品的穿透能力，高穿透能力不仅可以放宽对样品减薄的要求，同时也使得测试结果更接近三维实际情况。透射电镜使用的加速电压往往比扫描电镜高出很多，其调节值通常在60～300kV。

3. 分辨率 透射电镜的信息分辨率主要受电子波长、照射角度和电子光学系统等因素影响。通常来说，电子波长越小，分辨率越高，如使用200kV的加速电压时，电子波长约为0.0025nm。电子束的照射角度会影响相干散射、衍射和透射方式，因此选择合适的照射角度可以最大限度地增强散射信号强度，从而提高分辨率。同时，透射电镜的光学系统由多组透镜组成，这些透镜的质量和配置也会影响设备的分辨率。透射电镜通过拍摄晶体的晶格像测定，又称晶格分辨率。

（三）透射电镜的类型与选择

透射电镜的分类方法有多种，可以依据加速电压分为低压透射电镜、高压透射电镜和超高压透射电镜。通常加速电压在200kV以下为低压透射电镜，在200～400kV为高压透射电镜，超过400kV为超高压透射电镜。也可以依据发射源的差异分为热电子透射电镜和场发射透射电镜。另外，大型透射电镜一般指的是加速电压在80～300kV的透射电镜。目前透射电镜技术发展迅速，在应用场景的多元化和分辨率方面均具有重要革新，近年来在透射电镜的基础上涌现出多种电镜类型，如扫描透射电镜（scanning transmission electron microscope，STEM）、超快透射电镜（ultrafast transmission electron microscope，UTEM）、冷冻透射电镜（cryo-transmission electron microscope，Cryo-TEM）、原位透射电镜（*in situ* transmission electron microscope，*in situ*-TEM）、体电镜（volume electron microscope，VEM）和球差校正透射电镜（spherical aberration corrected transmission electron microscope，AC-TEM）等新型透射电镜或类似电镜。近年来电子显微技术的这些重要变化，不但将电镜技术推上了一个新的台阶，也推动了诸多学科领域的前沿发展。

其中，STEM可以在透射电镜基础上装置扫描模块，从而结合扫描电镜立体形貌优势，获得更多表面形貌信息。UTEM基于飞秒激光技术与电镜联合，从而可以解决与微观物质动态过程和瞬间现象密切相关的学科问题。冷冻电镜（Cryo-EM）可以在透射电镜基础上结合冷冻装置形成Cryo-TEM，也可以在扫描电镜的基础上结合冷冻装置形成冷冻扫描电镜（Cryo-SEM）。冷冻电镜可以通过降温和减少成像辐射剂量来有效减轻电子束对样品的辐射损伤，生物样品多属于电子束敏感材料，且传统制样过程不可避免地对活体样品造成损伤，因此冷冻电镜在生物和医学等相关领域近年来得到广泛应用。近年来，在透射电镜中对样品施加不同外场（如温度、力学、电磁场等）或者在改变样品气体氛围下研究样品的动态变化过程成为热点，对透射电镜冷热场或电磁场变化进行技术改造从而形成的相关仪器装备即为原位透射电镜（*in situ*-TEM）。AC-TEM则是利用球差校正装置充当凹透镜对透射电镜的球面像差进行校正，从而提高透射电镜的分辨率。球差校正透射电镜使得电镜的分辨率极限提高到1Å，甚至是0.5Å，从而更加精细和精确地表征材料的原子结构。近年来，在生物和医学领域，VEM技术成为重要热点，该技术整合生物样品前处理和后期三维可视化等全技术流程手段，实现高通量自动化信息采集和超微结构的空间成像。目前VEM有多种形式，可以在透射电镜下进行相关技术整合，也可以在扫描电镜下进行相关技术整合。

三、扫描电子显微镜

透射电镜的样品观察有较大限制，样品制备相对要求较高，为了获取样品的三维立体图像，经过数十年发展，最终研制出扫描电子显微镜（scanning electron microscope，SEM，简称扫描电镜）。扫描电镜的样品制备相对简单、便捷，且可以更好地观察样品的微观立体形貌特征，因此迅速在自然科学的诸多领域推广，并成为各学科介观和微观尺度现代科学研究的必备工具。

（一）扫描电镜的基本结构与工作原理

一台经典的扫描电镜由电子光学系统、信号检测与扫描系统、图像显示系统、真空系统和控制系统等部分组成。扫描电镜在工作时，由电子枪发射产生电子束，电子束在电子光学系统内的组合磁透镜约束下汇聚成尽可能小的直径，并最终形成入射电子轰击在样品表面，从而激发样品产生各种信号。磁透镜的偏转线圈可以在系统控制下使电子束在样品上按设定规程扫描，因此入射电子可以在样品上检测到不同位点的激发信号，如二次电子、背散射电子和特征X射线等。这些特征信号通过合适的探测器收集并处理，最终在计算机上显示获取的图像。电子在常规环境中衰减很快，因此扫描电镜需要专门设计真空系统，以保证电子束有效作用于样品表面。

当使用扫描电镜进行样品观察时，电子枪会产生一定能量范围内的一束电子束，最终电子束轰击到测试样品上。入射电子与样品的原子核及核外电子会产生相互作用，既有弹性散射作用也有非弹性散射作用，并最终激发出如俄歇电子、二次电子、背散射电子、阴极荧光、吸收电子和X射线等多种信号。这里的弹性散射指的是入射电子和样品中原子相互作用后，只改变轨迹而能量基本保持不变的散射过程。非弹性散射指的是入射电子和样品中原子相互作用后产生能量损失的散射。非弹性散射产生的特征X射线能量和强度可以用来进行样品成分的定性、定量分析，这为能量色散光谱仪（energy dispersive spectrometer，EDS，简称能谱仪）和波长色散谱仪（wavelength dispersive spectrometer，WDS，简称波谱仪）的分析提供了可能性；弹性散射则会产生与晶体结构相关的布拉格衍射，从而获取晶体结构的信息，可以与电子背散射衍射（electron backscattering diffraction，EBSD）结合分析。而相互作用产生的二次电子、背散射电子和阴极荧光，则多用作扫描电镜的显微成像。

（二）扫描电镜的类型与选择

在使用扫描电镜之前，需要对扫描电镜的分类有初步了解，从而可以更好地帮助选择适合于样品需要的扫描电镜类型。扫描电镜的分类依据有多种，其中包括电子枪的类型、样品仓的真空度、设备的大小及应用目的等。不同类型的扫描电镜性能不同，因此在分辨率和应用领域会有所差异。在进行生物材料电镜观察时，要想获得满意的成像效果，选择一台合适的扫描电镜通常是至关重要的。

依据电子枪的类型，扫描电镜可以分为钨灯丝扫描电镜（tungsten filament scanning electron microscope，W-SEM）、六硼化镧扫描电镜（lanthanum hexaboride scanning electron microscope，LaB6-SEM）和场发射扫描电镜（field emission scanning electron microscope，FESEM）等。场发射扫描电镜又可以依据电子枪的性能分为冷场扫描电镜和热场扫描电镜。电子源的性能特点对扫描电镜的分辨率有决定作用，因此不同的电子枪类型通常可反映扫描电镜的分辨率差异。

依据样品仓的真空度，扫描电镜可以分为低真空扫描电镜（low vacuum scanning electron microscope，LVSEM）、环境扫描电镜（environmental scanning electron microscope，ESEM）和高真空扫描电镜（high vacuum scanning electron microscope，HVSEM）。与依据电子枪的类型分类相比，依据样品仓的真空度分类并无完全一致的指标定值。低真空扫描电镜一般指样品仓真空度在13~266Pa的扫描电镜，而环境扫描电镜的真空度一般为266~2660Pa。对于容易损伤的样品或含水的生物样品，低真空扫描电镜和环境扫描电镜往往是有效的选择。

依据设备的尺寸，扫描电镜又可以分为落地式扫描电镜（floor-model scanning electron microscope，floor-model SEM）和台式扫描电镜（desktop scanning electron microscope，DSEM）。落地式扫描电镜是台式扫描电镜兴起后出现的名称，指的是以往的主机系统必须安装于地面的扫描电镜，包括传统的大、中型扫描电镜如钨灯丝扫描电镜和场发射扫描电镜等。台式扫描电镜为电镜家族中更小型化、便利化的类型。台式扫描电镜占地面积小，适用于特殊环境如远洋航船或陆地行驶的卡车等，这极大拓宽了扫描电镜的使用场景。这类扫描电镜搬迁更为容易且价格更低，但缺点是目前的台式电镜分辨率较低，主要用于对分辨率要求不高的检测。

依据研究领域的差异，扫描电镜也可以分为生物型扫描电镜和材料型扫描电镜。近年来，为实现大体积、高分辨率和自动化三维成像，将包埋样品连续超薄切片和扫描电镜结合起来，最终实现细胞或组织层面的三维立体成像，从而发展出体电镜或称体表面扫描电镜（serial block-face scanning electron microscope）。

此外，现在的扫描电镜往往结合多种附件，从而实现分析功能的扩展，这大大提高了扫描电镜的分析能力。如今的扫描电镜不只是一种成像类仪器设备，而是在发展的过程中逐渐形成以高分辨率形态表征为主的多功能分析设备。目前，基于扫描电镜的成像和分析功能多达几十种，包括元素分析、成分分析、晶体取向分析、荧光成像分析、同位素分析、热和强度等物理分析、微纳加工与操纵，以及三维可视化等。这些依据不同功能的联合扫描电镜装置往往也会在扫描电镜前加相关功能来分类命名。例如，与能谱仪联用的扫描电镜通常称为能谱联用扫描电镜（EDS-SEM）、配有冷冻样品传输装置的扫描电镜通常称为冷冻扫描电镜（Cryo-SEM）、与拉曼仪联用的扫描电镜称为拉曼联用扫描电镜（Raman-SEM）、配备荧光成像系统的扫描电镜称为荧光联用扫描电镜（FL-SEM）、与电子背散射衍射仪联用的扫描电镜称为背散射衍射联用电镜（EBSD-SEM）、与飞行时间质谱仪联用的扫描电镜（TOF-SEM）、装备扫描透射模式的透射扫描电镜（STEM）、与电子探针联用的扫描电镜（EPMA-SEM）及双束扫描电镜（FIB-SEM）等。

联用电镜极大扩展了扫描电镜的应用范围。能谱与扫描电镜的联用是其中最为常见的一种模式，配备能谱仪的扫描电镜在获取原位形貌信息的同时可以结合能谱仪获取原位各点元素成分信息，也可以通过元素面扫描获取元素成分分布特征。冷冻扫描电镜则适合分析液态样品或含水样品，以往含水样品在进行扫描电镜形态表征时，需要进行较为复杂的前处理，这些前处理或多或少地改变样品自然形态特征，而冷冻扫描电镜可以较为真实地表征样品的原始形态特征。拉曼联用扫描电镜为近年来发展的一种技术，可以获取原位化学键振动信息，从而获取化学组成信息。在矿物和晶体学研究中，和扫描电镜联用可以获得样品的晶体学信息。扫描电镜中的扫描透射模式则可以在扫描电镜加速电压范围内获取透射一定量的信号，双束扫描电镜不但可以实现微纳尺度样品的加工，还可以实现三维重构。

值得注意的是，现在的联用型扫描电镜不仅仅只是一种检测手段的联用，多种检测手段结合在同一台扫描电镜主体上的商用型扫描电镜正逐渐增多，如同时装置冷冻传输台和双束装置的扫描电镜可以被称为冷冻双束电镜（Cryo-FIB-SEM）。这种多种检测手段相结合的扫描电镜也可以被称为多功能联用扫描电镜。多检测手段相结合使得扫描电镜的功能更强，从而可以在微观（超微）视域内进行更为细致而精确的原位分析。这种结合其他分析手段的扫描电镜也被称为分析型扫描电镜，从而与追求形貌观察的观察型扫描电镜相区别。而为了与后来各种性能和加载更多附属功能的扫描电镜相区别，仅进行形貌表征的扫描电镜也被称为传统扫描电镜（traditional/conventional scanning electron microscope）。

如何选择一款扫描电镜进行测试有赖于样品自身的特点及需要观察的尺度。通常场发射扫描电镜（FESEM）具有更高的分辨率，如果样品需要观察纳米级的材料，优选场发射扫描电镜。在观察数百微米到几十微米尺度时钨灯丝电镜也是合适的选择。

然而，观察尺度并非选择扫描电镜的唯一指标，对于含水样品而言，如今可以有多种选择，如环境扫描电镜或冷冻扫描电镜；如果场发射电镜附带低真空模式，同样可以抵消因样品含水而产生的荷电效应，从而获取较为优质的图像。

（三）扫描电镜的主要参数与含义

利用扫描电镜进行样品检测，需要了解相关重要参数，同时在论文撰写过程中，有些重要参数需要做必要的说明，以便进行重复性验证与比对。除设备的型号和品牌之外，目前口腔医学中扫描电镜重要的标注参数有探测电子信号［如二次电子（secondary electron，SE）或背散射电子（backscattered electron，BSE）］、特征X射线、加速电压、放大倍率或比例尺等。结合能谱仪进行元素成分分析时，除扫描电镜参数之外，还需要标注计数率、分析模式和采集时间等。

1. 二次电子　电子显微学中习惯把能量小于50eV的电子统称为二次电子，它是入射电子与样品中弱束缚价态电子的非弹性散射而发射的电子。二次电子最大的特点是能量相对较低，因此在固体中运动时，会因非弹性散射引起能量损失，从而在样品中发生强烈衰减。一般认为二次电子在10nm的深度内才能从样品表面逃逸，这些极靠近样品表面的电子信号被探测器接收后，可以直观反映样品表面的形貌特征，这是二次电子成像分辨率较高的重要原因之一。

二次电子的产额与电子束入射角、样品表面状态、加速电压及样品成分等因素相关。当电子束垂直入射时，产生的二次电子相对少；当倾斜入射时，则会产生更多的二次电子。当入射电子能量（加速电压）增加时，二次电子产生的概率也随之增加，但更高的加速电压会导致电子在样品中的穿透深度也增加，这使得二次电子逃逸出样品表面需要更高的能量，因此在高加速电压测试时，由于深层的二次电子不能从样品表面逃逸，二次电子产额率反而减少。二次电子产额率随着电子束能量的变化如下：在一定范围内，随着能量的增加逐步增加，随后则逐步减少。当二次电子产额率与发射的二次电子电流之比为1时，对不导电样品而言，一般不会产生荷电现象。

常规二次电子探测器位于极靴外侧，接收低角度二次电子，而置于镜筒内的二次电子探测器则接收高角度二次电子。镜筒内二次电子（in beam SE）往往会获得更高的分辨率指标。

2. 背散射电子　是指入射电子与样品相互作用经过多次散射后，重新逃逸出样品表面的高能电子。背散射电子的产额随着样品的原子序数增大而增加，因此背散射电子信号的强度与样品的化学成分相关。当制备的口腔医学材料含有多种物质且存在化学成分差异时，使用背散射探测器获取的衬度像往往能更好地将这种成分差异区别开。

通常背散射探测器安装在样品仓侧面，有些型号的扫描电镜采用抽拉式设计，需要时通过软件控制伸出并最终处于极靴下，有些型号的扫描电镜采用卡扣设计，需要人为将背散射探测器扣在极靴下。

3. **特征X射线** 当样品原子内层电子被电离后，较外层的电子向内层跃迁，从而产生具有特定能量的辐射光子，此即特征X射线。通常，将由K层电子被激发并由L层电子向K层跃迁所产生的特征X射线称为Kα，而将由M层电子向K层跃迁所产生的X射线称为Kβ。扫描电镜联用能谱仪或波谱仪进行定性定量分析时，就是利用电子束轰击样品所产生的特征X射线。

4. **加速电压** 场发射扫描电镜的加速电压 V 一般为数百伏到几万伏。加速电压的高低决定了入射电子束能量 E_0，选择较高的加速电压，则入射电子束能量高。通常使用较低的加速电压时，入射电子的扩散范围小，且二次电子更多来自入射区域的最表层，从而更能反映测试样品最表层的特征形貌。当加速电压高时，电子束的作用深度更深，扩散体积也会相对增加，从而不利于接近表层的微小特征的表征。对于常规样品，在不了解样品表征的条件下，一般可以选择20kV、10kV和5kV等不同加速电压进行比对，再结合样品自身特点，选择合适的加速电压进行拍照。另外，在使用能谱仪分析时，提高过压比 U（$U=E_0/E_C$）有利于获得更高的X射线产额，由于需要考虑分析元素的临界激发能 E_C，故通常会在利用能谱仪进行元素成分分析时将加速电压设置在15～20kV。

四、原子力显微镜

原子力显微镜（atomic force microscope，AFM）也称扫描力显微镜（scanning force microscope，SFM）。20世纪90年代初，发明了达到原子量级分辨率的扫描隧道显微镜（scanning tunneling microscope，STM），之后基于测量探针和被测样品之间的作用力大小来反推样品表面形貌及相关物理特性的微区测试仪器纷纷出现，其中就包括原子力显微镜。原子力显微镜和电镜的显著不同点是成像原理不涉及电子束与样品的相互作用，这使得原子力显微镜的成像可以摆脱真空环境的束缚。对于口腔医学材料而言，原子力显微镜无须对样品表面进行镀膜处理，也无须为适应扫描电镜测试需求而额外进行脱水或干燥处理，从而减少因前处理导致样品成像失真的问题。然而，目前的原子力显微镜成像范围仍然较小且成像速度较慢，成像质量受探针的影响较大，这使得其应用效率仍不足以与扫描电镜比肩。

（一）原子力显微镜的基本结构与工作原理

AFM工作原理的基础是原子之间的相互作用力。当探针纵向接近样品表面至足够小的距离时（几纳米甚至更小），探针尖端的原子与样品表面的原子之间产生相互作用力，进而使探针末端连接的悬臂发生偏转或振幅变化。如果使用一束激光投射到装有探针的微悬臂上，反射光就会被位置敏感元件（PSD）接收，随着针尖在样品表面力的作用发生变化，这种变化将反映在PSD的变化上，并被探测器接收。一旦装有微小针尖的悬臂在样品表面进行扫描，检测相互作用力的探测器将会获得扫描样品表面因形貌起伏变化而产生的一系列力学变化信号，利用这些信号就可以反推样品表面形貌变化的图像。

原子力显微镜通常由微悬臂、位置检测系统、反馈系统三个部分组成。其中，微悬臂由光敏感材料制成，一端带有尖锐的针尖，用来形成样品和针尖之间相互作用产生的力。作用力的产生导致悬臂发生摆动，此时在位置检测系统中，落在微悬臂上因激光照射所产生的光斑将因微悬臂的摆动发生变化，这一变化经反射后通过探测器获取并转换成电信号被记录下来，并最终进入反馈系统，从而实现整个测试区域的图像测试。

原子力显微镜在接触模式下，力与距离的大小近似线性关系，有利于精确控制力的大小，但由于探针和样品同时处在斥力环境，难免受到其他方向力的影响。对于具有黏性或者较软的样品，接触作用会损坏样品表面形貌，从而得到失真的图像。轻敲模式的工作区横跨斥力区和引力区，当探针接近样品表面时，两者的相互作用力使得探针的振幅发生变化，这种振幅的变化可以用来反推探针与样品相互作用力的大小，从而得到显微图像。由于轻敲模式与样品之间是间歇性接触，对黏软特性的生物医学材料更加友好，但同时这种接触产生的振幅变化与作用力的大小不呈线性关系，使得反馈回路比较复杂，从而导致力的大小不容易控制。在非接触模式下，样品与针尖受范德瓦耳斯力主导。悬臂探针在样品表面5～10nm的距离处振荡，二者没有接触，因此样品不会被破坏且针尖也不容易被污染，非常适合黏软样品的测试。但在室温大气环境下，毛细作用会使得针尖和表面有吸附作用，从而较难实现。

（二）原子力显微镜的主要参数与含义

使用原子力显微镜进行形貌结构观察时，需要了解该设备的成像工作模式、探针材料特性、弹性系数、微悬臂的共振频率、图像采集时的扫描频率及成图分辨率等参数。

1. 工作模式　通常原子力显微镜的工作模式有接触、轻敲、可扩展相位、摩擦力、磁力或静电力等。使用原子力显微镜时，需要依据测试样品的性能特点和具体科研需求选择合适的工作模式。

2. 扫描分辨率　原子力显微镜的分辨率主要从侧向分辨率和垂直分辨率两个角度衡量。侧向分辨率主要由采集图像的步宽和针尖形状决定。待测样品尺寸较小且探针侧面角较大时，原子力显微镜的侧向分辨率可以达到较高水平。垂直分辨率取决于针尖的曲率半径。

（三）原子力显微镜在口腔医学领域的应用

原子力显微镜除用于常规的超微形貌表征测试外，利用力距离曲线的测量进行生物样品的力学特性研究也是该仪器的重要应用。通过分析接近曲线，可以获得生物样本的弹性力学特性，而通过回撤曲线的分析则可以获得生物样品的黏附特性。细胞黏附特性可调节许多重要的生物过程，包括细胞通信、炎症、伤口愈合和病毒/细菌感染等，因此近年来基于AFM的力谱技术广泛应用于研究口腔医学相关的细胞、组织、微生物、病毒及生物大分子的力学特性。

原子力显微镜性能卓越，在此基础上形成的各种联用功能和改造也较为普遍。目前应用较广的有电化学原子力显微镜（electrochemistry AFM，EC-AFM）和导电原子力显微镜（conductivity AFM，C-AFM）等。其中，导电原子力显微镜是在原子力架构上衍生的一种电流测试装置，间接实现微纳尺度上的样品表面光电压的测量及表面富集的载流子类型的判定。而电化学原子力显微镜则可以在微纳尺度上探究样品的电化学反应过程，其在研究液体环境中细菌吸附和生物膜形成过程等原位表征领域有较好的应用。

五、激光扫描共聚焦显微镜

激光扫描共聚焦显微镜（confocal laser scanning microscope，CLSM）是20世纪80年代在荧光显微镜的基础上发展起来的一种以激光作为光源的成像技术。和常规的荧光显微镜不同，激光扫描共聚焦显微镜采用共轭聚焦原理和装置，将非焦平面信号干扰大大降低，因而不但可以提高成像质量，还可以实现高分辨率的"光学切片（optical sectioning）"，为分析样品的三维重建提供了可能。激光扫描共聚焦显微镜在细胞形态定位、立体结构重组和动态变化过程研究上具有相对优势，且具备多样化的数据、图像分析手段，因而自发明以来迅速成为生物医学领域的重要分析仪器之一。

（一）激光扫描共聚焦显微镜的基本结构与工作原理

激光扫描共聚焦显微镜在结构组成上，除了普通光学显微镜的基本构造之外，还附加了激光光源、扫描装置、检测器和共聚焦系统等。激光扫描共聚焦显微镜脱离了传统光学显微镜的场光源和局部平面成像模式，其基本工作原理如下：将激光束作为光源，激光束经过照明针孔，再由分光镜反射至物镜，并聚焦于样品上，最终利用扫描系统对样品焦平面逐点进行扫描。如果样品某处有可被激发的荧光物质，受激发后荧光经过原来的入射光路直接反向回到分光镜，通过探测针孔时先聚焦，再被光电倍增管（PMT）探测收集，该收集信号最终传送到计算机，经过处理后形成图像。

（二）激光扫描共聚焦显微镜的主要参数与含义

除了光学系统的物镜类型和数值孔径等参数外，激光扫描共聚焦显微镜还需要关注以下重要参数。

1. 激光波长 激光扫描共聚焦显微镜可以使用不同的激发波长，具体选择取决于所研究的样品性质和荧光探针的特性。常见的激光波长有405nm、488nm、561nm和633nm等。

2. 激光功率 指的是激光束的强度，该参数直接影响成像深度和质量。若激光功率过低，可能导致信号较弱、噪声较大，而激光功率过高有可能对样品产生伤害。

3. 扫描方式 激光扫描共聚焦显微镜通常有点扫描和线扫描两种。点扫描方式通过激光束逐点扫描待测样品从而获得图像，而线扫描方式则通过激光束逐行扫描样品获得图像。扫描方式的不同，导致成像速度和分辨率有所差异。点扫描速度较线扫描慢，但可以获得较高的分辨率。

（三）激光扫描共聚焦显微镜在口腔医学领域的应用

激光扫描共聚焦显微镜采用共轭聚焦原理，可以更好地得到焦平面信息，这也被称为"光学切片"或者"细胞CT"，随着数字化技术的推进，进一步实现三维成像功能能够更好地揭示细胞内部结构的信息，解决口腔医学领域形态学和功能学方面的相关问题。利用荧光染色技术，对活体细胞特定物质进行标定，可以实时观察物质的动态变化，从而解决生理学和分子生物学等领域的相关问题。

与过去相比，现在形貌观察的手段十分丰富，如以上所介绍的光学显微镜、原子力显微镜、激光扫描共聚焦显微镜、扫描电镜及透射电镜等。这些仪器设备在观察尺度上覆盖了从毫米到亚纳米尺度，且每个观察尺度上均有1~2种甚至更多可供选择的仪器。对口腔医学领域的研究者而言，熟知样品自身的特性、熟知需求的目标观察尺度和研究目的等往往是合理选择观察仪器的第一步。例如，普通光学显微镜虽然受放大倍数限制，不利于观察纳米级结构特征，但在研究生物活体方面依然有其自身优势。因此，观察仪器的选择不但要熟知仪器的分辨能力，在实际工作中更需要依据实验目的选择合适的仪器。另外，各种仪器对样品的处理要求不尽相同，因此在实验过程中需要考虑仪器的前处理过程对样品的影响，且需要依据仪器设备的自身特点设计实验步骤，从而提高实验效率、节省实验时间，如口腔医学材料的扫描电镜观察通常需要对样品进行镀膜处理。若同一个制备好的样品需要进行普通光学显微成像、激光共聚焦成像和扫描电镜成像三种检测，则往往需要将扫描电镜观察安排在实验最后一步，以免因样品被镀膜处理而导致其他步骤无法进行。

现今的观察成像类设备与理化分析高度结合，无论是普通光学类观察仪器还是电子光学类观察仪器，均可以视为一个研究平台，基于该平台的形貌观察功能、理化分析功能和统计分析功能三者高度结合。随着时间的推移，这种结合不但更加紧密，而且智能化程度更高。因此，在选择仪器时，即使是同一类型的设备，也可能因为附属的理化分析功能和统计分析功能差异，获取丰富程度完全不同的信息。例如，今天的扫描电镜大量结合各种理化分析手段和统计分析软件，即使名称上都属于扫描电镜类型，但一台同时配置EDS-Raman-TOF-FIB等其他功能的扫描电镜既可以获取二次电子或背散射电子形貌特征，还可同时原位分析元素组成、化学组成及同位素组成。若统计分析功能完全、样品材料合适，则还可以进行形貌三维可视化、元素组成三维可视化、化学组成三维可视化等。若智能化程度更高，则还可以智能追踪定位、智能筛查统计成分等。同一类型的设备因功能差异也会对实验结果产生影响。因此，对于研究级科研仪器的选择和使用，不可将形貌观察与理化分析和统计分析割裂开来，也并非简单的某种仪器适合某种观察，而应综合考虑实验目的、实验流程，并结合特定仪器的功能选择适合自身需求的仪器设备。

（方　艳）

第二节　观测试件的制备

不同的观测仪器或观测方式对试件的物理、化学性质要求不同，不同的制备方式对试件的形貌也可能产生影响。根据试件类别、观测仪器和观测方式选择合适的试件制备方法是成功进行试件形貌观测的前提。

口腔生物材料观测试件的制备主要包括试件的脱水、固定、观测前处理和参数选择等过程。

一、试件的脱水、固定和观测前处理

（一）试件的脱水干燥

生物试件内部通常含水量较高，常常在观测时出现皱缩、形变等问题，导致观测结果不佳。此外，在进行试件观测时，试件内部的水分蒸发亦可对观测仪器造成不良影响，如电镜灯丝遇水蒸气熔断、镜头和光阑受水蒸气污染等。因此，在观测前需对生物试件进行脱水、干燥处理。常用的试件脱水干燥方式包括空气干燥、梯度脱水、冷冻干燥和临界点干燥。

（1）空气干燥：指将试件暴露于空气中待水分逐渐挥发的过程，必要时可适当加热烘干。该脱水方式简便易行，但试样可能出现收缩变形（图3-2-1）。

（2）梯度脱水：常采用乙醇、丙酮等作为脱水剂，在脱水过程中仍能保持试件湿润，这是最常见的生物样品脱水方式，广泛应用于各类生物组织的样品制备。为防止试件表面细微结构的形变或塌陷，试件在不同浓度梯度脱水剂之间转移时不必充分干燥。例如，在进行扫描电镜脱矿牙本质样品制备时，需依次使用30%、50%、70%、80%、90%、95%、100%乙醇浸泡试件进行脱水，其中100%乙醇脱水需重复进行2次，各浓度每次脱水时间为10~15分钟。为防止脱矿牙本质表面胶原网络塌陷，在两次脱水之间更换乙醇溶液时，可适当保留少量上一次脱水的乙醇溶液，以保持试件表面湿润。

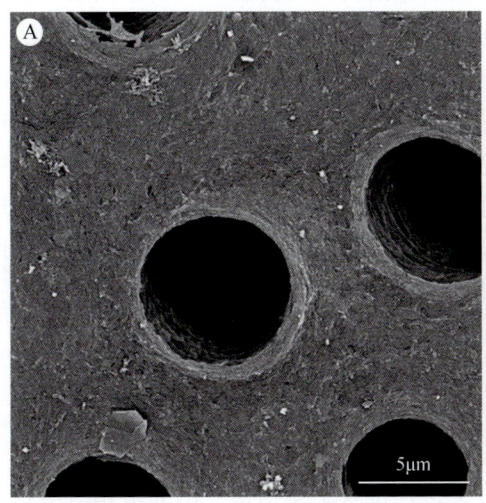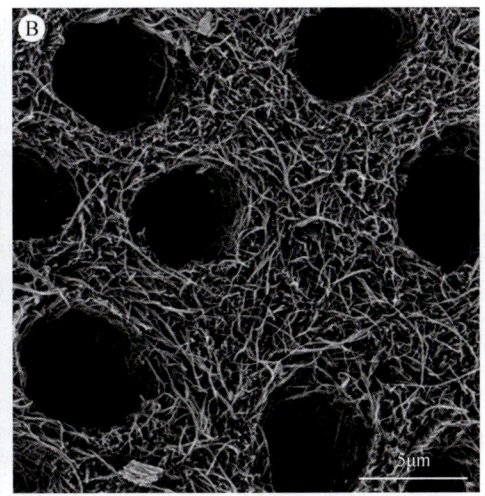

图3-2-1 脱矿牙本质表面扫描电镜图
A.空气风干，牙本质表面胶原网塌陷；B.梯度脱水后用六甲基二硅胺烷（HMDS）干燥，牙本质表面蓬松多孔的纤维结构较好呈现

（3）冷冻干燥：简称冻干，指利用升华的原理除去预冷冻样品中的水分或脱水剂的过程，操作时间短，可以较好保留试件原有的化学组成和物理性质。对于梯度脱水操作困难的试件如细胞、菌丝等，通常采用冻干的方式。在冻干前，常先将试件置于-80℃环境中过夜预冷，预冷完成后置于冻干机中进行冻干，生物样品的冻干时间在1～3天。在使用冷冻扫描电镜（Cryo-SEM）时亦可利用其冷冻传输系统在10分钟内将试件降温至-140℃，这种方式可以将水固定在玻璃态，有利于更好地保持试件的真实状态。

（4）临界点干燥：利用物质在临界状态时表面张力等于零的特性，使样品的液体完全汽化并排出，达到干燥的目的。这种干燥方式可以有效避免表面张力的影响，较好地保存样品表面的细微结构。对试件表面细微结构的真实程度要求较高时，常采用临界点干燥。

（二）试件的固定

试件观测前需进行固定，固定的作用包括：可以保存试件表面的真实结构；使试件表面硬化，减少脱水、干燥等步骤中水的表面张力对试件造成的损伤；提高电镜样品的导电性、耐热性和二次电子发射率以提升观测质量。常用的试件固定方式包括化学固定、试件镶嵌和包埋。

化学固定通过固定剂与试件的蛋白质、核酸、多糖及脂质间的化学反应达到固定作用，广泛用于生物试件的固定，常用的固定剂包括戊二醛和四氧化锇。例如，在制备透射电镜生物组织样品时，常需使用戊二醛-锇酸双重固定。首先将样品浸泡在2.5%戊二醛溶液中，并将其置于0～4℃环境下2～4小时。采用磷酸缓冲液清洗3次后，将样品浸泡在1%锇酸溶液中，并再次将其置于0～4℃环境下1～2小时，完成固定。

粉末或切片试件在观测前需通过镶嵌、包埋等方式进行固定，此时固定的目的是将试件制备成可以进行超薄切片的硬块。常用的镶嵌法包括机械夹持法、塑料镶嵌法和低熔点镶嵌法。根据镶嵌过程，塑料镶嵌法又可分为热镶法和冷镶法两种，热镶法常用酚醛树脂或聚氯乙烯为固定材料，冷镶法常用环氧树脂为固定材料。包埋一般分为渗透、硬化两个步骤，最常用的固定材料是环氧树脂。渗透过程较为缓慢，可在温暖的摇床上进行以促进物质交换，保证渗透完全。例如，在进行生物组织透射电镜样品制备时，脱水完成后依次采用无水乙醇与环氧丙烷1∶1溶液、纯环氧丙烷浸泡试件各30分钟，随后依次采用环氧丙烷与环氧树脂包埋剂2∶1混合液与1∶1混合液浸泡试件各1小时、环氧丙烷与包埋剂1∶2混合液浸泡过夜、纯包埋剂浸泡4小时（2次）后，在烘箱内逐步升温烘干变硬，达到包埋固定的目的。

（三）试件的观测前处理

一些试件在观测前需进行研磨、抛光、导电处理、显色处理等步骤。

1. 研磨　目的是去除试件在取样或制样时产生的样品表面损伤，以获得相对平整的试件表面。常利用砂轮机与砂纸进行研磨，由粗到细磨光试件。例如，制备激光扫描共聚焦显微镜牙本质样品时，依次采用600目、800目、1200目、2000目、3000目砂纸在研磨机上对试件进行研磨，每次研磨约1分钟，使牙本质试件表面相对平整。

2. 抛光 目的是去除细微的磨痕以得到平整的表面。对试件表面的平整程度要求较高时，常在完成研磨后进行试件表面的抛光。常用的方法有机械抛光、电解抛光、化学抛光和离子束抛光，其中机械抛光使用最广泛，采用附着抛光粉的织物在试件表面快速摩擦的方式达到抛光效果。例如，制备原子粒显微镜牙本质样品时，完成试件表面研磨后，依次采用粒径为5μm、3μm、1μm的珍珠粉液作为抛光液，将试件表面覆满抛光液后，在细密的绒布板上快速摩擦以达到抛光的效果。电解抛光和化学抛光则利用试件表面凹凸不平处电化学势较高，在抛光液作用下优先溶解的特性达到抛光目的。离子束抛光是一种基于原子级物理溅射的非接触式高精度抛光方法，利用离子束冲击使材料表面原子脱离元件表面，可以有效避免接触式抛光过程中产生的亚表面损伤。

3. 导电处理 在进行电镜观测前，如试件的导电性差或为非导电性样品，通常需进行喷镀导电层处理。金、银、碳或铝膜是常采用的喷镀材料，通常情况下，厚度依据分析样品需求控制在10～20nm。

4. 显色处理 为了使试件的各部分体现出良好的衬度或突出试件需观测的部分，需在观测前通过物理或化学的方法对试件进行显色处理。例如，在进行牙本质粘接老化实验激光扫描共聚焦显微镜试件制备时，通过向粘接剂中加入红色荧光标记物，粘接完成后将试件浸泡至可标记酶的绿色荧光标记物中，使其在激光扫描共聚焦显微镜观测过程中呈现出红绿两种不同的颜色，以观察粘接剂和酶的分布情况。

二、试件观测的参数选择

试件的位置、大小、形状和平整度等参数直接影响实验结果的准确性和可靠性。选择适当的观测参数不仅有助于获得更准确的数据，还能增强实验结果的可重复性和可比较性。

（一）试件的位置选取

同一分析对象在不同部位的成分和含量可能存在显著差异，因此必须选择特定部位的试件，以确保其具有代表性和可比性。这不仅意味着要涵盖研究对象，还要满足研究的特定要求。例如，在材料研究中，可能需要在材料的纵断面、横断面或界面处取材，以观察晶粒结构或界面特性。此外，试件还需具有适当的尺寸和规则的外形，这不仅有助于试件的握持和加工，还能确保在观察或测试过程中保持稳定。

（二）试件的形状选择

试件的形状和外形在科学实验中起着重要作用。它不仅影响着实验的操作性和安全性，还直接关系到实验结果的准确性和可靠性。因此，在实验设计和试件制备阶段，应充分考虑试件的形状和外形，以确保实验成功。

块状试件通常要求形状规则，以便于加工和处理。例如，圆形或方形试件更容易被切割和磨光以达到所需的平整度。不规则形状的试件则可能需要更复杂的加工步骤：首先，这可能增加样品制备的时间和成本。其次，不规则试件的尖锐边缘可能导致手部受伤，不稳定的形状可能在处理过程中滑动或翻转。为了确保操作安全和方便，可能需要使用专门的夹具或支架固定这些试件。最后，不规则形状的试件可能更难以进行脱水、固定和切片等预处理步骤，同时不均匀或复杂的形状可能导致应力集中，影响测试结果的准确性。

（三）试件的平整度要求

试件的平整度对于获取高质量的图像和数据至关重要。多数仪器都要求试件表面尽可能平整，以减少观测过程中的误差。因此，在准备试件时确保其平整度达到所需的标准是非常重要的。

（四）不同仪器的试件选择

除了上述通用要求外，部分仪器还对试件的参数有特殊要求。

（1）扫描电镜通常要求试件的直径不超过5cm，厚度不超过2cm。这是因为较大的试件可能无法放入显微镜的样品室中，或者无法被电子束均匀照射。此外，不规则形状的试件可能导致电子束扫描不均匀，从而影响图像质量。

（2）透射电镜的试件要求更加严格，一般直径不超过1mm，厚度控制在200nm以内。对于分辨率要求高的试件，厚度甚至需要控制在10nm以内，以确保电子束可以有效透过并提供清晰的图像。此外，透射电镜需要试件呈超薄切片，平整度是决定试件制备成功与否的关键因素。

（3）原子力显微镜在试件制备时通常要求固体试件的直径不超过4cm，厚度不超过0.5cm。这主要是因为原子力显微镜需要在微米或纳米级别上扫描试件表面，因此试件的大小和厚度必须适宜。此外，原子力显微镜在观察试件时，特别是对于粉末样品，固定后其观察区域的表面起伏程度应小于2μm。这是因为原子力显微镜工作原理依赖于探针与试件表面之间的相互作用，表面不平整可能导致探针与样品的接触不稳定，从而影响图像的分辨率和精度。

（4）激光扫描共聚焦显微镜的试件大小应适中，以确保激光束能够穿透整个样品并在焦平面上聚焦。同时，若要获得清晰的图像，通常需要样品表面足够平整，以防止光散射的干扰。

三、观测过程的注意事项

（一）选取合适的代表性区域进行样品观测

进行取样部位及观测面的选择时，应根据检验目的选取有代表性的部位。例如，在一些材料力学研究中，对样品施加外力使样品破坏形变时，应观测失效面的形貌，或于完好的部位取样对照，以分析材料的缺陷及破损原因；对于检测材料表面改性或处理的样品，可以观测材料的表面；对于一些需要观测内部结构的材料，可能需要获取其截面，常用的截面制样方法有直接掰断、液氮脆断、离子束切割、冷冻超薄切片等。

选择样品观测区域应特别注意克服和消除各种因素的影响，使样品最大限度地接近总体情况，保证样品对总体有充分的代表性。观测样品时先宏观后微观，了解样品特征的总体形貌后选择高倍测试区域，一般每个样品应设置不少于3个观测样区。

在样品制备、储存、运输过程中，应注意避免样品受潮、变形和被污染，这些非预期的因素会导致结果失真。在制样过程中，为了避免取样过程中样品被污染而影响结果分析，一般需要用溶剂先对样品进行超声清洗，特别是整个制样的过程都不能用手直接接触样品。使用尖锐器械夹持样品时，注意施力点在边缘等非观测区，必要时使用自锁镊等器械夹持样品。对于一些在运输过程中容易团聚的样品，可以酌情将样品溶解在易挥发溶剂（如乙醇、环己烷等）中配成悬浊液，观测时将悬浊液滴加在样品台上，待溶剂挥发后进行观测。

（二）注意事项

根据检测方法的原理熟悉样品观测流程，选择合适的表征手段。根据测试仪器的要求制备样品。

1. 扫描电镜观测的注意事项 注意清除观测样品表面的干扰物质、污染物、灰尘等，这些物质会影响扫描电镜的图像质量；一些有机物在电子束作用下分解，会对真空环境造成污染，所产生的碳氢化合物吸附在探测器晶体表面降低探测效率，在低加速电压时干扰更为严重。在观测过程中全程保护样品表面，在清洗、固定、脱水、干燥、粘台等各个处理环节不能触碰及挤压，否则会造成人为的观察困扰。

2. 透射电镜观测的注意事项 生物样品由轻元素组成，原子序数较低，电子散射能力较弱，透射电镜下反差较低，可能导致难以对焦及图片质量较差等后果，必要时需要进行染色，如用重金属盐溶液进行负染（图3-2-2）。电子束穿透能力较弱，样品必须制成超薄切片，选择合适的载网进行观察，当样品衬度较低时，可以选择超薄碳支持膜或微栅作为载网。观测时透射电镜筒必须保持真空，样品要求无水。由于电子束的强烈照射，易造成样品损伤，发生变形甚至破裂，对观察结构产生影响，因此对观测者的熟练度有一定的要求，应避免长时间高倍聚焦于一个局部而造成样品破坏。

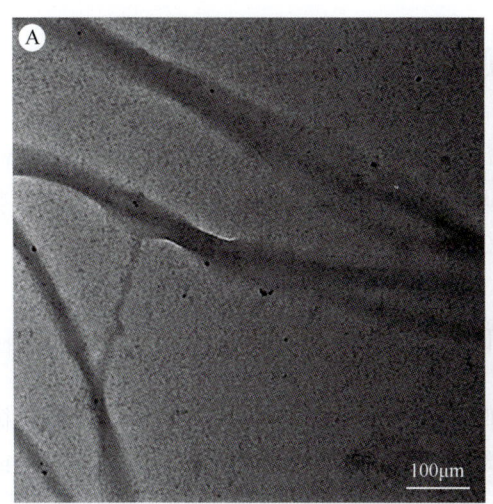 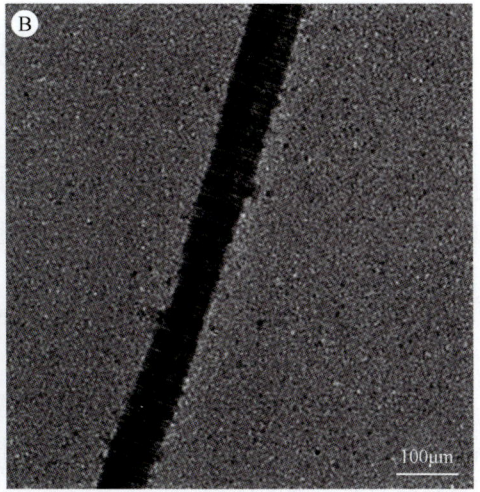

图3-2-2 Ⅰ型胶原纤维透射电镜图

A. 未经染色的Ⅰ型胶原透射电镜照片，衬度较差；B. 1%乙酸铀负染的Ⅰ型胶原透射电镜照片，条带结构较为明显

（放大倍数：10 000倍）

3. 原子力显微镜观测的注意事项 如前一节中所述,原子力显微镜观测的样品平整度非常重要,以避免扫描时出现高低起伏。在观测过程中,样品应放置在一个稳定的平台上,确保在扫描过程中不会移动。同时根据样品的不同,选择合适的微探针,调整微探针的位置和角度,确保其与样品表面正交并保持适当的力。原子力显微镜常见的扫描参数包括扫描速率、扫描范围和扫描力等。较高的扫描速率可以提高工作效率,但可能会导致失去一些细节。较大的扫描范围可以获取更广阔的视野,但可能会牺牲一些分辨率。在仪器允许的情况下,可以结合先总体快速扫描后局部放大扫描的工作模式,平衡效率与分辨率的需求。

4. 激光扫描共聚焦显微镜观测的注意事项 观测过程中注意避免直接接触激光光束,以免对眼睛造成伤害;对于荧光样品,荧光猝灭是在荧光显微镜和激光扫描共聚焦显微镜观察时遇到的主要问题。由于激光扫描共聚焦显微镜具有更强的功率和聚焦更准确的光束,与普通荧光显微镜相比,样品的光漂白作用更为明显,荧光素的荧光可在连续观察过程中逐渐减弱或消失。可以考虑使用抗荧光猝灭剂(抗荧光衰减剂)避免样品发生荧光衰减。

样品形貌与结构表征是口腔生物材料技术中重要的研究内容。显微镜观察、扫描电镜技术、原子力显微镜技术和激光共聚焦技术是常用的样品形貌与结构表征方法和技术。这些方法和技术能够帮助我们观察样品的细节,揭示物质的微观结构和性质,推动科学的进步。在今后的研究中,随着科技进步,新的表征方法或许将进一步提高样品形貌与结构的分辨率和准确性,为科学研究提供更强的支持。制备样品和观测过程中需要注意的事项很多,包括样品制备、操作技术、图像质量优化和仪器保养维护等。只有全面了解并遵循这些注意事项,才能获得准确的实验结果并保证样品的完好性。

(吴志芳 施 莹)

第三节 观测结果的分析

使用各类显微镜对口腔生物材料进行形貌观察需对实验图像进行准确的记录和描述,并使用相应方法对图像内的信息进行分析,从而得出准确、客观的实验报告。对于未获取理想信息的图像,也应该通过分析图像的实验参数发现原因,帮助改进实验。

一、光学显微镜的图像分析与记录

光学显微镜的最佳分辨率约为 $0.2\mu m$,理论上的最高放大倍率约为1000。光学显微镜虽然放大倍率有限,但在观察生物材料的结构、生物组织切片、细胞结构及一些较薄或半透明材料时具有特殊的优势。

在材料制备过程中,光学显微镜可用于材料结构的初步探查,帮助实验者明确所制材料的基本结构,使实验者对材料的均一性、孔隙率等性质有初步的了解。例如,静电纺丝是一种常用的组织工程支架材料，由于制备过程中温度、湿度等实验参数难以统一，纺制的纤维中可能混有液滴，导致纤维的成品率下降。电纺纤维的直径常为微米级，这一尺寸扫描电镜显然是观察形貌的最佳工具，但随时使用扫描电镜观察显然在场所、时间和成本上都不现实，因此常使用玻璃片捕获纤维置于光学显微镜下观察纤维的成型状况（图3-3-1），一旦发现串珠或液滴状结构，则立即调整实验参数重新制备电纺纤维。

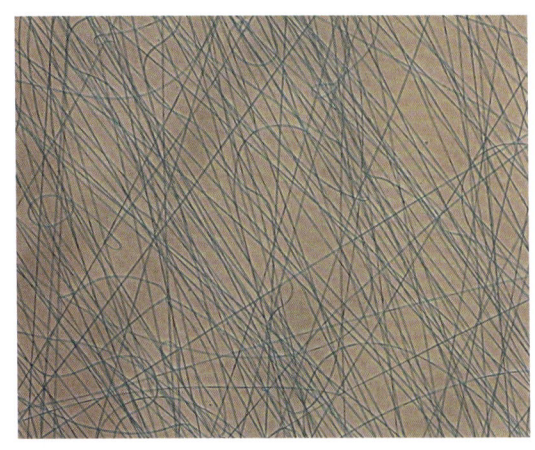

图3-3-1 光学显微镜下观察静电纺丝的特征

光学显微镜在口腔生物材料学最广泛的运用是对组织切片的解读。分析组织切片图像的前提是需对切片进行准确的图像提取。组织切片的电子图片需保存低倍和高倍图像，清晰记录倍数并配有标尺。在撰写实验报告或论文时，常常将低倍图像与高倍图像搭配使用，并在低倍图像中标注所对应的高倍区域。光学显微镜的图像自带标尺，但在一些论文撰写中，常将多组图像截取、缩放后拼接于一个较小的版面，此时光学显微镜图像自带的标尺在缩放后往往不利于阅读或影响呈现效果，为了改善这一情况，建议为拼接后的图像重新绘制标尺（图3-3-2）。

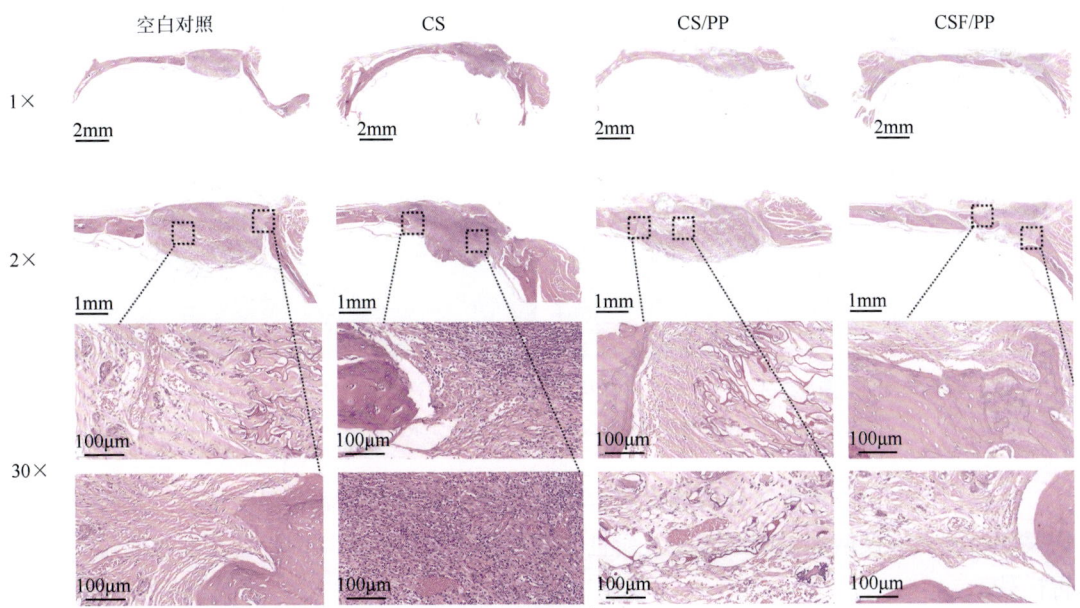

图3-3-2 多组苏木精-伊红染色图片缩放、拼接后，对高倍区域进行标注，并重新绘制标尺
CS.海绵；PP.电纺膜；CSF.纳米铁海绵

对于一些植入型生物材料，也常使用组织切片的方式来评估这些材料在体内的生物降解、吸收及组织再生情况。在光学显微镜下，降解主要表现为生物材料结构的分解破坏，材料的表面形貌和整体结构的改变，可能出现裂纹、膨胀或变形；吸收是指植入

的外源性材料或物质逐步被细胞或组织同化的现象，常表现为周围细胞的特殊改变，如细胞壁的破裂、细胞膜的变形及细胞器的解体等，此外，细胞核的形状和结构可能发生变化。

对于一些特殊的纳米材料，细胞可能会以胞吞的方式摄入纳米颗粒，这时光学显微镜的分辨率已无法满足观察需要，要深入了解生物材料的降解和吸收过程，就需要使用扫描电镜、透射电镜和原子力显微镜等高分辨率的显微技术。

二、扫描电镜的图像分析与记录

1. 扫描电镜图像的分析　扫描电镜照片会附带很多重要参数，如图像尺寸、像素、放大倍数和标尺，以及拍摄时的加速电压和工作距离等，这些参数对于分析图像至关重要，同时通过研究参数是否合适，也可为重复或改进实验提供帮助。

扫描电镜的主要成像模式分为二次电子成像和背散射电子成像（图3-3-3）。二次电子成像模式在观察表面粗糙度、微纳结构、裂纹及其他表面特征方面表现出色，高分辨率和高对比度图像使其成为观察微纳结构的理想选择。背散射电子探测器可探测样品与电子束相互作用后反弹回来的高能电子，原子序数较大的元素会产生更强烈的背散射信号，可用于区分不同的元素和相。此外，背散射电子成像结合其他附件还可反映晶体的结构信息。

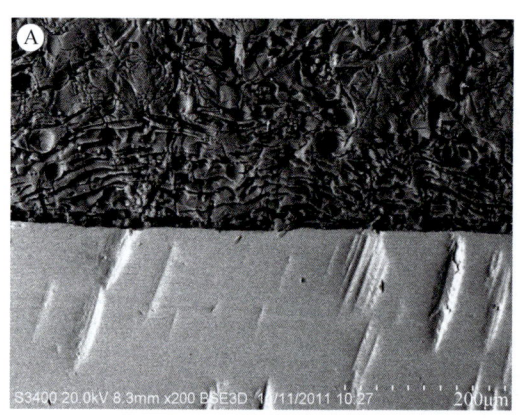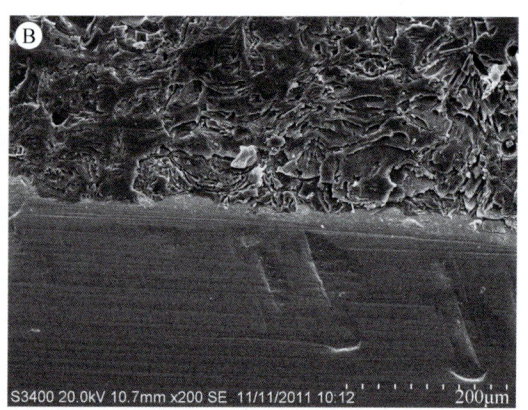

图3-3-3　二次电子成像模式与背散射电子成像模式的对比
A. 背散射电子成像模式；B. 二次电子成像模式

虽然扫描电镜能提供极高的放大倍数，但并非所有研究都需要最大倍数。超过样品特征尺度的放大不仅增加了调试时间，而且可能导致无用信息的增多，甚至在观测过程中损害样品。

放大倍数越小，可以观察到的范围（即视场）越大，越利于观察样品的全貌；放大倍数越大，视场越小，越利于观察特征的细节。较低的放大倍数除了易于寻找和定位样品外，还具有更高的景深、更大的视场，能反映样品的整体信息。如图3-3-4所示，在低倍镜下，更易获得较高的景深，因此微球形貌较为清晰，且能获得较好的立体感。但由于景深和焦距的限制，图片中央的结构离焦点更近，所以成像更清晰，而微球四周离焦点较远，成像相比中央较为模糊，此时通过调整工作距离和放大倍数，可实现中央-周围的清晰度改变。图3-3-4B为高倍放大下观察到的微球细节。

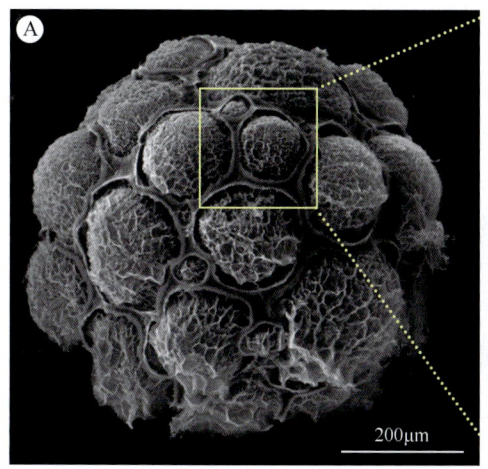 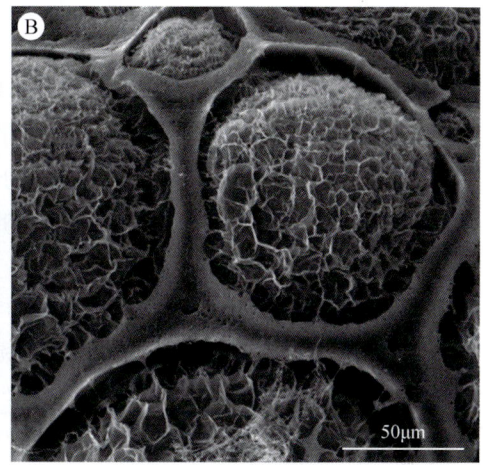

图3-3-4 低倍（A）与高倍（B）扫描电镜下聚己内酯（PCL）微球的形貌特点

除了放大倍数和标尺外，扫描电镜的图片通常还会给出加速电压、工作距离、探测器型号等关键信息。知道这些信息，除了可以后续复现和进行对比实验外，还能判断图片拍摄者设置的参数是否合理、图片质量与参数有无关联等。许多时候需要比对图片、复现或改进实验，此时先前图片的信息可以提供很好的线索，用以判断参数是否合适，需要在哪些方面进行改进。因此，合适的参数设置对图像的质量至关重要，拍摄者需要通过摸索获得最佳的参数设置。

前文提到，扫描电镜的工作原理是使用电子束轰击样品表面，通过检测激发信号而完成成像。因此，针对高真空环境和强烈电子束照射下的稳定性欠佳的样品，高能电子束可能会导致某些样品的蒸发或升华，如有机材料或某些易挥发元素。此外，电子束可能引起加热效应，导致样品的结构变形或化学变化，这可能会影响观察到的微观结构。这类样品易受电子束辐照损伤，在高电压下易发生变形，导致表面细节不突出，降低加速电压可使图像质量得以改善。对于一些结构不稳定的材料，如较细的纤维，当放大倍数较高时，电子束的轰击会集中在单一纤维上，导致纤维发生抖动，造成图像模糊；为避免因抖动而导致的对焦不准，可降低加速电压，但造成的后果是样品细节的丢失（图3-3-5）。

在处理或展示扫描电镜图像时，往往需要对图像的亮度和对比度进行调整。对于扫描电镜图像，图像亮度指图像的明亮程度，整幅图灰度值越高，则图像越亮，而对比度指的是最高和最低灰度值之间的差别，对比度越高，图像越明锐、层次越突出、样品特征越明显。但是太高的对比度会导致部分区

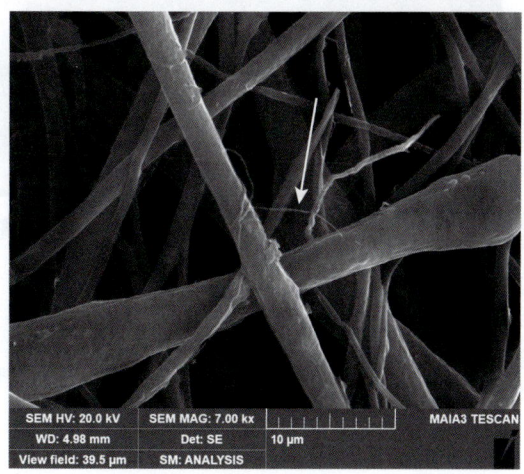

图3-3-5 电子束集中于单一纤维时易导致纤维抖动，降低加速电压则造成样品细节丢失

域过曝或者欠曝，也会让噪点变得明显。为了获得满意的图像，一般需要亮度和对比度搭配进行调节，使得图像更清晰，特征更明显。对于亮度、对比度的调节，若试样表面平坦且各处差别不大，可以加大对比度，以突出特征区域；若试样本身产生强烈的明暗对比，则可以降低对比度。需要说明的是，对图像质量的判断有很大的主观性，对比度、亮度调节可在反映客观的前提下按个人喜好或者目的进行。除了手工调节亮度、对比度外，目前的电镜软件都具有自动调节对比度和亮度的功能，或者直方图修正工具、伽马调节等手段。对于拍摄中未获得理想的亮度或对比度的扫描电镜图像，仍可使用图片编辑软件进行后期调整。

2. SEM 搭配 EDS 分析　SEM 搭配 EDS 可以进行定性和定量分析。能谱仪的性能指标中，能量分辨率是以全峰半高宽来衡量的关键参数。能谱图的横坐标为元素特征 X 射线峰的特征能量，单位为千电子伏（keV），纵坐标则为收集的 X 射线光子数。EDS 的单点和多点分析程序允许在特定点上进行快速定性和定量分析，适合低含量元素的定量和显微结构成分分析。

EDS 线分析（线扫描）和面分析（面扫描）是两种重要的分析方法。线分析通过电子束沿指定线扫描，获取元素含量的变化曲线，常用于材料界面和表面改性研究。面分析则是在试样表面指定区域扫描，获取区域元素的整体分布图像。这些方法具有定性和定量作用，能提供元素在不同相或区域内分布的直观信息。例如，图 3-3-6 展示了一种负载磁性纳米氧化铁颗粒的壳聚糖海绵支架的 EDS 面扫描结果。壳聚糖海绵作为支架材料的主体，其主要元素为 C、O 和 N。由于支架负载纳米氧化铁颗粒，扫描后可见 Fe 元素分布，其在壳聚糖内的分布相对均匀，并未在个别点位集中聚合。

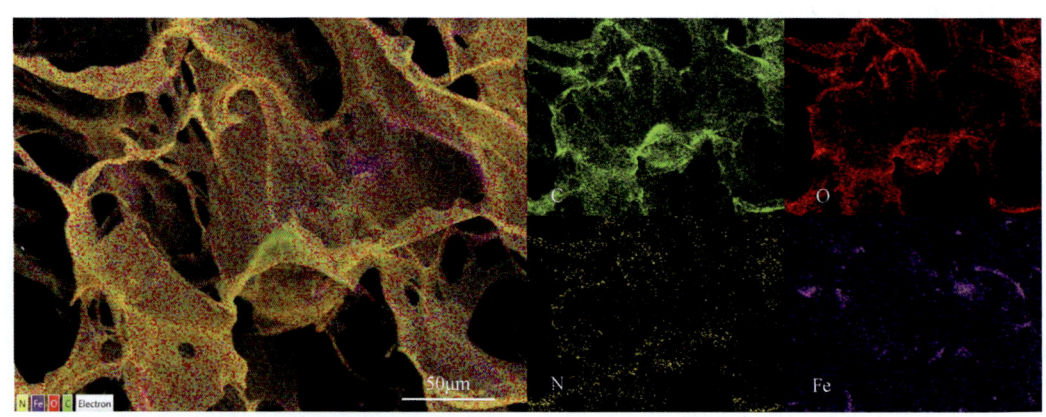

图 3-3-6　一种负载磁性纳米氧化铁颗粒的壳聚糖海绵支架的 EDS 面扫描结果及 C、O、N 和 Fe 元素分布

EDS 同样可以分析样品中的元素含量。例如，图 3-3-7 展示了一种支架材料，其中的 Fe 元素含量为 5.7%，需注意图中 Pt 元素占比为 9.1%，该元素是扫描电镜观察前预先喷涂的导电材料，应在元素分析中加以甄别。

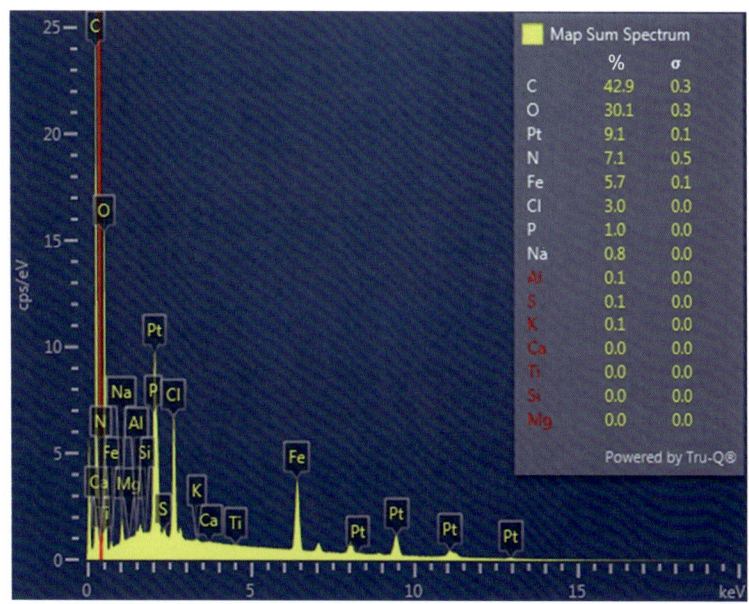

图 3-3-7　一种负载磁性纳米氧化铁颗粒的壳聚糖海绵支架的 EDS 面扫描的元素含量结果

注：cps/eV 为每电子伏特能量区间内的计数率

SEM 和 EDS 的结果主要反映样品表面指定微区的成分和性能，但应注意这些分析结果不能代表样品的整体情况。对于均匀材质的样品，如金属，EDS 分析结果可认为是体相结果。目前 EDS 定量分析的准确度已有显著提高，尤其在分析无重叠峰的中等原子序数样品时，其准确度与 EPMA（WDS）相近，甚至可与定量化学分析方法相媲美。然而，对于轻元素样品，定量分析仍存在一定的误差。定量分析结果的准确性受仪器性能、测定条件、元素种类和含量等因素影响。国家标准规定了 EDS 分析的允许误差，具体为主要成分误差 ≤ ±5%，元素含量在 3%～20% 的误差 ≤ ±10%，在 1%～3% 的误差 ≤ ±30%，以及在 0.5%～1% 的误差 ≤ ±50%。

3. Cryo-SEM　相比于普通的扫描电镜，Cryo-SEM 使用超低温冷冻制样，可以直接观察液体或半液体样品，超低温冷冻制样使水形成非晶态的玻璃化冰，样品结构能最大程度得到保留和固定；玻璃化冷冻可使样品在一定程度上免受电子辐射的损伤，成像也更加清晰。

在生物及高分子材料领域，Cryo-SEM 在观察核糖体、病毒、膜蛋白、线粒体及蛋白质结构等方面具有特殊优势。

三、原子力显微镜的图像分析与记录

原子力显微镜（AFM）在口腔生物材料学中的应用相当广泛，尤其在膜材料的表征方面，其主要应用领域如下。

1. 表面形貌和表面粗糙度　AFM 的高度像可用于样品表面微区高分辨的粗糙度测量，应用合适的数据分析软件能得到测定区域内粗糙度各表征参数的统计结果，一般仪器供应商会提供配套的数据处理软件，计算机根据高度数据能够自动计算出这些参数，提供对表面粗糙度的详细描述。

2. 相图 综合反映了表面的力学信息，包括弹性、黏性、电磁学性质和摩擦力等。单独分析相位模式得到的图像是没有意义的，必须与形貌图相结合，通过比较两个图像来获取所需的信息。简而言之，如果两种材料在AFM形貌上的对比度较小，但又需要说明这是在另一种膜上生长的情况，可以利用二维形貌图与相图相结合来说明。前提是两种材料的物理特性较为不同，相图具有明显的对比信号。

3. 力曲线 通过在基底斜坡（ramp）上设置参数，可以获得力曲线。曲线的横坐标表示探针和样品之间的相对距离变化，纵坐标表示探针与样品之间的作用力。蓝线表示探针压入样品的曲线，而红线表示离开样品的曲线。纵坐标线显示了两个原子之间的作用力随着距离变化的情况。通过力曲线分析，可以得到峰值力、吸附力、弹性模量、探针样品形变量、能量耗散、弹性模量、黏附力和黏附功等参数，提供了对样品力学性能的详细量化表征。

总的来说，AFM在膜科学技术中的应用能够帮助我们深入了解膜的结构、形态与性能之间的关系，为膜科学技术的发展提供了有力支持。在进行AFM测试时，需要注意探针的选择、环境的影响及反馈系统的调整，以获得准确、高分辨率的图像。

四、激光扫描共聚焦显微镜的图像分析与记录

在口腔生物材料学研究中，激光扫描共聚焦显微镜因具有三维成像功能，能够揭示材料内部的三维结构，与荧光染色技术结合后，不仅能实现对活体细胞的动态观察，还能观察细胞在材料内部的立体生长情况，为理解细胞与口腔生物材料的交互方式提供证据。

1. 三维成像功能 激光扫描共聚焦显微镜的三维成像功能是通过连续光学切片后重构实现的。重建的图像不但能揭示细胞在口腔材料内部及三维空间的生长情况，还能研究细胞内部的结构，并提供细胞的长、宽、厚、断层面积和细胞体积等参数，实现细胞与材料的立体化观察；通过Z-stack扫描，用软件重构细胞组织或细胞-材料内真实的空间结构。三维成像的优点是可以对样品的立体结构进行分析，能十分灵活直观地进行形态学观察，并揭示亚细胞结构和细胞与材料的空间关系。

2. 荧光成像与多通道序列扫描 在观察细胞的生长行为时，常需对特定的细胞器或蛋白进行标记观察，并以此指示相应的生物学行为。观察细胞的增殖行为可使用对细胞核具有特异性的染料，通过细胞核的数量来计算细胞数，并以此反映细胞的增殖情况。如果要同时观察多种细胞器或蛋白，则需对被观察的目标分别进行染色，并对荧光的色彩进行区分。在使用共聚焦显微镜观察时，可根据各染料的荧光特征采取不同通道进行成像并最终获得多通道的成像数据。原始数据会保留各通道的单独成像结果，也可以混合图像保存，研究者可根据实验需要对不同通道的图像进行合成或加工。例如，使用共聚焦显微镜分别对细胞核（DAPI）、整合素β1和细胞骨架（F-actin）进行荧光染色，在一种荧光单独呈现时，可观察染色目标的表达情况，而将多种染色混合（Merge）后则呈现出复合效果（图3-3-8）。

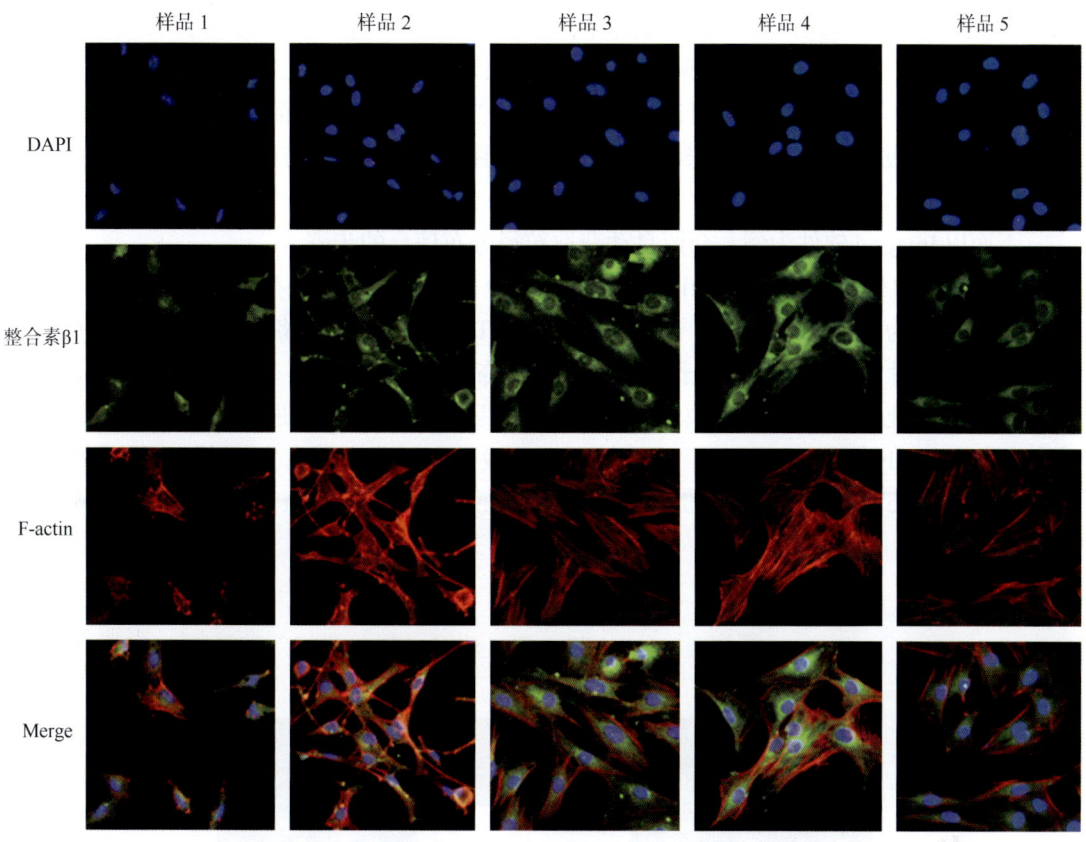

图3-3-8 共聚焦显微镜的单通道成像和多通道融合

3. 时间序列扫描 很多实验需要观察一定时间段内细胞的生长行为,如细胞在生物材料表面的迁移、黏附和增殖。激光扫描共聚焦显微镜可在实验者规定的时间内按照设定的时间间隔和预设条件采集图像,实验结束后根据采集的图像可进行逐帧分析或制作动画,以达到实验目的。

激光扫描共聚焦显微镜观察与其他显微镜观察方法相比,区别在于原始数据的保存,其测量结果可追溯。每一次添加或者拍摄新的图像之后,样品的拍照信息,即激光所用的谱线、检测器范围、激光强度和检测器灵敏度等参数都会作为原始数据保存,重复的样品拍照可以调用相同的拍摄条件,以保证图像的同质性。

五、基于观测图像的定量分析:粒径分析

粒径分析是图像观测中最基本的分析手段之一,用于测量和描述口腔生物材料的颗粒和孔隙的尺寸分布。扫描电镜或原子力显微镜可以对被检测物的尺寸进行测量,但这种方法的试样制备过程烦琐,测量时间长,通过光学或电子显微镜获得高质量图像后,使用图片测量软件进行测量和分析是高效的方法。

常用的图像粒径分析软件有Image-Pro Plus(IPP)、Image J和Nano Measurer等,统计软件有Origin、GraphPad及Microsoft Excel等。图像粒径分析软件通常的粒径测量步

骤：使用软件打开具有清晰标尺的图片，在菜单设置中输入标尺的真实长度和单位；进入测量环节，标示每个测量颗粒，程序会生成和记录序号与粒径，并生成即时报告；对于选取效果不理想的颗粒，可即时剔除数据；当测量的颗粒达到所需数量时即可完成测量，并生成报告。将报告数据导入Origin等绘图软件可制作频次图并分析粒径的分布规律。

下面以Image J软件为例，介绍自动获取粒径分布信息的步骤。

（1）导入电镜图片：使用"file->open"命令，将电镜图片导入。

（2）转换为8-bit黑白图片：选择"image->Type->8-bit"。将RGB格式的图片转换为8-bit黑白图片，有助于后续步骤中设置对比度临界值。

（3）标定比例尺：选择工具栏中的线段工具，放大图像以便绘制比例尺长度的线段，选择"Analyze->Set Scale"以告知系统线段长度所代表的真实长度（图3-3-9）。在"Known distance"中填入真实比例尺长度（如100nm），并在"Unit of length"中填入单位纳米（nm）。

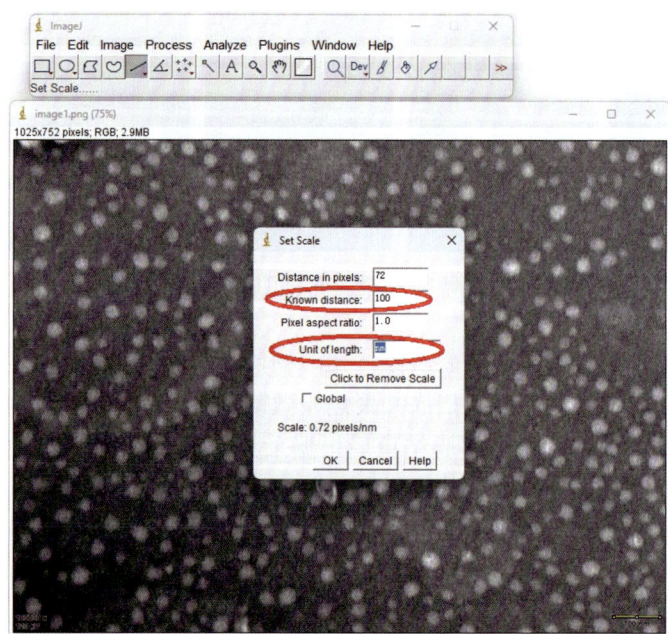

图3-3-9　设定标尺

（4）选择适当的对比度临界值：点击菜单栏中"Image->Adjust->Threshold"，在弹出的界面中，选择合适的阈值，确保红色完全覆盖所有纳米粒子。需要注意的是，比例尺也会被红色覆盖，但无须担心它会被统计到粒子信息中（图3-3-10），后续将通过相应的过滤条件去除无用信息。

（5）选择需要统计的信息：选择"Analyze->Set Measurements"，打开相应命令窗口。

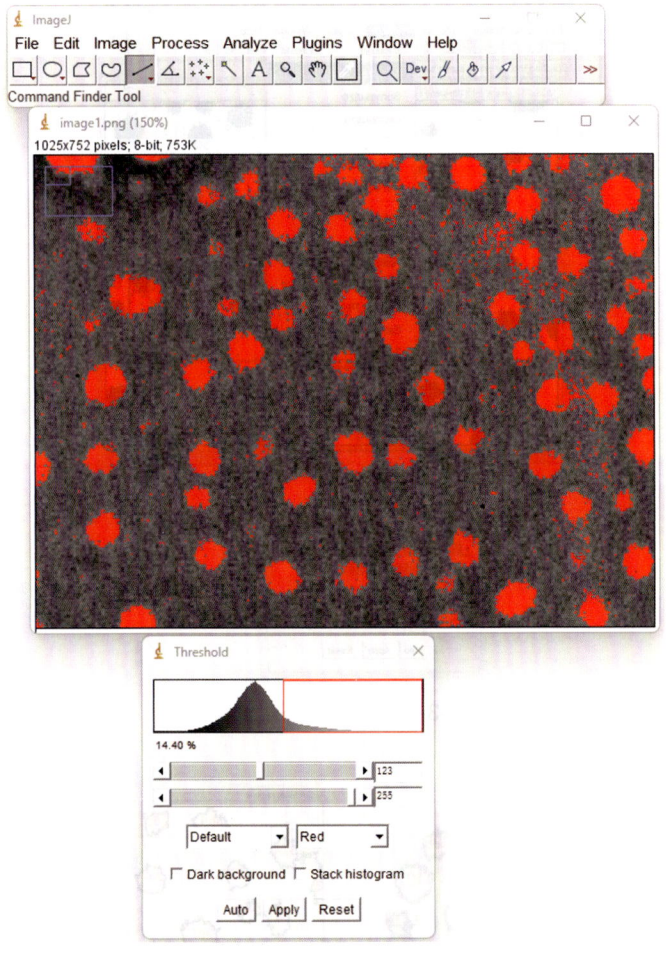

图 3-3-10　选择适当的对比度临界值

（6）分析得到的粒径分布信息：选择"Analyze->Analyze Particles"，打开相应命令窗口。首先，设置面积过滤条件：由于默认设置为0到Infinity，每个被红色覆盖的像素点都会被识别为一个粒子，此时的识别是不准确的。实验者需通过目测的粒子大小，选择一个适中的数值以去除无用信息。其次，设置圆度过滤条件：使用默认的圆度设置（0～1），即无过滤条件。在执行其他命令时，勾选"Display results"以显示结果，并勾选"Exclude on edges"以排除在画面边缘的粒子（图3-3-11）。

图3-3-12为面积有过滤条件而圆度无过滤条件时的结果，红色圆圈标记的比例尺被统计在内，黄色圆圈标记的非常不规则的粒子也被统计在内。

为了解决这个问题，可以将圆度调整到0.3～1，这样比例尺不再被统计在内，而且黄色框中的粒子也消失，此时基本可以获得满意的信息（图3-3-13）。

第四章

物理性能实验

第一节 常用仪器

物理性能是材料的重要特性，直接影响材料的应用效果和使用范围，主要包括材料的热学性能、表面特性、光学性能和电学性能等。通过评价材料的物理性能，不但能够为合理选择口腔材料提供依据，而且可以为规范材料的加工工艺提供参考。随着现代科学技术的发展，人们对口腔材料的要求越来越高。为了研发新的材料或改进传统材料，揭示材料成分-微观结构-材料性能之间的规律尤为关键。20世纪以来，随着物理学的迅速发展，一系列具有高分辨能力的测量仪器，如扫描电镜、原子力显微镜、接触角测量仪、热膨胀测试仪等应运而生，为口腔材料物理性能的测试提供了更精准的工具，大大推动了材料学的发展。

一、接触角测量仪

接触角测量仪是表面科学和材料研究领域中的重要工具，用于测量液滴与固体表面之间形成的接触角。通过准确测量接触角，研究人员能够初步了解不同材料之间的表面相互作用、表面化学性质和微观结构。接触角测量仪由传统的直接观察装置发展到现代的自动化、数字化系统，这些仪器不仅提高了测量的准确性，还拓展了应用领域，包括表面润湿性研究、涂层工业质量控制、纳米技术及材料设计等方面。在液体-固体表面的行为研究中，接触角测量仪为实验提供了准确的定量数据，为材料科学和工程的发展提供了有力的支持。

在口腔生物材料学中，通过接触角测量，可了解体液对材料的润湿性，为生物材料的设计提供重要信息。此外，评估不同表面处理技术对材料表面润湿性的影响，能够帮助材料科学家针对特定应用选择最适合的表面改性方法。通过接触角测量，研究医疗器械表面的润湿性，还有助于设计防黏附表面，如超疏水表面或抗黏附表面，减少细菌和生物污染。

（一）基本结构

目前主流的接触角测量仪是使用光学方法进行接触角测量，仪器通常具有一套硬件系统和一套软件系统。硬件系统用于固定固体表面，生成液滴，并捕捉固体表面的液滴图像；软件系统用于图像分析和接触角计算。具体组成如下：

（1）样品台：样品台的设计和性能对接触角测量的准确性至关重要。微调设备允许用户精确调整样品的位置，以确保样品在测量中保持水平和稳定。样品台的稳定性是获得可重复和精确测量结果的基础。

（2）液滴系统：液体注射器负责释放精确量的液滴，液体储罐通常具有密封性和防蒸发的设计，以保持待测液体的纯度和性质。液体分配系统可调整液滴的大小和形状，确保实验条件的可控性。液滴系统的设计直接影响液滴的产生和控制。

（3）照明系统：照明系统的作用是提供均匀、稳定的光源，确保相机能够获取清晰、高对比度的图像。这对于清晰辨识液滴的边缘和交界处至关重要。照明系统的均匀性直接影响液滴形状的准确捕捉，从而影响测量结果的准确性。通常，照明系统采用适当波长的光源，以确保对液滴表面细节的高质量成像。

（4）相机：高分辨率相机是记录液滴与固体表面交界处图像的关键工具。相机的性能直接决定了图像的质量和细微特征的清晰度。先进的相机系统具有高速拍摄功能，对于快速动态实验条件下的液滴行为研究尤为重要。自动对焦功能可确保在不同实验条件下获得清晰的图像。

（5）分析软件：是接触角测量仪中的智能核心。这些软件负责处理从相机捕捉到的图像数据，进行自动图像识别、边缘检测、接触角计算等操作。高级的分析软件通常具有用户友好的界面，支持多样化的图像处理算法，并具有提供数据可视化和报告生成功能。这使得使用者能够轻松地分析实验结果，进行比较和进一步的研究。

这些组成部分共同构成了接触角测量仪的整体结构，确保了实验的可重复性和结果的可靠性。

（二）工作原理

当液滴置于固体表面时，液-气界面与固体表面的夹角称为接触角。这一角度是表面科学中的重要物理参数，体现了液滴中的液体与固体表面之间的分子相互作用，可以提供有关微观和纳米尺度上表面张力、表面能和表面活性的信息（参见本章第三节）。当液滴滴在固体表面时，由于表面张力的作用，液滴会尽量减小表面积以达到能量最小化的目的。这导致液滴在固体表面形成一个近似半球的形状。接触角的测量通过解析液滴形状和表面张力之间的关系，为科学家提供了理解材料润湿性和表面性质的依据。在实际测量中，接触角测量仪通过记录液滴与固体表面交界处的形状计算接触角，为材料科学、化学和生物医学等领域的研究提供了有力的支持。

（三）测量方法

鉴于接触角在不同应用中的重要性，已经发展了多种测量接触角的方法。接触角测量仪的发展经历了多个阶段，从最初的手工实验到今天的高度自动化、数字化仪器。接触角测量仪的发展为表面科学和工程领域的研究提供了先进的工具。早期手工实验（19世纪末至20世纪初）：威廉米平板法（Wilhelmy plate method，又称吊片法）是早期用于测量液体表面张力的方法之一。它涉及将一个悬挂的板浸入液体并观察液体表面的张力作用。尽管这是一种粗略的方法，但为接触角研究奠定了基础。早期光学方法（20世纪初）：一些科学家使用光学方法，如通过显微镜观察液滴形态变化，进行接触角测量。然而，这些方法在准确性和可重复性方面存在一些限制，主要是因为设备和技术的限制。发展光学测量技术（20世纪中期）：随着显微镜和投影仪等设备的改进，光学技术的应用提高了接触角测量的准确性，这一时期对液滴形状的测量更精细。计算机技术的引入（20世纪后期）：20世纪后半期，计算机技术的引入带来了接触角测量领域的重大变革。计算机图像处理和分析技术的使用提高了数据的准确性和可信度。商业化和自动化（20世纪末至21世纪初）：商业化的接触角测量仪器开始出现，它们具有更高的自动化程度，通常包括高分辨率相机、自动化的运动控制系统和先进的图像分析软件。这些仪器使接触角测量更加准确和可靠。多方法综合测量（21世纪）：当代接触角测量仪器综合了多种方法，包括光学、机械和电子技术。这些仪器具有高度自动化和数字化水平，可适应不同样品和环境，为研究者提供了更多便利。

在这些方法中，静态法是接触角测量的一种常见方法。通过测量静止的触点在固体表面形成的角度，即接触角，来描述润湿性质，主要用于研究固体表面的润湿性、支撑稳定性和响应，具有易于使用、直接可视化，以及对样品需求体积和表面积较小的优点。与静态接触角不同，动态接触角测量关注的是接触角随时间、触觉变形或其他外部条件变化的过程。将液滴迅速投放到表面，然后通过追踪液滴形状的变化来计算接触角。这种方法通常用于快速评估表面的润湿性，特别是在需要进行高通量实验或在工业生产线上进行质检的情况下。

总之，这两种测量方法都有各自的优势和适用场景。静态法适用于需要更为稳定的测量结果和长时间观察的情况，而动态法适用于需要快速评估表面润湿性或进行高通量实验的情况。在实际应用中，选择合适的测量方法取决于研究的具体目的和实验条件。

二、表面轮廓仪

表面轮廓仪是通过接触式或非接触式的测量手段，获取目标物体表面的三维形状数据。它能够准确测量表面的轮廓、凸凹、高低差异等细微特征，以评估加工工艺的效果和质量。通过使用表面轮廓仪，监测并优化加工参数，以调整加工工艺，最终达到所需的表面粗糙度标准。这种精密测量有助于识别和解决加工过程中可能导致的划痕、磨损、形状变化等问题，从而确保最终产品的表面质量满足设计和性能要求。这对于确保制造出高精度、高性能的零部件和成品，以及满足各行业对表面质量的严格标准都具有重要的意义。

在口腔生物材料领域，表面轮廓仪可应用于表征口腔材料的表面粗糙度和形貌，为新材料的研发提供关键数据，为口腔部件的精密制造及相关研究提供不可或缺的理论依据。

根据仪器结构与原理，表面轮廓分为接触式测量法和非接触式测量法两大类型。其中，后者包括光学测量法和非光学式扫描显微镜测量法。

（一）接触式测量法

接触式测量法的原理：把传感器的触头（即触针）直接放置于待测物体表面，将其位置变化转化为所需信号，进而获取目标表面的形状信息。此种方法是最基础且普遍使用的表面形态检测手段，也被视为全球认可的二维表面粗糙度的标准化评估工具，在工业领域表面测量中发挥着重要作用。此方法除了提供表面粗糙度的数值外，还可展示待测物的详细轮廓图像，适用于各类部件轮廓大小的分析。但触针式的测量可能导致待测对象表面损害，这在操作过程中须尽力防止。因此，无接触的测量方式更受青睐。

（二）非接触式测量法

1. 非光学式扫描显微镜测量法 随着微电子、光学和信息处理技术的快速进步，表面测量技术也得到了发展，使得传统的接触式仪器向非接触式仪器转变，仪器的测量范围和测量精度也不断得到提高。非光学式扫描显微镜不采用光学物镜及光学手段来获取物体表面形貌。其又可以分为两大类：电镜（包括透射电镜、扫描电镜）和扫描探针显微镜（包括扫描隧道显微镜、原子力显微镜）。非光学式扫描显微镜的主要优势在于分辨率高，可用于测量纳米级甚至原子级表面形貌；其劣势在于测量范围相对较窄，测量条件也较为严格。

2. 光学测量法 是一种基于光学原理的非接触表面形貌检测技术，涵盖了诸如光学探针法、投影法、干涉测量法及光散射法等多样化的光学测量手段。

聚焦探测法与显微干涉法是两大关键技术。前者基于类似机械触针法的基本理念，但取而代之的是使用聚焦光束作为触针。通过调节光学系统中的物镜，确保聚焦光束始终位于待测表面的焦点，如此一来，表面形状的信息便取决于物镜位置的变动，从而可通过计算分析无损得到样品表面形貌。

作为一种关键的技术手段，显微干涉法已经广泛应用于2D轮廓及3D表面形状的精确度量。此种方式是通过让共振光线照射到待检测物的表面，然后观察其反射的光波是否含有相关的信息，并将其与参照光叠加以产生干涉效应，最后通过分析干涉效果来提取目标物体的构造特征。随着光学器件在Z轴上的移动，所形成的图像会在样品表面不同高度聚焦，这样就能生成相应的映射数据。基于这一基础构架，能够开发出各种光学测量工具，如相移干涉仪、激光全息干涉仪、外差干涉仪、散斑干涉仪等。这些设备能有效地保护工作部件免受损伤，但是其对待检测表面的洁净度有着较高的需求，同时可能在反射性能较低或者角度较大的表面造成误差。

在使用相移干涉仪的过程中，来自被检测物的反射光线会与参照光相遇并产生干涉效应。当两个波段间的相位差为0时，所产生的干涉光强的值最高，这可用于揭示被检测物表面的相关信息。相移干涉方法能快速且准确地获取数据，常采用压电陶瓷来推动参考镜以实现持续性的相位调整。然而，这种方式可能会受到压电陶瓷精度的限制。使用电荷耦合器件来捕捉干涉信号，电荷耦合器件的收集速度会对相移干涉的结果造成影响。相对而言，相移干涉方法比传统的探针法更具效率且有更高的精确度。外差干涉法在维持物光恒定的同时，借助频率偏移器调节参考光的频率，使得两者之间形成一定的频率差异，用以解析干涉信号获得相应的相位变化。全息技术的核心思想在于将单一光源分割成两种路径，一种用于照亮待测物体，另一种则用于作为参照光，二者共同投影至全息干板，根据不同的曝光情况对其进行加工，最终生成全息底片，该底片可以还原待测物体的立体形态。

散斑干涉的原理：当测量对象的表面纹理与照明光线的波长类似或者超过该光源波长时，可以把投射到物体表面的光线视为多个微型光源，因为每个点位的形态不同，这些微型光源的强度和相位也会有所变动。当它们发出各自的光线并交会在一起的时候，就会产生散斑图案。散斑的尺寸、形态和数量都取决于目标表面的粗糙度，因此可以通过分析散斑数据获取目标表面的形貌。

三、原子力显微镜

口腔生物材料的表面粗糙度是一个关键的参数，对材料的生物相容性、细菌附着、细胞黏附等方面都有影响。AFM通过在纳米尺度上扫描表面，可以提供高分辨率的表面拓扑图像，同时能够量化表面的粗糙度。AFM的结构和工作原理可参见第三章第一节。

四、氮气吸附仪

氮气吸附仪可测量材料的比表面积，有助于评估材料的吸附性能和分散性；通过分析孔隙结构，获取材料孔隙结构信息，这对各类多孔材料的设计和改进至关重要。氮气吸附仪在口腔生物材料领域的主要应用：检测人工骨填充物的孔隙率和孔径，优化其生物学性能，加快其骨整合效率；研究载药体系的比表面积和孔隙度，指导其纯化、加工、混合、压片和包装，以及保质期、溶解速率和生物利用度；研究牙科陶瓷的比表面积及孔径分布以指导陶瓷性能的提升等。此外，纳米科学近年来也成为口腔生物材料的研究热点，纳米材料在口腔人工骨替代材料、药物负载与缓释、口腔充填与修复材料等诸多领域都有广泛的应用前景，而纳米材料的比表面积和孔隙结构的关键信息都需使用氮气吸附仪进行测量。

氮气吸附仪又称比表面积与孔径分析仪。在众多比表面积及孔径分布测量的检测方法中，气体吸附法应用最广、测量精度最高。比表面积越大，吸附的气体越多，因此通过检测吸附气体的量即可得到比表面积的值。由于氮气可以与大多数物质的表面产生微弱的范德瓦耳斯力，形成物理吸附，因此氮气吸附仪利用物理吸附的理论基础来测量材料的比表面积。在氮气吸附仪中，氮气通过调节温度和相对压力，与固体样品发生物理吸附。一般利用液氮在其沸点77K下进行吸附实验。作为材料科学和催化研究等领域中的一项关键工具，氮气吸附仪提供了高效、精准的表面测量手段，解锁了材料微观世界的结构，推动了材料研究的前沿发展。

（一）基本结构

氮气吸附仪大致由样品室、氮气供应系统、温度控制系统、气流控制系统、压力测量系统、检测器、软件控制和分析系统等构成。

样品室是放置待测试样品的区域。样品室通常设计成密封的容器，以确保实验条件的稳定性。它可能具有精密的制冷和加热系统，以控制样品的温度。氮气供应系统提供实验所需的高纯度氮气。吸附实验中，样品的温度可以影响吸附和脱附的性质，因此需要使用温度控制系统进行精确的温度控制。气流控制系统控制氮气等工作气体的流量，确保在吸附和脱附过程中气体的精确流动。而压力测量系统的数据被用于分析吸附等温线和其他实验结果。检测器可监测和分析气体成分，提供有关吸附和脱附气体的详细信息。软件控制和分析系统可自动控制实验过程，负责温度控制、气体流动和数据采集，并对获取的数据进行分析，呈现实验结果。

（二）工作原理

氮气吸附仪的工作原理：主要依赖气体吸附与脱附、BET（Brunauer-Emmett-Teller）理论。氮气吸附仪通过记录在不同相对压力下氮气吸附到材料表面的数量，构建物理吸附等温线。这些等温线描述了吸附量与相对压力的关系。BET理论是描述多层物理吸附的理论基础。在氮气吸附仪中，通过应用BET方程，可以从吸附等温线中推导出样品的比表面积。BET理论假设吸附层是均匀的，通过分析多点吸附数据，得到比表面积的定量信息。氮气吸附仪通常会进行吸附等温线的分析，包括计算单层吸附量、多层吸附量及相关的吸附热。这些参数提供了关于样品表面和孔隙结构的信息。通过监测氮气在吸附和脱附过程中的体积变化，氮气吸附仪能够计算出样品的比表面积。这是一种常用的表征材料孔隙结构和表面活性的方法。

在材料的比表面积分析中，气体吸附等温线分析是常用的理论。1938年，Brunauer、Emmett、Teller三位科学家提出BET理论，即多分子层吸附理论。等温条件下，通过测定材料在不同压力下对气体的吸附量，得到等温吸附线，通过等温线上的拐点来确定比表面积。

基于此理论的BET公式：

$$\frac{P}{V(P-P_0)} = \frac{1}{V_m C} + \frac{C-1}{V_m C}\frac{P}{P_0}$$

注：在P/P_0为0.05～0.35的范围内，等温吸附线为一直线，通过斜率和截距可求得V_m（单层饱和吸附量）；比表面积=$V_m N_A S$，其中N_A为阿伏伽德罗常量；S为一个吸附分子的截面积。

五、压电测试仪

石英晶体的压电效应于1880年首次被居里兄弟发现。该效应指的是石英晶体表面受到外力时会产生电荷，其大小与外力成正比。随后的研究表明，当在电介质的极化方向上施加电场时，也会引起机械形变，即逆压电效应。利用材料的压电效应，可以实现机械能和电能之间的相互转化，因此其在换能器、传感器和组织工程等领域得到了广泛应用。压电常数是反映压电材料力学和电学之间线性响应关系的比例常数，也是描述压电材料性能的重要参数。

为了检测压电常数，掌握相应的检测方法显得十分必要。压电测试仪成为检测压电常数的重要工具，通常是基于正压电效应制成的。主要的检测方法包括电测法、声测法、光测法和力测法等，其中电测法应用最为广泛。在应用电测法检测压电参数时，根据待测样品所处的力学状态，可分为静态法、动态法和准静态法。准静态法因分辨率高、测量范围广、精度高和操作方便等优点，目前成为测量压电应变常数d_{33}最常用的方法之一。目前市场上常见的d_{33}测量仪包括中国科学院ZJ系列准静态d_{33}测量仪等。

（一）基本结构

压电测试仪主要由以下几个部分组成。

（1）驱动装置：进行检测时，驱动装置发送信号驱动施力装置中的电磁驱动器。

（2）施力装置：施力装置接收信号后，对待测样品和标准样品产生交变力的作用，从而使其表面产生电荷。

（3）信号采集和处理装置：可以采集和比较样品的电压信号，从而计算出待测样品的压电常数d_{33}。

（4）显示和记录设备：压电测试仪配备有显示屏，可以实时显示或记录测试结果。

（二）工作原理

压电测试仪的工作原理基于压电效应。驱动装置发送信号驱动施力装置，使外力作用于标准样品和待测样品，进而产生电荷输出电信号，这些电荷的量与施加外力的大小成正比，由于标准样品和待测样品在装置中串联，其所受外力大小一致，标准样品的压电常数d_{33}是已知的，待测样品及标准样品的电压可通过信号采集装置进行测量，从而计算出待测样品的压电常数d_{33}，并通过显示和记录设备将测试结果输出。

（三）主要参数与含义

压电测试仪是一种用于测量压电材料性能的仪器，其性能参数是评价该仪器优劣的重要依据。使用压电测试仪进行检测时，需要对其测量范围、分辨率、精度、线性度、测试速率、输入阻抗、温度稳定性等有一定的了解。

（1）测量范围：指压电测试仪可以测量的电压或电荷量的范围。通常，测量范围越宽，该仪器能够测量的压电材料性能范围越广。在选择压电测试仪时，需要根据实际需求选择合适的测量范围。

（2）分辨率与精度：是与测量结果的可靠性息息相关的参数。分辨率是指压电测试仪能够检测到的最小电压或电流量。分辨率越高，表示该仪器的测量精度越高。在进行精细的实验研究时，需要选择高分辨率的压电测试仪。精度是指压电测试仪测量的准确性。精度越高，表示该仪器的测量结果越接近实际值。在选择压电测试仪时，需要关注其精度指标，以确保实验结果的可靠性。

（3）线性度：指压电测试仪的输入与输出之间的线性关系，理想的压电测试仪应该具有线性度高的特点，以保证实验结果的准确性。

（4）测试速率：指压电测试仪进行一次测量所需的时间，测试速率越快，表示该仪器的测量效率越高，在进行大规模的实验研究时，需要选择高测试速率的压电测试仪。

（5）输入阻抗：指压电测试仪输入端的电阻抗值。输入阻抗越高，表示该仪器对外部电路的干扰越小。在进行精确的实验研究时，需要选择高输入阻抗的压电测试仪。

（6）温度稳定性：此外，环境温度变化也会影响仪器测量结果的可靠性。温度稳定性越高，表示该仪器在不同温度下的测量结果越可靠。在环境温度变化较大的情况下，需要选择温度稳定性高的压电测试仪。

六、三刺激值色差仪

三刺激值色差仪也称分色色差仪、色彩色差仪，是一种用来测量物体颜色差异的仪器。亥姆霍兹（Helmholtz）的三原色学说（trichromatic theory）指出，色彩的感觉是三种原色光刺激人体视网膜的综合结果。而三刺激值是指用X（红原色刺激量）、Y（绿原色刺激量）和Z（蓝原色刺激量）表示引起视网膜对某种特定颜色感觉的三种原色的刺激量。基于此理论，20世纪末至21世纪初，随着光电技术和计算机技术的迅速发展，现代色差仪开始出现。通过模拟人眼对颜色感知的原理，三刺激值色差仪可以快速、准确地测量物体颜色，并输出各种颜色参数和差值。

三刺激值色差仪目前广泛应用于油漆、纺织品、涂料、印刷、塑料、医药和食品等各行业，用于控制生产过程中的产品质量、配色及颜色一致性评估等。相较于分光色度计（spectro-colorimeter）的高精度性及不断增加的多功能性，三刺激值色差仪受限于自身的结构与应用原理，不适合用于较为复杂的色彩分析，如光谱反射率及色强度等，但由于其价格较低、外形小巧、操作简便，且可以轻松测出物体三刺激值等色彩数据，仍具有广泛的应用前景。

（一）基本结构

三刺激值色差仪通常由以下各部分组成。

（1）光源：三刺激值色差仪使用经校准的光源，常采用白炽灯、卤钨灯或微型脉冲氙灯等，现在国内产品多为卤钨灯，可达到精度要求。国外一些高端仪器采用的是光强高、耗能少的脉冲氙灯，但其价格高昂，仪器整体造价较高。

（2）检测器或传感器：三刺激值色差仪内部有3个经过校准的检测器或传感器，一般是由3个光电管或大面积硅光电二极管组成，它们带有经修正的滤光片组，以响应与红、绿、蓝色通道相关的特定波长的光。另外，值得一提的是采用光纤传感技术的新型测量仪器，得益于光纤直径细、柔韧度高等特点，此类测色仪器体积小、测量方便，适用于有特定需求的场合，如测量人体牙齿或皮肤的颜色等。

（3）颜色计算系统：利用内部自带的数学算法，三刺激值色差仪可以对被测物体颜色的三刺激值（X、Y、Z）、色度坐标、色差值等参数，根据传感器检测到的光强度进行计算。

（4）显示和数据输出系统：三刺激值色差仪通常具有显示颜色测量结果的显示器，并且还具有更多的数据输出选项，如USB、蓝牙或其他连接选项，用于数据分析和留档等。

（二）工作原理

20世纪70年代，国际照明委员会（International Commission on Illumination，法语简称为CIE）在前期研究的基础上发布了CIE $L^*a^*b^*$模型。三刺激值色差仪通过反射或透射测得物体的三刺激值X、Y、Z之后，经数学转化得到并输出L^*、a^*、b^*三组数据。如今，它是描述物体色度值的推荐方法，也是许多颜色测量仪器使用的数学方法。

三刺激值色差仪仿照人眼视网膜感色的原理，将校准后的光源照射在被测物体后，没有被物体吸收的光经由物体表面反射或透射出来而进入色差仪内红、绿、蓝3个滤色片，由滤色片过滤后的单色光进入光电探测器，采用能感受红、绿、蓝3种颜色的传感器，测量物体在与3种颜色通道相对应的特定波长下反射或透射的光强度，放大处理各自所感受的光电流，得出被测物的三刺激值。并可通过一系列数学关系的转换，将原始的X、Y、Z三刺激值输出为易于理解的数据，一般为上文提到的L^*、a^*、b^*，以及被测物体之间的色差值，即ΔE^*、ΔL^*、Δa^*、Δb^*四组色差数据。

（三）仪器的分类与选择

相较于分光色度计，可以根据测量精度及便携程度分为手持式、便携式和台式色差仪，三刺激值色差仪由于结构简单、精度不高，通常只有便携式。

根据应用场景不同、被测物品体积大小及形态等区别，三刺激值色差仪可以分为常规孔径色差仪、小孔径色差仪、大孔径色差仪。常规孔径色差仪是最常见的，测量孔径一般是8mm，可满足大多数测量需求；小孔径色差仪主要用来测量小尺寸材料，通常为4mm孔径；大孔径色差仪常用来测量有纹理、颜色不均匀的材料，常见的为20mm孔径或是更大。通常根据测量需要来选择色差仪孔径，孔径越大，代表采样区域越大，测量时影响因素越小；孔径越小，采样区域越小，颜色不均匀性影响越大，越难测准确。

用于口腔领域的三刺激值色差仪可根据测量范围分为点测量（spot measurement，SM）式和全牙测量（complete-tooth measurement，CTM）式。点测量式色差仪用于逐点测量一个牙面的各个部分；而全牙测量式则一次性涉及整个牙面甚至多个牙的牙面。点测量式色差仪探头小，可进行后牙测色和个性色记录。但由于其口径远小于牙面的平均面积，其测量结果仍不能完全代表天然牙色。目前普遍认为点测量式色差仪宜作为辅助用于反映牙色趋势。全牙测量式色差仪将全牙面测色后经软件分析，并划分为不同色度，能较好地表现出牙色分布，同时具有良好的一致性和可重复性，是临床比色的较好选择。

（四）仪器的主要参数与含义

如上所述，所有的颜色都通过CIE $L^*a^*b^*$色彩空间三维矩阵中L^*、a^*、b^* 3个轴的坐标来表示。其中，L^*代表明度指数，为三维矩阵中的垂直轴，其值从最下方的0（黑）到最上方的100（白），以百分数表示颜色的明暗程度；a^*、b^*代表色品指数，为矩阵中的两条互相垂直的水平轴，组成的一个圆为颜色的色度平面，表示不同的色彩方向，a^*代表红绿轴上颜色的饱和度，其中$-a^*$为绿，$+a^*$为红；b^*代表蓝黄轴上颜色的饱和度，其中$-b^*$为蓝，$+b^*$为黄。L^*、a^*、b^*不仅可以精确地表示各种色调，也可用于表示两种色调之间的差值。

当三刺激值色差仪测得两种物体的L^*、a^*、b^*三组数据后，两者之间的总色差ΔE^*及各项单项色差可用下列公式计算并输出。

明度差：$\Delta L^* = L_1^* - L_2^*$；

色度差：$\Delta a^* = a_1^* - a_2^*$，$\Delta b^* = b_1^* - b_2^*$；

总色差：$\Delta E^* = (\Delta L^* + \Delta a^* + \Delta b^*)/2$

ΔE^* 被定义为两种被测物体之间的总色差，ΔE^* 值越大，代表色差越大，但其不能表示该色差的偏移方向，正常色差允许范围如下。①（0～0.25）ΔE^*：非常小或没有，是理想匹配。②（0.25～0.5）ΔE^*：微小，是可接受的匹配。③（0.5～1.0）ΔE^*：微小到中等，在一些应用中可接受。④（1.0～2.0）ΔE^*：中等，在特定应用中可接受。⑤（2.0～4.0）ΔE^*：有差距，在特定应用中可接受。⑥ 4.0ΔE^* 以上：非常大，在大部分应用中不可接受。

七、透光率测试仪

透光率是指光线穿过介质的能力，即穿过透明或半透明介质的光通量与其入射光通量的百分比，是描述材料光学性质的重要参数。材料的结构、组成、厚度等都会影响光线在材料内的传播，从而影响透光率。一般来说，材料越薄、组成越纯净，其透光率越高，表示其对光的透明度越好。透光率广泛应用于建筑工程、汽车制造、医疗器械、电子显示、光电子器件和口腔修复学等领域。透光率的准确测量对这些领域的材料选择和性能评估具有重要影响。

透光率测试仪用于检测某特定波长或某波长范围内的光在某种材料中透过的能力，是材料光学性能测量领域中的关键工具。该类仪器的发展始于早期简单的光学装置，经过多年技术创新和仪器制造的演进，现代透光率测试仪借助先进的光学技术、电子控制系统和数据处理方法，已具备多功能化、高度自动化、高分辨率和多波长测量等先进特性，在建筑材料评估、医疗器械材料分析、光电子器件制造和新材料研究等领域得到了广泛应用。

透光率测试仪在口腔生物材料学领域扮演着重要的角色。其主要应用之一是评估口腔修复材料的光学性能，特别是评估用于牙体缺损与牙列缺损的修复材料。透光率测试仪通过精密的光学测量，能够准确地评估口腔修复体材料（如树脂、陶瓷）在不同波长下的透明度和透光率，指导临床对陶瓷类修复体粘接剂的选择、光固化树脂应用时的单次充填厚度、光照强度与距离等；辅助确定修复材料的颜色与自然牙齿的颜色匹配程度，为患者提供更符合个体需求的修复方案；确保修复体在各种光照条件下具有良好的透明性，从而实现更为自然和美观的牙齿外观修复。这项技术对于确保修复体与周围天然牙齿的协调性至关重要，为口腔医生提供了科学依据，使其能够更精准地选择和设计修复体材料。

此外，透光率测试仪的应用还包括口腔生物材料的研究和开发。通过测量不同材料的透光性能，研究人员能够深入了解口腔修复材料的光学特性，精确调整材料的成分和结构，从而推动新型仿生材料的创新和优化。这对于提高修复体的美学效果，增强其与自然牙的融合度具有重要意义。

（一）基本结构和工作原理

透光率测试仪的操作基于光的透过和吸收特性，向待测材料发射一束光线，随后检测并计算透过样品的光强度与入射光的光强度之比，以确定该材料的透光率。透光率通常以百分比表示，公式：$T = I_{透过}/I_{入射} \times 100\%$。其中，$I_{透过}$ 为透过样品的光线强度；$I_{入射}$ 为入射到样品的光线强度。

透光率测试仪的基本结构通常包括以下组件，这些组件的设计可以根据具体的仪器型号和用途而有所不同。

（1）光源：可以是白光源、单色光源或者特定波长的光源，根据测试需求和被测材料的特性选择。

（2）样品支架：用于支持被测样品的平台或夹具。样品支架的设计通常允许用户轻松放置及固定不同尺寸和形状的样品。

（3）光学系统：包括透过样品的光线传输路径，可能包括透镜、滤光片等光学元件。这些元件有助于确保光线以恒定的波长和光强透过样品。

（4）光敏探测器：用于测量透射过样品的光线强度。常用的光敏探测器包括光电二极管等，能够将光信号转换为电信号。

（5）控制和数据处理系统：控制系统负责调整光源强度、样品支架位置等参数，确保测量的准确性和可重复性。数据处理系统用于采集、分析和显示透光率测量结果。

（6）电子显示器或计算机界面：用于显示和记录透光率测量结果的电子显示器或计算机界面。这有助于用户直观地获取和分析数据。

以上是透光率测试仪基本结构的组成部分。不同型号的仪器可能会有额外的功能和特性，以适应不同的应用需求。

（二）类型与选择

透光率测试仪根据其设计、功能和应用范围等有多种不同的分类。

（1）依据检测波长的不同，透光率测试仪可分为单波长透光率测试仪和多波长透光率测试仪。前者适用于对特定波长的光学性能进行精确测量的场景，如某些光电子器件制造、光学涂层等；后者旨在测量多个波长范围内的透光率，提供材料更全面的光学性能数据，适用于广泛的科学研究、材料分析等领域。

（2）依据光谱范围的大小，透光率测试仪可分为可见光透光率测试仪和紫外-可见-红外透光率测试仪。前者用于可见光范围内的透光率测量，适合建筑玻璃评估、美学修复等领域，而后者能够测量整个光谱范围内的透光率，获取更详细的光学性能数据，为材料研究和分析提供更全面的信息，广泛应用于材料研究、医学和工业领域。

（3）依据应用领域的差异，透光率测试仪可分为建筑材料透光率测试仪和医疗透光率测试仪。建筑材料透光率测试仪专用于建筑材料的透光率测量，用于评估玻璃、隔热材料等的光学性能。医疗透光率测试仪则用于医疗器械、口腔生物材料等的透光率测量，专注于评估透明医疗器械和口腔修复材料的光学特性。

（4）依据仪器技术原理的不同，透光率测试仪可分为偏振透光率测试仪和分光光度法透光率测试仪。其中，偏振透光率测试仪使用偏振技术测量透光率，适用于特定材料对偏振光的透过性测量。分光光度法透光率测试仪采用分光光度法测量透光率，适用于多波长测量和高精度测量。

此外，为解决在不同场地实时测量透光率，各种便携式透光率测试仪也不断涌现。该类仪器常用于建筑现场、医疗实验室和户外环境中，提供即时的透光率数据，方便用户进行现场测试和分析。便携式透光率测试仪虽然方便携带和操作，但可能会在某种程度上牺性精度以获得更大的灵活性和便携性。在选择和操作透光率测试仪时，需要根据具体的测量目的和被测材料的特性，综合考虑测量范围、精度、便携性、应用场景和预算等因素，以确保仪器符合具体的实验或应用需求。目前，新一代的透光率测试仪逐步具备多功能性，不仅可以测量透光率，还能进行其他光学性质的测量，如测量反射率、折射率、清晰度、颜色等。这种多功能性使得仪器能够更全面地评估材料的光学性能。

（三）主要参数和含义

透光率测试仪的主要参数涵盖了对光学性能进行全面评估的关键指标，涉及的参数及其含义如下。

（1）光源类型：指仪器所使用的光源，如白光、LED、单色灯、卤素灯、氙灯、荧光灯、激光、红外光源等。光源的选择取决于测试需求和应用领域。

（2）波长范围：指透光率测试仪能够测量的光的波长范围，确保仪器的波长范围适用于所测试材料的光学特性，尤其是对颜色和透明度的测量。

（3）波长间隔：指在进行透光率测量时所采用的相邻两个波长之间的距离。较小的波长间隔通常能够提供更高的分辨率，使仪器能够检测到更细微的光学性质变化，特别是对一些具有复杂光学特性的材料。然而，较小的波长间隔也可能导致测试时间较长。

（4）波长准确度和重复性：波长准确度指透光率测试仪在测量过程中所使用的波长与真实光波长之间的差异。波长重复性表示在相同条件下，透光率测试仪在重复测量同一波长时的一致性。这两个参数直接影响透光率测量的准确性和稳定性。

（5）透光率范围：指仪器能够捕捉的透光率数值范围。

（6）测量精度：指测量结果与真实值之间的误差。通常以百分比或小数表示，此参数对于要求高精度的应用非常重要。

（7）分辨率：指仪器能够分辨的最小光强变化。通常以百分比或具体波长值表示。分辨率越高，仪器越能够准确地检测微小的透光率变化。

（8）光束直径：指测量中光束的直径。其可影响样品上光束的均匀性，尤其在测量大面积样品时需要考虑该参数。

（9）测量角度：指测量透光率时光束与样品的入射角度。对于某些材料，透光率可能与入射角度相关，因此需要考虑测量角度的影响。

（10）样品尺寸：仪器能够容纳的样品的最大尺寸。应确保仪器适用于各种样品尺寸，尤其是在实验室环境中可能遇到的多样化样品。

（11）环境条件：测量仪器能够在何种环境条件下正常运行，包括温度、湿度等。

（12）其他：如自动化程度、数据输出格式、系统要求等。

八、电位测量仪

口腔具有复杂的生物环境，其中的细菌、细胞、离子和其他生物分子等成分能够与口腔生物材料表面发生相互作用。电位在口腔生物材料研究中扮演着关键的角色。在物理学和电学中，电位描述了一个点或物体相对于某个选定的参考点的电势能。在口腔生物材料领域，涉及的电位类型主要包括表面电位、氧化还原电位和Zeta电位。这些电位反映了口腔生物材料与周围环境、生物体液体、细胞等相互作用的电学特性，对于评估生物相容性、抗菌性能、抗腐蚀性能及材料稳定性等具有重要作用。其中，口腔生物材料的表面电位反映其在生物体内的相互作用、吸附性质及与周围环境的电荷交换情况。氧化还原电位是指口腔环境中可能发生的氧化还原反应的电势差，对于评估口腔金属材料的电化学稳定性和抗腐蚀性能非常关键。Zeta电位则描述了液体中带电颗粒或界面的电荷状态，反映颗粒或界面的稳定性、相互作用和分散性，为材料的稳定性和吸附现象提供了信息。这些电位的测量为口腔生物材料的设计和应用提供了深入的电学信息，有助于优化材料性能、提高生物相容性，并推动口腔医学研究的发展。本部分主要介绍在口腔生物材料领域应用较为广泛的两类电位测试仪器：电化学工作站（electrochemical workstation）和Zeta电位分析仪（Zeta potential analyzer）。

（一）电化学工作站

电化学工作站是由计算机控制的，用于测量和控制电化学池内电势、电流、电量等电化学参数，实现物质定量或定性分析的电化学测量系统。此类工作站通常能够提供多种电位控制和扫描模式，以适应不同类型的实验。电化学工作站主要分为单通道工作站和多通道工作站，后者可同时进行多个通道独立测试，极大地提高了测试效率。

电化学工作站的基本结构包括信号发生器、恒电位仪或恒电流仪、数据采集与处理系统，以及外接的电化学池系统（图4-1-1）。电化学池系统包括电解液、工作电极、参比电极和可能的对电极。其中，工作电极与对电极形成极化回路，与参比电极形成测量回路。信号发生器将信号转化处理后输入恒电位仪或恒电流仪中。通过产生不同波形的电信号，可以模拟不同实验条件下的电位变化。恒电位仪或恒电流仪是电化学工作站的核心，用于保持恒定的电流或电压，提供精准的实验条件。恒电位仪通过运算放大器控制工作电极与

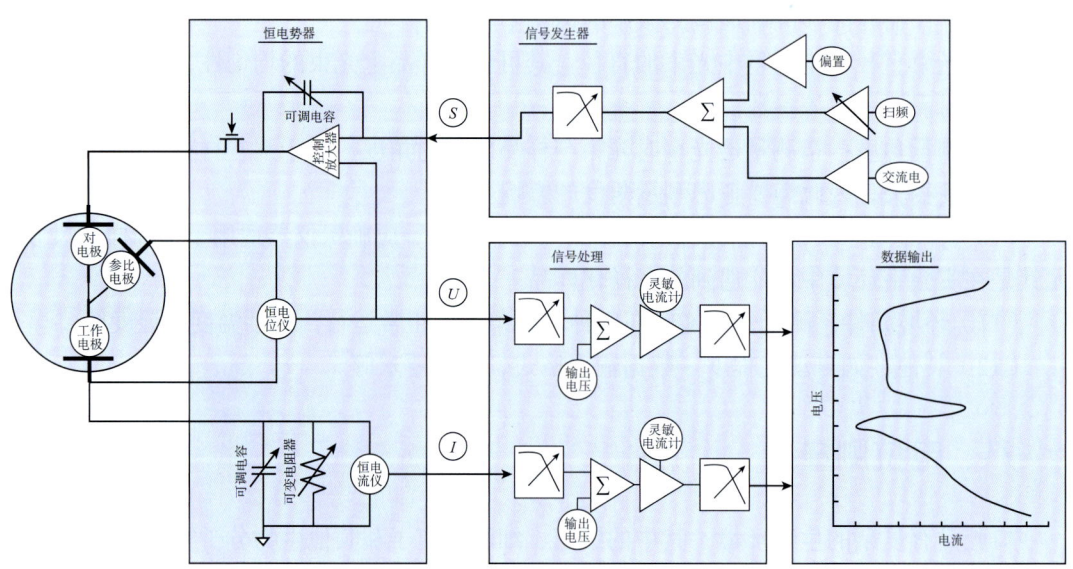

图4-1-1　电化学工作站原理图（恒电位仪）

注：S为控制信号；U为电压；I为电流

参比电极之间的电位差为输入值,维持工作电极电压恒定;恒电流仪主要通过控制工作电极与对电极之间的电流为输入值,实现工作电极的恒电流极化。数据采集与处理系统记录并保存实验数据以供后续分析。

在口腔生物材料领域,电化学工作站主要用于金属类材料的耐腐性评价,常用研究方法包括动电位极化法和电化学阻抗谱(EIS)分析法。

动电位极化法是将片状或柱状待测材料设置为工作电极并浸泡于模拟人工唾液的电解池中,待其稳定后,再向其施加电位脉冲或阶梯信号并测量相应的电位变化,得到极化曲线。极化曲线是描述电极电位与极化电流密度之间关系的曲线。通过Tafel曲线外延法对极化曲线进行分析,可获取自腐蚀电位(E_{corr})、腐蚀电流密度(I_{corr})等重要定量参数。E_{corr}是未施加电位信号前的稳定电位,反映待测金属的腐蚀倾向,值越大,代表该材料越难被腐蚀。I_{corr}是指单位面积上金属在腐蚀过程中流失的电荷量,值越小,代表金属的耐腐蚀性越好。

电化学阻抗谱分析法通过向工作电极施加交变电位或电流信号(如正弦波),并使用阻抗分析仪记录响应的阻抗谱,随后通过等效电路模型拟合(如等效电路图),获取电荷传递电阻(R_C)和钝化膜电阻(R_{CT})等参数。R_C表示电荷在电极表面传递的阻力,值越大,腐蚀速度越慢。R_{CT}表示在金属表面形成的钝化膜所产生的电阻,值越大,反映金属表面形成的钝化膜越致密,材料的耐腐蚀性越好。

通过电化学工作站评估口腔生物材料的耐腐蚀性,可以预测材料的稳定性、腐蚀倾向及使用寿命;此外,电化学工作站可以揭示口腔生物材料在氧化还原反应、腐蚀机制等方面的电化学行为。这为研究口腔金属类修复材料、种植体材料等提供了深入了解材料性能的方法,并可为新材料的研发提供科学依据,从而推动口腔生物材料的发展与改进。

(二)Zeta电位分析仪

根据Stern双电层理论,Zeta电位是指分散体系内颗粒与液体发生相对滑动的剪切面与远离界面的液体的电位差(图4-1-2)。目前Zeta电位的测量方法主要包括电泳光散射法、电渗法、超声电声法及流动电位法。其中,电泳光散射法和电渗法适用于纳米颗粒(小于100nm)的Zeta电位测量,如固体颗粒、脂质体、蛋白质等;而超声电声法和流动电位法适用于10μm以上的大颗粒。值得注意的是,Zeta电位测量并不局限于颗粒材料,流动电位法还可以用于宏观表面材料(如纤维、膜、毛发、矿石等)的Zeta电位测量。根据不同测量方法构建的Zeta电位分析仪的基本结构不同。本部分将重点介绍发展较为成熟且应用最为广泛的电泳光散射Zeta电位分析仪。

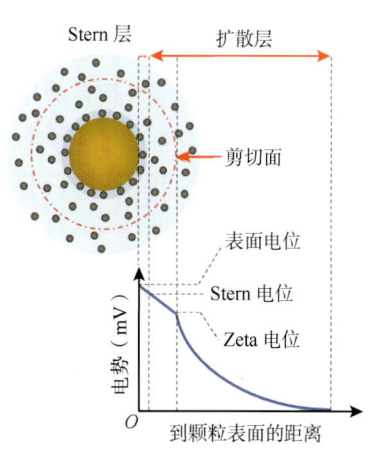

图4-1-2 Zeta电位示意图

1. 电泳光散射Zeta电位仪的基本结构与工作原理(图4-1-3) Zeta电位分析仪通过电化学原理将Zeta电位的测量转化成带电粒子的电泳迁移率测量,它的基本结构主要包括激光器及光路系统、样品池、检测器(APD或PMT)、数字信号处理器和计算机等。其工作原理：激光通过电子束分裂器分成基准光束和入射光束，基准光束为多普勒效应提供参照光束，入射光束则通过衰减片、透镜进入样品池。当光束照到运动的颗粒时，引起光束频率或相位发生变化，检测器收集该信号并传送至相关处理器，最后输入计算机。利用多普勒电泳光散射原理，在电场作用下，带电胶体颗粒在样品池通道内做定向电泳，进行电泳运动颗粒的散射光频率与固定频率的入射光产生谱频漂移；通过测量光的频率或相位的变化，间接测出颗粒的电泳迁移率；进一步通过亨利定律将电泳迁移率转换为Zeta电位。

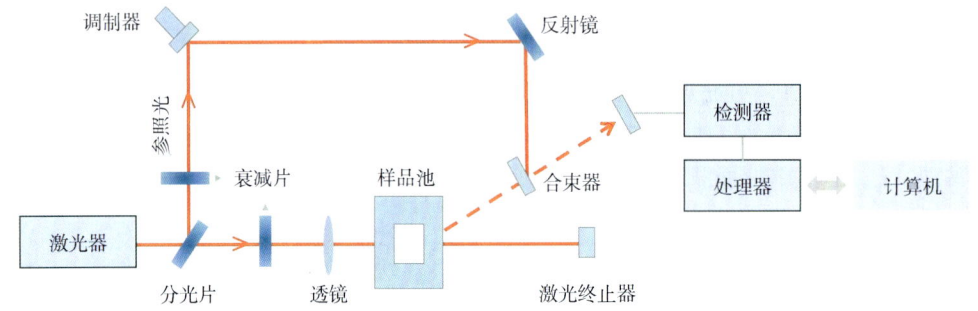

图4-1-3 电泳光散射Zeta电位分析仪的工作原理

2. 电泳光散射Zeta电位仪的主要参数与含义 在使用电泳光散射Zeta电位仪开展相关试验时，需要注意的主要参数如下。

（1）电场强度：指测量中施加到样品中的电场强度，该参数影响颗粒的电泳速度，从而影响Zeta电位的测量。

（2）测量温度：指测试过程中的温度，该参数影响液体的电导率和黏度。

（3）激光功率：用于照射颗粒的激光光束的强度，激光功率的选择影响颗粒的光散射强度。

（4）测量角度：电泳光散射Zeta电位仪测量颗粒光散射时通常采用一个或多个特定的测量角度，测量角度的选择取决于颗粒的大小和样品性质。

（5）浓度范围：指样品中颗粒的浓度范围，样品浓度对测试结果存在较大影响。在使用本方法进行Zeta电位测量时，样品必须经过稀释处理并谨慎使用超声，样品的多分散性指数（polydispersity index，PDI）应小于0.7。

（6）测量时间：指进行Zeta电位测量所需的时间。较长的测量时间通常可以提高测量的信噪比。

（7）样品室类型：包括平板样品室、圆柱样品室等。不同的样品室类型可能影响电场分布和颗粒的运动，其选择取决于具体的实验要求。

（8）数据分析方法：电泳光散射Zeta电位仪通常使用特定的数据分析方法来计算Zeta电位，可能涉及斯托克斯-爱因斯坦（Stokes-Einstein）方程、斯莫卢霍夫斯基（Smoluchowski）方程等。

在使用Zeta电位仪时，研究者通常需要根据具体的实验需求和样品特性来调整以上参数。同时，密切关注仪器的标定和校准也是确保测量准确性的关键。

在口腔生物材料领域，深入了解纳米材料的Zeta电位对指导材料组成与性能优化具有重要意义。在口腔修复和充填材料的研究中，了解材料表面的电荷状态和颗粒的分散度有助于准确预测材料与牙体组织的相互作用和性能。此外，对于口腔用药物输送系统，如口腔贴片、凝胶或微粒等，通过分析口腔生物材料表面的电荷状态、药物载体颗粒的电荷状态及分散度，能够为生物材料与口腔黏膜、唾液、其他生物组织的黏附性和相容性提供关键的信息。

（刘　俊　章非敏）

第二节　热膨胀性能

材料在温度变化作用下，其尺寸发生变化的性质称为热膨胀（thermal expansion）。在温度变化的环境下，如果材料的热膨胀较小，那么它的尺寸变化就会很小，这使得材料在使用过程中能保持较好的尺寸稳定性。同时，当材料受到温度变化时，由于热膨胀系数不同，材料内部会产生热应力，这可能导致材料变形甚至破裂。因此，对于承受热循环材料，选择适当的热膨胀性能材料至关重要。

在口腔生物材料学领域中，材料与牙体硬组织之间的热膨胀性能可能不同，材料与材料之间也存在不同。由于口腔温度一般高于外界环境，材料可能产生膨胀，导致体积变化。此外，当两种口腔材料相接触时，不同的热膨胀性能可以导致裂隙产生。因此，热膨胀性能是衡量口腔材料在温度变化时体积变化程度的关键指标，对于保证口腔材料的尺寸稳定性和性能持久性至关重要。同时，热膨胀性能还可以反映材料内部的结构稳定性，进一步指导优化材料设计和制备工艺。通过评估口腔材料的热膨胀性能，了解其在使用过程中的稳定性、耐热性和适应性等，可以为口腔材料的研发、选择和临床应用提供科学依据。

掌握热膨胀性能的基本理论和测试用途，可以合理优化口腔生物材料，确保口腔材料在临床应用中的安全性和有效性，从而推动口腔生物材料的研究和应用。

一、热膨胀及其影响因素

材料的热膨胀性能受许多因素影响。在口腔环境中，材料、人体组织、牙齿、唾液等的热膨胀系数可能由于材料本身、材料相变或产生化学反应而发生变化，因此了解热膨胀的基本概念及其影响因素是后期评估各种材料的基础。在选择口腔修复材料时，考虑其热膨胀性能是否与周围组织匹配，可以获得更好的修复效果和患者体验。

（一）热膨胀与热膨胀系数

热膨胀是在外部压力保持恒定的条件下，物质随着温度的上升而体积扩张，当温度下降时，体积随之减少的一种实际状态。热膨胀的程度通常用热膨胀系数（coefficient of thermal expansion，CTE）来衡量，分为线膨胀系数或体积膨胀系数，此二者分别用来衡量一定长度和体积的物质在温度上升1℃时所发生的相对长度变化和体积变化。用平均线膨胀系数α或平均体积膨胀系数β表示：

$$\alpha = \frac{\Delta L}{L \times \Delta T} \quad 或 \quad \beta = \frac{\Delta V}{V \times \Delta T}$$

式中，L、V分别为试样原始长度（mm）和原始体积（mm³），ΔL、ΔV分别为温度由单位温度上升时试样的相对伸长和体积的变化量。一般情况下，体积膨胀系数大约是线膨胀系数的3倍，因此在实际应用中，通常使用线膨胀系数来简化计算。材料的组成和温度的变化会导致热膨胀系数的变化，它是材料受热时反映材料性能变化的物理参数。

（二）应力与热膨胀

应力（stress）指单位面积上的力，是一个描述力的分布的概念。当一个物体受到力的作用时，这个力会在物体内部产生应力。当物体由于温度的变化而膨胀或收缩时，若受到阻碍，会在内部产生热应力。当两种及以上具有不同热膨胀性能的材料被紧密结合在一起时，温度的变化可能会导致这些材料以不同的速度和量进行膨胀或收缩。因为这些材料是紧密结合的，所以在材料中会产生热应力。这种热应力的实质是两种材料的热膨胀性能不同。应力的产生会导致不同材料间的缝隙现象，如牙冠边缘的崩瓷等。

（三）热膨胀的影响因素

1. 相变 物质存在三种基本状态：固态、液态和气态。相变是物质由一种状态转换为另一种状态的过程。在这个过程中，物质的膨胀系数会随着相变而改变。相变可以分为一级相变和二级相变（图4-2-1）。一级相变的特点是体积会发生突变，T-V（温度-体积）曲线在相变点处是不连续的，而且膨胀系数会趋向于无穷大。二级相变的特点是T-V曲线是连续的。口腔材料发生的相变通常属于二级相变。

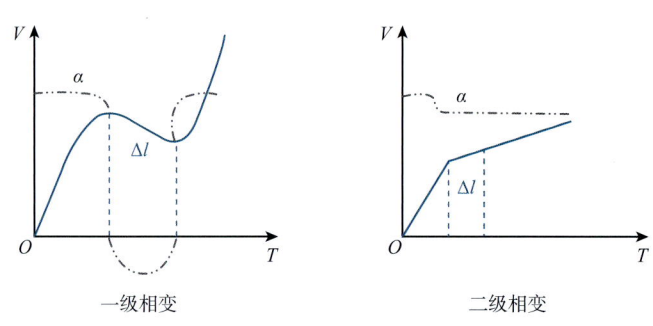

图4-2-1 膨胀量和膨胀系数与温度的关系
α.膨胀系数；Δl.膨胀量；T.温度；V.体积

2. 物质内部结构 当固体材料结构较为疏松，含有较多的内部空隙时，随着温度的上升，原子的振动幅度增强，导致原子间的距离扩大。这种扩张的部分会被结构内部的空隙所吸收，从而导致宏观上的膨胀程度减小。

纯金属结构较为致密，热膨胀系数较高，而合金的热膨胀系数较低。修复体粘固就位后与牙齿相接触，如果两者之间的热膨胀系数存在差异，则可能导致修复体松动或断裂。

因此，制作修复材料时，金属材料的热膨胀性能需要与口腔组织的热膨胀性能相匹配。

种植体是口腔修复治疗中重要的组成部分，其稳定性、耐用性和生物相容性对治疗效果有重要影响。种植体的热膨胀系数需与患者口腔环境的适应性及上部结构匹配。纯钛的热膨胀系数大约为 $8.6×10^{-6}$/K，在口腔中能够更好地适应温度变化，维持其稳定性。

3. 单晶体与各向异性 单晶体是由在三维空间内以规则且周期性方式排列的分子组成的固体形态。这种晶体具有织构特性，使得晶体在不同晶向上的原子密度不同，从而导致热膨胀的各向异性，即沿着晶体主轴方向的热膨胀系数大于垂直于主轴方向的热膨胀系数。

线膨胀系数是口腔材料必须考虑的参数。例如，模型材料线膨胀系数的精准度直接关系到修复体的准确性；充填材料与牙体组织的线膨胀系数不一致时，在窝洞的限制下易产生热应力，长期作用可能导致充填体出现微裂或与牙体间产生间隙；金属烤瓷修复体中的金属和陶瓷材料的线膨胀系数需要匹配，以确保在口腔温度波动时二者紧密粘合，避免分离。

二、热膨胀性能测试的用途

每种材料的热膨胀性能都有所不同，因此在选择口腔修复材料时需要考虑其热膨胀性能是否与周围组织匹配，其主要用途体现在以下几个方面。

1. 评估材料的稳定性 口腔内温度的变化会影响材料的尺寸和形状。因此，通过测试口腔生物材料的热膨胀性能可以评估材料在口腔环境中随温度变化的稳定性和耐用性。

2. 预测材料与口腔组织的适应性 通过测试选择与口腔组织热膨胀性能相近的材料，以减少因温度变化造成的材料与组织间的应力。

3. 优化材料设计 指导研究者在材料设计和制备过程中调整材料成分，以改善其热膨胀性能，使其更好地适应口腔环境。

4. 确保临床安全性 不当的热膨胀性能可能导致材料在口腔内产生不良应力，从而引发疼痛，导致修复失败甚至口腔组织的损伤。

三、热膨胀性能测试及结果分析

热膨胀性能测试的原理基于材料的热胀冷缩作用。当分子的温度上升时，分子运动的平均动能增加，分子之间的距离也相应增加，从而使得物质的体积增大。反之，当分子的温度下降时，分子运动的平均动能降低，分子之间的距离减小，物质的体积也相应减小。测量热膨胀系数的方法有很多（表4-2-1），其中以顶杆法、激光干涉法和光学图像法最为常用。

（1）顶杆法的应用最广，测量温区范围也最大，其原理如下：将被测试样放置在加热炉体内，随着炉体温度的升高，试样会因受热而膨胀。这个膨胀量会通过顶杆传递到位移传感器上，位移传感器会测量这个位移量，这就代表了试样热膨胀变化的位移量。随着炉体温度的继续升高，系统会将温度信息和变化的位移信息通过采集和处理技术传输到计算机，最后通过公式计算，可以从这些数据中获取试样的热膨胀系数。

（2）激光干涉法的基本原理与顶杆法相似，主要区别在于它使用激光干涉仪代替底部位移传感器进行测量。这种方法对样品顶杆材质的要求较高，对实验环境也有更高的要求。

（3）光学图像法比前两种方法更灵活，但其精度较低。这种方法通过拍照的方式获取样品的相关信息，待温度稳定后再次拍照，通过比较参考样品前后两次照片的相关信息，计算出被测样品的膨胀量。光学图像法适用于形状较为扁平的样品，其测试温区通常在室温附近。

表4-2-1　热膨胀系数测量方法

方法	样品形状	温度范围（K）	测量精度或不确定度（K^{-1}）
顶杆法	柱状	90～3000	$4.0×10^{-8}$
光杠杆法	柱状	300～400	$3.0×10^{-7}$
衍射法	块状	300～1500	$4.2×10^{-8}$
光声法	块状	290～700	—
激光干涉法	柱状	240～1200	$1.1×10^{-8}$
瞬态法	柱状	1200～3200	$2.0×10^{-8}$
显微位移法	薄片	300～700	$2.4×10^{-7}$
电子散斑法	柱状	300～700	—
光纤光栅法	柱状	290～600	$2.1×10^{-8}$
光学图像法	薄片	290～500	—

（一）顶杆法测量热膨胀系数

顶杆法使用顶杆法热膨胀仪测量（图4-2-2），可以参照以下步骤进行：样品一般为柱状。测量参数为热膨胀系数，因此对样品的光洁度和平整度有较高的要求。试样的尺寸、加工精度、表面光洁度应符合所用仪器的要求。然后采用标准量块对被测样品尺寸进行测量，以确保尺寸测量结果的准确性和可溯源性。例如，采用10.00mm的样品材料为研究对象，选择10.00mm的标准量块对样品在室温下的初始长度（L_0）进行校准，测得标准量块的长度为10.0059mm，得到修正值为-0.0059mm，将修正后的测量值输入仪器完成长度校准。试样的一个端部被夹持在支架上，而另一端则与顶杆接触。随后，启动设备使支架、试样及顶杆同步加热。由此，试样与这些部件间的热膨胀差异通过顶杆传递，并被设备所测定。

在顶杆法测量中需注意，测量过程中应使用吹扫气，常温条件下应使用氮气，低温条件时应使用氦气；应释放完容器中的压力后再更换冷却介质（液氮）；试样的形状、尺寸、加工精度及表面光洁度应符合仪器具体要求；当仪器启动时，不要移动或碰撞仪器；在试样支架系统中，石英玻璃适用于常温至1000℃的测试环境。而对于温度范围需

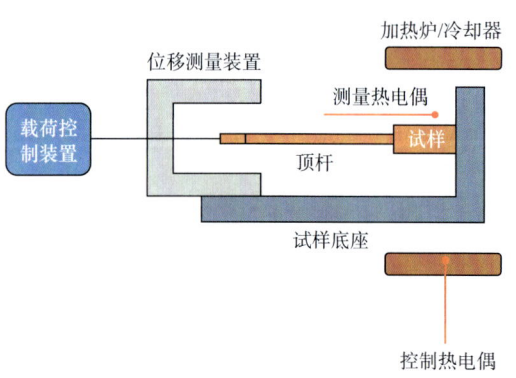

图4-2-2　顶杆法热膨胀仪示意图

求更高的1000~1500℃的测试，高纯氧化铝则是合适的选择。需要注意的是，当温度升至800℃时，石英玻璃可能出现结构变化，从而影响其热膨胀特性。在这种情形下，建议更换新的石英玻璃支架以保证测试的准确性。实验应重复多次以减少误差。

（二）激光干涉法测量热膨胀系数

激光干涉法测量（图4-2-3）可参考以下实验步骤：取出试件并记录其长度L_1。然后将反射镜2移开，将试件通过螺钉放入电热炉中，确保试件的测温孔与炉侧面的测温探头对齐。连接带有螺纹的反射镜3和试件。将测温探头插入试件的测温孔内，将传感器及加热炉控制电源与仪器相连。完成上述操作后，将反射镜2复位。打开电源以激活氦氖激光器。调整激光器发出的光束、反射镜1、反射镜2和分束镜，直至毛玻璃瓶上的两组光点中最为明亮的两点对齐。将扩束镜放入光路中并调整位置，直到干涉条纹在观测屏上清晰显示。根据试件伸长量或升高的温度，计算试件的线膨胀系数。

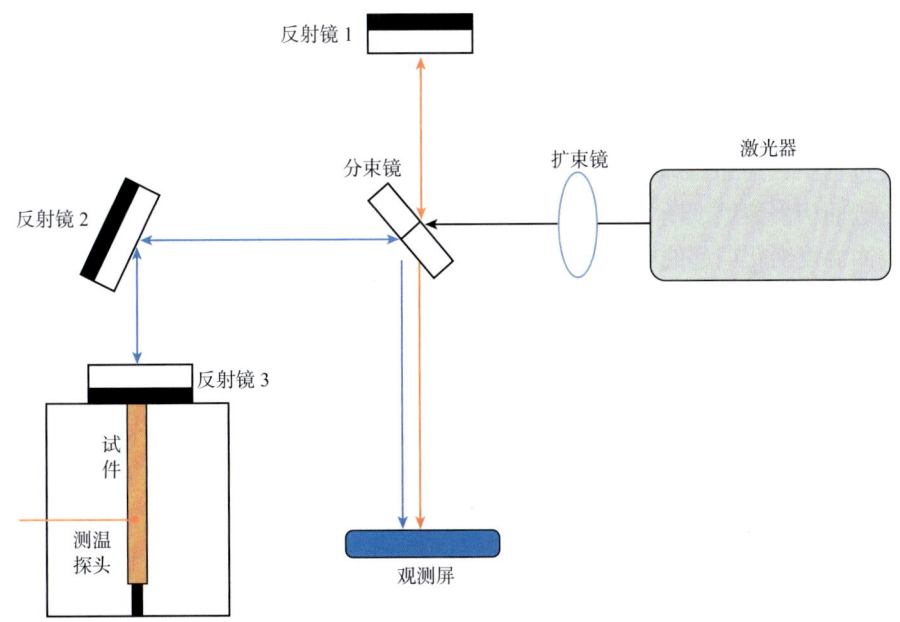

图4-2-3 激光干涉法测量热膨胀系数示意图

在测量前，设定温控表的预定温度，需高于室温15~25℃。记录试件初始温度t_1和干涉图样中心的形态，同时记录环的变化量。当达到预定环数时，记录温度显示值t_2。实验完成后，应将温度控制表上的设定温度调整至低于室温的值，然后关闭电源。

激光干涉法测量时需注意：试件轻拿轻放，以免掉落损伤试件底端的石英玻璃垫；连接反射镜3时，不要拧得过紧，以免石英玻璃破碎；在接近温度控制目标时，应避免在温度控制器的智能调节范围内进行操作，以防止不必要的干涉环现象引起意外的温度波动，这会对精确计数造成不利影响；样品测试完成后，如果加热过程未达到预设的温度，可以立即关闭加热源，并调整温控器的设定温度至室温以下。让加热炉自然冷却至室温，以避免对设备造成不必要的损害，并确保下一次使用时能够准确地进行温度控制。

（三）热膨胀性能测试的结果分析

热膨胀性能测试的结果分析主要包括以下几个方面。

1. 线膨胀系数的计算　通过测量样品在不同温度下的长度变化，可以计算样品的线膨胀系数。线膨胀系数是描述材料在温度变化时长度变化率的关键指标。计算公式参见本节"一、热膨胀及其影响因素"部分。

对于激光干涉法而言，根据迈克尔孙干涉法原理，当样品在加热炉中受热时，其温度将从 t_1 升高至 t_2。由此引起的温度变化导致样品发生线膨胀，进而使得反射镜 3（也称为活动镜）发生位移。这种位移与干涉条纹的级数变化 N 成正比，关系式为

$$\Delta L = \frac{N \times \lambda}{2}$$

式中，λ 为激光的波长。

2. 热膨胀曲线的绘制　将样品的长度变化数据与温度数据作图，可以得到热膨胀曲线。这条曲线可以直观地展示样品在不同温度下的膨胀或收缩情况。

3. 拐点温度的确定　拐点温度是指样品在热膨胀曲线上开始急剧膨胀或收缩的温度。这个温度对于了解材料的热性能非常重要，因为它可能与材料的相变或分解温度有关。在口腔修复过程中，当牙齿和修复材料的热膨胀系数不匹配时，温度变化可能导致内部应力的积累，进而引发裂纹或断裂。拐点温度的确定有助于设计热膨胀系数更为匹配的修复材料，减少因温度变化引起的应力和损伤。

4. 热膨胀曲线斜率的分析　热膨胀曲线斜率可以反映样品在不同温度区间的热膨胀速度。了解这一信息有助于评估样品在高温环境下的性能。通过热膨胀曲线斜率分析，可以了解材料在口腔中的热膨胀行为，为材料设计和优化提供依据；提高其在口腔环境中的适应性和耐久性。

测定口腔材料的热膨胀性能对其实际应用至关重要。例如，热膨胀系数是决定印模和模型材料尺寸稳定性的关键因素，这一特性直接关系着修复体的精确度。此外，热膨胀系数也会影响修复材料的性能。不同材料间的热膨胀系数差异可能会导致修复体与自然牙齿之间产生微小的应力和裂缝，影响修复体的使用寿命和患者的口腔健康。通过精确测量和匹配热膨胀系数，可以减少这些差异，提高修复体的生物相容性和患者舒适度。另外，热膨胀是铸造包埋材料的一个显著特性。利用包埋材料的可膨胀性，可以增大容纳金属的铸腔体积，从而对金属在铸造过程中产生的收缩进行补偿。因此，热膨胀测试可以帮助了解和控制口腔材料的性能，确保它们在临床使用中的精度和效果。

（陈思源　王　琛）

第三节　表面润湿性

润湿是一种流体取代界面上另一种流体的界面现象，口腔生物材料学研究领域的润湿通常是指液体接触固体表面后并取代气体的动态过程。当液体接触固体表面后逐渐铺展、

扩散形成液体膜时，液体与气体接触的界面是逐渐扩大的，原有固体气体的接触界面因液体的覆盖而随之被新的固液界面取代，这种润湿状态称为铺展。如果液体接触固体表面后形成凸透镜状的液滴而不是铺展和扩散，此时的液体与气体接触的界面及原有的固体与气体接触的界面均减小，并形成了新的固液界面，这种润湿状态称为沾湿。如果液体的量足够多，能够将固体完全包裹浸入，则原有的固体与气体的接触界面消失，并形成新的固体与液体的接触界面，液体包裹固体后与气体的接触界面保持不变，这种润湿状态称为浸湿。以上三种形式覆盖了口腔生物材料在口腔环境或体内应用的所有可能状态。

在口腔生物材料学的研究中，不论是评估或比较新型材料的自身性能，还是判断某种表面处理的影响，润湿性评价都是重要的测试内容。例如，表面润湿性能对材料的粘接性能有直接影响，高的润湿性意味着粘接剂与被粘物能更好地贴合接触，可以更充分地渗入被粘物表面的孔隙结构，反之，润湿性不足则会因粘接剂在被粘物表面铺展和渗透不足而降低粘接性能；表面润湿性与材料的生物相容性和生物活性密切相关，亲水性表面可以增强表面和润湿液体之间的初始相互作用、促进细胞黏附；除微观层面，表面润湿性也是与口腔环境直接接触材料的重要评价内容，义齿基托材料对唾液的润湿性好可以提高舒适性，有益于保护黏膜及与黏膜间的吸附力，牙膏、牙齿脱敏糊剂、牙齿漂白剂、含漱液等产品中的表面活性剂可以增强对口腔黏膜或牙面的润湿性，使成分更容易在表面扩散和附着。

一、表面润湿的相关原理和评价指标

（一）表面张力、表面能和表面活性

润湿过程涉及液体和固体的表面性质，以及固体、液体和气体三者分子间的相互作用，了解表面张力、表面能、表面活性的概念有助于更好地理解润湿现象的机制。

液体和气体接触时，液体内部的任意一个液体分子会受到其周围其他液体分子的作用力，这些作用力大小相等、方向相反，合力为零；而在液体接触气体的表面，由于气相的密度远低于液相，气相分子对液体表面分子的吸引力远小于液体内部分子对液体表面分子的吸引力，此时该液体表面分子所受的平行于表面的作用力可以相互抵消，平行于表面的合力为零，但垂直于表面的作用力无法相互抵消，导致垂直指向液体内部方向、促使液体表面向内部收缩的力的形成，这就是表面张力（图4-3-1）。液体表面就在表面张力的作用下呈现出一种自动缩小的趋势。表面能的概念是由于物质表面原子或分子朝向外面的作用力没有得到补偿，表面原子或分子比物质内部原子或分子具有额外的势能。单位面积的表面能在数值上与表面张力相同，但两者的物理意义不同，表面张力的单位为N/m，表面能的单位为J/m^2。常见的材料中，金属及合金、陶瓷、聚碳酸酯、聚氨酯、聚氯乙烯等均是具有较高表面能的材料，聚乙烯、聚苯乙烯、聚丙烯、聚四氟乙烯等则是表面能较小的材料。

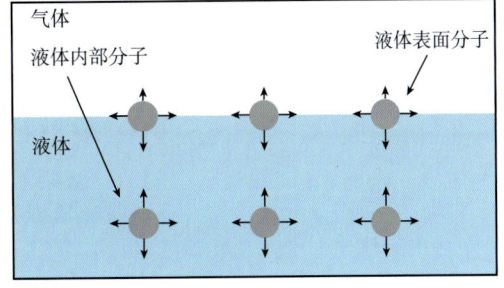

图4-3-1 液体表面和内部分子的受力示意图

表面张力使液体表面呈现出毛细现象、表面吸附、过饱和状态等独特的性质。单一物质的液体只要温度和压力一定，表面张力就是一定的。溶液不同于单一物质的纯液体，包含多种分子，各种分子之间的力场强弱存在差别，因此溶液的表面张力会受到溶质种类和浓度变化的影响。

当一种物质能显著降低另一种物质的表面张力时，就是对后者具有表面活性。表面活性物质的分子结构同时包含亲液基团和疏液基团。当加入少量表面活性物质分子至液体中时，表面活性物质会优先吸附到液体和空气的界面，此时其分子中的疏液基团朝向空气、亲液基团朝向液体内部，从而显著改变气液的界面性质，降低气液界面的张力。当持续增加表面活性物质的浓度时，气液界面的表面活性物质量逐渐增加，表面张力持续降低，直至气液界面全部被表面活性分子覆盖，形成表面活性分子的单分子层［称为朗谬尔－布洛杰特（Langmuir-Blodgett）膜］，此时的表面活性物质浓度称为临界胶束浓度（胶束是指在水溶液中，表面活性物质浓度达到一定值后开始大量形成的分子有序聚集体）。当继续添加表面活性物质，使其浓度大于临界胶束浓度后，表面活性分子将在液体中形成聚集基团，因为这些聚集基团的大部分位于液相本体内部，所以几乎不再影响气液的界面张力，界面张力则不再随着表面活性分子浓度的增加而降低。

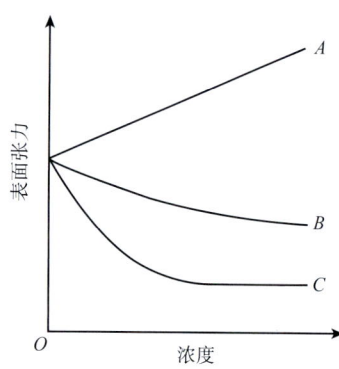

图 4-3-2　水溶液的表面张力曲线变化规律

一定温度下溶液的表面张力随浓度变化的关系可以通过表面张力曲线来描述。以水这种最常见的溶剂为例，不同溶质水溶液的表面张力曲线变化规律通常呈三种趋势。如图 4-3-2 所示，线条 A 显示表面张力随浓度增加而缓慢升高的趋势，几乎趋于直线，这一类型的溶质包括多数无机盐和多羟基有机物等，属于表面非活性物质；线条 B 显示表面张力随浓度增加而缓慢下降的趋势，这一类型的溶质通常是低分子量的极性有机物（碳原子数<8），如醇、醛、酸、酯、胺及其衍生物等，属于表面活性物质；线条 C 显示表面张力在浓度低时急剧下降，而达到一定浓度后则几乎不再变化的趋势，口腔临床上广泛使用的氯己定、地喹氯铵和西吡氯铵等阳离子表面活性剂是这一类型的溶质。

（二）接触角

在铺展、沾湿和浸湿三种润湿状态中，铺展和浸湿状态下的接触角是无法测量的。倘使将体积小至一定程度的液体滴加在固体表面使其不达到铺展状态，则可形成一个平衡液滴，通过液滴边缘固相、液相和气相的交点作液滴曲面的切线，切线在液滴接触面一侧与固体表面之间产生的夹角称为接触角（图 4-3-3），通常用 θ 表示。

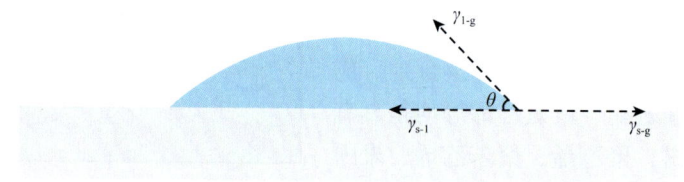

图 4-3-3　接触角 θ 和三个界面张力之间的关系

θ与三个界面张力之间的关系可以用杨氏（Young）方程描述：$\gamma_{s\text{-}g} = \gamma_{l\text{-}g}\cos\theta + \gamma_{s\text{-}l}$，式中，$\gamma_{s\text{-}g}$是固-气界面之间的表面张力；$\gamma_{l\text{-}g}$是液-气界面之间的表面张力；$\gamma_{s\text{-}l}$是固-液界面之间的表面张力。

当$\gamma_{s\text{-}g} > \gamma_{s\text{-}l}$，$\cos\theta$介于0~1，$\theta$介于0°~90°时，液滴在固体表面呈扩展趋势，说明液体对材料的润湿性好，是亲液状态；当$\gamma_{s\text{-}g} = \gamma_{l\text{-}g} + \gamma_{s\text{-}l}$，且$\cos\theta = 1$和$\theta = 0°$时，可认为液体对材料完全润湿。

当$\gamma_{s\text{-}g} < \gamma_{s\text{-}l}$，$\cos\theta < 0$且$\theta > 90°$时，液滴在固体表面不扩展，并呈收缩趋势，说明液体对材料的润湿性差，是疏液状态；当$\gamma_{s\text{-}g} = \gamma_{s\text{-}l}$，$\cos\theta = 0°$且$\theta = 180°$时，可认为液体对材料完全不润湿。

接触角的数值可以通过宏观接触角的测量技术观测计算获得。在光滑、刚性、各向同性、均质且无化学反应等相互作用的理想表面，液滴在固体表面铺展的过程中不会受到任何阻滞，液滴最终达到热力学平衡状态，此时，接触角大小仅由液体和固体表面的分子作用力的本质决定，取值相对固定。当固体表面的粗糙度达到一定数值时，液滴在铺展过程中就会受到粗糙结构的阻滞作用，使其无法达到热力学平衡状态，此时液滴在固体表面的接触角就不再是一个恒定值，而是在一定范围内波动，这一现象被称为接触角的滞后现象，在这一波动范围内，最大的取值称为最大前进接触角，最小的取值则称为最小后退接触角。接触角滞后的差值越大，液滴的流动性就越小，越不易从固体表面去除。对于粗糙度达到一定程度的固体表面，测量动态接触角，研究液滴移动的固、液、气三相界面，捕获接触角的动态变化，可以反映固体表面形貌和均匀性的信息，也可以通过描述液滴在材料表面的滑动性能和润湿性随时间的变化评价材料的疏液性能。

二、接触角测量的参数设置和分析方法

为了准确地反映或对比表面润湿性，需要有一个能够量化表面润湿性的指标。接触角可以通过测试液体在固体表面接触、润湿的情况，反映固体材料的表面性质、界面相互作用等信息，因此测量接触角是衡量液体对材料表面润湿性的基本方法。

（一）测试液的选择

选择合适的测试液是确保接触角测量的准确性和可靠性、获得正确测量结果的关键点之一。选择测试液时需要考虑测试表面性质、液体稳定性和纯度、表面张力范围、相容性和反应性，以及实际应用需求。

如果目标表面呈亲水性，可以选择具有较低表面张力的极性液体（如去离子水、乙醇水溶液）；如果目标表面呈疏水性，可以选择具有较高表面张力的非极性液体（如正庚烷、二甲基二硅氧烷）。测试中也可根据实际应用环境，选择类似成分或性质的测试液以获得更好的模拟效果。例如，为改善目标表面的某种抗污能力，可以根据预期的污染物类型选择类似特性的测试液。

测试液应具有良好的稳定性，避免使用易挥发或容易受到空气中成分污染的液体。

测试液的表面张力应略大于目标表面的临界表面张力，使接触角值处于便于测量的合

理范围。

测试液应避免引起测试材料表面的溶解、腐蚀或其他化学反应的发生。

必要时还可在测试前进行预实验,选择不同类型的测试液进行初步评估,并根据实际测试结果进行筛选和调整。

(二)测试液滴量的确定

测试前应首先了解所使用的接触角测量设备和方法对测试液滴量的要求。在有效视野内,较大的液滴直径有助于接触角的测量。但需控制测试液滴量,以避免溢出或因重力作用塌陷扩散。对于亲水性或者疏水性极强的固体材料表面,需要适当减少液滴用量,以防止液体接触材料表面后超出视野。

为了获得准确可靠的接触角测量结果,测试通常是从少量测试液开始,然后逐渐增加液滴用量,直到形成一个稳定且接触线清晰可见的液滴。通过观察液滴的形态及液滴与材料表面的接触线是否清晰,可以判断测试液的用量是否适当。

以去离子水作为测试液时,以下用量范围可供参考:小液滴,指通常从10μl以内的计量开始,逐渐增加液滴用量,直到形成一个稳定且清晰可见的液滴,对于一些特别亲水的表面或需要较高分辨率的情况,需要进一步减少液滴量;中等液滴(10~30μl)适用于大多数常规实验;当需要高精度的接触角测量结果、样品表面具有微小特征或测试大尺寸样品时,可能需要大液滴(50μl或更多)进行测试。

(三)测试的时间

接触角测量应根据材料的润湿性、吸湿性、反应性等特性选择适当的测试时间。具有较高吸湿性的材料易受到空气中水分的影响,导致材料表面性质发生变化,因此应尽可能缩短接触角的测量时间;动态接触角测量时应快速记录液滴形态变化,把握测试的时机,并在较短的时间内进行分析。

依据实验目的需要,如果关注的是动态或临界状态下的接触角,通常需要较长的测试时间以动态分析液滴形态的演变;如果只需要对静态接触角进行定性或定量分析,则测试时间较短。

观察液滴的稳定性和形态变化速度,选择适当的测试时间。如果液滴形态在较短时间内变化很快,可能需要增加采样频率或选择更短的测试时间间隔。

根据仪器设备的技术参数,选择合适的测试时间范围。如果使用高速摄像机或其他快速测量技术,可以缩短测试时间并提高数据采集的精度。

测试前也可参考先前同类研究所述的接触角测量时间范围和建议,借鉴相关研究中的测试时间范围,在此基础上,根据实验条件和目标进行实际的小范围调整。

(四)接触角测量常用的计算方法

在接触角测量中,通常需要采集液滴的图像或轮廓数据,并应用相应的拟合算法进行处理,根据拟合结果和相关的几何关系或物理模型计算接触角估计值。

(1)圆拟合法:是假设液滴在固体表面形成一个近似圆形的几何形状,对液滴边缘轮廓拟合出圆心的位置和液滴半径，使用三角函数公式计算接触角。采用这种方法计算时，液滴应在固体表面具有较小的接触角，才能使液滴呈现较规则的更接近于圆的形状。

（2）椭圆拟合法：是假设液滴在固体表面形成一个近似椭圆的形状，通过对液滴边缘轮廓进行椭圆形拟合来计算接触角。这种方法适用于接触角较大的情况。

（3）杨-拉普拉斯（Young-Laplace）公式拟合法：基于液滴在静态平衡时曲面张力和压强的平衡关系，通过对液滴形状进行数学拟合，可以获得液滴半径、接触角和表面张力之间的关系。这种方法适用于较大接触角和非球形液滴的情况。

（4）广义切线法：该法考虑到非球形液滴的曲率变化，基于液滴表面张力和切线方向之间的物理关系进行计算，对不规则形状的液滴能够提供更准确的接触角估计值。

三、静态接触角测量

当液滴存在于固体表面，且固体、气体和液体三相的接触线保持静止时，液滴处于一种相对静止或平衡的状态，此时液滴边缘呈曲线并与液滴接触的固体表面相交，测量这一相交的角度即为静态接触角。静态接触角测量是最常用的方法，根据静态接触角值可以直接判断材料对测试液的亲疏程度。当静态接触角大于直角时，说明固体材料是疏液的，且角度越大，疏液程度越高；反之，如果静态接触角小于直角，则说明固体材料是亲液的，角度越小，亲液性越好。

静态接触角可使用光学接触角测量仪和配套的液滴形状分析软件进行测量。测试的样品尺寸应符合测试设备，呈片状、块状和薄膜形，测试表面需均质和平整，同时需充分满足测试液滴形成和测量所需的空间，通常是大于1cm×1cm，以避免测试液滴接近材料边缘而导致结果失真。粉末样品需要先进行压片再进行测试，并且应注意粉末需要有足够的量以满足压片后的测试面积要求。

任何存在于样品表面的污染物或杂质都可能影响液滴与固体表面的接触行为，进而降低测量结果的准确性。因此，根据实验要求，对样品进行测试之前，在不影响表面性质的前提下可以通过蒸汽、超声清洗等方法彻底去除附着的可能有机或无机污染物，并充分干燥。

测量时，将测试样品置于测量仪的工作台上。使用测量仪的微量注射器抽取测试液，置于工作台上方的固定架上。打开液滴形状分析软件，调整注射器针头的位置，使其长轴处于图像中部，末端位于图像上方。确定滴落测试液的体积量，用微量注射器挤出相应体积的液体并在针头末端形成液滴，缓慢上移工作台使样品表面与液滴接触，直至液滴由针头末端转移至样品表面，然后再向下移动工作台，将液滴调整至观察视野中心。液滴与固体样品表面的接触线作为测量基线，测量仪附带的影像分析软件可自动识别基线的位置，但通常需要视觉观察图像辅助并进行适当微调，以获得最准确的定位。调整焦距和放大倍数，以使液滴的图像轮廓清晰可辨（图4-3-4）。

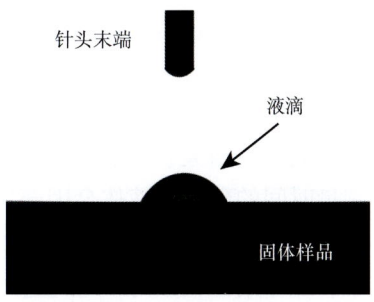

图4-3-4 针头末端、液滴、固体样品位置图像示例

运用图像处理和分析软件提取液滴的轮廓，选取合适的计算方法，由软件计算液滴边界的曲线，获得相应的接触角数值。通常每个样品需选取不同的代表性区域并测量数次，取平均值。

在静态接触角的测量过程中，需注意以下方面以避免测试不准确。

（1）待测表面应尽可能保持清洁平整，避免有明显的凹凸、粗糙或不均匀的区域，如果试件在标准化处理时未保持一致，不均质的表面可能会引起液滴两侧角度出现偏差（图4-3-5），从而影响接触角的准确测量。

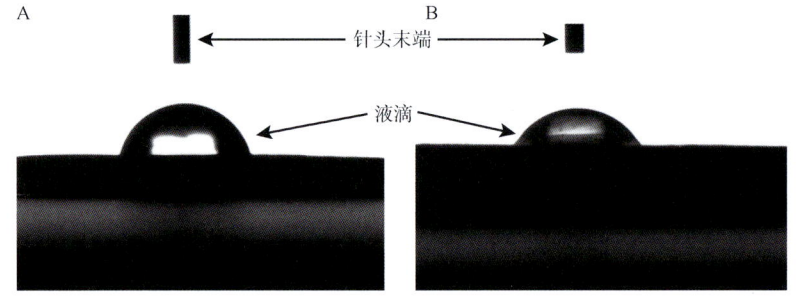

图4-3-5　样品表面有杂质（A）或不平整（B）

（2）调整背光源的明暗度至合适范围，过亮将导致液滴外形较实际偏小，而过暗则导致液滴外形较实际偏大（图4-3-6）。

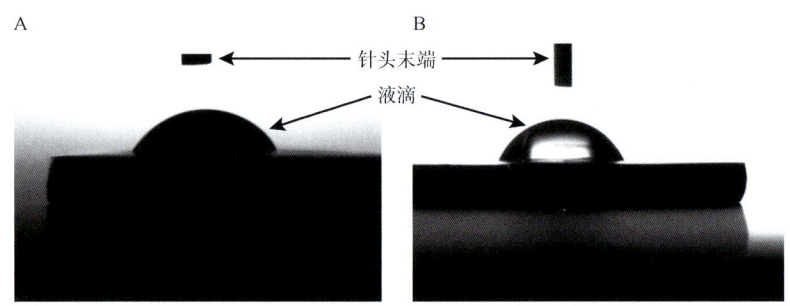

图4-3-6　测试时背光源调整过暗（A）或过亮（B）

（3）液滴与固体表面相接触处的基线位置对接触角测量结果有显著影响，随着接触角变大，这种影响将迅速增加。尽管软件可自行识别基线，但可能存在偏差，需要人为判断并调整，这就带来一定的技术敏感性。因此，所有测量过程均需由经过专门训练的同一操作者完成，以避免操作带来的偏倚。

（4）液相中分子间的相互作用力会因环境温度升高而逐渐增大，导致表面张力逐渐减小、润湿性增大、接触角减小，因此，重复测量应尽量保持环境温度的稳定。此外，随着测量时间的延长，液体会因蒸发作用而体积不断缩小，液滴的接触角则相应出现变化，因此检测的时间不宜过长。对于不确定挥发速度的测试液，尤其是其对测试使用固体表面的亲、疏作用性很强时，应先进行预测试，初步评估和观察液体用量、测试时间等参数。

（5）测量过程中还应注意切勿移动或震动相关设备。

四、动态接触角测量

固体表面的粗糙度达到一定数值时即开始出现接触角的滞后现象。动态接触角是液滴在固体表面变形或运动过程中的接触角。动态接触角可以反映液滴在材料表面滑动性能和润湿性随时间变化的趋势和过程,与静态接触角测量相比,动态接触角测量通过分析液滴在材料表面的运动速度和路径,研究液滴的流动性能和几何特征,了解液滴的变形程度和稳定性,其可评估液滴在不同环境中对材料的动态湿润性、黏附能力和稳定性,这是静态接触角测量无法做到的。在口腔生物材料学领域,对于抗污材料,超疏水表面有利于降低生物污染源在表面的黏附,从而解决生物医学设备表面的生物污染问题,这就需要通过测量前进和后退接触角、滚动角来评价其疏水性能。

(一)液滴体积增减法(缩液法/增液法)和倾斜板法

在外界力(如重力、振动、斜坡等)或内部驱动力(如表面张力差异、流体流动等)的作用下,液滴在粗糙的固体表面会发生运动或变形,液滴体积增减法和倾斜板法即利用这一原理对动态接触角进行测量。

1. 液滴体积增减法 一定量的液滴滴在固体表面会呈现相对确定的接触角数值,当再向液滴中添加一定体积液体时,虽然液滴与固体表面的接触线仍保持静止,但液滴变高、接触角变大。如果进一步逐渐添加液体直至达到一定体积时,液滴的周界会突然出现扩展,这一临界的角度就是最大前进接触角θ_A;相反,如果从液滴中吸出少量液体,液滴变低、接触角变小,当液滴缩减到一定体积时,接触线会突然出现收缩,此时的临界角度就是最小后退接触角θ_R(图4-3-7)。

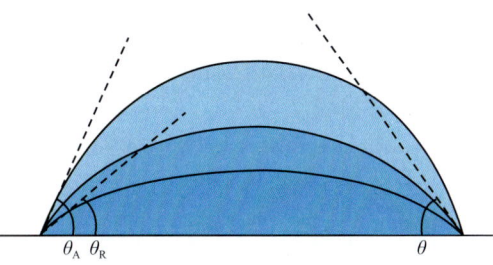

图4-3-7 液滴体积增减法测量前进、后退接触角

使用液滴体积增减法测量动态接触角时需注意控制液滴体积变化的速度应缓慢,以提供给液滴足够的时间发生张弛。微量注射器针头的直径应足够细小,以使液滴对针头的接触和润湿不会影响液滴在固体表面的接触角测量数值。另外,针头的插入可能会导致液滴的形态不再沿中心轴对称(图4-3-8),如果在计算时仍将液滴轮廓视为圆或椭圆的一部分并基于圆或椭圆拟合、用杨-拉普拉斯公式拟合的方法计算,则会导致接触角的计算值严重偏离真实值,此时使用广义切线法是正确的计算方法。

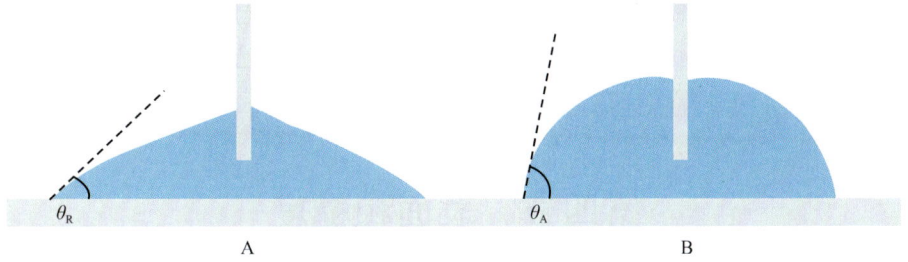

图4-3-8 微量注射器针头吸取(A)或加入液滴(B)

2. 倾斜板法　也是测量最大前进接触角和最小后退接触角的方法。由于液滴在粗糙固体表面铺展的过程中会受到阻滞，将一定体积的液滴置于样品表面时，如果将样品表面缓慢倾斜，由于重力的作用，液滴形状、接触角和位置会随样品的倾斜出现变化。在液滴尚未发生滑动或滚动前，液滴位置相对低的一端的接触角是不断增大的，而液滴位置相对高的一端的接触角则不断变小。样品倾斜度不断增加至一定数值时，在重力作用下液滴会突然发生滑动或滚动，此时样品倾斜的临界角度就称为起始滑动角或起始滚动角，而液滴位置相对低的一端刚要发生滑动时对应的临界接触角就是最大前进接触角，液滴位置相对高的一端对应的接触角就是最小后退接触角（图4-3-9）。

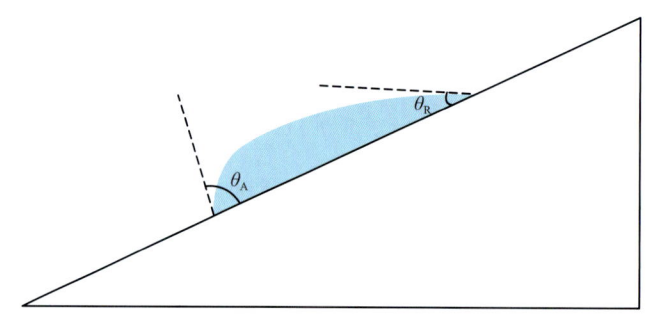

图4-3-9　倾斜板法测量前进（后退）接触角

使用倾斜板法测量动态接触角时需注意以下方面：当液滴处于倾斜状态的表面时，并不是对称的规则形状，两侧相差较多，因此圆拟合法、椭圆拟合法、杨-拉普拉斯公式拟合等接触角测量法无法提供精确的计算结果，此时需结合设备软件系统的技术指标选择合适的接触角计算方法。

（二）高速摄像技术

对于亲液性很强的材料，由于液滴接触表面时接触角随时间发生的变化迅速，静态接触角测量不稳定，此时可利用高速摄像机对液滴进行连续拍摄，在适当的测试速率（单位：帧/秒）下记录图像序列，捕捉液滴形态变化的细节，再运用图像处理和分析技术，提取液滴的轮廓，并根据液滴边界曲线推导出相应的接触角，计算和绘制接触角动态变化曲线。这种测量方法需使用配备高速摄像机的接触角测量仪。

高速摄像技术测试时需注意以下方面：应确保实验室环境的温度、湿度和气流等因素对测试结果的影响最小，避免在有风或气流的情况下进行测试，以防止液滴形态的变化；根据设备参数选择适当的分辨率和帧率，确保液滴图像清晰、充分曝光，能捕捉液滴形态变化的细节，如果液滴形态在短时间内变化很快，需要增加采样频率或选择更短的测试时间间隔。

（白泽华　谢海峰）

第四节　表面粗糙度

表面粗糙度的概念最早在机械加工领域被提出，由于在机械加工过程中振动对样品表面平整度的影响，以及碎屑从样品表面分离时产生的塑性形变和刀具遗留的切削痕迹等，样品表面并非宏观上看起来那样平整光滑，而是呈现出较一致的微小峰谷结构的质地，这种表面微观形貌中峰谷的高低程度和间距状况构成了微观层面的表面几何形状特征，将其称为表面粗糙度。

表面粗糙度是反映材料表面微观形貌的重要指标，与材料的比表面积、润湿性、耐磨性、摩擦系数、疲劳强度、菌斑附着、着色性、生物相容性和细胞活性等多种性能相关，在口腔生物材料学研究中有非常广泛的应用。在粘接实验中，表面粗化效果的对比通常以表面粗糙度为首要指标，表面处理通过增大粘接面的粗糙度来增加粘接比表面积，促使粘接界面形成良好的微机械嵌合力，同时粗化处理后的表面具有更好的润湿性，利于粘接剂铺展、渗入和接触，增加反应面积，是实现更好化学粘接的重要方法。陶瓷、树脂和金属材料等牙科修复材料的表面粗糙度常常与口腔内微生物黏附、着色及表面耐磨损性能有关。修复体的表面粗糙度越大，越容易导致细菌黏附的增加。此外，粗糙表面的波谷区域，即轮廓最低点区域，更是为细菌提供了遮蔽场所，难以被清洁和去除。从而导致菌斑、软垢等的沉积，继而引发牙龈或牙周炎症，影响修复体的长期修复效果。在各种骨组织植入材料（如金属或合金骨植入材料、高分子骨植入材料、无机非金属骨植入材料、生物衍生骨植入材料等）开发和表面改性的相关研究中，表面粗糙度也是重要的评价指标，提高材料表面粗糙度可获得更高的比表面积，增加植入材料与周围组织的接触面积，提高材料在生物环境中的润湿性，适当的表面形态结构和粗糙度有利于蛋白黏附，为成骨细胞提供陷窝状的微环境，影响成骨细胞的黏附、增殖、分化等生物学行为，并且对骨组织的附着有一定影响。

当前已报道的组织工程支架材料种类繁多，如天然或合成的高分子类支架材料、生物陶瓷类支架材料、金属支架材料和复合类支架材料，但不论是哪一种，支架材料的表面形态结构和粗糙度都直接影响材料表面的应力分布，以及细胞的黏附、分化和生长等生物学行为。

一、表面粗糙度测量的基本原理和评价指标

（一）取样长度、评定长度和基准线

19世纪20年代末，基于光学方法测量表面粗糙度的轮廓仪、光切显微镜和干涉显微镜等仪器逐步开始使用，实现了表面粗糙度的定量分析，在随后的20年里，各种表面粗糙度的评定参数逐渐趋于成熟。

对表面粗糙度进行客观的量化评价需首先了解几个概念。评定基准是所测量表面的长度范围和方向，其中又包括取样长度、评定长度和基准线（图4-4-1）。

（1）取样长度：测量表面粗糙度时需设定一段样品表面测量的长度范围（取样长度，用l_r表示），这是为了减少样品表面其他几何形状

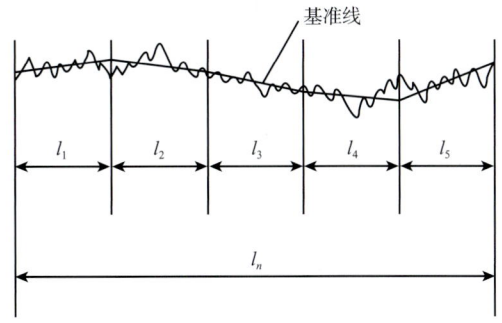

图4-4-1　取样长度（l_1~l_5）、评定长度（l_n）和基准线示意图

误差对测量结果造成的影响，尤其是样品表面波动或非微观层面的起伏较大时。设定取样长度应注意与表面粗糙度的大小相适应，且方向应与轮廓走向一致。表面越粗糙，取样长度就应规定得越长。通常一个取样长度内要求至少包含5个具有完整轮廓的波峰和波谷。

（2）评定长度（l_n）：是在评定或测量表面轮廓时所必需的一段长度。由于试件表面存在不同程度的不均匀性，选择合适的评定长度反映被测面粗糙度的特性更为全面和准确。对于不均匀的表面，宜选用较长的评定长度。评定长度可包括一个或多个取样长度，通常按5个取样长度来确定（表4-4-1）。

表4-4-1 取样长度及评定长度的选择原则

R_a（μm）	R_z（μm）	l_r（mm）	l_n（$l_n=5l_r$）（mm）
≥0.008~0.02	≥0.025~0.10	0.08	0.4
>0.02~0.1	>0.10~0.50	0.25	1.25
>0.1~2.0	>0.50~10.0	0.8	4.0
>2.0~10.0	>10.0~50.0	2.5	12.5
>10.0~80.0	>50.0~320	8.0	40.0

引自：GB/T 1031—2009《产品几何技术规范（GPS）　表面结构　轮廓法　表面粗糙度参数及其数值》。

（3）基准线（m）：指一段几何轮廓形状与被测表面一致，并将被测轮廓加以划分的参考线，可以用来评定表面粗糙度的数值。基准线可以按照轮廓的最小二乘中线或轮廓的算术平均中线确定。轮廓的最小二乘中线是指取样长度的范围内，在测量方向上，与轮廓线上各点距离$y(x)$的平方和最小的一条直线，即

$$Y_{\min} = \int_0^l y(x)^2 \, dx$$

轮廓的算术平均中线是指取样长度的范围内，能够将峰谷的实际轮廓划分为上下相等面积（S）两部分的一条直线（图4-4-2）。

（二）表面粗糙度的测量

表面粗糙度需要评定参数来呈现可统计或比较的量化结果。常用的评定参数有轮廓算术平均偏差（R_a）、轮廓最大高度（R_z）和三维算术平均偏差（S_a）。

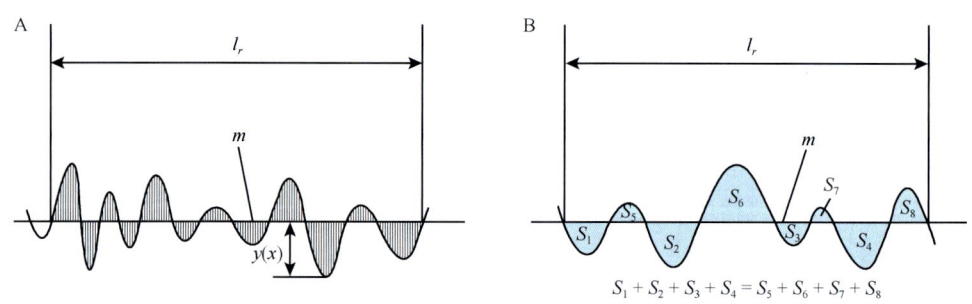

图4-4-2　A.轮廓的最小二乘中线；B.轮廓的算术平均中线

如图4-4-3所示，R_a是指在取样长度（l）范围内，在测量方向上，轮廓线上各点至基准线的距离$y(x)$的绝对值的算术平均值：

$$R_a = \frac{1}{l}\int_0^l |y(x)|\,\mathrm{d}x$$

R_a的概念直观清晰，在仪器上的运算处理简单，是实际测量中使用频率最高的表面粗糙度评定参数。较高的R_a值表示样品表面较为粗糙，较低的R_a值则表示样品表面较为平滑。

R_z是指取样长度内轮廓峰顶线与轮廓谷底线之间的距离：

$$R_z = Z_p + Z_v$$

R_z是表面起伏的最大高度差（图4-4-4），可以体现样品表面的最大起伏程度。R_z值较大说明样品表面的起伏较大。R_z在旧国标中是基于表面粗糙度的"十点高度"计算，即取样长度内的5个最大轮廓峰高的平均值与5个最大轮廓谷深的平均值之和。目前仍有部分测量仪器测量生成的R_z数据基于旧国标规定的"十点高度"计算，需注意与当前的R_z区分。

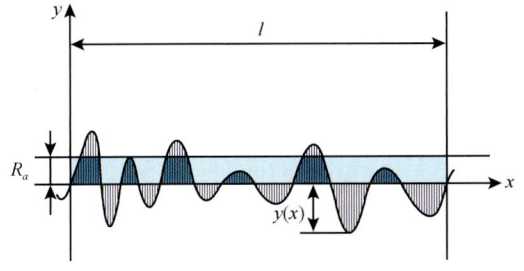
图4-4-3　R_a取值示意图

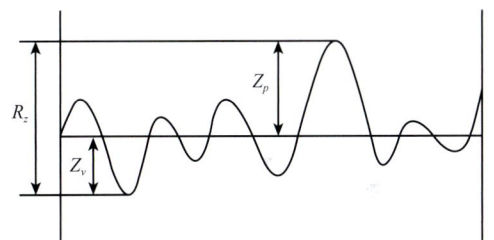
图4-4-4　R_z取值示意图

R_a和R_z均属于二维粗糙度评定参数，只能表征某条直线上（取样长度）的轮廓，而不能全面准确地反映材料表面的形态。三维表面粗糙度参数分析是从区域表面而非轮廓轨迹获得，表征某个区域面积上的轮廓，具有整体特性好、统计特性好、误差小、更接近于真实表面等优点，与二维分析法相比具有明显的优势。

三维算术平均偏差（S_a）是ISO 25178规定的三维表面粗糙度参数中使用率最高者。S_a是指取样长度内轮廓表面各点与中心面距离的算术平均值：

$$S_a = \frac{1}{MN}\sum_{k=0}^{M-1}\sum_{l=0}^{N-1}\left[Z(x_k, y_l) - \mu\right]$$

S_a反映表面粗糙度高度信息的集中趋势，对粗糙度进行整体评定，是反映表面粗糙度整体性特点的一个重要参数。S_a值越小，表示表面越平整。另外还有一些三维参数，例如，S_p指在取样区域内测量轮廓曲面相对于基准面上方的最大高度；S_v指在取样区域内测量轮廓曲面相对于基准面下方的最大高度；S_z指在取样区域内实际表面相对于基准面上方最大5个点高度和下方最大5个点高度的算术平均值；S_q指在取样区域内实际表面到基准面的均方根值，表示表面粗糙度的标准偏差；S_{sk}指在取样区域内实际表面的高度相对于基准面的对称性度量，当表面高度对称分布时，$S_{sk}=0$，当表面分布存在较大的"尖峰"时，$S_{sk} \neq 0$。

二、原子力显微镜测量表面粗糙度

表面粗糙度只有通过三维测量并进行量化计算才能完整地表征表面的三维微观轮廓。三维测量可通过接触式测量和非接触式测量实现。接触式测量使用触针式表面轮廓仪，其原理是利用微米级尖端触针压在被测表面缓慢横移滑动，在滑动过程中，触针跟随表面微观轮廓的形状做垂直位移（图4-4-5）。这些微小的位移经过传感器转换成电信号，电信号经放大、滤波和运算后能在轮廓仪的显示器上显示实际表面粗糙度的相关参数，部分仪器还能同时呈现试件表面的轮廓曲线。轮廓曲线可以最大可能地复现被测试件的表面状况，直观反映被测表面的信息。然而这种测量方法尚存在着一些难以克服的问题，主要包括：①测量精度较低。目前触针尖端的最小宽度极限为0.1μm，其宽度或圆弧半径大小会限制轮廓仪的横向分辨率，尤其在微观表面形貌检测时，粗糙度小于此极限的表面将无法分辨，因此很难用于超光滑表面的测量。②易损伤被测表面，测量速度慢。触针测量

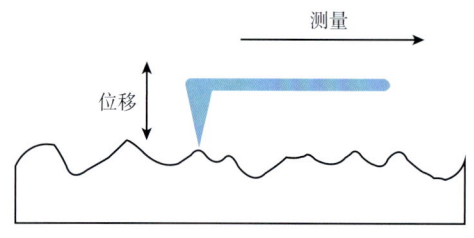

图4-4-5 接触式测量示意图

表面轮廓时，针尖必须给表面施加一定压力才能得到反馈。如果用于软质材料，材料将吸收一部分压力，从而影响测量精度与速度，并且触针容易划破被测表面。因此，接触式测量的适用性较局限，对于大规模的长时间测量、测量要求精度高、待测表面质软等情况不适用，并且不能用于快速测量。

为了克服接触式测量方法的不足，各种光学测量（如表面轮廓仪）和扫描探针显微镜（scanning probe microscope，SPM）技术相继被开发用于表面三维微观轮廓的测量。SPM技术使表面粗糙度的测量精度达到了纳米量级，并能更真实准确地还原材料表面的三维图像。SPM技术的主要检测设备是扫描隧道显微镜（STM）与原子力显微镜（AFM），其中，AFM因为测量不受样品导电性和观测真空度的限制、能够展示三维表面形貌、测试环境要求低（甚至可用于液体和加热环境）、一般不需要对样品进行任何特殊处理等优点而应用范围最为广泛。

（一）工作原理

AFM扫描过程中，探针尖端的原子因样品表面不同位置原子距离的变化呈现不同大小的作用力，从而出现悬臂偏转或振幅的变化，这种变化通过光电探测器转换成电信号，进而可以由软件生成各表面粗糙度的评定参数，以及获得样品表面的图像信息（参见第三章第一节）。

（二）探针的选择

使用AFM分析应根据不同的材料特性及测量需求选择合适的探针。探针在纳米尺度下的分辨率由其尖端半径决定，较小的尖端半径可以提供更高的分辨率。探针的尖端类型

对于不同的测量模式和样品类型有影响，常见有圆头型、尖锐型、截面型等。探针的弹性常数是指探针在受力后产生的弯曲程度。选择探针合适的弹性常数有助于准确测量样品的力学性质。

常见的原子力显微镜的探针有硅探针、碳纳米管探针、磁力探针及其他种类探针（如金刚石探针、导电探针、生物探针等）。硅探针由氮化硅材料制备而成，是最常用的探针类型之一。硅探针的尖端半径在5～100nm，此类探针通常具有尖锐的锥状结构，在纳米尺度下能够提供高分辨率的表面形貌信息，硅探针的弹性常数通常在0.1～100N/m，具有良好的机械稳定性和可用性，并可以在各种测量模式下使用。碳纳米管探针的尖端半径在1～10nm，具有较高的机械刚度，弹性常数通常在1～1000N/m，在测定有机样品和生物样品时表现出良好的性能，可用于测量非常小的表面细节和力学性质。磁力显微镜探针具有磁性尖端，可以检测样品的磁力和磁场分布，通常用于测量磁性材料的表面形貌和磁性性质。

针尖与样品表面之间的作用力 F 与微悬臂的形变之间遵循胡克定律：$F=-kx$。其中，k 为微悬臂的力常数，由探针本身的性质决定，k 需足够小（一般为0.01～100N/m）才能使悬臂受到的作用力产生可以被检测的形变 x。在扫描过程中，利用反馈回路保持针尖与样品之间的作用力恒定，即保持悬臂的形变量不变，针尖就会随样品表面的起伏上下移动，记录针尖上下运动的轨迹即可得到样品表面形貌的信息。

探针悬臂不仅要满足弹性常数 k 足够小的要求，还需要具有较高的共振频率，以减小振动和声波的干扰。在测量过程中，为防止针尖出现猛然跳上或者跳下的情况，还需要增加悬臂梁的刚度，并将微悬臂镀金。

不同的样品类型及表面特征对探针的要求不同。生物样品应选择较柔软的探针，以避免对样品造成伤害；对于具有较小尺度的表面，选择具有较小尖端半径和较高分辨率的探针。实验条件也是选择探针的考虑因素之一，如果实验需要在液体环境下进行，需选择在相应液体中能保持良好稳定性的探针。

（三）参数设定

AFM观测中，测试结果和成像都会受到观测模式、线扫描点数、扫描速度、振幅设置和积分增益设定的影响。

（1）AFM的观测模式有接触模式（contact mode）、非接触模式（non-contact mode）和轻敲模式（tapping mode）（图4-4-6）。

1）接触模式是唯一能够达到原子级分辨率的观测模式，但接触模式仅适用于质硬或垂直方向上起伏比较大的粗糙样品，并且由于扫描过程中探针尖端始终与样品表面保持接触，针尖施加在样品表面的力就可能造成损伤，如果样品表面极为光滑（数纳米），则易形成划痕。生物组织和高分子材料等质软的样品不宜选用接触模式进行测试。

2）非接触模式测试时，悬臂在距离试样表面上方数纳米的距离振荡。探针不接触样品，因此不会造成样品表面损伤，探针针尖也不会被污染。非接触模式尤其适用于研究柔软物体的表面，但室温大气环境下实现非接触模式的测试十分困难，这是因为空气中的水分必然存在于样品表面，这将在样品与探针针尖之间形成毛细桥，将针尖与样品表面吸在一起，增加了探针针尖对样品表面的压力，扫描图像因此失真。

3）轻敲模式介于接触模式和非接触模式之间，是通过悬臂在共振频率附近受迫振动，带动探针在样品表面上方振荡，振荡的针尖周期性地短暂接触或者敲击样品表面进行测试，这种方法使得垂直反馈系统高度稳定，可重复进行样品测量，对样品损伤小，被广泛应用于较软、易碎或黏性较强样品的测试。

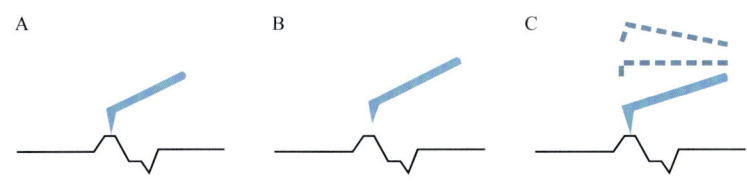

图4-4-6　AFM三种操作模式的比较
A.接触模式；B.非接触模式；C.轻敲模式

（2）线扫描点数：指一条扫描线上设置的测试点数量。检测点数越多，获得的图像越精细，细节再现性越好。随着线扫描点数的增加，测得的表面粗糙度数值会有小幅度的增加。不过，线扫描点数越多，所需要的扫描时间就越长（如线扫描点由256个增加到512个时，扫描时间需增加1倍），并且可能增强噪点。因此，测试的线扫描点数并非越大越好，而是应视实际情况而定，通常设置为256个或512个，必要时先进行粗扫描（线扫描点数设置为128个）评估扫描质量。

（3）扫描速度：是AFM观测中需要设定的另一个重要参数。表面结构相对平整的样品可以以较快的扫描速度进行，如果样品表面起伏比较大，则应降低扫描速度。扫描速度增加时会使系统的噪声增加。在轻敲模式中，通常将扫描频率设置为0.5～2Hz。

（4）振幅设置：是在轻敲模式下需设定的反馈参数。振幅设置越大，系统加在探针的力就越小，样品表面受到针尖敲击或间断接触的力就越小，反之则越大。轻敲模式下的测定结果受针尖敲击样品表面振幅设置的影响是非常显著的。测试开始时，进针后系统会根据样品表面力的反馈情况，自动生成初始振幅值，测试中根据实际情况基于这一初始值调整。振幅设置通常调整为比初始振幅值小20～50mV，但不能低于初始振幅值的一半，否则将导致测试由轻敲模式趋于接触模式。如果待测样品表面质软，则应将振幅设置为比初始振幅值略大。

（5）积分增益：是在轻敲模式和接触模式下均需要设置的反馈参数。积分增益是一种比较常见的增益模式，它可以把输入的信号变成一个积分，然后根据积分的大小来控制输出的大小。积分增益的设定直接影响AFM图像的质量。积分增益越大，系统响应越快，细节还原能力也越强。积分增益减小将造成一些细节在扫描中无法响应，致使局部信息缺失。但积分增益的增加会同时增强系统的噪声，降低系统的稳定性。

（四）三维形貌图像记录

AFM可以通过仪器软件的转换和数字图像处理技术获取材料的表面三维形貌图。三维形貌图（图4-4-7B）相对于二维图像更直观地展示了样品表面的粗糙度和形貌信息。在二维形貌图中（图4-4-7A），表面的峰谷高低主要通过图片色彩的深浅对比表现，但分辨率较低，并且难以体现局部细节，而三维图像可直观地展现材料表面粗糙度特征情况，得到二维图像无法体现的表面纹理各向异性。

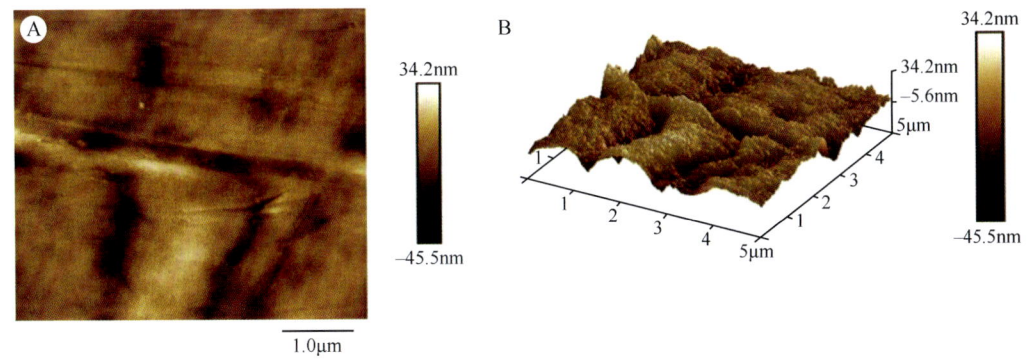

图4-4-7　试件表面二维视图（A）和试件表面三维视图（B）

三、三维表面轮廓仪测量表面粗糙度

三维表面轮廓仪测量时不损伤被测样品，测量的精度高、速度快，并具有较好的重复性，测试对样品的尺寸无特殊要求，精度可达到微米甚至纳米量级。

（一）工作原理

三维表面轮廓仪的工作原理：由光源发出白光，经过扩束、准直调节后被分光镜分成不同方向的两束光，其中一束透过分光镜照射至样品表面，另外一束光经分光镜折射至参考镜面，这两束光分别被样品表面和参考镜面反射后汇聚并发生干涉，将干涉条纹转化为信号后，该信号的变化可反映样品表面的三维形貌（图4-4-8A）。

白光共聚焦色差技术结合了白光干涉和共聚焦技术，利用白光点光源发射光线经过透镜后产生不同波长的光，被分光镜反射至样品表面，样品表面使入射光产生漫反射，各点反射的特定波长的光被探测器系统接收，从而可以分析该点与透镜之间的垂直距离。通过点扫描的方式可得到一条线（X、Z坐标）上各点的位置，再结合路径即可获得样品表面每一个点的三维空间（X、Y、Z坐标）数据，通过软件对相应数据进行转化和分析来反映材料表面的粗糙度（图4-4-8B）。该技术测量粗糙度的精度可从毫米到微米量级。

（二）参数设定

使用表面轮廓仪对材料的三维表面轮廓进行测量，需根据样品的材质和测量要求选择合适的扫描速率和分辨率、测量模式（如动态模式、静态模式等）、光源强度、设置扫描范围和扫描点数、调整探头的压力和灵敏度，以确保数据精度满足测量需求。

1. 扫描速率　在选择扫描速率时，应综合考虑测量精度和测量时间的平衡。较慢的扫描速率可以提供更详细的表面形貌信息，但会增加测量时间。较快的扫描速率可以提高工作效率，但可能降低分辨率。对于一些表面特征较大的样品，可以选择较快的扫描速率进行测量，而对于一些细微结构的样品，则应选择较慢的扫描速率，以获得更详细的形貌信息。

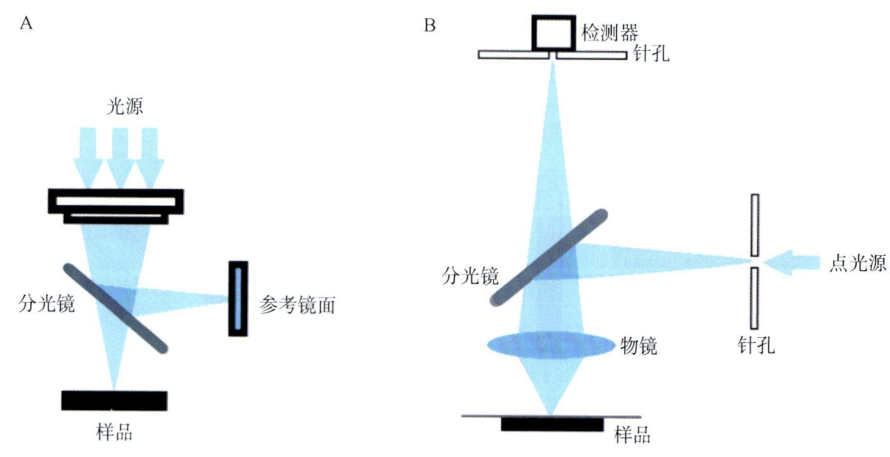

图4-4-8 白光干涉原理（A）和白光共聚焦原理（B）示意图

2. 扫描范围和扫描点数 扫描范围是指在单次测量中仪器能够覆盖的样品表面范围，扫描点数是指在该范围内的采样点数量。根据材料的大小和所需测量的表面特征，选择合适的扫描范围和扫描点数是确保测量结果全面且准确的关键。较小的扫描范围和多的采样点数可以提供更高的分辨率和更详细的表面形貌信息。对于较大的样品，可以选择较大的扫描范围，适当减少单位面积内的扫描点数，以确保高效、完整地测量表面。

3. 光源强度 指用于测量的光源的强弱程度。根据样品的特性和测量模式的要求调整光源的强度，以获得清晰的干涉图像。较强的光源强度可以提供更明亮的干涉图像，但可能会造成光源饱和或过曝，影响测量结果。对于一些较光滑的样品，可以选择较强的光源强度；而对于一些具有较大表面特征的样品，应选择较弱的光源强度，以避免过曝和光源饱和。

4. 测量模式 三维表面轮廓仪的光学测量模式包括直接投影模式、相位测量模式、干涉模式和散射模式。在直接投影模式下，轮廓仪将光线直接投射到样品表面，并通过测量光线的反射或透射来获取表面形貌信息。这种模式适用于光滑的样品表面，可以提供高精度的形貌测量结果。在相位测量模式下，通过测量光波的相位差来获取表面形貌信息，通过比较参考光波和反射光波之间的相位差，可以计算样品表面的高度或形状。这种模式适用于比较粗糙或不透明的样品表面。而干涉模式是利用干涉原理测量表面形貌，将被测样品与参考面形成干涉图案，通过分析干涉图案的变化来获取表面形貌信息。这种模式适用于透明或半透明的样品，可以提供高分辨率的形貌测量结果。在散射模式下，通过测量和分析样品表面散射光的强度和方向分布，可以计算样品表面的粗糙度和形状特征。这种模式适用于粗糙的样品表面。

（三）表面粗糙度测量和图像分析

1. 测量操作步骤

（1）确认轮廓仪的电源连接良好，确保电源稳定后，打开轮廓仪电源开关，仪器将进行自检，进行噪声校准。打开扫描软件，检查仪器显示屏上的各项参数是否正常，如有问题，需及时调整。安装相应的光学测量探头，并准备清洁用品。

（2）选择适合的样品放置台，确保样品放置平稳。将被测试件待测表面朝上放置于测量探头下，确保样品表面平整、无异物。将测量探头发射的白光光点对准待测样品的测量点，缓慢调整测量探头的垂直位置直至白光光点最亮，固定探头位置。同时，观察扫描软件中 Measurement Tool Panel 区域高度与强度，其位于中间，即说明探头已正确聚焦。设置扫描范围与扫描步长。每个待测样品表面均取固定位置的3个点测量，测量结果取平均值。

（3）根据样品的材质和测量要求，选择合适的扫描速率和分辨率。设置扫描范围和扫描点数，确保数据精度满足测量需求。选择适当的测量模式（如动态模式、静态模式等），以满足测量需求。调整探头的压力和灵敏度，确保测量数据的准确性和稳定性。扫描样品开始后，观察仪器显示屏上显示的数据和图形，如出现异常情况，应立即停止扫描，检查仪器设置和样品放置是否正确。

以上操作均需由同一操作员完成，操作人员应经过专门培训，了解轮廓仪的基本原理和操作方法。在操作过程中，应注意个人安全，切忌触摸轮廓仪运动部件。在设置评定参数时，应根据被测物体的特点进行合理选择，以获得准确的测量结果。在放置被测物体时，应注意固定稳定，避免晃动或移位导致测量误差，并保证被测样品表面干净，避免杂质对测量结果的影响。在测量过程中，应密切观察仪器状态，确保仪器正常运行，保持测量环境稳定，避免温度、湿度等因素对测量结果的影响。定期进行仪器的维护和校准，以确保测量的准确性和可靠性。

2. 图像分析 扫描完成后，将轮廓仪的测量数据导入计算机进行处理和分析，使用相应的软件进行去噪、平滑处理等。根据处理后的数据进行形貌特征提取、数据分析等。根据需要生成测量报告或其他形式的报告。

对测量数据进行正确的统计和分析，避免过度解读或形成误导性的结论。可以选择截面分析，绘制不同方向的截面图，以了解表面特征的变化情况。对于更直观的表面形貌信息，可以进行三维重建，通过相应的软件将测量数据重建为三维模型（图4-4-9）。

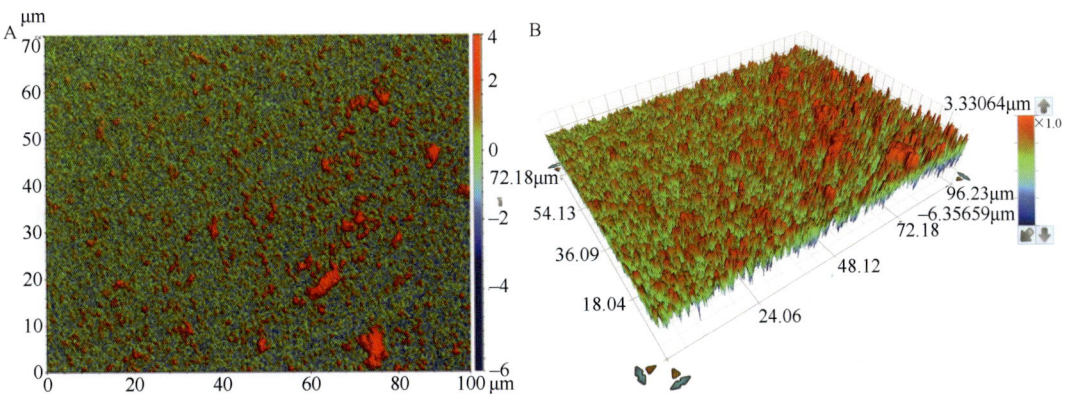

图4-4-9 试件表面二维视图（A）和试件表面三维视图（B）

（吴雨旻　陈　晨）

第五节　吸水膨胀性能

吸水膨胀（hygroscopic expansion）是指某一物体在吸收水分之后发生的体积增大现象。在口腔生物材料学领域，生物材料的吸水膨胀性能显得尤为关键，这不仅影响材料的临床作用表现，还对患者的舒适度和治疗效果具有深远的影响。口腔环境的独特性在于其持续的湿润状态、不同pH条件，以及不断变化的温度和压力等。这些条件对生物材料提出了一系列特殊要求，尤其在吸水膨胀性能方面。如何确保材料在口腔环境中吸水后能够保持其物理和化学性质稳定，以及如何通过调控膨胀性能来优化材料与生物组织的界面，是口腔生物材料研究者持续探索的问题。

生物材料在口腔医学中的应用如牙体充填材料、牙周塞治剂、可摘义齿的基底材料等，均要求其具备优异的吸水膨胀特性。适宜的膨胀能力可以防止材料在口腔中过度吸水而导致的变形或强度下降，同时也能够利用膨胀产生轻微的压力，帮助材料更好地适应口腔内复杂的几何形态，提高其精确度和舒适性。此外，一些特殊的口腔生物材料，如药物递送系统，可能会利用其吸水膨胀性能来实现缓释或控释药物，从而提高治疗效率。

因此，对口腔生物材料的吸水膨胀性能进行评价与研究，不仅仅是评估一个物理参数，更是对材料在口腔环境内能否长期行使功能的一种衡量。这种研究对于开发新一代口腔生物材料、改善口腔健康治疗方案，以及提升患者的生活质量具有重要意义。

一、吸水膨胀的原理、影响因素和测试目的

吸水膨胀涉及水分子渗透进材料内部，占据原有的空间，并引发材料内部结构的变化，从而导致体积膨胀。该过程可能是物理性或化学性的，涉及水分子与材料组成成分之间的分子层面交互作用。这些作用可能引起材料尺寸、形态乃至其他性能的变化。尤其是在药物传递系统、水凝胶、伤口敷料和组织工程支架的设计中，预设的吸水膨胀行为对于材料在生物环境中发挥的作用至关重要。因此，了解生物材料吸水膨胀的原理、影响因素和测试目的，是优化和研发各种应用的口腔生物材料的必要前提。

（一）吸水膨胀系数

材料的吸水膨胀系数是描述材料在吸水情况下体积或重量变化的一个参数，是一个重要的物理特性，不仅影响材料的机械稳定性、尺寸精度和结构完整性，而且还与材料的功能性，如控制释放特性、载药能力和生物相容性紧密相关。

吸水膨胀系数越大，表示材料吸水能力越强，膨胀程度也越大，可用于比较不同材料之间的吸水膨胀性能。

（二）吸水膨胀的原理

生物材料的吸水膨胀性能主要基于物理吸附和化学反应原理。

1. 物理吸附 生物材料的吸水膨胀大多源于物理吸附，包括极性基团之间的氢键作用和材料微观结构的毛细作用。

（1）氢键作用：生物材料中含有大量的极性基团，如羟基（—OH）、氨基（—NH$_2$）和羧基（—COOH）等，能够与水分子形成氢键，从而促使生物材料吸收水分。氢键是一种较弱的化学键，主要在极性基团的氢原子与水分子的氧原子之间形成，从而使得水分子能在生物材料的表面或内部得到有效吸附（图4-5-1）。

（2）毛细作用：生物材料中的微孔结构对水分子的吸附也起关键作用。这些孔隙提供了大量的吸附表面和储水空间，为水分子的吸附提供了关键途径。当材料表面分子对水分子的作用力超越水分子自身的内聚力时，水分子会沿着孔隙表面运动，即所谓的毛细作用，促进水分子的进入和充填孔隙空间。例如，我们常见的纸巾吸水发生膨胀现象，以及口腔外科临床上拔牙窝填塞明胶海绵用于凝血并保护创口，均体现了该原理。

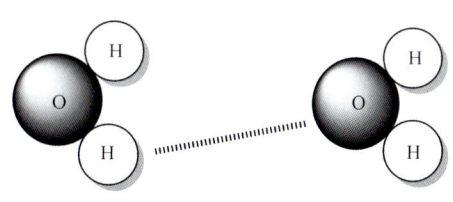

图4-5-1　氢键示意图

2. 化学反应 生物材料中的某些化学基团（如羧基、酰胺基、羟基等）能够与水分子发生特定的化学反应。这些反应通常在特定的温度和pH下发生，如羧基和酰胺基能够与水发生水解反应；或者某些聚合物链上的基团与水发生水合作用，例如，聚丙烯酸盐中的羧酸盐基团可与水结合形成水合物，进而促使聚合物吸水膨胀。

（三）吸水膨胀的影响因素

生物材料吸水膨胀性能的影响因素众多，主要取决于材料的结构组成和外部环境条件，为了获得理想的吸水膨胀性能，通常需要综合考虑以下因素进行优化设计。

1. 化学结构 生物材料中极性基团（如羟基、氨基和羧基）的数量和类型直接影响其吸水膨胀性能，这些基团能与水分子形成氢键等相互作用。拥有更多极性基团的生物材料通常具有更强的吸水能力。

2. 分子量 生物材料的分子量也会影响其吸水膨胀性能。分子量较高的生物材料有更多可用于吸附的位点及水分子的容纳空间，因而通常具备更强的吸水膨胀性能。

3. 交联密度 生物材料中的交联密度会影响其吸水膨胀性能。交联密度较低的生物材料具有较大的自由体积和更多的可吸附水分子的空间，当水分子与极性基团结合后，聚合物链之间的相互作用力会随之减小，聚合物链趋于松弛，材料内部的自由体积增加，从而为进一步吸水提供了空间。然而需要注意的是，过低的交联密度可能导致材料在吸水后失去力学稳定性。

4. 孔隙结构 生物材料的孔隙结构（如孔径、孔隙度和孔隙连通性）会影响其吸水膨胀性能。孔隙结构优越的材料能够提供更多储水空间和吸附表面，从而提升吸水膨胀性能。

5. 环境因素 生物材料吸水膨胀性能受环境条件影响，如温度、pH和离子强度。不同的环境条件可能导致材料中化学基团的电荷状态发生变化，从而影响吸水性能。例如，酸性或碱性条件可能使生物材料中的羟基和羧基发生离子化，使得其氢键产生能力减弱，进而影响吸水膨胀性能。

6. 外部应力　生物材料的外部应力对其吸水膨胀性能也有影响。施加在材料上的应力可能导致其结构发生变化，从而影响其吸水膨胀性能。例如，压力可能压缩生物材料的孔隙结构，使其吸水能力下降。

（四）吸水膨胀的测试目的

生物材料的吸水膨胀性能对其理化性质和生物学性质有显著影响，为口腔材料的开发、选择和临床应用提供了重要的科学依据。例如，口腔骨植入材料和拔牙窝止血材料对吸水膨胀性能的设计相差甚大，前者需要与骨组织相匹配且有稍小的膨胀表现，以利于组织再生，而后者需要更为疏松的结构来容纳血液及适当的体积膨胀封闭拔牙窝，促进组织愈合。

在设计口腔材料时吸水膨胀性能的测试目的包括以下几点。

1. 评价理化性能　吸水膨胀性能直接影响材料的体积、形状及尺寸稳定性，这对于需要精确匹配生物组织形状和尺寸的应用（如口腔修复、骨组织工程等）是非常重要的。例如，口腔印模材料需要适应不同的口腔形状和尺寸，提供更好的印模精度。具备良好吸水膨胀性能的印模材料在接触口腔组织时吸收组织表面的水分，并发生适当膨胀以形成更好的组织贴合和精确的印模。匹配的吸水膨胀性能还可以改善材料的柔韧性和弹性，提高印模的可撕性和稳定性，减少在制作印模过程中的变形和失真。吸水膨胀也可以改变材料的硬度、弹性模量和韧性等力学性能，这可能对需要承受一定外力的生物材料（如口腔填料、骨骼替代物等）产生影响。

2. 调控药物释放　对于作为药物载体的生物材料，其吸水膨胀性能会影响药物的释放。一般来说，吸水膨胀性能较好的材料可以更有效地吸收和储存药物，因为水分是许多药物分子扩散进入和离开材料的重要介质。那些吸水性强、吸水膨胀性能好的材料，通常能更好地吸收药物，并将其固定在材料结构中。同时，由于体积膨胀，也可以在一定程度上控制药物的释放速度。材料在吸水膨胀后如果形成更大的孔隙，则可加快药物的释放（这种类型的材料以交联网络较为疏松为特征，包括某些水凝胶和海绵状材料）；如果材料在吸水膨胀后孔隙结构变得更加紧密，则有助于控制药物缓慢释放（如某些聚合物或陶瓷类生物材料）。

3. 探究细胞行为　吸水膨胀性能可能影响细胞在材料表面的行为。过度膨胀的材料可能改变其表面粗糙度和刚度，影响细胞的附着、增殖和分化。同时，由于吸水膨胀可能改变材料的孔隙结构，也可能影响细胞的迁移和组织生成。

二、吸水膨胀性能测试及结果分析

口腔生物材料在口腔中的尺寸稳定性会受到内在和外在因素的影响。前者来自聚合收缩现象，以及较小的热膨胀/收缩效应；后者则包括生物力学载荷和口腔液体环境引起的吸水膨胀。

材料吸收水分后，水分子渗入材料内部，导致材料内部空间结构改变，从而引起体积膨胀。这是一个物理或化学过程，涉及水分子和材料组分之间的分子级别相互作用，这些相互作用可能会引起材料尺寸、形状及其他性能的改变。吸水膨胀性能是衡量口腔生物材料性能的重要指标之一，对于材料在口腔环境中的稳定性和功能具有重要意义。该实验旨在量化口腔生物材料的吸水膨胀性能。

（一）材料与设备

材料与设备主要包括口腔生物材料试样、37℃干燥箱、实验液体、测量设备等。实验室相对湿度一般应保持在50%±5%。

实验所需的液体可以是去离子水、生理盐水、人造唾液或者血液，对应的吸收比例分别被称为吸水比例、吸盐水比例、吸唾比例、吸血比例等。为了便于比较，常用下列液体作为吸收对象。

1. **去离子水** 溶液中离子的含量对材料的吸收能力有很大的影响，吸水材料在去离子水中的吸收能力最大，该数据是比较样品吸水能力最重要的指标。

2. **生理盐水** 人体中氯化钠的浓度大约为0.9%（w/v），因而一般把吸水材料吸收0.9%氯化钠溶液的量作为样品吸收盐水的能力，该数据是样品耐盐性的一个重要指标。

3. **人造唾液** 是一种配制的溶液，其化学构成与人类的唾液相似，更能模拟口腔内环境。

4. **血液** 高吸水性材料可应用于手术止血等医疗领域，因而在医疗卫生用品方面，样品的吸收血液能力是一项重要指标，常采用人血，有时也采用羊血或人工血作为被吸收液体。

此外，也采用蒸馏水、自来水、其他浓度的氯化钠溶液、猪血等，但上述液体更常用。测量仪器包括激光扫描仪、光学扫描仪、共聚焦显微镜、机械卡尺和电子天平等。

（二）测试方法

1. 材料吸液能力常用测定方法

（1）自然过滤法：将特定大小的样品放入过量的溶液中，并保持一段时间。在样品吸收溶液达吸液平衡后，使用特定孔径的筛网过滤未被吸收的溶液（图4-5-2A），然后测量溶胀凝胶的质量，并计算样品的吸液倍率。该方法测定准确性主要取决于滤网的孔径。当样品的凝胶强度超过200g/cm^{2}时，可以获得更加精确的测量结果；而当样品的凝胶强度低于100g/cm^{2}时，由于凝胶微粒的存在，游离水很难完全被过滤。此外，筛网的重复使用会导致其孔径变小，从而使测量结果出现偏差。

（2）茶叶袋法（tea bag method）：可用250目的尼龙网制作茶叶袋，样品放入茶叶袋中称重，然后在溶液中浸泡一定时间，待样品达到吸液平衡后，取出尼龙袋悬挂，未吸附的溶液自然排出（图4-5-2B），测定尼龙袋（含有达到吸液平衡的样品）的质量，由此可确定吸收液体的量。对于具有较高凝胶强度的样品，采用本方法可以获得较低的误差，但是对于较低凝胶强度的样品，凝胶容易与袋子内壁黏附，会导致测量结果出现偏差。

（3）吸滤法（suction filtration method）：将一定量的样品置于过量的溶液中，搁置一段时间使之达到溶胀平衡，用移液器吸取未被吸收的溶液（图4-5-2C），对溶胀样品进行称重，计算样品的吸液倍率。

（4）流动法：将样品置于烧杯内，接着逐步向其中滴加液体（图4-5-2D）。等待吸附溶胀后的样品呈现出流动的趋势,这就是滴定的终点,从而确定吸液的量。此法对于吸液速度快(如十几分钟即达到溶胀平衡)的样品来说,是一种简便易行的方法;而对于吸液速度较慢(如几小时才达到溶胀平衡)的样品,此方法不可取。对于凝胶强度小或终点时流动趋势不明的样品,此方法易引起误差。

(5)量筒法:将样品放入装有溶液的量筒,达到吸液平衡后,放入一小片牛皮纸,当牛皮纸沉至不再下沉的位置时,所指示的体积即为溶胀样品的体积(图4-5-2E)。

(6)离心分离法:样品用大量的溶液溶胀,待溶胀平衡后,用离心机离心分离出未被吸收的溶液,测定未被吸收的溶液的量(图4-5-2F)。这是一种加压下测定的吸液倍率,因而也可以用于样品加压下保液能力的测定。

(7)毛细管法:将样品与液面接触,测定被吸液体的量(图4-5-2G)。该方法反映了样品对液体的吸引能力。与毛细管法相对应的是加压条件下测定的吸液倍率。

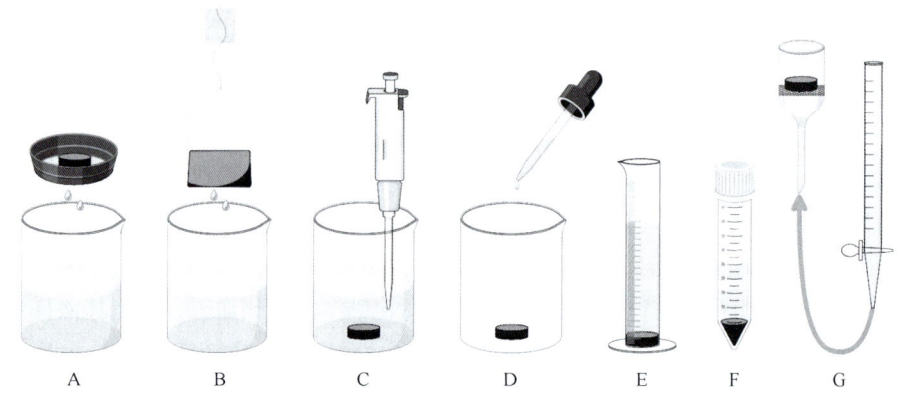

图4-5-2 材料吸液能力测定方法
A. 自然过滤法;B. 茶叶袋法;C. 吸滤法;D. 流动法;E. 量筒法;F. 离心分离法;G. 毛细管法

毛细管法测定的吸液倍率反映了样品对溶液的吸引能力,而前几种方法得到的数据反映的是样品在溶液中的膨胀能力。材料吸液能力的测定目前尚无统一的方法,以自然过滤法较为常见。采用不同方法测得的吸液倍率存在差异,在同类实验中应尽量统一。值得一提的是,若样品吸收溶液达到溶胀平衡需要较长的时间,有的甚至要几天,为简化实验,有时采用样品在25分钟时的吸液倍率,而不是达到溶胀平衡时的吸液倍率,当然,前者不能反映样品的最大吸液能力。

2. 材料吸水体积变化常用测定方法

(1)激光测量法:是一种专用于测量吸水膨胀性能的技术,涉及对样品盘进行激光扫描。样品盘通过激光测微计光束在多个时间节点上进行旋转测量,直至材料尺寸达到稳定状态。样品在吸水处理前进行初始测量,样品在液体中储存一段时间后进行重复测量,温度通常控制在37℃。该技术的主要优点是不受不均匀膨胀的影响,因此可以提供吸水膨胀的三维数值。

(2)数字化测量法:使用光学扫描仪对待测样品和参考物进行扫描及数字化处理,并用软件分析数字化表面。

（3）显微镜测量法：使用共聚焦显微镜观测样品。

（4）机械测量法：通过机械卡尺测量其直径和厚度来计算样品体积。

每次测量样品体积前，都要小心地将样品从储存介质中取出，用滤纸轻轻吸去表面水分，直到样品表面没有可见的实验液体。放置样品时，不对样品施加额外应力，以免导致样品形变。获得测量值后，及时将样品放回储存介质。对照组样品可置于37℃干燥箱中进行干燥处理，以消除内部水分对实验结果的影响。

（三）数据处理

材料的吸水性能常用相对吸液量即吸收溶液的倍率来量度。这是指1g样品在水溶液中达到溶胀平衡时所吸收的液体量，其度量单位包括倍数、g/g、ml/g、cm³/g。吸液倍率 Q 可用以下公式计算：

$$Q = \frac{m_2 - m_1}{m_1} = \frac{\Delta m}{m_1}$$

$$Q = \frac{V_2 - V_1}{m_1} = \frac{\Delta V}{m_1}$$

式中，m_1 是样品在干燥状态下的质量（g）；m_2 是样品在达到溶胀平衡时的质量（g）；Δm 为吸液前后的样品质量变化（g）；V_1 是吸收剂的初始体积（ml或cm³）；V_2 是在样品中达到溶胀平衡时吸收液体的体积（ml或cm³）；ΔV 是样品在达到溶胀平衡的过程中吸收液体的总体积（ml或cm³）。

材料的吸水膨胀性能常用材料的体积变化率来量度。

吸水膨胀率 Q（倍数、ml/ml、cm³/cm³）可以使用以下公式计算，该公式假设各向同性膨胀行为：

$$Q = \left(\frac{d_2 - d_1}{d_1}\right)^3 = \left(\frac{\Delta d}{d_1}\right)^3$$

式中，d_1 是样品吸液前的初始直径（cm）；d_2 是样品吸液后的直径（cm）；Δd 为吸液前后的样品直径变化（cm）。

如果样品在吸水膨胀前后的体积可以测定，吸水膨胀率 Q（倍数、ml/ml、cm³/cm³）也可用单位体积样品所增加的体积来表示：

$$Q = \frac{V_b - V_a}{V_a} = \frac{\Delta V}{V_a}$$

式中，V_a 是样品吸液前的体积（ml或cm³）；V_b 是样品吸液后的体积（ml或cm³）；ΔV 是样品吸液前后的体积变化（ml或cm³）。

（四）结果分析

通过表格或图形展示不同时间点的试样重量、吸水率及吸水膨胀率，分析口腔生物材料的吸水性能。吸水率越高，说明材料的吸水性能越好。吸水膨胀率越低，说明材料的尺寸稳定性越好。同时，可以观察试样在不同时间点的重量变化，了解吸水过程的动力学特征。

材料吸液能力受多种因素影响，主要包括内部和外部两个方面的因素。内部因素涵盖吸水材料的种类、构成、分子量、交联程度、基团等；而外部因素则包括环境温度、吸水材料的浓度、被吸液体的成分、离子强度、pH等。

依据弗洛里（Flory）公式可以得知，物质的吸水率与离子渗透压呈正相关，与物质对水的亲和力呈正相关，而与物质的交联密度呈负相关。即

$$吸水率 \propto \frac{离子渗透压 + 水的亲和力}{交联密度}$$

1. 离子渗透压 离子渗透压的大小取决于材料中离子的强度与溶解浓度。离子性基团在材料中的数量越多，电荷就越大，离子强度也就越高，意味着材料的吸水性能更强，这也是离子性高聚物的吸水性能优于非离子性高聚物的主要原因。溶液中的离子浓度降低，离子电荷减少，离子强度也会相应降低，这将导致溶液中的离子强度与固定在材料上的离子强度差异增大，从而使得渗透压力增大，进而提高材料的吸液能力。这就是材料吸取蒸馏水（或去离子水）和吸取盐水能力存在显著差异的原因。值得强调的是，对于非离子型高聚物来说，渗透压并不是决定其吸水性能的关键因素，Flory公式中的渗透压部分可以省略，因此溶液的离子强度和pH的变化不会对其吸水性能产生影响。一种提升离子型材料的耐盐、耐酸碱性的方法是与非离子型高聚物进行复合。

2. 水的亲和力 固定在材料上的亲水基团很大程度上决定了材料对水的亲和力。通常来说，分子性基团的亲水性低于离子性基团，而不同的分子性基团也存在不同的亲水性，将常见的几种分子性基团按照对水的亲和力由大到小排列如下：—SO_3H＞—COOH＞—$CONH_2$＞—OH。此外，单一基团的吸水能力一般比两种或两种以上基团的吸水能力小。2-丙烯酰胺-2-甲基丙磺酸和丙烯腈与淀粉的接枝共聚水解物由于含有磺酸基、羧基、酰胺基、羟基等多种强吸水性的离子性基团和分子性基团，为目前吸水率最高（超过5000g/g）的高吸水性材料。

3. 交联密度 随着交联密度的改变，材料的吸水能力会发生变化。若交联密度过高，则缺乏充足的空隙来容纳水分子，从而导致凝胶在膨胀过程中所承受的弹性收缩量增加，从而降低其吸水能力；若交联密度较低，则会提高其吸水能力。然而，必须强调的是，材料的交联密度必须保持在适当的范围内，因为过低的交联密度会导致其网状结构的破坏，水分子无法被网状结构束缚，从而使得材料只具有亲水性却缺乏吸水能力。

4. 溶液的pH 固定在材料上的亲水性基团如羧基、磺酸基、羟基等均是弱酸，它们在水溶液中解离成相应的离子性基团的程度与溶液的pH有很大关系，而离子性基团的含量对材料的吸水性有很大影响，因而溶液的pH将影响高吸水性材料的吸水性能。各种材料对pH的反应范围和程度可能不一样，但通常情况下，当溶液的pH在6～7时，材料的吸水性最强；当溶液的酸性或碱性较强时，其吸水性会显著降低。这是因为当pH在6～7时，吸水基团能够适当解离，分子性基团和离子性基团的比例相对合理。

5. 环境温度 研究结果显示，温度对材料吸水倍率的影响微乎其微，而外部压力对其吸水性能的影响则更加微弱。此外，Flory式中也未发现任何与温度或压力有关的因素。

随着温度的升高，一些吸水性聚合物会被溶解，而不是发生吸水溶胀。

（郭正浓　王　琛）

第六节　比表面积和孔隙率

口腔生物支架材料的主要作用是在组织缺损部位提供机械支持和物质运输通道，以促进局部细胞的黏附、增殖和分化，调控组织再生。

通过调节组成和结构来模拟人体组织基质结构是设计生物材料的重要方法。人体组织基质的显著特征之一是多孔性，它被定义为具有相互连接的开放空间的结构孔隙。尤其是对于骨修复材料来说，多孔性是有益的。生物材料的内部孔隙能够促进营养、气体交换，增加细胞黏附、增殖和分化的表面积。细胞通过这些互相交联的通道渗透，从而促进缺损部位的组织再生。这些孔隙也可以作为营养物质和药物载体，在缺损部位持续输送药物，以达到抗炎、抗菌、促进再生等目的。纵横交错的孔隙还为二级结构的形成提供了空间，并保证后期支架在体内的均匀降解。多孔材料可以呈现出三种不同的孔隙类型（图4-6-1）：封闭的孔隙、盲端或通过交联开放的孔隙。

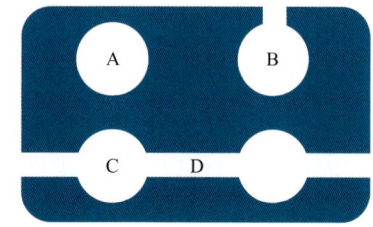

图4-6-1　多孔材料中孔隙类型及其连接示意图
A. 封闭孔隙；B. 盲端；C. 开放交联的孔隙；D. 孔隙间的连接

孔隙的特性决定了多孔材料的各项性能。控制孔隙大小，可以促进不同数量的细胞活力、细胞分化和营养物质扩散，影响巨噬细胞极化。支架内孔隙率和孔隙互联性的调节会影响压缩模量等机械性能。各向异性多孔材料可能有利于细胞和生长因子在整个支架中的受控分布，因为改变孔隙的形状已被证明会影响细胞生长。然而，非均质孔隙可能会对支架的机械强度产生负面影响。具有均匀孔隙分布的聚合物支架具有更好的力学性能。因此，多孔材料孔隙各项参数的检测是多孔材料理化表征的必要组成部分，对于其生物学作用也有重要意义。

一、比表面积的测试原理

比表面积（specific surface area）即单位质量物体所具有的总面积，分为外表面积、内表面积两类，国标单位m^2/g。对于多孔材料来说，比表面积指其外表面积和孔的内表面积之和。

测量比表面积最常用的方法是Brunauer-Emmett-Teller（BET）气体吸附法，该方法也作为我国测定固态物质比表面积的国家标准［《气体吸附BET法测定固态物质比表面积》（GB/T 19587—2017）］使用。其基本原理为通过测定在样品外部及可到达的内部孔隙表面形成单分子层的吸附气体量，计算样品的比表面积。

BET理论的假设基础：测试表面为均匀表面，可形成气体单分子吸附层；吸附发生后不考虑其他分子间相互作用；吸附分子层处于动态平衡状态；反应速率仅受动力学约束；一旦达到饱和压力，则吸附层数足够大，可以假定材料完全被冷凝的液相吸附剂包围。

基于以上假设建立的气体吸附的广义BET方程可以描述如下：

$$v = \frac{v_m c p}{(p_0 - p)[1 + (c-1)p/p_0]}$$

式中，v为气体的吸附体积；v_m为被吸附的单层体积；p为平衡气体压力；p_0为饱和压力；c为BET常数。

将这个方程重新排列为p/p_0的线性函数：

$$\frac{p/p_0}{v(1-p/p_0)} = \frac{1}{v_m c} + \frac{c-1}{v_m c}\frac{p}{p_0}$$

在测量中，以$\frac{p/p_0}{v(1-p/p_0)}$为纵坐标，p/p_0为横坐标多点绘制等温吸附线函数，在可测量范围内，函数通常为线性，且截距为正数。通过Y轴截距和斜率，用线性回归法求出常数c（斜率/截距+1）和v_m[1/（斜率+截距）]。

比表面积S可以由以下公式求得：

$$S = \frac{v_m N_A A m}{22\,400}$$

式中，N_A为阿伏伽德罗常量（每摩尔分子数）；A为单个吸附气体分子的横截表面积（可在参考文献中查到，常用的一个氮气分子在77.3K时的横截面积为0.162nm^2）；m为测量材料的质量；22 400为1mol气体在标准温度和压力下的体积。此比表面积用面积/质量表示，单位为m^2/g等，也可以通过乘以材料密度转换成体积比表面积。

二、比表面积的测试和结果分析

（一）材料和仪器选择

材料和仪器包括：液氮，吸附气体（常用氮气，也可用氩气、氪气等，纯度＞99.99%），BET表面积分析仪器，已知体积的样品支架，实验室分析天平（精度＜0.1mg）。

通常来说，氮气是最适合的吸附气体，但对于石墨烯和羟基氧化物而言，氩气是更适合的吸附气体。对于比表面积小于1m^2/g的样品，氮气的灵敏度不够，更建议在液氮温度下使用氪气作为吸附气体。分子横截面积、测量温度不同，都会导致结果有所偏差，尤其是对于不规则复杂结构，使用分子体积大的吸附气体会使有效测量面积减小。

（二）实验过程

根据不同仪器生产厂家的使用说明进行操作。主要程序一般如下。

（1）样品准备：BET分析需要干净、纯净、干燥的样品。纯化、干燥样品后进行真空热脱气数小时或过夜，脱气温度应保证样品不受影响，真空度＜1Pa即可。这一步骤的目的是去除样品中多余的水分。

（2）精确测量脱气后样品的质量：因比表面积计算公式需要代入样品质量，这一测量结果越精确越好。

（3）由BET分析仪器进行测量，仪器须定期使用标准样品进行校准：测试中，仪器将已知体积的吸附气体引入管中，同时记录压力p/p_0。气体分子进入样品的孔隙中，吸附在其表面上。吸附气体的量随着压力的变化而变化。

原始数据为分析过程中每单位质量（g）样品引入的气体体积（ml）及相对压力p/p_0。代入上文公式，BET仪器自带软件会自动拟合吸附等温线（图4-6-2），计算出样品的质量比表面积。

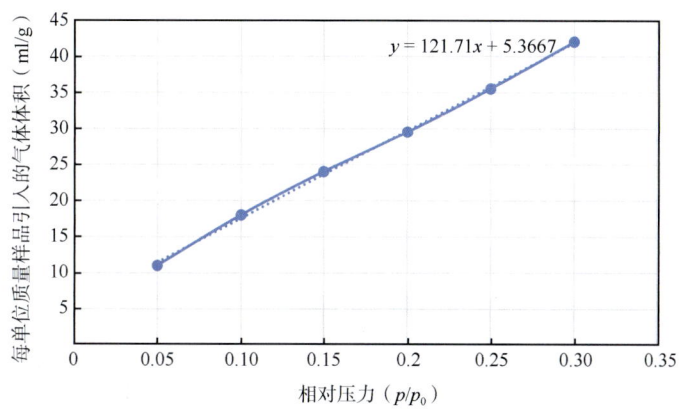

图4-6-2　BET表面分析中测量氮气体积和相对压力的函数示意图

BET法可应用于大部分生物材料的比表面积测试，但也有其局限性。因其基于气体吸附的方式进行测量，故而对于气体分子无法到达的内表面或对气体有吸收作用的固体材料无法测量；且大多数通用程序要求为干燥样品，对于悬浮颗粒或湿样品，可以采用亚甲蓝吸附法等替代。

三、孔隙率的测试和结果分析

孔隙率（porosity）是指多孔介质内的微小空隙的总体积与该多孔介质的总体积的比值，包括总孔隙率和有效孔隙率。总孔隙率（total porosity）是材料中所有孔隙的总体积与材料总体积之比，包括所有尺寸的孔隙，无论其是否能够导致液体或气体流动。有效孔隙率（effective porosity）是指能够容纳流体或气体的孔隙占总体积的比例。与总孔隙率相比，排除了那些由于尺寸太小而无法充当通道或材料内部不与外界相连的孔隙。孔径（pore size）尺寸是指孔或开口的尺寸，通常以直径或线性尺寸表示。对于多孔材料，孔径尺寸可以为微米到纳米级。孔径分布（pore size distribution）描述了材料中孔径尺寸的范围和分布情况。目前有多种方法可用于评估多孔材料的孔隙率，包括显微镜观察法、密度估算法、压汞法、Micro-CT法等，各种方法均有其适用范围及局限性，在实际操作中，应根据样品特性选择合适的技术或结合不同的技术进行测量。

(一)显微镜观察法

由于操作简单、成本较低,显微镜观察法是目前研究多孔材料内部孔隙结构最常用的方法之一。光学显微镜、SEM和TEM等仪器可以捕获材料的部分区域成像,直接观察孔隙的连通性、横截面积、形状各向异性,通过图像分析软件(如ImageJ)测量感兴趣区域内的孔隙形状、平均大小和分布的数据。还可以通过对样品连续切片进行TEM观察生成三维虚拟图像,对内部孔隙的渗透率和形状进行观察。

以SEM观测为例,孔隙率分析的基本步骤如下。

样品清洁干燥,分别准备横截面及纵剖面样品,喷金,进行SEM扫描。以标记图像文件格式TIFF在1024像素×1024像素、256灰度值进行成像捕捉。

每次挑选至少三张放大倍数相同,亮度、对比度相近的图像进行处理。首先转换为灰度图像,并通过图像平滑和锐化、对比度/亮度调整和灰色阈值级别的适当定义,使孔隙相对于材料基质有更明确的区分。然后,可通过手动选择方式确定孔隙边缘,或利用软件分析。利用ImageJ软件自带的"颗粒分析"工具,可得到与孔壁相关的整个相间边界的描摹,然后对所有孔对象进行计数,定量计算孔隙的总表面积以获得孔隙度(图4-6-3)。在Matlab软件中,可使用边缘检测准则对单个灰度值进行步进后设置阈值水平,以进行孔隙度计算。

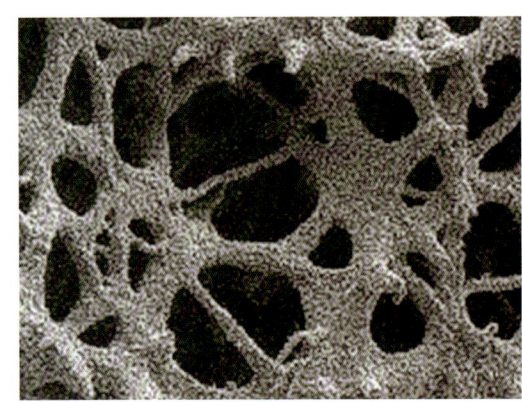 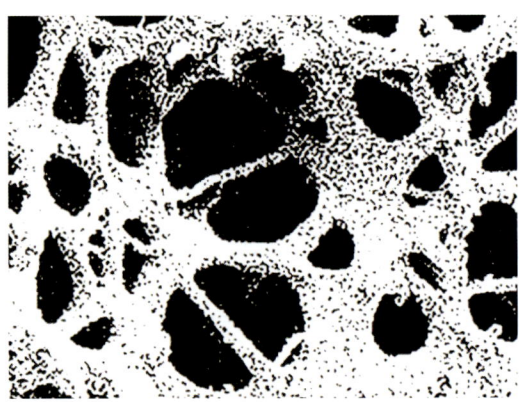

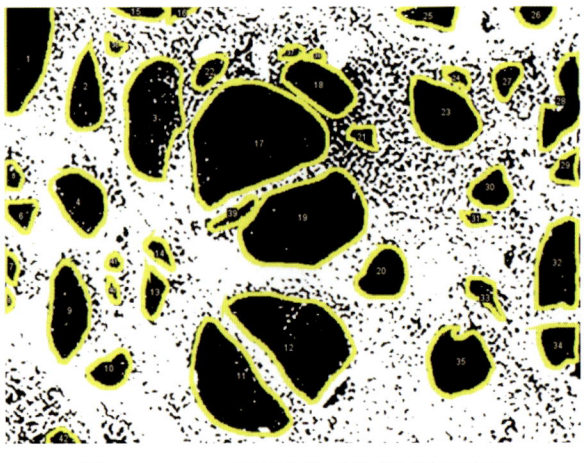

图4-6-3　SEM测量孔隙率分析过程示意图

SEM观测要求样品干燥，并在高真空下进行扫描和观察，这会使软的或高度水合的多孔材料产生形变扭曲，此时可以使用环境扫描电镜（ESEM）观测自然状态下的材料内部结构。此外，显微镜观察法仅对样品的很小区域（通常为边长数百微米的区域）进行观察，因而不能代表样品的整体情况，不能作为样品的整体量化数据。显微镜观察法更适用于初步评估多孔材料的孔隙情况，定性测量孔隙的形状、大小和分布等。

（二）密度估算法

如果已知用于制造支架的散装材料的密度 ρ_M，且样品的体积、质量可以精确测得，则可以通过以下两个公式估计支架的孔隙率：

$$V_P = V_T - \frac{M}{\rho_M}$$

$$孔隙率 = V_P / V_T \times 100\%$$

式中，V_P 为样品孔隙体积；V_T 为样品总体积；ρ_M 为样品密度；M 为样品质量。

因要求精确测得样品的质量、体积，形状规则及刚性的材料更为适用；并且密度估算法只能估算样品内部所有自由空间（包括开放或未开放的孔隙）的体积，因而实际意义有限，更适用于已知封闭孔隙忽略不计的多孔材料。

（三）压汞法

压汞法是一种通过汞液体的侵入测定多孔材料的开放孔隙度的方法。该方法应用广泛，适用于孔径在0.003～400μm的大多数材料，也作为固体材料孔隙度的国家标准（GB/T 21650.1—2008）使用。

利用非润湿状态（接触角>90°）的汞液体，施加压力使其进入待测样品的开放空隙。在逐渐增加的静压力下，汞会按宽度递减的顺序进入孔隙，此种压力 p 与孔隙直径 d_p 之间的反比关系在简化圆柱形孔隙模型中，由沃什伯恩（Washburn）方程给出：

$$d_p = -(4\gamma / p)\cos\theta$$

式中，γ 为汞的表面张力；θ 为样品与汞的接触角（需测量）。

孔隙体积由相应孔径在相应压力阶跃下的汞侵入量得出，若 ΔV 为压力 p 与 $p+\Delta p$ 之间的侵入体积，则等于半径为 r 与 $r-\Delta r$ 之间的孔隙体积。在侵入量趋于稳定时，可计算得出样品的孔隙率：

$$孔隙率 = \frac{V_{Hg}}{V} \times 100\%$$

式中，V_{Hg} 为累积孔隙体积（ml/g）；V 为样品体积。也可用于比表面积计算：

$$S = -\frac{1}{\gamma\cos\theta}\int_{V_{Hg,O}}^{V_{Hg,max}} p dV$$

式中，$V_{Hg,O}$ 为汞初始体积。

压汞法测试使用的试剂和仪器：汞（纯度＞99.4%m）、样品膨胀计、测孔仪、实验室分析天平、真空泵。

压汞法测试的实验过程如下。

（1）样品准备。压汞法取样体积较大（1～15cm³），因此可以在材料的不同区域分别取样，以更好地代表材料的整体情况。具体的取样量根据样品性质有所不同，进行初步测试或查阅文献获取最佳称样量是必要的。

通常情况下，压汞法不要求对样品进行预处理，但可进行适当的热处理（如在3Pa的真空烘箱中110℃处理4小时）以去除孔隙中的有机物和水，从而减少其对孔隙率测试结果的影响。

（2）测量前应对样品进行称重。

（3）将样品放置在样品膨胀计中，并转移至测控仪低压单元内。

（4）抽真空，向样品膨胀计内注汞，开始测量前应记录样品上端汞压力，可控升压状态下，记录外压力和对应注汞体积。达到最大外压力后，先减至大气压，之后转移至高压单元，记录终压力下的注汞体积。持续增压，记录压力和相应注汞体积（图4-6-4）。代入上文公式得出孔隙率。

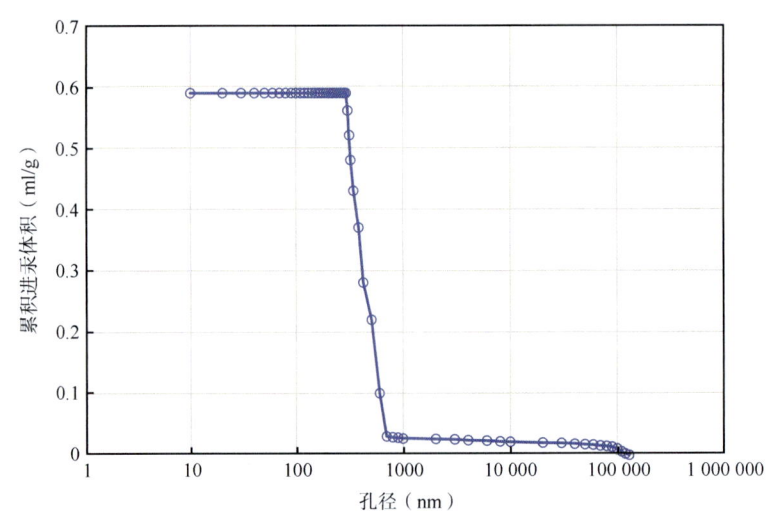

图4-6-4　压汞法测量孔隙率过程中的孔隙体积与孔径函数示意图

该方法最适合测量孔径小、孔隙率低的材料，而不适用于封闭孔隙较多、在工作压力下会产生形变或会与汞产生反应的金属材料。此外，因为汞的毒性，测量过程中应格外小心，避免泄漏，测量后需要对样品进行处理以避免汞污染。

（四）Micro-CT法

Micro-CT主要用于骨骼结构与发育的可视化和分析，或用于小动物的生物学研究和成像，目前也逐步应用于多孔材料表征方面。

Micro-CT的一大优势在于其是一种非破坏性技术，可以在微米尺度上对样品结构进行高空间分辨率的定性和定量分析，并可以确定广泛而全面的形态学参数，如孔隙形状、孔隙大小、开闭孔隙率、支架各向异性和横截面积等，甚至可以研究材料水合前后的参数变化、监测细胞-物质相互作用和细胞外基质沉积、评估支架内的新生血管等。并且，扫描前无须物理切片或使用有毒的化学物质，扫描后可以继续进行其他测试，从而减少了样品的损耗。

Micro-CT测试孔隙率可以参考以下步骤。

（1）样品准备：确保样品大小适于Micro-CT仪器扫描，通常需要进行适当的预处理，如去除样品的表面附着物、保持湿润状态等。

（2）样品扫描：将样品放置在Micro-CT设备中，并确保其位置稳定。根据实验的需要，设置合适的扫描参数，如X射线能量、曝光时间、扫描间隔等。启动设备进行扫描。在扫描期间，X射线透过样品，与不同材料交互后被探测器检测。通过旋转样品在不同角度获取大量的二维投影图像。使用计算机算法对获取的二维投影图像进行重建，生成高分辨率的三维体素图像。这些图像显示了样品内部的结构，包括孔隙空间。

（3）数据处理：利用专业的图像处理软件进行孔隙率的定量分析。通过分割图像，将孔隙区域与实质材料区域区分开，如图4-6-5所示。孔隙率可以通过孔隙体积与总体积的比率来计算。分析和解释孔隙率的测量结果，了解样品内部孔隙结构的分布、大小、形状等特征。

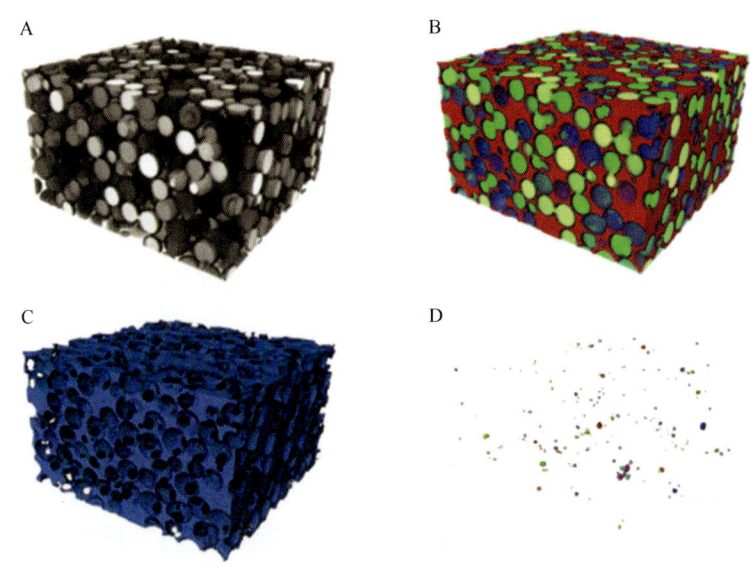

图4-6-5　Micro-CT测量孔隙率数据分析示例
A. 材料三维图；B. 数据处理过程；C. 开放孔隙；D. 封闭孔隙

（周齐悦　朱　晔）

第七节　颜色和光学性能

颜色和光学性能与材料的美观性、物理性能、长期稳定性等密切相关。材料与光发生相互作用时产生光的吸收、反射、透射和散射，称为材料的光学性能。材料吸收、反射和透射的光量取决于其核心基质内晶体的数量、化学性质，以及它们与入射光波长相比的尺寸，同时也受材料综合成分的构成、结构特点、表面粗糙度、厚度等因素的影响。在口腔生物材料学领域，尤其是对于修复材料，颜色和光学性能是评价材料是否满足临床要求必不可少的内容，了解颜色和光学性能的表现及背后的机制对于材料的开发有重要意义。例如，全瓷修复材料的颜色呈现是因为部分光线透过半透明材料到达背景表面，在这一过程中，光线经历了反射、吸收和透射，最终反射光线和折射光线会再次以不同的角度穿透瓷层，因此在调配全瓷材料的颜色时就应考虑材料的反射光谱和透射光谱的综合因素。除此之外，乳光性、荧光性等光学性能也是一些特定修复材料开发需要考虑的因素。

一、常用的颜色和光学性能参数

颜色是人脑对由眼接受到的光线刺激的一种主观心理感受，是光源、环境，以及生理和心理诸多因素的综合体现，然而从主观上对颜色直接进行描述显然是极不准确的，为了使颜色和光学信息可以实现准确、稳定、可重复地传递，在科研和实际应用中可以实现对比和匹配，必须借助可以量化的指标。例如，折射率是一个光学指标，定量测量牙釉质的折射率为1.60～1.63，如果复合树脂材料的折射率不能控制在近似的范围内，则在修复材料与牙釉质的结合界面就会显示肉眼可见的明显界线，在材料开发时，就可以通过调节填料的种类或添加比例来调整折射率，使其符合这一数值范围；再如，通过对颜色参数的测量和色差值的计算，就可以准确定量修复体呈现的颜色，从而根据这些指标的定量分析和相互比较来设计相应的理化参数调整方案。

（一）颜色三属性

国际照明委员会（CIE）明确定义了颜色的三个基本特征，即色相、明度和彩度，构成了颜色的三种属性。

（1）色相（hue）：又称色调或色别，指颜色的名称。不同波长呈现不同的色相，是颜色最主要的特征，也是色彩彼此划分的根本特性。

（2）明度（value）：又称亮度，指物体反射光线的强弱，具有较强的独立性，可以仅通过黑白灰的关系独立呈现，不论是否存在彩色，明暗关系必然出现。

（3）彩度（chroma）：又称饱和度、纯度，指颜色中包含色相的种类和构成，色相种类越少，主色相所占的比例越高，则彩度越大。这一参数可区分色彩的浓度和强度等级。

颜色的这三种属性不能单独存在，三者相互影响。例如，不论何种色相，当明度最低时，颜色呈现黑色。这三种属性只有在明度适中时才能充分体现，明度过大或过小（过亮或过暗）时，色相和彩度是不易被辨别的（图4-7-1）。

（二）常用的表色系统

颜色是人的一种主观感受，为了沟通和交流这种感受，在测定和表示颜色时就需要用到表色系统。孟塞尔色度系统和CIE色度系统（CIE-XYZ 和 CIE-Lab）是口腔生物材料学研究中最常用的表色系统。

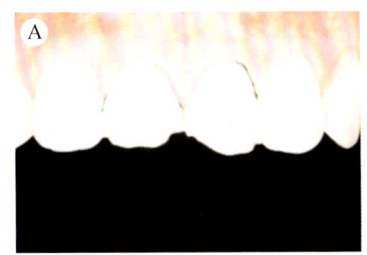
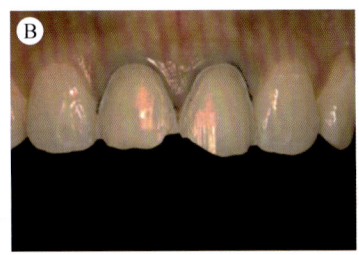
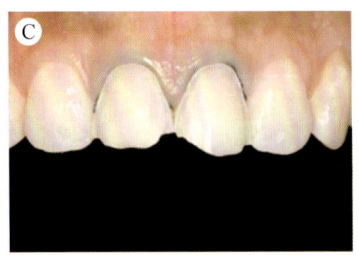

图 4-7-1　明度对色相和彩度辨别的影响
A.明度过大；B.明度过小；C.明度正常

基于人的视觉特性，孟塞尔色度系统以等间隔的方式从视觉心理的角度对颜色进行标定。孟塞尔色度系统将人视觉所见的颜色三元素通过立体模型定量表达出来，组成色彩表达系统，该颜色空间使用三个维度来表示颜色的三刺激因素，分别为明度（V）、色相（H）和彩度（C）。它的立体模型类似于球体，中心轴代表无彩色系的明度值，最上面表示白色，最下面表示黑色，从上到下明度值由10至0，将明度分为11个等级。环绕中心轴的水平环表示颜色的色相。离开中心轴向外的方向表示颜色的彩度。1943年，美国光学学会和美国国家标准局对其进行修正，修正后的颜色空间包括五个主色（红、黄、绿、蓝和紫），五个间色（黄红、绿黄、蓝绿、紫蓝和红紫）。

CIE-1931-XYZ色度系统利用三个设想原色XYZ（分别表示红、绿、蓝原色）在色彩中的比例表示颜色。任意一个CIE-XYZ颜色空间的彩色（F）的配色可用以下方程式表示：$(F)=x(X)+y(Y)+z(Z)$。X、Y、Z分别代表三刺激值的绝对分量，x、y、z分别代表相对分量；Y代表明度；X和Z代表色度（色相和彩度）。一般采用CIE（Y、x、y）表示三维颜色空间，该空间由一层层色度图水平叠加而成，每一层对应一个Y值。色度图是二维平面，x和y作为色度坐标，分别代表红原色和绿原色，Y值代表明度。

CIE-1976-$L^*a^*b^*$色度系统中，L^*为垂直轴，表示明度，范围：0（黑）～100（白），数值越小，表示颜色越偏黑色。a^*、b^*为水平轴，a^*为红绿轴，范围：+127～-128，正值表示偏红色，负值表示偏绿色。b^*为黄蓝轴，范围：+127～-128，正值表示偏黄色，负值表示偏蓝色。色相和彩度需要用a^*、b^*协同表示：h_{ab}（色相）=arctan（b^*/a^*），C^*_{ab}（彩度）=$(a^{*2}+b^{*2})^{1/2}$。

CIE-Lab色度系统的色差计算公式：

$$\Delta E^*_{ab}=[(\Delta L^*)^2+(\Delta a^*)^2+(\Delta b^*)^2]^{1/2}$$

式中，ΔE^*_{ab}表示色差，单位为NBS。色差值越小，说明两个物体的颜色越相近。CIE-Lab色度系统在各个颜色区域内的色差表现出明显的不均匀，为了对色差进行更加精确的描述，CIE于2000年重新定义色差公式，即CIEDE2000：

$$\Delta E_{00}=\sqrt{\left(\frac{\Delta L'}{K_L S_L}\right)^2+\left(\frac{\Delta C'}{K_C S_C}\right)^2+\left(\frac{\Delta H'}{K_H S_H}\right)^2+R_T\frac{\Delta C'}{K_C S_C}\frac{\Delta H'}{K_H S_H}}$$

式中，$\Delta L'$、$\Delta C'$ 和 $\Delta H'$ 分别是两个测量值在明度、彩度和色相上的差值；R_T 是在蓝色区域的彩度和色相差异相互作用的旋转函数；S_L、S_C 和 S_H 用于校正颜色空间的均匀性；K_L、K_C 和 K_H 分别是明度、彩度和色相的参数因子。

测量材料颜色参数时常用CIE-Lab色度系统进行描述和分析，用色差 ΔE 分析颜色差异。当 $\Delta E \leq 0.8$ 时通常被认为视觉察觉不到；当 $0.8 < \Delta E \leq 1.8$ 时视觉可感知但色差可接受；当 $\Delta E > 1.8$ 时通常认为色差不可接受，其中，当 $1.8 < \Delta E \leq 3$ 时为轻度不可接受，当 $3.6 < \Delta E \leq 5.4$ 时则明显不可接受。

CIE-Lch色度系统与孟塞尔色度系统较为接近，由3个维度构成圆柱形立体，分别为心理色相角 h^*、心理明度 L^* 和心理彩度 c^*，该系统可以将色彩的心理感受反映出来。在CIE-Lch色度空间中，水平圆面的半径表示彩度，取值范围为0～141，圆心处为0，数值越大，彩度则越高。水平圆面的圆心角表示色相，每个角度代表不同的色相。较为典型的色相：0°（360°）为红色，90°为黄光，180°为绿光，270°为蓝光。通过圆心的垂直轴表示明度，数值从小到大表示明度逐渐增加。其特点是任意颜色的明度、彩度及色相都可用确切数值表示，同时也能准确标记其在色度空间的具体位置。

（三）光学常数

光学常数是用于描述物质对光相互作用的参数，对分析光的传播、吸收、反射和透射过程有重要意义。材料的光学性能可以通过Kubelka-Munk（K-M）模型进行量化分析，这一模型建立了单色光在无限厚材料上的反射和吸收、散射系数间的关系，解释了光在浑浊介质中的传播。K-M模型忽略表面的光反射，假设入射照明是漫射的，散射元素随机且均匀地分布在材料中。该理论是一个数学模型，描述了放置在不透明背景上的同质均匀介质中的双通量辐射传输所产生的反射率。K-M模型的主要优点是光吸收系数（K）和光散射系数（S）可以很容易地表示为样品反射率和透射率的函数。二级光学常数 a 和 b 可按以下公式计算：

$$a = 1/2(R'_{sw}R_wR_b - R'_{sw}R_wR'_{sb} + R_b - R'_{sb} - R_wR'_{sb}R_b - R_w + R'_{sw}R'_{sb}R_b + R'_{sw})/(R_bR'_{sw} - R_wR'_{sb})$$

$$b = (a^2 - 1)^{1/2}$$

式中，R_b 是黑色背景的反射率；R_w 是白色背景的反射率；R'_{sb} 是有暗背景试样的光反射率；R'_{sw} 是有浅背景试样的光反射率。

光散射系数（S）是指光线在基本粒子层发生方向反转所造成的入射光通量损失的分数。S 的计算公式：

$$S = \left[\mathrm{arcoth}\left(\frac{aR_w + aR'_{sw} - R'_{sw}R_w - 1}{bR_w - bR'_{sw}}\right)\right]/bX$$

式中，arcoth是反双曲余切线（面积函数）；R_w 是白色背景的反射率；R'_{sw} 是有浅背景试样的光反射率；X 表示材料厚度。

光吸收系数（K）是指光线在基本粒子层被吸收所造成的入射光通量损失的分数。K 的计算公式：

$$K=S(a-1)$$

不同厚度下的理论光学透射率 $[T(X)]$ 和反射率 $[R(X)]$ 可由以下计算方式得出：

$$T(X)=b/[a\cdot\sin(bSX)+b\cdot\cos(bSX)]$$

$$R(X)=[1-R'_g(a-b\cdot\coth(bSX))]/[a+b\cdot\coth(bSX)-R'_g]$$

式中，X 表示材料厚度；R'_g 表示背景的校正反射率。

K-M模型分析提供了光反射率 R_∞ 和无限厚度 X_∞ 两个光学常数。R_∞ 表示无限厚度材料的反射率，X_∞ 被认为是无限大的光学厚度，超过该厚度，背景颜色效果几乎消失，可由以下计算方式得出：

$$R_\infty=a-b$$

$$X_\infty=\left[\operatorname{arcoth}\left(\frac{aR_w+1.001R_\infty a-1.001R_\infty R_w-1}{bR_w-1.001R_\infty b}\right)\right]\Big/bX$$

式中，arcoth是反双曲余切线（面积函数）；R_w 是白色背景的反射率；X 表示材料厚度。

（四）半透明性

半透明性（translucency）的产生是由材料内部不同物相对光折射率的差异而引起的在不同物相和相邻物间发生散射，是光透过非完全透明介质时的相对量，或在穿过非完全透明介质时，在介质底面发生漫反射的相对量。材料的半透明性与材料厚度、不同物相间的折射率差、内部颗粒大小及色素浓度等因素密切相关。例如，全瓷材料的半透明度很大程度上取决于光的散射和材料厚度。如果穿过材料的大部分光被散射，则该材料呈现为不透明；如果大部分光被漫透射，仅部分光被散射，则该材料呈现为半透明。

半透明性通常可以用半透明参数（translucency parameter，TP）、对比度、透射率、表面光泽度和反射率表示。TP定义为白色背景和黑色背景上均匀厚度材料之间的色差（ΔE）。TP值为0和100分别对应完全不透明和完全透明的材料。TP值越高，表示材料透明性越好。材料半透明性的评价要在一定厚度下进行，该厚度通常由制造商推荐。临床上根据待修复部位的不同情况，通常需要不同厚度的修复材料。因此，准确了解修复材料的半透明度和厚度之间的关系对于改善材料的美观效果至关重要。TP的计算依据Johnston等于1995年提出并最近应用于口腔氧化锆半透明研究的方式进行。通过计算在白色背景和黑色背景上测量样品的 L^*、a^*、b^* 值之间的差来得出，其中，w 和 b 子指数分别表示白色和黑色背景测量：

$$TP=[(L_w^*-L_b^*)^2+(a_w^*-a_b^*)^2+(b_w^*-b_b^*)^2]^{1/2}$$

对比度（contrast ratio，CR）通常用于表示材料的半透明性和（或）不透明性。CR定义为待测试材料放置于黑色背景时光的光谱反射率（Y_b）与相同材料放置于白色背景时光的光谱反射率（Y_w）之比（$CR=Y_b/Y_w$），其中，数值0表示半透明对象，数值1表示不透明对象。

半透明度是形容材料光学性能的名词，透射率是一个物理量，与半透明度对应，表示材料透过光线的能力：

$$T = \frac{I}{I_0} \times 100\%$$

式中，I 表示穿过待测试件的光的强度；I_0 表示光源的光强度。

表面光泽度（surface gloss）定义为表面接近镜面的程度，主要用于衡量表面磨光程度。镜面反射是指光以指定角度从光滑表面反射；而漫反射是由粗糙表面产生，往往会向各个方向反射光。表面越粗糙，则材料的光泽度越低，意味着镜面反射成分较弱，漫反射较强。表面光泽度可以通过分光光度测色仪评估。分光光度测色仪可以进行排除镜面反射分量（SCE）和包含镜面反射分量（SCI）两种不同的测量。SCE即排除光的镜面反射率，SCI即包含光的镜面反射率。通过计算SCE和SCI反射率之间的差异（$\Delta E^*_{\text{SCE-SCI}}$），即可得出表面光泽度：

$$\Delta E^*_{\text{SCE-SCI}} = (\Delta L^{*2}_{\text{SCE-SCI}} + \Delta a^{*2}_{\text{SCE-SCI}} + \Delta b^{*2}_{\text{SCE-SCI}})^{1/2}$$

在垂直入射光（即入射角 $\theta=0°$）从空气到达待测材料的情况下，材料表面的光反射率（R）可根据菲涅耳公式求出：

$$R = \left(\frac{n_1 - n_2}{n_1 + n_2}\right)^2 \times 100\%$$

式中，n_1 为空气的折射率，数值为1.0；n_2 为待测材料的折射率。该公式描述了入射光和反射光在不同折射率的介质之间移动时的行为。

二、颜色的测量

颜色的测量方法包括目测法和仪器测量法。目测法是在标准条件下（一般采用标准A光源或D65光源，周围环境应避免有反光或颜色鲜明的物品，光源照射角度一般为45°，避免直射），与孟塞尔标准图谱进行对比，从而表达出颜色的色相、彩度和明度。该方法简便易行，操作灵活，不需要特殊设备，临床对天然牙和修复体比色时常用此法。其是一种快速且经济的颜色测试方法，但会受到观察者、光源、观察环境等因素的影响，变异较大，重复性差，客观性不足。目测法只能得到粗略、近似的颜色测量结果，是经验性的测量方法。

仪器测量法不受主观因素的影响，也避免了目测法中光源不同带来的同色异谱现象，最大程度减少了环境因素对测色的干扰，测量结果可直接呈现为定量的数值，结果更加稳定和准确。仪器测量法包括分光光度法和光电积分法。

（一）分光光度法

分光光度法颜色测量的原理：采用分光元器件（如光栅）对入射光进行分光，然后通过传感器捕捉样品空间光谱能量的全部分布信息，测量物体的反射率并将其转换为颜色参数，这种方法能够提供充分的准确性和重复性。根据光谱采集方式不同，该法可分为光谱扫描法和光电摄谱法。光谱扫描法是单通道测色，测量时聚焦凹镜形成平行光束，照亮光栅，通过旋转光栅改变指向，输出波长。在可见光范围内连续采集信号，精度较高。然而，其结构和光路复杂，扫描时间较长，系统重复性差，且对光源稳定性要求较高。相反，光电摄谱法采用线性光电传感器捕捉物体的全部光谱信息，测量时间较短，对光源稳定性要求较低。当前，大多数分光光度式测色仪采用光电摄谱法，实现了测色准确性的提高和测色过程的自动化。分光光度式测色仪也可根据设备大小分为台式和便携式，前者体积较大，常用于实验室研究；后者携带方便，但测色性能稍逊色。总体而言，分光光度法能够捕捉物体表面颜色的微小差异。

采用分光光度仪进行颜色测量时，固态样品一般制备成一定厚度的长方体状，必要时可对样品进行抛光，以保证两测试面相互平行。根据样品尺寸选择合适的测量孔径区域，选择样品的中心区域测量，一般采用D65光源，垂直照射，光学几何条件为8°。根据制造商推荐的程序校准仪器，在菜单中选择L^*、a^*、b^*类型，每个样品的每个区域测量3次，仪器自动记录L^*、a^*、b^*值，取平均值。液态样品一般需过滤至纳米级，采用连续扫描（紫外-可见光谱段），扫描间隔1nm，选用CIE-Lab，D65光源为标准，根据光谱值找出相应位置的吸光值，并计算出X、Y、Z值，进而得出L^*、a^*、b^*颜色值。采用CIE-Lab色度系统对材料的颜色进行描述和分析，用色差ΔE分析颜色差异。

需要注意的是，分光光度测色仪测量时由于反射光子的侧移，在测量过程中会产生边缘损失。边缘损失的程度取决于仪器的窗口大小、光束大小、材料的厚度、背景及材料的表面状况等。此外，分光光度测色仪测量时容易受到周围光源的影响，从而导致准确度下降。在进行体内测量时，仪器镜头起雾也易造成测量值不准确。在口内测量时，仪器需要固定在口内组织上，患者不适感增加，因此该方法在临床应用受限，主要用于实验室研究。

（二）光电积分法

光电积分法利用滤光光源和三个滤光片，光谱响应近似于CIE标准光源与传感器组合者。该方法通过直接测量颜色三刺激值（如CIE-XYZ）来测定两个样品间的颜色差别，因此也被称为色差计法。滤光片的透射率和光源稳定性不佳可能导致该方法在准确测量三刺激值方面存在一定困难。尽管存在这些限制，但是该方法操作简便、测量速度快，适用于只需鉴定颜色差别、对测量精度要求不高且不需要配色的领域，如色差评价、颜色在线检测等。

在当前的临床实践中，光电积分法是进行天然牙颜色测量最常用的方法之一。测量仪器基本结构、工作原理、类型选择和主要参数等可参见本章第一节。测量时通常采用CIE D65标准光源，CIE10°标准观测，8°照明角/漫射，测量时紧贴样品表面，每个样品测量3次，取平均值。

CIE描述了使用仪器进行颜色测量时照明光源和观察途径的几何条件。对于反射样品的测量，CIE建议使用以下四种照明和观察几何条件之一：①45°/正常（或0°）；②正常/45°；③扩散/正常；④正常/扩散。CIE推荐的每种标准几何条件都要求样品表面与光源和观测系统保持恒定位置，因为光强会随着光源的距离变化而变化。这种恒定定位通常是通过一个开口来实现的，在这个开口上放置材料进行测量，可用于不透明材料和标准品的测量。对于半透明材料，也要考虑光束的大小相对于开口的大小，可以通过使用激光和传统光源校正方法来实现。对于半透明材料，可以通过有限的开口尺寸，允许部分光束在开口边缘以外的材料内散射，尤其是在测量半透明牙齿结构时，开口越小，边缘损失越大。对半透明的修复材料进行测色时也会出现边缘损失，这表明在对半透明材料进行分光或颜色测量时，都可能出现边缘损失，这取决于其固有的光学特性，以及照明光束和样品边缘状态。实际上，边缘损失是由半透明材料中样品边缘的阴影造成的，阴影会影响观测强度。避免边缘损失的方法是避免使用通过开口或孔径将试样、照明和观测组件定位的测量系统。考虑到天然牙和口腔修复材料的半透明度范围很广，而且半透明度在确定外观特征方面非常重要，因此避免边缘损失的颜色测量系统对于确定普遍有效的光学特性至关重要。

（三）数码相机成像系统测色法

这是一种非接触式的颜色测量方法，是通过数字成像来实现颜色的表达和传递。该方法使用数码相机将待测部位和比色板或比色片拍摄在一张图片上，然后输出图像，通过专业软件将每个像素以红、绿、蓝（RGB）值表示，相机的RGB值与设备及其传感器光谱灵敏度相关，后期图像分析时，将RGB数值通过数学建模转换为常用或熟知的颜色系统（CIE-XYZ、CIE-Lab等）。以Photoshop软件为例（流程见图4-7-2），对拍摄的图像进行白平衡矫正、色彩系数调整、曝光补偿等处理后，将图像分象限进行识色读数，选取的部位一般为每个象限的中央部分，将颜色参数RGB转换成Lab色度参数（图4-7-3），每个点读3次，取平均值。数码相机成像测色法的优点是可以将测色过程中由透明度和表面曲度造成的系统误差最小化，而且可作为永久的图像数据库进行保存，可重复性高，操作相对简单，用时较短。由于该法采用非接触式测量方法，所以光源的类型和拍摄角度都很重要，常用的光源是双日光D65或D55光源、四个带紫外荧光管的卤素灯和环形光源。

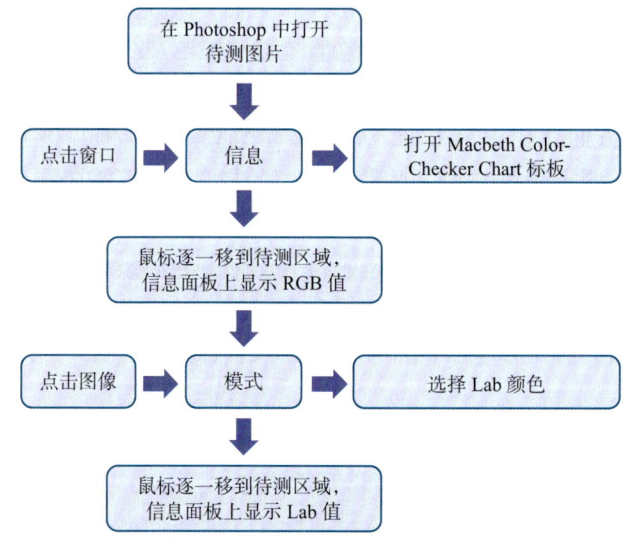

图4-7-2　Photoshop软件获取图像Lab值的流程图

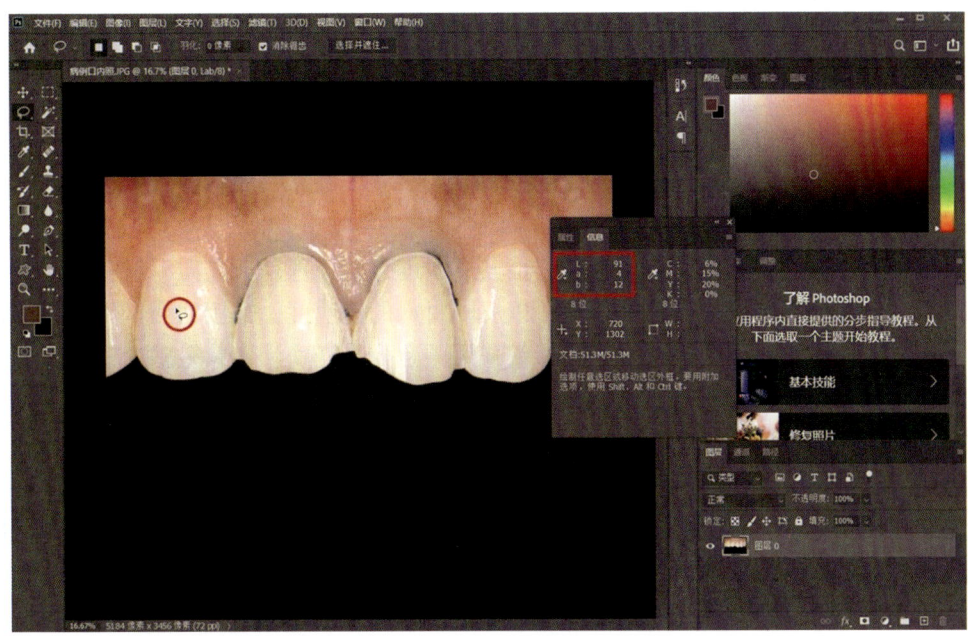

图 4-7-3　Photoshop 软件显示图像的 Lab 色度参数

这种方法以 RGB 成像为基础，仅记录特定光源下样品的 RGB 波长的颜色值，而非完整的光谱信息。因此，记录的 RGB 值完全取决于所选的相机和光源。当相机和光源发生变化时，RGB 值也会相应变动。因此，数码相机成像测色法仅适用于评价指定观察环境下的颜色。为了解决这一问题，研究者提出了相机颜色特征化（即颜色空间转换），完成设备相关颜色值（如 RGB）到设备无关颜色值（如 Lab）的转换。主要方法包括查找表、物理模型和数值评估等。查找表在设备相关颜色空间和设备无关颜色空间之间建立一系列对应关系，通过差值计算中间坐标。该方法需要大量测量数据，效率较低。物理模型通常包括吸收率、反射率和散射率等属性。数值评估使用参考目标颜色样品，通过回归模型将 RGB 值转为 Lab 值，如线性模型、伽马模型和神经网络等。

需要注意的是，当对各种材料光学特性进行对比时，不应主要从统计角度分析数据，因为统计显著性参数可能无法准确反映颜色和半透明性的临床感觉。根据国际标准化组织发布的最新颜色测量指南（ISO/TR 28642：2016），建议使用 50%：50% 的感知阈值来评估颜色可变性，以将其保持在可接受的范围内。50%：50% 的感知阈值是指 50% 的观察者注意到两个物体之间的颜色差异，而另外 50% 的观察者没有注意到差异的情况。换言之，50% 的观察者认为牙齿修复需要颜色校正，而另外 50% 的人认为色差是可以接受的。这两个阈值之间的差异称为行业容忍度，它表明我们离可感知的差异还有多远，并且仍然有可接受的颜色匹配。色差值参照视觉感知和可接受极限进行解释，以建立数字数据与临床结果和感知之间的关系。

三、透明度的测量

透明度主要通过三个参数来反映：透射率、TP和CR。材料的透明度测量只能依靠仪器完成。目前，测量口腔生物材料半透明性的方法主要有直接法和间接法。

（一）直接法

直接法通过测量材料的光透射率来评估其透明度，其原理是在光照射材料时，计算感应器测量的透过光强与入射光强的比值，以反映材料的透明度。常用的测量仪器有分光光度计、色差计、透光率测试仪等。其中最常采用的是分光光度计，其敏感度较高。根据测量的方法可分为接触式和非接触式，很多非接触式仪器配有各种规格的光纤探头，可进行口内组织透明度的测量。

透射率测量法被广泛应用于口腔生物材料学领域，可用于比较不同色度陶瓷材料之间透明度的差异、厚度、不同烧结条件对透明度的影响；树脂基质成分及浓度对复合材料透明度的影响；对比不同品牌市售纤维桩和正畸托槽透明度的差异；评估水门汀类粘固剂在老化后的光学稳定性等。透光率测试仪的基本结构、工作原理、类型选择和主要参数等可参见本章第一节。

在进行材料的透射率测量时，要正确调整入射光的角度和观察的角度。要求在室温和40%～60%相对湿度下于暗室中进行测量，光源采用D65标准光源，10°视场，光斑直径根据待测材料尺寸做相应调整。测量前根据提示进行仪器校准。分光光度计在扫描模式下的校准参数包括狭缝为0.5nm，扫描速度为240nm/min，光滑度为10nm，光照范围为400～700nm的可见光区域，数据间隔为1nm。将待测材料放置于光源和检测探头中间，并使三者位于同一直线。测量时，光线垂直入射样品中心区域，透射光线由检测探头收集，经软件处理并自动输出样品的积分透射率值。通常应测量样品的两面，每面多次测量取其平均值。

直接法测量的优势在于可直接得出材料的透明度，但易受表面状态影响，且受到仪器体积的限制，适用范围有限。测量时探测窗口和照明窗口均为同尺寸小窗口，光线侧位移会导致边缘漏光现象。针对这一问题，Bolt在1994年运用非接触小窗口探测和全牙面照射成功避免了边缘漏光现象，使得结果更真实可靠。

（二）间接法

间接法测量材料的透明度是通过计算TP和CR来间接反映材料的半透明性。最常使用的是色度计。

测试之前应根据制造商推荐的程序校准仪器，可以应用定制的夹具，其定制的窗口对应于待测材料的中心，将具有相同尺寸的探针尖端定向在垂直于每个样品中心的方向。确保待测区域完全覆盖反射孔，并用黑色和白色背景板压紧样品，避免边缘漏光。通常的检测条件如下：室温，D65标准光源，无紫外光，45/0光学几何条件，8°～10°视场。分别测试黑、白背景下材料的L^*、a^*、b^*值和Y_b、Y_w值。在三次连续读数后取平均值，根据以下公式计算 TP：

$$TP=[(L_w^*-L_b^*)^2+(a_w^*-a_b^*)^2+(b_w^*-b_b^*)^2]^{1/2}$$

根据以下公式计算 CR：

$$CR=Y_b/Y_w$$

为了减少边缘不必要的光散射，可以在样品及其背景板之间放置一滴水或甘油，以消除空气并确保光学连续性。

采用间接法测量材料透明度的优势在于测量的是材料的反射光，测量相对简单，适用范围较广。然而，这种方法以光反射率表示材料的半透明性，结果不是直接的，且很大程度上取决于背景的光学和颜色性质。如果背景的吸收率和反射率存在差异，那么结果也将有所不同。此外，材料与背景之间存在界面，可能发生光折射和反射，从而对结果产生影响。

四、折光率的测量

当入射光照射到材料表面时，折射率决定了材料的光反射和透射率。当光入射到口腔生物材料上时，在材料表面发生部分反射，而通过的光可以在材料内部晶体或颗粒的表面被吸收或散射，并向多个方向扩散。因此，光可以以直线或漫射的方式透过材料。

口腔生物材料的光学折射率一般使用高精度阿贝折射仪进行测量。其原理是基于阿贝定律，该定律描述了入射角、折射角及折射率之间的数学关系。当光线通过透明或半透明物体时，会经历折射现象，导致入射角和折射角发生变化。通过这些变化，可以根据阿贝定律的计算公式来确定物体的折射率。该仪器设计用于在较宽的温度范围内进行高精度测量（在589nm波长下的折射率 $n_D=\pm0.0002$）。使用前校准仪器，在测试固态材料的折射率时，采用接触液体单溴萘（$n_D=1.65$）将待测材料黏附到折射计的折射棱镜表面。以来自LED灯的589nm波长的单色光（D线）为光源。光线穿过材料的纵轴，放置在折射棱镜背面的检测器将显示用于读数的亮区和暗区。该测试方法可以调整测试温度，能够检测材料在不同温度下的折射率。

液态样品的折射率可根据 ISO 489：2022（Plastics-Determination of refractive index）测定。测试前校准阿贝折射仪，室温25℃，将待测液体材料放置于棱镜表面，以形成均匀薄层，确保两者之间紧密接触无气泡。随后，盖上进光棱镜，通过调节目镜使十字线清晰，调节手轮以寻找明暗分界线，并确保其位于十字线中心，记录折射率数值。

（韩　菲　谢海峰）

第八节　电位分析和压电性能

电位分析和压电性能在口腔材料学实验中具有重要的意义，它们提供了关于材料电学性能和生物力学行为的关键信息。

1. **电位分析**（potentiometric analysis）是测定待测物质活度或浓度的一种电化学分析

位为 +0.336V。如果 Cl⁻ 的活度为 1.00，则电位为 +0.2682V。

（2）银-氯化银电极：工作原理基于 AgCl 还原成 Ag，即

$$AgCl(s) + e^- \rightleftharpoons Ag(s) + Cl^-(aq)$$

其电势表达式为

$$E = E^{\ominus}_{AgCl/Ag} - 0.05916 \times \lg a_{Cl^-} = 0.2223V - 0.05916 \times \lg a_{Cl^-}$$

类似于甘汞电极，银-氯化银电极电势也取决于 Cl⁻ 的活度，当使用饱和 KCl 溶液制备时，电极的电势在 25℃ 时为 +0.197V。另一种常见的银-氯化银电极使用 3.5mol/L KCl 溶液，在 25℃ 时电势为 +0.205V。

典型的银-氯化银电极由一根银线组成，银线的末端涂有一层 AgCl 薄膜，浸入含有所需浓度的 KCl 溶液中，末端有多孔塞充当盐桥。

2. 指示电极　作用是显示与待测物质浓度相关的电位，其电位与待测物质含量之间存在确定的函数关系式，即

$$\psi_{指示} = F(a)$$

式中，a 是待测物质的活度。

指示电极对被测物质的指示具有一定程度的特异性，一类指示电极往往仅能够指示一种物质的活度。因此，用于电位分析法的指示电极类型多样，常用的有金属基电极、膜电极（离子选择电极）和生物电极等。

（1）金属基电极：以金属为主体的电极被称为金属基电极。这类电极的特性是其电极电位基于电子转移反应而形成，这也是电位法中最初使用的电极类型。按其组成和作用不同可分为以下几种。

第一类电极：这种电极由将金属插入含有相同金属离子的溶液组成，因此称为金属-金属离子电极，通常简称为金属电极。它的电极电位取决于溶液中金属离子的浓度，故可以作为指示金属离子浓度的电极。例如，将铜电极放入含有 Cu^{2+} 的溶液中，电极反应和电极电位（25℃）分别为

$$Cu^{2+}(aq) + 2e^- \rightleftharpoons Cu(s)$$

$$E = E^{\ominus}_{Cu^{2+}/Cu} - \frac{0.05916}{2}\lg\frac{1}{a_{Cu^{2+}}} = +0.3419V - \frac{0.05916}{2}\lg\frac{1}{a_{Cu^{2+}}}$$

如果用铜电极作为化学电池中的指示电极，饱和甘汞电极作为参比电极：

$$SCE \| Cu^{2+}(aq, a_{Cu^{2+}} = x) | Cu(s)$$

那么可以利用电池的电动势 E_{cell} 确定指示电极中未知的 Cu^{2+} 活性：

$$E_{cell} = E_{ind} - E_{SCE} + E_j = +0.3149V - \frac{0.05916}{2}\lg\frac{1}{a_{Cu^{2+}}} - 0.2224V + E_j$$

对于第一类电极，如果金属 M 处于 M^{n+} 溶液中，则电池电势为

$$E_{cell} = K - \frac{0.05916}{n}$$

$$\lg \frac{1}{a_{M^{n+}}} = K + \frac{0.05916}{n} \lg a_{M^{n+}}$$

式中，K是一个常数，包括M^{n+}/M氧化还原电对的标准状态电位、参比电极的电位和结电位。由于包括金属-溶液界面电子转移动力学缓慢、电极表面金属氧化物的形成及干扰反应在内的多种因素，第一类电极仅限于以下金属：银、锡、镉、铜、汞、铅、铋、铊和锌。

第二类电极：是含有难溶盐的电极，其构造是在金属表面涂覆一层该金属的难溶盐，然后浸入含有相同的难溶盐阴离子溶液中。这类电极能够间接指示与该金属离子生成难溶盐（或络离子）的阴离子活度。例如，银-氯化银电极可指示氯离子的活度，其电极反应和电极电位（25℃）分别为

$$AgCl + e^- \rightleftharpoons Ag + Cl^-$$

$$E_{cell} = K - 0.05916 \times \lg a_{Cl^-}$$

式中，K是一个常数，包括Ag^+/Ag氧化还原电对的标准态电位、AgCl的溶度积、参比电极的电位和结电位。

锑-氧化锑电极也是一种常用的第二类电极。因为甘汞电极容易制备，价格相对低廉，电极稳定，重复性好，所以使用更广泛。甘汞电极制备是在汞上面放置一层氯化亚汞糊（由汞、甘汞及数滴氯化钾溶液在玛瑙研钵中研磨而成），注入氯化钾溶液即可。制成参比电极是这类电极的重要用途，因其制作简单，使用方便，符合参比电极的性能标准，已代替标准氢电极被推广使用。

第三类电极：一种由惰性电导材料插入含有氧化-还原离子对的溶液中组成的电极，也被称为氧化-还原电极。例如，插入含Fe^{2+}/Fe^{3+}离子对溶液的铂电极。

零类电极：即惰性金属电极，由Pt、Au等与含有可溶性的氧化态和还原态物质的溶液组成。其本身不会参与电极的反应，仅仅作为氧化-还原电对在其表面交换电子的平台，并承担传递电流的职责。

（2）膜电极：如果金属是构造指示电极的唯一有用材料，那么电位法的应用将会很有限。1906年，Cremer发现，当薄玻璃膜的相对侧与具有不同H_3O^+浓度的溶液接触时，膜上的电位差是pH的函数。这种膜电位的存在导致一整类新型指示电极的发展，即离子选择电极（ISE）。除了玻璃pH电极外，还有针对各种离子的离子选择电极。利用化学反应生成一个用离子选择电极监测的离子，还可以构造用于中性分析物的膜电极。膜电极的电势一般可以表示为

$$E_{cell} = E_{ref(int)} - E_{ref(samp)} + E_{mem} + E_j$$

式中，E_{mem}是跨膜电位，下角ref（samp）和ref（int）分别代表浸入样品中的参比电极和浸入ISE内部溶液中的参比电极，E_j代表结电位。因为结电位和两个参比电极的电位是恒定

的，所以 E_{cell} 的任何变化都反映了膜电位的变化。

如果分析物在膜的两侧的活度存在差异，那么它与膜的相互作用会产生膜电位。电流通过膜的传导是通过分析物或已经存在于膜基质中的离子的运动完成的。膜电位由下列能斯特方程给出：

$$E_{mem} = E_{asym} - \frac{RT}{zF} \ln \frac{(aA)_{int}}{(aA)_{samp}}$$

式中，$(aA)_{samp}$ 是样品中分析物的活度；$(aA)_{int}$ 是离子选择电极内部溶液中分析物的活度；z 是分析物的电荷。理想情况下，当 $(aA)_{int} = (aA)_{samp}$ 时，E_{mem} 为零。E_{asym} 指的是不对称电位，代表在这些条件下 E_{mem} 通常不为零。那么在温度为 25℃ 的情况下，膜电极电位的表达式为

$$E_{cell} = K + \frac{0.05916}{z} \lg(aA)_{samp}$$

式中，K 是一个常数，包括两个参比电极的电势、连接电势、不对称电势及内部溶液中分析物的活度。

根据膜的特性，1976年国际纯粹与应用化学联合会（IUPAC）建议按照图4-8-1所示对电极进行分类。

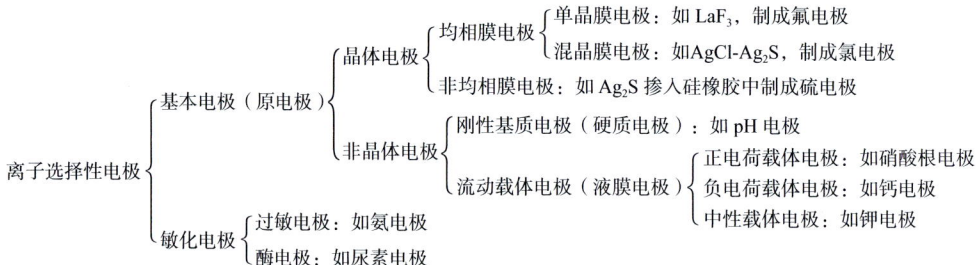

图4-8-1 电极分类

1）玻璃离子选择电极：第一批商用的玻璃电极是使用康宁015玻璃制造的，这是一种大约含有22% Na_2O、6% CaO 和72% SiO_2 成分的玻璃。在水溶液中浸泡数小时后，膜表面的外层约10nm处发生水合作用，形成带有负电荷的位点，即—SiO^-。Na^+ 充当抗衡离子。由于 H^+ 与 —SiO^- 的结合比 Na^+ 更强，它们会置换 Na^+：

$$H^+ + —SiO^-Na^+ \rightleftharpoons —SiO^-H^+ + Na^+$$

电荷穿越膜的传递是由 Na^+ 完成的。使用康宁015玻璃制造的玻璃电极的电位遵循以下方程：

$$E_{cell} = K + 0.05916 \lg a_{H^+}$$

pH范围为0.5～9.0。pH越偏向碱性，玻璃膜对其他阳离子（如 Na^+ 和 K^+）的响应越灵敏。将电极中的 Na_2O 和 CaO 替换为 Li_2O 和 BaO 可以扩展玻璃膜电极的有效pH测量范

围，使其适用的pH范围扩展到12.0以上。

2）固态离子选择电极：具有由多晶无机盐或单晶无机盐组成的膜。通过将1～2mm厚的Ag_2S颗粒（或Ag_2S与第二种银盐或另一种金属硫化物的混合物）密封到绝缘塑料圆柱体的末端，填充含有分析物的内部溶液的量筒，并将参比电极放入内部溶液中。

Ag_2S颗粒的膜电位是由可溶性反应程度的差异产生的：

$$Ag_2S(s) \rightleftharpoons 2Ag^+(aq) + S^{2-}(aq)$$

电荷位于膜的两侧，由Ag^+携带穿过膜。当用电极监测Ag^+的活性时，电池电位为

$$E_{cell} = K + 0.05916 \times \lg a_{Ag^+}$$

这种膜还可以针对S^{2-}的活度产生反应，电池电位为

$$E_{cell} = K - 0.05916 \times \lg a_{S^{2-}}$$

如果将不溶性银盐（如AgCl）与Ag_2S结合，那么膜电位也会对Cl^-的浓度做出响应，电池电位为

$$E_{cell} = K - 0.05916 \times \lg a_{Cl^-}$$

与玻璃膜离子选择电极不同，固态ISE在使用前不需要进行调节，并且可以干燥保存。

3）液基离子选择电极：使用疏水膜，其中含有可与分析物选择性反应的液体有机络合剂。已使用三种类型的有机络合剂：阴离子交换剂、阳离子交换剂和中性离子载体。如果膜两侧的分析物活性不同，则存在膜电位。电流由分析物携带穿过膜。液基离子选择电极的一个例子是Ca^{2+}电极，它使用饱和有阳离子交换剂二正癸基膦酸盐的多孔塑料膜。膜放置在不导电圆柱形管的末端，并与两个储液器接触。外部储存器含有苯基膦酸二辛酯基膦酸酯，其浸入多孔膜中。内槽含有Ca^{2+}标准水溶液和Ag-AgCl参比电极，还提供Ca^{2+}选择电极，其中二正癸基磷酸酯固定在聚氯乙烯（PVC）膜中，从而无须外部储液器。

Ca^{2+}选择电极的膜电位因络合反应程度的不同而产生：

$$Ca^{2+}(aq) + 2(C_{10}H_{21}O)_2PO_2^-(mem) \rightleftharpoons Ca[(C_{10}H_{21}O)_2PO_2]_2(mem)$$

在膜的两侧，（mem）表示存在于膜中的某种物质。Ca^{2+}选择电极的电池电位是

$$E_{cell} = K + \frac{0.05916}{2} \lg a_{Ca^{2+}}$$

不考虑液接电位，用指示电极作正极、参比电极作负极，则工作电池的电动势E与待测物质活度的关系为

$$E = E_{指示} - E_{参比} = f(a) - 常数 = F(a)$$

在口腔生物材料学的教学和研究中，常用的电位分析测量设备有电化学工作站和Zeta电位分析仪。

电化学工作站由电化学电池、电位控制系统、电流控制系统、数据采集系统组成，广泛应用于电化学机制和腐蚀研究等。电化学工作站已经是商品化的产品，不同厂家和型号

的产品具有不同的测量技术和功能，但基本的使用步骤是相似的，大致包括：准备工作电极和对电极；调整电极电位；控制电流大小；数据采集。

通过电化学工作站得到的一系列数据可以计算电化学反应的速率常数、转移系数、电极反应的表观活化能等，从而深入了解反应机制和材料性质。

Zeta电位分析仪是基于双电层理论的电化学测量仪器，测量的是水相中固体粒子的滑动面相对于远处（即离子平衡处）的电位，即Zeta电位。Zeta电位是对颗粒之间相互排斥或吸引力的强度的度量。分子或分散粒子越小，Zeta电位的绝对值（正或负）越高，体系越稳定，即溶解或分散可以抵抗聚集。反之，Zeta电位（正或负）越低，越倾向于凝结或凝聚，即吸引力超过了排斥力，分散被破坏而发生凝结或凝聚。目前产品化的Zeta电位分析仪具有非常高的智能化程度，仅需加入待测液体后进行参数设定即可自动开始测量。

二、压电性能测试的原理

（一）压电效应的发现

压电效应最早是通过对晶体施加机械应力而观察到的。居里夫妇发现，在受到压力或处于扭曲状态时，石英晶体的表面会产生与所受压力成正比的电荷，这种电荷分离效应称为压电效应，也称正压电效应。正压电效应实质上是机械能转化为电能的过程。具有压电效应的物体称为压电体。相应地，压电体还具有逆压电效应，即在外电场作用下的压电体会发生机械形变。逆压电效应本质上是电能转换为机械能的过程。正压电效应与逆压电效应具有一致的相关参数，所有具有压电效应的材料必定也具有逆压电效应。

（二）压电效应的原理

压电晶体的对称性较低，外力作用下的形变使压电体单元内正负离子的相对位置发生变化，进而使正负电荷中心产生异步位移，使晶体产生宏观的极化现象。另外，晶体表面的电荷密度等同于极化强度在表面垂直方向的映射。当晶体在压力作用下形变时，其表面就会出现电荷。

因此，压电效应的产生需要以下条件：晶体是电介质；晶体结构没有对称中心；晶体结构必须有带正负电荷的质点。因此，压电体是离子晶体或由离子团组成的分子晶体。

（三）压电常数

压电常数是一系列反映压电材料机械性能与介电性能之间耦合关系的参数。材料的压电常数值越大，意味着该材料的机械性能与其介电性能具有更强的相关性。压电材料的压电性能主要通过压电参数体现。因此，材料的压电性能测试就是要对材料的关键压电参数进行测量，以保证其应用的准确性和精确度。压电材料的常见压电常数包括压电应变常数d_{ij}、压电电压常数g_{ij}、压电劲度常数h_{ij}和介电耦合系数k_{ij}等。

(四)压电方程

压电方程描述了材料的压电效应与施加的机械应力或应变之间的关系,是材料压电性能测试的基本原理。正压电效应的方程为

$$P_m = d_{mj}\sigma_j$$

式中,P 为晶体的介质电位移,单位是 C/m^2;d 为压电系数,单位是 C/N;σ 为应力,单位是 N/m^2;下角 m 和 j 分别代表三维直角坐标系中电学量和力学量的方向。

对于逆压电效应:

$$S_i = d_{ni}E_n$$

式中,S 为晶体的应变;d 为压电系数,单位是 m/V;E 为电场强度矢量,单位是 V/m;下角 n 和 i 分别代表三维直角坐标系中电学量和力学量的方向。

(五)常见压电材料

可根据组成和性质的不同,对常见的压电材料进行分类(表4-8-1)。

表 4-8-1 常见压电材料的分类

种类	材料	特点	缺点
无机压电材料	压电单晶、压电陶瓷等	压电单晶稳定性好、重现性强、压电陶瓷介电常数高	单晶电培养较为困难,成本较高,介电常数低;压电陶瓷机械品质较低
有机压电材料	偏聚氟乙烯(PVDF)等	高柔韧性、低密度、低阻抗、高介电常数	性能受温度影响大、机械强度相对较低
复合压电材料	以在有机聚合物基底上嵌入其他压电材料等方式构建的一类材料	较强的温度稳定性、机械强度较有机压电材料提高、响应范围宽	制备复杂,成本较高

三、直接电位法

直接电位法(direct potential method)是通过测量电池电动势来确定指示电极的电位,然后根据能斯特方程由所测得的电极电位值直接计算被测组分活度的一种电位分析法。直接电位法具有操作简便、灵敏度高、准确度高等优点。同时,该方法也存在一些缺点,包括对环境条件要求高、电极容易受到干扰等。因此,在使用直接电位法时,需要严格控制实验条件,以提高准确性和可靠性。直接电位法广泛应用于环境检测、生物医药、材料学及化学分析等领域。在生物医药领域,直接电位法可用于测定血液中的离子浓度、pH和氧气含量等。在环境监测中,直接电位法可用于测定水体、土壤和空气中各种污染物的浓度。在材料学及化学分析中,直接电位法可以用于测定各种离子浓度、溶液中的氧气含量和化学反应的速率等。口腔生物材料试验中最常用的直接电位分析法应用是氢离子活度的测定(pH的测定)和其他离子活度的测定,以下将介绍这两个方面的具体内容。

（一）溶液 pH 的测定

随着廉价玻璃pH电极的出现，pH的测定成为最常见的直接电位法定量分析之一。首先要明确pH的概念，大多数普通化学教材中对pH的定义是

$$pH = -\lg[H^+]$$

然而，现在所知的pH实际上是H^+的活度的量度，即

$$pH = -\lg A_{H^+}$$

H^+的浓度值只能接近实际的pH但并不等于pH，因此通过直接电位法来检测H^+的活度以反映pH是合理可行的。

典型的测定pH的电极体系包括工作电极（一般使用玻璃膜电极）、参比电极（一般使用饱和甘汞电极）及待测溶液。工作电极和参比电极浸泡在待测溶液中。其中，玻璃膜电极的结构包含软质球状玻璃膜、Ag-AgCl内参比电极和膜内缓冲液。

对于未知pH的溶液，玻璃膜电极的电位是

$$E_{玻璃电极} = K - \frac{RT}{F}\ln\frac{1}{a_{H^+}} = K - \frac{2.303RT}{F}\,pH_{待测溶液}$$

式中，R是摩尔气体常量；T是热力学温度；F是法拉第常量；常数K包括参比电极电位、玻璃膜的不对称性电位（玻璃膜两侧表面性能不一致产生的电位差）及电化学电池中的结电位。这些组成部分都存在不确定性，并且随环境改变和更换电极而变化。因此，在检测pH时采用两次测量法，即在检测pH未知的溶液前用已知pH的溶液对其进行校准：

$$E_{标准} = K - \frac{2.303RT}{F}pH_{标准}$$

那么可得校准后的待测pH为

$$pH_{待测溶液} = pH_{标准} - \frac{(E_{玻璃电极} - E_{标准})\times F}{2.303RT}$$

因此，需要已知H^+活度的标准品用于pH的校准，推荐的几种标准缓冲液及pH见表4-8-2。

表4-8-2　不同温度下标准缓冲液的pH

温度（℃）	草酸盐缓冲液	邻苯二甲酸缓冲液	磷酸盐标准缓冲液	硼砂标准缓冲液	氢氧化钙标准缓冲液（25℃饱和溶液）
0	1.67	4.01	6.98	9.46	13.43
5	1.67	4.00	6.95	9.40	13.21
10	1.67	4.00	6.92	9.33	13.00
15	1.67	4.00	6.90	9.27	12.81
20	1.68	4.00	6.88	9.22	12.63
25	1.68	4.01	6.86	9.18	12.45

续表

温度（℃）	pH				
	草酸盐缓冲液	邻苯二甲酸缓冲液	磷酸盐标准缓冲液	硼砂标准缓冲液	氢氧化钙标准缓冲液（25℃饱和溶液）
30	1.68	4.01	6.85	9.14	12.30
35	1.69	4.02	6.84	9.10	12.14
40	1.69	4.04	6.84	9.06	11.98
45	1.70	4.05	6.83	9.04	11.84
50	1.71	4.06	6.83	9.01	11.71
55	1.72	4.08	6.83	8.99	11.57
60	1.72	4.09	6.84	8.96	11.45

在目前的口腔生物材料学实验中，研究人员一般使用商用pH测试仪来检测溶液的pH，根据以上的原理和步骤，有以下几条注意事项。

（1）选择的标准缓冲液的pH应与待测溶液接近，一般建议ΔpH在±3范围内。
（2）标准缓冲液和待测溶液的测定温度应相同（使用温度补偿按钮调节）。
（3）电极浸入溶液要有足够的平衡时间。
（4）检测的间隔用蒸馏水浸泡洗涤以稳定其不对称电位。

（二）其他离子活度的测量

离子活度的测量是电位分析的重要应用。大多数电位电极对所分析的离子的游离形式和络合形式是具有选择性的，也就是说一般只响应游离形式而不响应络合形式。这种特点在需要测量自由离子活度时较其他定量分析方法具有显著的优势。例如，唾液中的Ca^{2+}以游离Ca^{2+}和与蛋白质结合的Ca^{2+}两种形式同时存在。如果使用原子吸收光谱分析唾液样品，信号与Ca^{2+}的总浓度成正比，因为游离Ca^{2+}和结合Ca^{2+}都被原子化。但用电位分析来检测唾液时，输出信号就只是Ca^{2+}的函数，因为蛋白质结合的Ca^{2+}不能与电极膜相互作用。电位分析测量其他离子活度最常用的指示电极是离子选择电极（ion selective electrode，ISE）。

当离子选择电极浸入外部溶液时，选择性响应离子在膜两侧形成双电层，在交换和扩散过程最终达到内外平衡后，便形成了稳定的膜电位。其电极电位与待测溶液中相应离子的活度有关：

$$E_{ISE} = K \pm \frac{2.303RT}{nF} \lg a_i = K' \pm \frac{2.303RT}{nF} \lg C_i$$

式中，a_i和K是相应离子的活度及活度电极常数；C_i和K'是离子浓度和浓度电极常数，正负号与待测离子所带电荷有关，阳离子为"+"，阴离子为"−"。

离子选择电极的测量性能与许多因素相关，其中最重要的是电极的选择性。在实际测量过程中，电极通常会对溶液中多种离子产生响应，除待测离子外的其他离子称为干扰离子，电极的选择性即指电极对被测离子和共存干扰离子响应程度的差异。选择性系数K代表相同电位时待测离子与干扰离子的活度之比：

$$K_{X,Y} = \frac{a_X}{a_Y^{n_X/n_Y}}$$

式中，X代表响应离子；Y代表干扰离子；n_X、n_Y分别代表响应离子和干扰离子的电荷数；a_X、a_Y分别代表响应离子和干扰离子的活度。$K_{X,Y}$越小，电极的选择性越好。

测量前应对待测溶液进行如下处理：等量加入TISAB（总离子强度调节缓冲剂，由保持液接电位稳定的离子强度调节剂、起pH缓冲作用的缓冲剂、掩蔽干扰离子的掩蔽剂组成），以维持待测离子强度恒定，使活度系数固定，以减小换算和保证测得值的准确。再按同样方法配制标准液，进行检测和定量。常用的定量方法有标准曲线法和标准加入法。

1. 标准曲线法 选择合适的电极置于溶液中，分别测量各溶液的电池电动势E，以E对$\lg C$作图，得到标准曲线，如图4-8-2所示。再根据所测得试液的电池电动势E_x的数值，从标准曲线上查找相应的$\lg C_x$值，从而求得C_x的值。标准曲线法适用于组成比较简单的大量样品的例行分析，而不适用于组成复杂的样品分析。

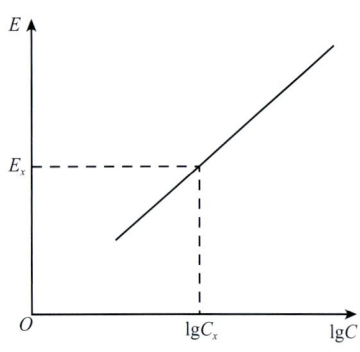

图4-8-2 电位分析的标准曲线示例

2. 标准加入法 当待测试液的成分较复杂、离子强度比较大时，难以控制试液与标准溶液中待测离子的活度系数一致，这种情况下，宜采用标准加入法进行定量分析，即将标准溶液加到样品溶液中进行测定。分为一次标准加入法和连续标准加入法。

（1）一次标准加入法：先测定体积为V_x、浓度为C_x的样品溶液的电动势E_x。然后在样品溶液中加入体积为V_s、浓度为C_s的标准溶液（要求$V_s \ll V_x$），同样的方法测定其电动势E，根据以下公式：

$$E_x = K \pm \frac{2.303RT}{nF} \lg c_x$$

$$E = K \pm \frac{2.303RT}{nF} \lg \frac{c_x V_x + c_s V_s}{V_x c_x}$$

考虑$V_s \ll V_x$，得

$$\Delta E = E - E_x = \frac{2.303RT}{nF} \lg \frac{c_x V_x + c_s V_s}{V_x c_x}$$

式中，

$$\Delta c = \frac{c_s V_s}{V_x}$$

令

$$S = \frac{2.303RT}{nF}$$

将上式两边取反对数，得

$$10^{\frac{\Delta E}{S}} = 1 + \frac{\Delta c}{c_x}$$

即

$$c_x = \frac{\Delta c}{10^{\frac{\Delta E}{S}} - 1}$$

根据电动势的变化值（ΔE）、电极的响应斜率（S）和溶液浓度的增量（Δc），即可计算样品溶液中被测离子的浓度（c_x）。此法的关键是标准溶液的加入量，一般控制 c_s 约为 c_x 的100倍，V_s 约为 V_x 的1/100。加入标准后，以20～50mV为宜。

（2）连续标准加入法：在样品溶液中加入不同体积的标准溶液后，分别测定其电动势。根据式

$$E = K \pm S \times \lg \frac{c_x V_x + c_s V_s}{V_x c_x}$$

得

$$(V_x + V_s)10^{E/S} = K'(c_x V_x + c_s V_s)$$

如图4-8-3所示，以 $(V_x + V_s)10^{E/S}$ 对相应的 V_s 作图，得到一直线，延长直线使之与横坐标相交得 V_0。由上式可得

$$K'(c_x V_x + c_s V_0) = 0$$

即

$$c_x = -\frac{c_s V_0}{V_x}$$

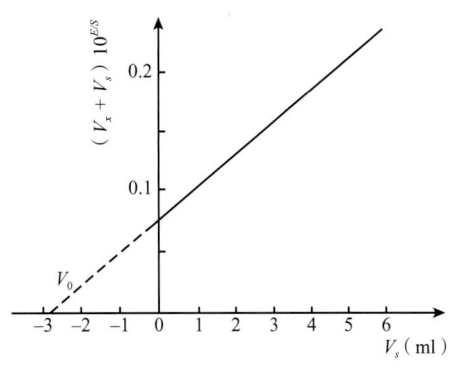

图4-8-3　连续标准加入法曲线示例

有一些分类将直读法作为一种定量方法。直读法就是在离子计上直接读出被测离子浓度的操作。离子计（pX计）指的是电位法测定指定溶液中待测离子浓（活）度的仪器，使用方式与pH计类似。与其他检测方法一样，直接电位法不可避免地具有测量误差，可以表示为

$$\frac{\Delta C}{C} = \frac{\ln 10}{S} \Delta E$$

相对误差为

$$\frac{\Delta C}{C}(\%) = 3900 n \Delta E$$

测量结果的相对误差随离子价数 n 的升高而增大，而与离子浓度高低无关，因此直接电位法适合于低价离子低浓度组分的测定。

四、电位滴定法

电位滴定法（potentiometric titration）是利用溶液电位突变指示终点的滴定法，适用于酸碱、沉淀、氧化还原和络合等各类滴定。相比直接电位法，电位滴定不需要准确测量电极电位值，排除了温度、液体接界电位等因素的影响，因此具有更高的准确性。在普通滴定法中，通过指示剂颜色变化来指示滴定终点。但在实际测量中，某些待测液体本身具有较深的颜色或待测溶液是浑浊液体，滴定终点的指示就比较困难，甚至找不到合适的指示剂。与之相比，电位滴定法不需要指示剂，而是借助电极电位的突跃来标识滴定终点。在滴定过程中，随着滴定剂的加入，被测离子的浓度不断发生变化，指示电极的电位也相应改变。离子浓度在滴定终点附近连续变化多个数量级，引起电极电位的突跃。因此，电位滴定法可被应用于处理滴定终点不明显、微小、有色或浑浊待测液的滴定。该方法具备设备简单、操作便捷和可自动化等多项优势。

图4-8-4展示了手动和自动电位滴定法装置的一般结构。手动电位滴定装置是在被测溶液中插入一指示电极和一参比电极组成原电池，用电磁搅拌器进行搅拌，烧杯上方固定一支滴定管，每加入一定量的滴定剂后，测量电池电动势，记录测量数据，直到超过化学计量点。以测得的电池电动势对滴定剂加入的体积作图，绘制得到滴定曲线，由滴定曲线的突跃部分确定滴定的终点。自动滴定装置滴定管的末端接有一个带电磁阀的细乳胶管，该管的下端再接上毛细管。在进行滴定前，根据特定的滴定对象为设备设定电势（或pH）的终点控制值（理论计算值或实验滴定值）。滴定启动时，电位检测信号使电磁阀周期性地开、关，开始滴定。电位测定值达到设定值时，电磁阀自动关闭，滴定结束。目前自动电位滴定已基本实现计算机控制。计算机具有自动收集、处理数据的功能，并能根据滴定反应化学计量点前后电位突跃的特征，自动寻找滴定的终点及控制滴定的速度。一旦达到结束点，滴定就会自动停止，因此自动化程度和效率更高。

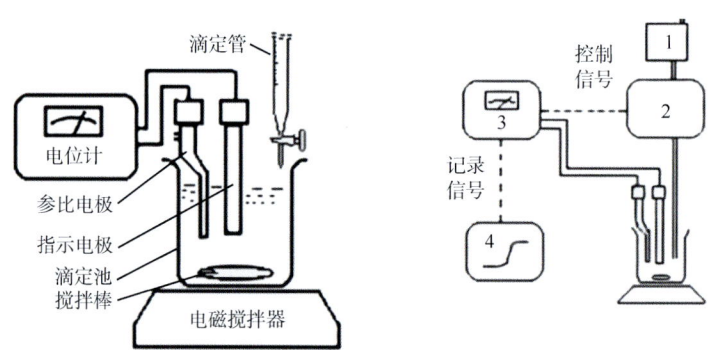

图4-8-4　手动和自动电位滴定装置
1.储液器；2.加液控制器；3.电位测量；4.记录仪

电位滴定终点的判定方法有绘制 E-V 曲线法、绘制 $\Delta E/\Delta V$-V 曲线法和二级微商法。

（一）绘制 E-V 曲线法

以电位值 E 为纵坐标，加入滴定剂的体积 V 为横坐标，绘制 E-V 曲线，如图4-8-5所示，曲线的形状与化学分析中氧化还原滴定法的滴定曲线相似。曲线上的突跃为滴定的终点。在滴定曲线上绘制两条平行且相切的直线，两平行线的等分线与曲线的交点为曲线的拐点，该点对应的体积被认为是滴定至终点时所需的体积。该法简单但准确性稍差。

（二）绘制 $\Delta E/\Delta V$-V 曲线法

根据实验数据计算 $\Delta E/\Delta V$，ΔV 是相邻两次滴入标准溶液的体积差，ΔE 是相对应的两次电池电动势差，以 $\Delta E/\Delta V$ 为纵坐标，加入滴定剂的体积 V 为横坐标绘制曲线，曲线的最高点（$\Delta E/\Delta V$ 取最大值）对应的体积为滴定终点所需标准溶液体积（图 4-8-6）。

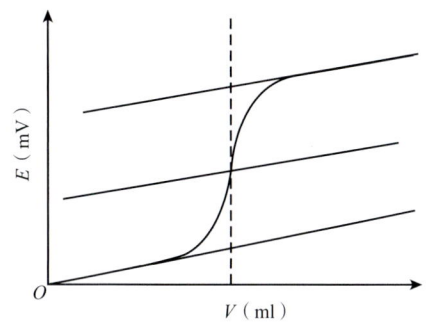

图 4-8-5　绘制 E-V 曲线法示例

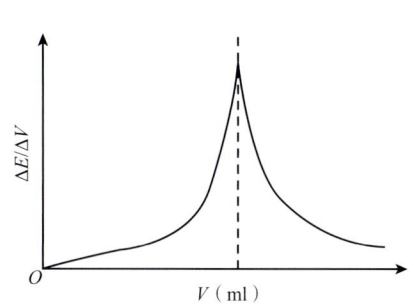

图 4-8-6　绘制 $\Delta E/\Delta V$-V 曲线法示例

（三）二级微商法

用作图法求终点比较烦琐，准确度有限。二阶微商计算法是确定终点更常用的方法。这种方法是基于 $\Delta E/\Delta V$-V 曲线的最高点正是二阶微商 $\Delta^2 E/\Delta V^2=0$ 处。如图 4-8-7 所示，在数值出现正负号时所对应的两个体积之间，必有 $\Delta^2 E/\Delta V^2=0$ 的一点，该点对应的滴定体积即为滴定终点。公式为

$$\frac{\Delta^2 E}{\Delta V^2} = \frac{\left(\frac{\Delta E}{\Delta V}\right)_2 - \left(\frac{\Delta E}{\Delta V}\right)_1}{\Delta V}$$

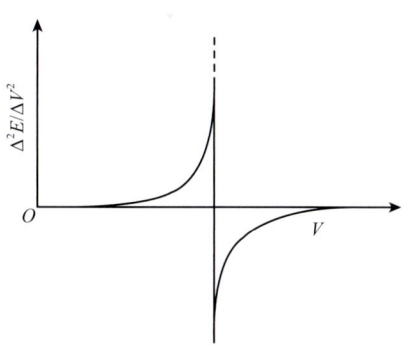

图 4-8-7　二阶微商法曲线示例

式中，滴定终点的体积可由内插法求得，即取二阶微商的正、负转化处的两个点的体积值 V_+、V_- 及其对应的 $\Delta^2 E/\Delta V^2$ 值 $(\Delta^2 E/\Delta V^2)_+$ 和 $(\Delta^2 E/\Delta V^2)_-$。代入以下公式求得滴定终点：

$$V_{终点} = V_+ + \frac{V_- - V_+}{\left(\frac{\Delta^2 E}{\Delta V^2}\right)_+ - \left(\frac{\Delta^2 E}{\Delta V^2}\right)_-} \times \left(\frac{\Delta^2 E}{\Delta V^2}\right)_+$$

随着现代计算机和电子等科学技术的发展，各类自动电位滴定仪也纷纷问世，其工作模式有两类，即自动终点停止方法和手动终点停止方法。现在实验室中广泛采用的 ZD-2 型自动电位滴定仪属于自动终点停止方式。ZD-2 型自动电位滴定仪是利用预设化学计量点电位到达时自动停止滴定剂的加入，实现自动滴定的分析仪器。可配合使用各种电极，

进行pH及ΔV的自动滴定。

电位滴定法在滴定分析中应用广泛，值得注意的是，指示电极要根据滴定反应类型进行选择。电极的选择可以参考表4-8-3。

表4-8-3　不同测试用途指示电极的选择

测定方法	参比电极	指示电极
酸碱滴定	甘汞电极	玻璃电极，锑电极
沉淀滴定	甘汞电极，玻璃电极	银电极，硫化银薄膜电极等离子选择电极
氧化还原滴定	甘汞电极，钨电极，玻璃电极	铂电极
络合滴定	甘汞电极	铂电极，汞电极，钙离子等离子选择电极

五、压电性能测试

压电材料的压电性能主要通过压电参数体现，因此材料的压电性能测试就是要对材料的关键压电参数进行测量，以保证其应用的准确性和精确度。为使压电材料满足各类型的用途，压电性能测试中需要检测的压电常数包括压电应变常数d_{ij}、压电电压常数g_{ij}、压电劲度常数h_{ij}和介电耦合系数k_{ij}等。

压电应变常数d_{33}和d_{31}是最重要的性能指标。压电应变常数d_{33}通常用于描述压电材料在垂直于电场方向的机械应变，这意味着电场的方向和产生的应变方向是垂直的。在数学中，d_{33}是指沿着材料的第三主轴（通常是压电材料的极化方向）的电场方向，d_{31}是指沿着材料的第一主轴的电场方向。d_{31}用于描述压电材料在电场方向和机械应变方向之间的关系，即在电场方向上的机械应变。用于测量d_{33}和d_{31}的方法繁多，包括电测法、力测法、光测法和声测法，目前电测法的应用最为广泛。电测法又可以分为静态法、动态法和准静态法。电测法基于同一个基本原理，即压电效应方程。为了便于理解，在此选择最基本的静态测量法进行介绍。

（一）静态法测量压电应变常数d_{33}

该方法的基本原理是对稳定状态的样品施加突然改变的压力，其表面产生的电荷发生变化，然后以冲击检流计测量该电荷。静态法测量压电应变常数d_{33}的装置如图4-8-8所示，线路中的电容C的作用是容纳试样产生的全部电荷。因此，其电容值应足够大，通常选择低损耗电容，且电容值是样品电容的几十倍甚至一百倍。在测量过程中，为了避免由于施加力F可能产生的额外冲击力导致的测量误差，一般采用短路法。即在向试样表面施加压力前合上电键K，使试样短路，进而消除试样表面因加压产生的电荷；去除压力时，先将电键K打开，如此使得试样上新产生的电荷能够全部释放至电容，随后使用静电计检测电压值V，进而计算得到电荷量Q，即

$$Q = (C_0 + C_1) \times V$$

式中，C_0是样品的静电容；C_1是外加并联电容；V是电压。则压电应变常数d_{33}按下式进行

计算：

$$d_{33} = \frac{Q}{F} = \frac{C_0 + C_1}{F}$$

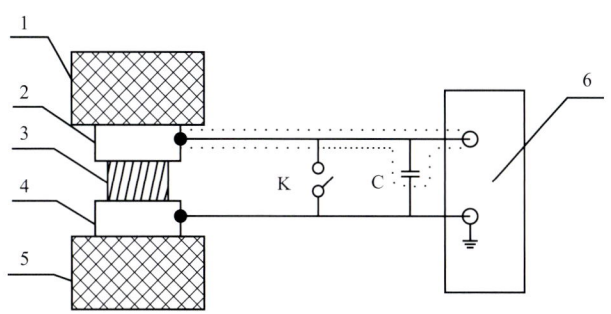

图 4-8-8　静态法测量压电应变常数 d_{33} 原理图

1、5.加压装置绝缘座；2、4.加压装置引出电极；3.试样；6.静电计；C.并联电容器；K.短路开关

（二）静态法测量压电应变常数 d_{31}

压电性能测试的目的是确保压电材料的质量和性能达到预期，并为后续的应用提供基础数据。使用压电材料静态压电常数测试仪进行压电性能测试，可测量的参数包括纵向压电应变常数 d_{33} 和 d_{31}、居里温度、介电常数、热释电系数、机电耦合系数等。用静态法测量压电应变常数 d_{31} 与测量压电应变常数 d_{33} 的方法类似，差别在于，测量 d_{33} 时的作用力方向平行于样品的极化方向而垂直于电极面。测量 d_{31} 时，作用力方向垂直于极化方向而平行于电极面。

在应用静态法测量时，应注意样品两端端面需细磨平整，不能凹凸不平；样品表面保持清洁；测量环境相对湿度不大于65%；必须进行多次测量，然后取其平均值，以减小误差。

陶瓷材料等压电性能测试常规采用动态法，即将压电陶瓷材料做成振子，通过研究陶瓷振子的谐振特性来测量压电陶瓷材料的压电特性。

（邱　憬　赵　炜）

测试机采用机械测力计进行测量，电子测力测试机则采用电子传感器进行测量。

根据控制方式的不同，万能测试机又可分为手动控制测试机和微机伺服控制测试机。手动控制测试机主要依靠手动操作进行试验，微机伺服控制测试机则采用微机进行控制和操作。

根据试验力的大小，万能测试机可以分为不同规格的型号，如5kgf（1kgf≈9.8N）、100kgf、500kgf、1tf（1tf≈9.8×10³N）、2tf等。

（五）测试项目

万能测试机可进行多种项目测试，主要包括以下几类。

拉伸测试（tensile testing）：测试材料在承受轴向拉伸载荷时的性能，包括拉伸强度、弹性模量、屈服强度、延伸率等。

压缩测试（compression testing）：测试材料在承受压缩载荷时的性能，如压缩强度、屈服强度、应变、弹性模量等。

弯曲测试（bending testing）：测试材料在承受弯曲载荷时的性能，包括弯曲强度、模量、抗弯变形等。

剪切测试（shear testing）：测试材料在承受剪切载荷时的性能，可以测量材料在受到剪切力时抵抗变形或破坏的能力。

疲劳测试（fatigue testing）：测试材料在反复加载下的耐久性和疲劳特性，包括疲劳极限、疲劳寿命等。

硬度测试（hardness testing）：测试材料的硬度值，包括洛氏硬度、布氏硬度，从而评估其耐磨性、强度及其他机械性能。

撕裂测试（tear testing）：测试材料在承受撕裂载荷时的抵抗能力，是评估薄膜、橡胶等材料力学性能的重要手段之一。

压痕测试（indentation testing）：测试材料表面受压印痕的硬度、变形等性能。

冲击测试（impact testing）：测试材料在受到突然冲击或碰撞时的性能表现和耐受能力，包括冲击强度、韧性等。

粘接强度测试（adhesion testing）：测试粘接材料或粘接接头在拉力或剪切力作用下的性能表现和强度。

动态测试（dynamic testing）：测试材料在承受高速或冲击载荷时的性能和行为，从而评估材料的动态力学性能，如振动特性、动态模量等。

这些测试项目覆盖了材料力学性能的多个方面，可以用于不同类型和用途材料的性能评估和比较。

（六）操作规程

万能测试机的操作规程和注意事项如下。

（1）准备工作：确保设备和相关配件处于良好状态，检查设备各部分是否完好。根据试验要求选择合适的夹具和样品。

（2）设定试验参数：打开操控系统，设定载荷或位移控制模式、测试速度、测试范围

计算：

$$d_{33} = \frac{Q}{F} = \frac{C_0 + C_1}{F}$$

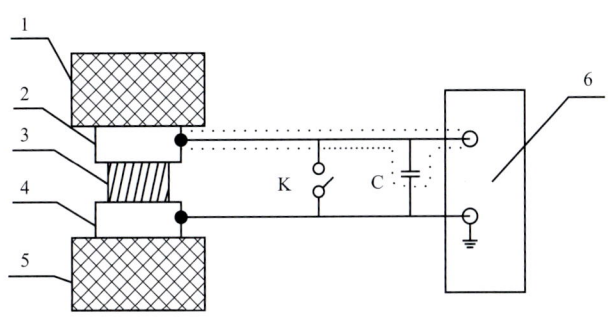

图 4-8-8　静态法测量压电应变常数 d_{33} 原理图

1、5. 加压装置绝缘座；2、4. 加压装置引出电极；3. 试样；6. 静电计；C. 并联电容器；K. 短路开关

（二）静态法测量压电应变常数 d_{31}

压电性能测试的目的是确保压电材料的质量和性能达到预期，并为后续的应用提供基础数据。使用压电材料静态压电常数测试仪进行压电性能测试，可测量的参数包括纵向压电应变常数 d_{33} 和 d_{31}、居里温度、介电常数、热释电系数、机电耦合系数等。用静态法测量压电应变常数 d_{31} 与测量压电应变常数 d_{33} 的方法类似，差别在于，测量 d_{33} 时的作用力方向平行于样品的极化方向而垂直于电极面。测量 d_{31} 时，作用力方向垂直于极化方向而平行于电极面。

在应用静态法测量时，应注意样品两端端面需细磨平整，不能凹凸不平；样品表面保持清洁；测量环境相对湿度不大于65%；必须进行多次测量，然后取其平均值，以减小误差。

陶瓷材料等压电性能测试常规采用动态法，即将压电陶瓷材料做成振子，通过研究陶瓷振子的谐振特性来测量压电陶瓷材料的压电特性。

（邱　憬　赵　炜）

第五章

力学性能实验

测试口腔材料的力学性能（机械性能）至关重要，它在评估材料的机械强度、耐久性、可靠性、生物安全性和临床治疗效果等方面具有不可替代的作用。

在20世纪以前，口腔材料的测试主要依赖视觉观察、基本强度评估和实践经验，而非系统性的测试方法。但到了20世纪，万能测试机的出现改变了这一局面，它可以进行拉伸、压缩、弯曲、剪切等多种试验。同时，国际标准化组织等机构开始建立硬度、抗拉强度、抗压强度和抗弯强度的标准化测试方法。

进入21世纪后，研究者进一步发展了纳米力学测试方法，如纳米压痕技术，为评估材料的纳米级机械性能提供了有力工具。如今，以下几种仪器是测试口腔材料机械性能的常用设备：万能测试机、微拉伸测试仪、表面硬度计、疲劳试验机、摩擦试验机和纳米压痕仪等。这些仪器在口腔材料的标准化机械测试中发挥着至关重要的作用，为材料表征、研究和质量保证提供了有价值的数据。

口腔材料力学性能检测方法的发展是一个持续探索和创新的过程。随着科技的进步和应用的深化，相信未来口腔材料力学检测方法将得到更广泛的应用和发展。

第一节 常用仪器

口腔材料的力学性能主要包括应力-应变曲线、弹性模量、拉伸强度、断裂强度、屈服强度、延伸率、断面收缩率等，这些性能对于材料的应用效果和使用寿命至关重要。为评估材料的力学性能，万能测试机、微拉伸测试仪、表面硬度计、疲劳试验机、摩擦试验机等仪器广泛应用于口腔材料研究。其中，万能测试机是最常用的力学测试仪器，测试项目范围广，操作简单；微拉伸测试仪在口腔粘接材料研究中大放异彩；表面硬度计在材料硬度测量过程中举足轻重；疲劳试验机、摩擦试验机等仪器也在各自的测量领域发挥着无可替代的作用。

一、万能测试机

（一）工作原理

万能测试机的工作原理主要是通过控制施加在试样上的力和位移来实现对材料的力学性能测试。具体来说，万能测试机通过电动机、传动系统和传感器等部件，将力传递给试样，同时通过位移传感器记录试样的位移。通过力传感器记录试样的反作用力，从而确定试样的应力和应变。在试验过程中，万能测试机可以实时监测和记录试样的应力和应变，并控制施加的力和位移，以实现材料的力学性能测试。万能测试机具有测量范围宽、精度高、响应快等特点，可以广泛应用于各种材料的力学性能测试，如金属、塑料、橡胶、复合材料等。通过不同的测试项目和测试模式，可以全面地评估材料的各项力学性能，包括拉伸强度、压缩强度、弯曲韧性及剪切稳定性等，这不仅有助于全面了解材料的性能特点，更能准确判断其可靠性、安全性及耐久性，为产品设计、材料选择和质量控制提供科学依据。

（二）主要结构

万能测试机通常由以下几个主要部分组成。①主机：是万能测试机的核心部分，由机架、传动系统和加载系统组成，能够实现各种复杂试验运动和精确控制。②测量部分：用于测量试验过程中力、位移、应变等物理量。测量部分通常包括传感器、测力计和位移计等，用于将试样的物理量转化为电信号，以便进行数据处理和记录。③控制系统：是万能测试机的"大脑"，用来控制整个试验过程，包括试验的开始、结束、数据采集和处理等。它通常由计算机和控制软件组成，可以通过软件控制试验的各项参数，如试验速度、初始张力、循环模式等。④辅助部件：如夹具、支架、附件等，用于安装和固定试样，保证试验的准确性和可靠性。

总体而言，万能测试机的结构比较复杂，各部分相互协作，共同完成各种材料的力学性能测试。

（三）测试对象和应用领域

万能测试机是一种高性能的材料测试设备，具有非常广的测试范围，能够测试包括金属、塑料、橡胶、复合材料等在内的多种类型的材料。这使得它在科研、教育、航空航天、汽车工业、医疗器械等领域有着广泛的应用。

（四）分类

万能测试机按照其功能和用途可以分为不同的类型。

根据测试对象的不同，可以将其分为金属材料试验机、非金属材料试验机和橡塑拉力机。金属材料试验机主要用于金属材料的拉伸、压缩、弯曲、剪切等力学性能测试。非金属材料试验机适用于塑料、橡胶、纺织物、纸张、木材等非金属材料的力学性能测试。橡塑拉力机则主要用于检测橡塑材料的力学性能。

万能测试机根据加载方法的不同，可以分为静负荷试验机和动负荷试验机。静负荷试验机如机械式万能测试机、液压万能测试机和电子万能测试机，主要用来进行静态力学测试，如拉伸、压缩、弯曲等试验。动负荷试验机如疲劳测试机、动静万能测试机、单向脉动疲劳测试机、冲击测试机，主要用来进行动态力学测试，如材料的疲劳强度、抗冲击性能等。

根据测力方式的不同，万能测试机分为机械测力测试机和电子测力测试机。机械测力测试机采用机械测力计进行测量,电子测力测试机则采用电子传感器进行测量。

根据控制方式的不同,万能测试机又可分为手动控制测试机和微机伺服控制测试机。手动控制测试机主要依靠手动操作进行试验,微机伺服控制测试机则采用微机进行控制和操作。

根据试验力的大小,万能测试机可以分为不同规格的型号,如5kgf(1kgf≈9.8N)、100kgf、500kgf、1tf(1tf≈9.8×10³N)、2tf等。

(五)测试项目

万能测试机可进行多种项目测试,主要包括以下几类。

拉伸测试(tensile testing):测试材料在承受轴向拉伸载荷时的性能,包括拉伸强度、弹性模量、屈服强度、延伸率等。

压缩测试(compression testing):测试材料在承受压缩载荷时的性能,如压缩强度、屈服强度、应变、弹性模量等。

弯曲测试(bending testing):测试材料在承受弯曲载荷时的性能,包括弯曲强度、模量、抗弯变形等。

剪切测试(shear testing):测试材料在承受剪切载荷时的性能,可以测量材料在受到剪切力时抵抗变形或破坏的能力。

疲劳测试(fatigue testing):测试材料在反复加载下的耐久性和疲劳特性,包括疲劳极限、疲劳寿命等。

硬度测试(hardness testing):测试材料的硬度值,包括洛氏硬度、布氏硬度,从而评估其耐磨性、强度及其他机械性能。

撕裂测试(tear testing):测试材料在承受撕裂载荷时的抵抗能力,是评估薄膜、橡胶等材料力学性能的重要手段之一。

压痕测试(indentation testing):测试材料表面受压印痕的硬度、变形等性能。

冲击测试(impact testing):测试材料在受到突然冲击或碰撞时的性能表现和耐受能力,包括冲击强度、韧性等。

粘接强度测试(adhesion testing):测试粘接材料或粘接接头在拉力或剪切力作用下的性能表现和强度。

动态测试(dynamic testing):测试材料在承受高速或冲击载荷时的性能和行为,从而评估材料的动态力学性能,如振动特性、动态模量等。

这些测试项目覆盖了材料力学性能的多个方面,可以用于不同类型和用途材料的性能评估和比较。

(六)操作规程

万能测试机的操作规程和注意事项如下。

(1)准备工作:确保设备和相关配件处于良好状态,检查设备各部分是否完好。根据试验要求选择合适的夹具和样品。

(2)设定试验参数:打开操控系统,设定载荷或位移控制模式、测试速度、测试范围等参数。设置数据采集系统，确保记录所需的测试数据。

（3）夹持样品：将待测试的样品正确夹持在试验机夹具中，确保样品位置正确、夹持稳固。

（4）进行测试：启动试验机，开始进行测试。观察测试过程，确保试验机的加载和变形过程符合预期，监控测试数据的采集情况。

（5）记录数据：在测试过程中，及时记录关键数据，如载荷、位移、变形等，以备后续分析和报告使用。

（6）分析结果：测试完成后，对收集的数据进行分析和处理，根据试验目的进行结果评估和比较。

（7）设备维护：关闭试验机前，对设备进行清洁、维护和保养，清理工作台、夹具，检查设备各部分是否有异常。确认无异常之后关机。

（8）记录和报告：记录试验的细节和结果，制作测试报告，包括试验条件、数据结果、分析结论等内容。

二、微拉伸测试仪

口腔粘接剂的微拉伸粘接强度通常用微拉伸测试仪进行测试。微拉伸测试仪可以由万能测试机结合定制的专用微拉伸试件夹具组成，也可以是便携式测试仪。

微拉伸测试仪由测试夹具、测试台、控制系统等组成。

测试夹具包括主动夹具和被动夹具。被动夹具指试样放置在测试装置中，无须使用胶水或机械夹紧；装置应与拉伸载荷平行（图5-1-1）。主动夹具指使用胶水或机械紧固样品到夹紧装置，如使用氰基丙烯酸粘接剂（图5-1-2）。

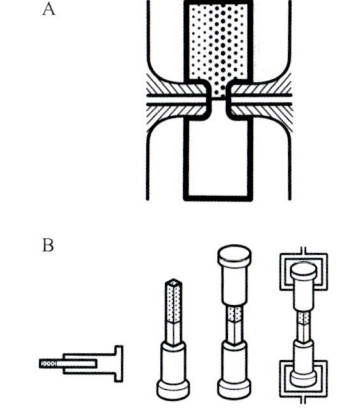

图5-1-1　被动夹具
A. Dircks装置；B. 采用铆钉的半被动夹持装置

使用方法及注意事项：

1. 制样　使用低速切割机在流水冷却状态下垂直于树脂牙体粘接界面进行切割，从而获得0.9mm或1mm厚的片状试件，再将片状试件垂直于粘接界面切割，形成横截面为0.9mm×0.9mm或1mm×1mm的条状非修剪粘接试件（图5-1-3A）；或制成横截面为2mm×2mm的试件，再机械修整到具有限定曲率半径的修剪试件（图5-1-3B和C），最常用的微拉伸试件横截面积通常为1mm^2。

2. 测试前准备　测试前需检查设备及配件的各部分是否完好。通电后确保设备和相关配件处于良好状态，根据试验要求选择合适的夹具和样品。

设定试验参数：打开设备的操控系统，设定载荷或位移控制模式、测试速度、测试范围等参数，常用的测试速度为0.5~1.0mm/min。设置数据采集系统，确保能记录所需的测试数据。

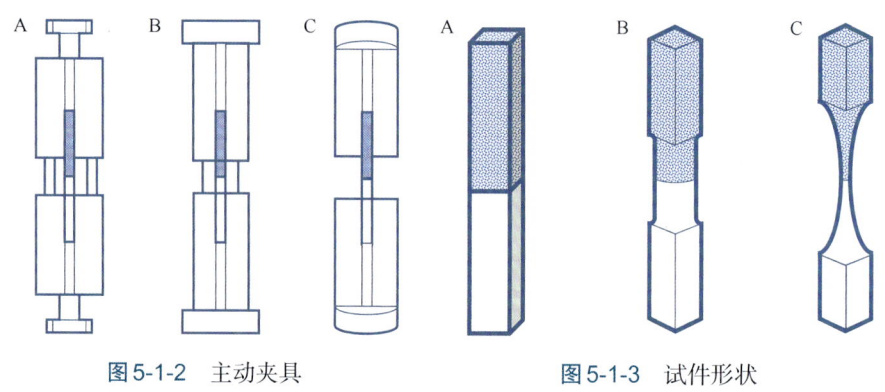

图 5-1-2 主动夹具
A. Geraldeli 缺口装置；B. Ciucchi 缺口装置；
C. Bencor Multi-T 缺口装置

图 5-1-3 试件形状
A. 条状试件；B. 哑铃状试件；C. 沙漏状试件

3. 粘接样品条在测试夹具上的固定（以主动夹具为例）

（1）测试制样时需确保夹具表面干净，将两滑块紧紧地合在一起。

（2）在每个滑块的测试样品安装区域的中间放置1滴氰基丙烯酸粘接剂。

（3）用镊子在界面处捡起制备好的截面约为1mm×1mm的条状树脂牙本质粘接样品条，平行于滑块长轴放在滑块中间，使界面位于滑块间隙之上。确保没有多余的粘接剂滴到缝隙或滑轨上。

（4）再在粘接样品条两侧涂抹1滴氰基丙烯酸粘接剂以覆盖样品的末端。

（5）然后用探针涂抹少量的与氰基丙烯酸粘接剂配套的加速剂，促进粘接剂固化。

注意：如果固定粘接试件两端的粘接力不足，则会在试件发生粘接破坏前出现固定端脱粘，导致测试失败。切勿使用生活中常用的"502"等液态胶水，因其粘固力不足，也容易出现胶水流动性过大、快速浸润粘接试件表面甚至粘接界面的情况。使用中应注意保持夹具清洁，不要扭曲或弯曲滑轨，避免损坏；测试后，破损的样品和粘接剂可以用锋利的刀片边缘刮除，或用氰基丙烯酸粘接剂专用清洁剂清洁，勿用研磨粉、酸性或碱性清洗剂处理夹具。

4. 测试（以便携式测试仪为例）

（1）按"START/ZERO"键，清除上次保存的读数并归零。按"UNITS"键选择检测力的单位（N）。

（2）将测试的夹具在微拉伸测试仪上就位，测试样品应没有张力。

（3）按控制面板上的"START/TEST"键，开始拉力测试。

（4）允许测试运行，直到样品断裂，记下读数。

（5）按"RESET/REVERSE"键复位。注意：不要让测试装置超过仪表的最大力限值，如果读数超过最大力限值，按复位键停止测试。否则仪表易损坏。

（6）检查断裂的样品，以确认断裂方式。如果在界面以外发生了中断，使用者应决定如何使用该结果，断裂可能发生在复合材料的气泡点或牙本质的薄弱点。

三、表面硬度计

硬度是衡量材料抵抗压入或刻刮的能力。表面硬度计是用于测量物体硬度的仪器，根据原理可将其分为布氏硬度计、洛氏硬度计、维氏硬度计、肖氏硬度计、莫氏硬度计等。虽然不同的表面硬度计的计算单位不同,但总体采用压痕法或表面划痕法进行测量,具体须根据材料特性选择合适的硬度计。布氏硬度计和洛氏硬度计常被用于测量口腔生物材料的硬度。

(一)布氏硬度计

布氏硬度计通过试验力(F)将一定直径(D)的硬质合金球压入测试物体表面,保持规定时间后去除试验力,测量压痕的直径(d,图5-1-4)。布氏硬度(Brinell hardness)与试验力大小除以压痕表面积的商成正比,单位符号为HBW。压痕可视为具有一定直径的球形,可将压痕的平均直径和压头直径代入下式求得布氏硬度值:

$$HBW = 0.102 \times \frac{2F}{\pi D\left(D - \sqrt{D^2 - d^2}\right)}$$

布氏硬度测试在所有硬度试验方法中压痕最大,可以反映被测材料的综合性能,样品显微偏析与成分不均一不会影响试验结果,因此结果稳定,精确度较高。布氏硬度计主要用于测试成分不均一的锻钢和铸铁、软钢和有色金属等材料的硬度,小直径球压头可以用于检测小尺寸或较薄的原材料和半成品,因压痕较大不适用于过薄样品和成品的检测。布氏硬度测试要求试样厚度至少为压痕深度的8倍。HB-3000型布氏硬度计结构简单、操作方便,通常选用直径为10mm的硬质合金球压头和29 420N的试验力,可以反映较大范围的材料硬度。

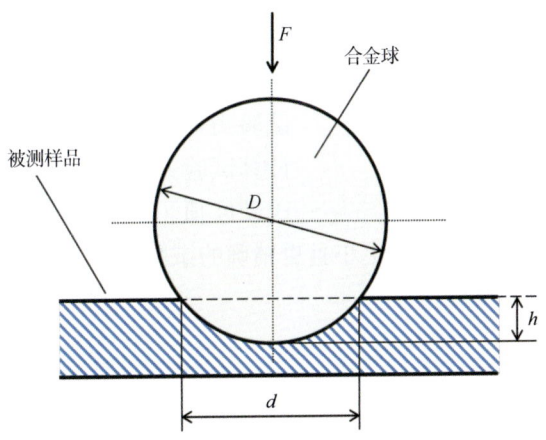

图5-1-4 布氏硬度计的原理示意图
注:F为试验力;D为球直径;d为压痕直径;h为压痕深度

(二)洛氏硬度计

洛克威尔兄弟(S. P. Rockwell和H. M. Rockwell)在1914年首次提出洛氏硬度检测法,经过不断改良发展为目前最常用的硬度检测方法之一。当试样过小或者HBW > 450N/mm^{2}时,可选用洛氏硬度计替代布氏硬度计进行测量。洛氏硬度计原理为采用特定的压头按规定分两级试验力压入试样表面,加载初试验力后先测量初始压痕深度,随后加载主试验力,并在去除主试验力保持初试验力的同时测量最终压痕深度,根据压痕深度差值计算得出洛氏硬度（Rockwell hardnesss，HR）。洛氏硬度计采用顶角为120°、顶部曲率半径为0.2mm的金刚石圆锥体压头或直径为1.5875mm、3.175mm的碳化钨合金球压头，包括HRA、HRB、HRC等多种标尺。HRA是采用金刚石圆锥压头、98.07N初试验力和588.4N总试验力时计算的硬度，适用于碳化钨、硬质合金等硬度较高的材料。HRB是采用直径为1.5875mm的碳化钨合金球、98.07N初试验力和980.7N总试验力时计算的硬度，适用于铸铁、退火钢等硬度较低的材料。HRC是采用金刚石圆锥压头、98.07N初试验力和1471N总试验力时计算的硬度，适用于淬火钢等硬度极高的材料。洛氏硬度计根据应用方式可分为表面洛氏硬度计、一般洛氏硬度计及综合型洛氏硬度计。表面洛氏硬度计采用更小的试验载荷，用于测试一般洛氏硬度计无法测试的细小薄试样及具有表面硬化层或要求压痕尽量小的工件。而一般洛氏硬度计只能测量厚度在1mm以上的板材及直径在3mm以上的圆棒产品。

（三）维氏硬度计

维克斯-阿姆斯特朗（Vickers-Armstrong）公司的Robert L. Smith和George E. Sandland于1921年提出维氏硬度试验，其压入器几乎可用于所有材料，是测试范围最广的硬度试验之一，广泛应用于口腔材料性能表征，可反映材料抵抗塑性形变的能力。维氏硬度计将方形基面的正四棱锥金刚石压头（顶角公称136°）在一定的试验力作用下压入物体表面（图5-1-5），去除试验力后测量表面压痕对角线长度（d_1和d_2），计算试验力与材料表面压痕表面积比值得出维氏硬度值（HV），通常没有单位。维氏硬度试验通常采用比布氏或洛氏硬度试验更小且更精确的试验力，所需金刚石压头较小，可用于较大试样及较深表面的硬度测量。

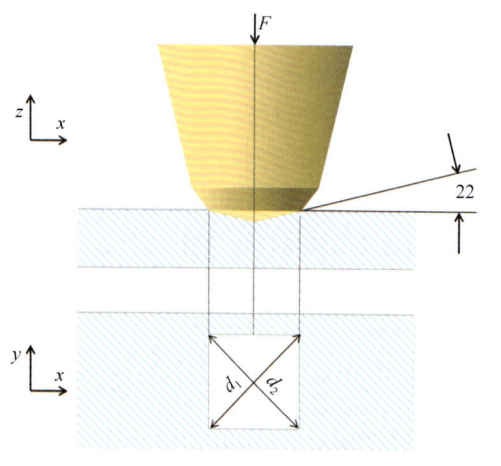

图5-1-5　维氏硬度计的测试原理图
注：F为压力；d_1、d_2为压痕对角线长度

（四）肖氏硬度计

英国人肖尔（Albert F. Shore）首先提出肖氏硬度（HS），肖氏硬度计已成为材料硬度测量的标准仪器之一，通过弹性回跳法，将带有金刚石的冲头从设定高度自由下落冲击样品表面，试样弹性形变恢复时释放出能量而发生回跳，根据冲头回跳的高度计算肖氏硬度。肖氏硬度作为一种动力测定法，往往适用于橡胶、塑料和金属材料的硬度测定。

四、疲劳试验机

疲劳试验机旨在评估金属、合金及其部件（如操作接头、紧固件和旋转部件等）在常温下承受拉伸、压缩或循环应力时的疲劳特性。它们能够准确测量材料的疲劳寿命、裂纹起始和裂纹扩展。配备适当的夹具，高频疲劳测试仪能够进行广泛的测试，包括三点弯曲、四点弯曲、各种材料的拉伸测试、钢筋的拉伸测试、链条的拉伸测试、紧固件测试、连杆测试、扭转疲劳和多种复合疲劳测试。这些评估使得科学家和工程师能够评价材料的疲劳断裂抗力并预测疲劳寿命。疲劳试验机设计为高负荷、高频率且低能耗，显著减少了测试持续时间和成本。

（一）分类

基于样品受到的应力类型，疲劳试验机可分为以下类型：包括用于纯弯曲和悬臂弯曲的旋转弯曲疲劳试验机；适用于交替拉伸和压缩的疲劳试验机；用于交替扭转变形的疲劳试验机；以及针对复杂应力变形的多功能疲劳试验机。

根据动力来源或激振原理，疲劳试验机可分为以下类型：使用曲柄偏心结构作为动力激振源的试验机；采用恒力（如离心力或物体重力）作为动力源的试验机；使用压缩空气驱动的试验机；通过电磁、电驱动或磁致伸缩技术提供动力的试验机；以及使用电液动力系统驱动的试验机。

基于操作频率，疲劳试验机分为以下几种：低频试验机，频率低于30Hz；中频试验机，频率为30～100Hz；高频试验机，频率为100～300Hz；超高频试验机，频率超过300Hz。一般而言，机械和液压式为低频，机电驱动适用于中频至低频，电磁谐振式为高频，而气动和声学式属于超高频。

（二）工作原理

高频疲劳试验机通过电磁力工作，依靠系统共振效应。其组成包括机架、电磁振动器、弹簧、载荷感应器、试样和配重块，形成振动系统。电磁振动器作为动力源，产生与系统自然频率相匹配的振动力，引发共振，通过配重块产生的惯性力对试样进行疲劳测试。

除了电磁驱动的高频机型，疲劳试验机还包括电液伺服型（通过恒压伺服液压站加载）、气动型（利用恒压伺服气压站）及机械驱动型（采用杠杆、离心或曲柄机构），依赖于不同机械结构提供动力。

（三）试验方法

疲劳试验是评估材料抗疲劳性的测试方法。通过此试验，不仅可以测定材料的疲劳极限 σ，还可以绘制材料的 S-N 曲线（应力-寿命曲线），从而可以观察疲劳断裂现象和断面特性，学习如何在循环加载条件下精确测定材料的疲劳极限。

骨内牙种植体动态疲劳测试：

（1）试验设备：应能提供规定载荷，且在最大载荷时误差不应超过±5%。设备应能按照规定频率施加载荷，并能够监测最大、最小载荷值及其频率。同时，设备应能检测到试样的破坏并记录载荷循环次数。

（2）加载的几何条件

1）试验设备应按下述方式施加载荷力 F（图5-1-6和图5-1-7）：无横向约束。加载中心（图5-1-6和图5-1-7中的点 C），即加载轴（线 AB）与骨内牙种植体轴线（线 DE）的交点应清晰，以便测量或计算力臂 y。

2）对于不包含预成角连接部分的种植体系统，应采用图5-1-6所示试验装置确保上述要求得以满足。

3）未含预成角连接部分的骨内牙种植体系统在固定时，应使其长轴与加载方向呈30°±2°（图5-1-6）。

4）对于含预成角连接部分的骨内牙种植体系统，应固定种植体体部，确保植入体的长轴与加载方向之间的角度（图5-1-7中"α+10°"）超过植入体长轴与基座预设角度（图5-1-7中"α"）。这代表了模拟10°矫正。加载中心位于连接部分自由端中心长轴与垂直于种植体长轴的平面的交点处，距离种植体固定平面11mm。

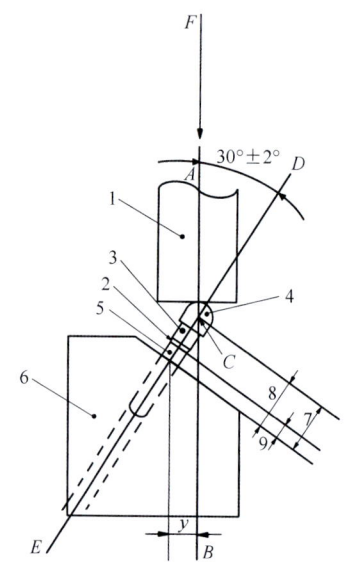

图5-1-6 无预成角连接部件的种植体系统测试装置图解

1.加载装置；2.标称骨平面；3.基台；4.半球形承载部件；5.牙种植体主体部分；6.试样夹具；7.从半球中心C到夹持平面的距离；8.从半球中心C到基台平面的距离；9.夹持平面到基台平面的距离；AB为加载轴；C为半球中心；DE为种植体长轴；y为力臂

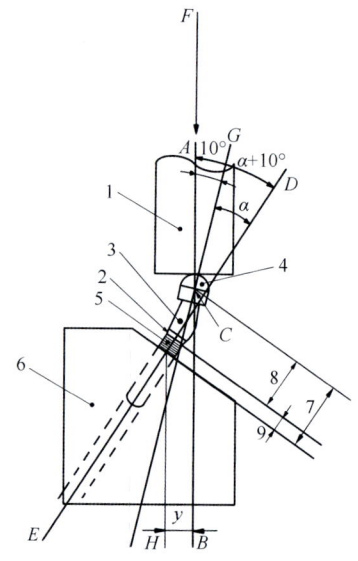

图5-1-7 带有预成角连接部件的种植体系统测试装置图解

1.加载装置；2.标称骨平面；3.基台；4.半球形承载部件；5.牙种植体主体部分；6.试样夹具；7.从半球中心C到夹持平面的距离；8.从半球中心C到基台平面的距离；9.夹持平面到基台平面的距离；AB为加载轴；C为半球中心；DE为种植体长轴；GH为基台预设方向；y为力臂

5）试验设备的载荷F应通过装有半球形接触面的防形变承载部件传递，该部件安装于连接件末端。对于无预设角度的内骨种植体系统，负载中心（半球中心C）需与种植体中轴对齐。对于含预成角连接部分的系统，加载中心应位于连接部分自由端中心长轴上。

6）在与试验机加载方向垂直的平面，应通过加载部件施加载荷到半球形承载表面。加载装置与承载表面的接触位置应在水平方向不受约束，以避免减少施加的弯矩。这可以通过放置于加载部件与试验机结构之间的万向连接头或点接触接头实现。

7）每次试验后，需目测检查半球形承载面和加载装置表面，确认无永久变形。若发现永久变形，应更换变形部分并重新进行试验。

8）对于与骨内牙种植体和（或）种植体主体部分中心纵轴或名义修复体载荷轴非旋

转对称的连接部分，应选定植入体在最不利载荷条件下的几何形态。这种载荷条件的选择应有充分的理由，并记录下来。

通过这些细致的要求和准确的描述，试验设备和几何条件的标准化可以确保试验结果的可靠性和重现性。

（3）试样夹具与载荷的施加

1）试样的骨内固定部分应通过刚性夹具进行固定。建议先将试样用包埋材料进行包埋，然后再使用刚性夹具进行固定。如果采用包埋材料，该材料的弹性模量（压缩弹性模量）应大于3GPa，以确保足够的稳定性和刚性。

2）固定试样时，夹具应位于距离制造商在使用说明书中规定的标称骨平面根部（3.0±0.5）mm处。

3）对于不包含预成角连接部分的骨内牙种植体系统，选择承载部件的尺寸时，应确保从半球的中心点（C）至固定面的距离l为（11.0±0.5）mm。力臂y的值为$l \times \sin 30°$。对于标准配置，力臂应为$0.5 \times l$，即5.5mm。对于那些无法满足11.0mm距离要求的较长骨内牙种植体，可以选择一个较大的l值。这种选择必须基于充分的理由，并且详细记录。

弯矩M按下面的公式计算：

$$M = y \times F$$

对于图5-1-6所示的情况，弯矩按下面的公式计算：

$$M = 0.5 \times l \times F$$

或者，当$l = 11.0$mm，F以牛顿为单位时，按下面的公式计算：

$$M = 5.5 \times F$$

结果应以N·mm为单位报告。

（4）载荷频率和波形：疲劳测试需采用单向加载，载荷以正弦波在标称峰值的10%内变化，频率不超过15Hz。在液体介质中进行试验时频率为2Hz。

（5）试验步骤：遵循《金属材料 疲劳试验 轴向力控制方法》（GB/T 3075—2021）中定义的疲劳测试基准原则。

1）数据记录：在不同载荷下采集数据，创建载荷循环图直至极限承载力。此载荷下，至少3个样品在既定循环内未遭损坏。所有测量点应清晰标注在载荷循环图上。如果试验的载荷频率≤2Hz，则载荷循环次数应设定为2×10^6；若载荷频率＞2Hz，则设定为5×10^6。初始载荷定为相同条件下静态破坏载荷的80%。接下来的试验采用步进式载荷递减法，至少进行4种不同载荷的试验，每个载荷至少测试2个试样，理想情况下测试3个。同时，测量载荷中心与临界破坏截面之间的距离。

2）详细描述受影响部件的破坏模式，并尽可能记录其破坏过程，如螺钉断裂和随后的基台断裂。破坏指材料屈服、永久变形、组件松动或任意部件断裂。绘制载荷循环曲线，展示种植体在5×10^6个载荷循环（或频率≤2Hz时的2×10^6个载荷循环）下的最大耐受载荷。在最大耐受载荷下，所有试样（至少3个）应能承受规定的循环次数而不发生破坏。计算对应于最大耐受载荷的最大弯矩M。

（四）发展趋势

更加人性化：未来的疲劳试验机将趋向于更加人性化的设计，每一个环节从设备构思、设计、生产、销售到用户使用，都将以人性化为核心考虑。未来的设备将变得更加用户友好，如采用人体工程学设计。

智能化提升：疲劳试验机的智能化水平将进一步提高。例如，它可能实现智能开关机、自动上样换样，并能实时传输、对比数据。

更加功能化：尽管市场上存在多种试验机，每种通常只能进行特定类型的试验。期待未来的疲劳试验机能整合多种功能，一台设备便能执行多类试验，真正实现"万能"的设计理念。

通过这些创新，疲劳试验机将变得更加高效、可靠和用户友好，从而满足日益增长的工业和研究需求。

五、摩擦试验机

摩擦试验机常用于测试薄膜、薄片、润滑剂等材料的摩擦系数和磨耗率，同时通过分析摩擦后样品表面的磨损形貌，可以帮助研究人员探究磨损机制，更全面地了解材料的摩擦学性能，提供有价值的参考数据。

摩擦试验机通常由驱动系统、施力系统、摩擦副和数据采集系统组成。其中，摩擦副是试验机发挥功能的关键部分，许多试验机的命名也是根据其功能形成，如四球式、销盘式等。驱动系统用于控制摩擦副，完成被测物与试验机间的摩擦过程；施力系统则用于控制摩擦过程中施加于被测物的压力。它们与试验前的试验输入参数息息相关，如力的加载范围、主轴转速等。数据采集系统则由试验机内部的传感器起始，用数据线连接试验机和计算机，将试验中产生的数据传输至终端，并通过软件处理收集，可以获得水平位移、垂直位移、摩擦力、摩擦系数、载荷、扭矩、高频声信号等测量数据。

按运动形式，现有摩擦磨损试验机可分为转动式试验机与往复式试验机；按试样形式，可分为四球式、球盘式、环块式、销盘式、环环式试验机。摩擦磨损试验通常采用球盘测试、环块测试和往复测试。

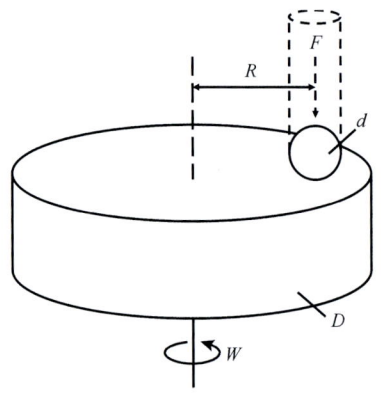

图5-1-8　球盘测试示意图
注：F为载荷；R为距离曲线设定距离；W为转速；D、d为直径

（1）球盘测试：加载负荷F于球状样品，在距离轴线R处，通过主轴转动，以W的转速使球状样品与块状样品产生摩擦（图5-1-8）。

（2）环块测试：将待测块和待测环固定，使用设定压力向待测块施压，使得块状物接触环状物表面，同时主轴转动，使得块与环产生摩擦，收集测试信息（图5-1-9）。

（3）往复测试：加载负荷于球状样品，通过滑杆移动，在设定行程内往复运动，使球状样品与块状样品产生摩擦（图5-1-10）。

大部分现有的试验机均为基础或标准试验机，若开展杆套类柱面摩擦副的摩擦学性能测试，难免存在不足之处。例如，现有试验机一般以润滑油为润滑介质，无法模拟实际应用中液体介质环境对摩擦副的影响。这使得柱面摩擦副的摩擦磨损试验及摩擦学性能测试结果均与实际应用环境中真实工况条件下的结果存在一定偏差。而随着实验需求的提升及功能的进一步研发，部分新型摩擦试验机已经加上环境控制模块，即加入液体池、400～1000℃温度腔等装置，可以在特定温度、特定环境下，使用所需的润滑介质进行试验。这为摩擦试验提供了与实际应用场景更加贴合的环境。

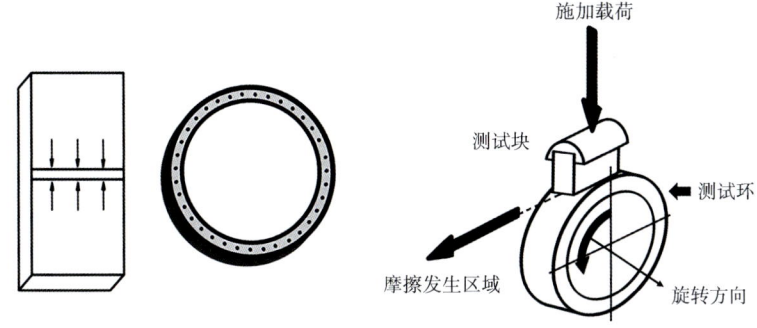

图 5-1-9　环块测试示意图

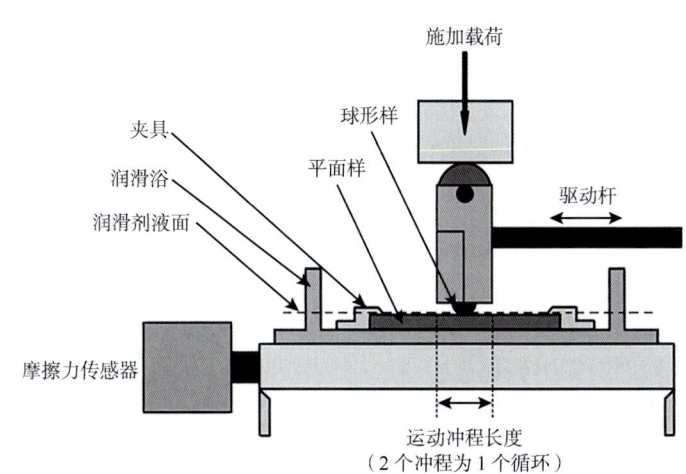

图 5-1-10　往复测试示意图

在进行摩擦试验前，需要选择合适的摩擦形式和运动方式，更换所需摩擦副，在试验机输入并设定参数，以更加接近实际应用场景。通常需要设定的参数如下：力的加载范围、主轴转速、试验行程、试验速度、介质所处环境（温度、干/湿环境）、试验时间及所需采集的数据。

而在口腔材料领域，摩擦试验机常用于表面改性涂层、屏障膜、充填材料等新型材料的摩擦性能评估；常用的摩擦副为球盘式，运动方式为旋转式或往复式；在完成摩擦过程后，通过计算质量差异获得磨耗率，通过计算机数据处理获得摩擦系数，通过显微镜观察摩擦形貌，综合分析材料的抗摩擦性能。

随着技术进步和仪器设备更迭发展，越来越多的摩擦试验机综合了多种摩擦形式，针对特定施力范围，成为面向不同测试对象的多功能摩擦试验机；同时摩擦试验功能也被一些设备（如纳米压痕测试仪）融合，成为其多功能模块中的一部分。实验者需综合考虑应用场景、摩擦形式、施力范围、需求数据等方面的需求，选择合适的机器和模式进行材料的摩擦分析试验。

（周子淮　傅柏平）

第二节　抗弯强度与压缩强度

抗弯强度是指材料抵抗弯曲不断裂的能力，主要用于检测脆性材料的强度。通过施加一定的弯曲载荷，测试材料在弯曲过程中的应力和变形情况，评估材料的抗弯强度、韧性和断裂机制。

压缩强度是指对材料施加载荷直至破裂（脆性材料）或产生屈服（非脆性材料）时所承受的最大载荷，主要用于检测材料抵抗压缩载荷而不失效的能力。压缩性能测试是为了评估材料在受到压力作用时的强度、弹性和稳定性。

抗弯强度和压缩强度是材料力学性能检测的重要指标，应用于口腔生物材料，如种植体、充填材料、修复材料、正畸弓丝、骨填充材料等，这些材料都需具备足够的强度和耐久性，以承受咀嚼和其他口腔功能的压力和应力。抗弯和压缩强度测试可以模拟这些力学应力，评估口腔生物材料在实际使用情况下的性能表现。这有助于确保口腔生物材料在长期使用中的可靠性和稳定性，提高治疗效果和改善患者的口腔健康状况。

一、抗弯强度测试的相关概念

抗弯强度测试可以帮助确定口腔生物材料在口腔复杂的使用环境中的可靠性和安全性。弯曲应力-应变曲线（也称为弯曲应力-应变图或弯曲模量曲线）是一种图形表示，是抗弯强度测试中最常用的指标，它展示了材料在受到弯曲载荷作用时，应力与应变之间的关系。这种曲线对于理解材料的力学行为和性能至关重要。曲线的初始线性部分代表了材料的弹性行为，其斜率即为弹性模量。弹性模量是衡量材料刚度的指标，即在弹性范围内，应力与应变成正比。高弹性模量意味着材料在受到力作用时变形较小。曲线上的峰值代表了材料在弯曲载荷下的最大承受能力，这是材料发生断裂或破坏前所能承受的最大应力，也就是最大弯曲载荷，即抗弯强度。曲线的尾部，即材料接近断裂时的区域，可以提供关于材料断裂韧性的信息，断裂韧性高的材料在口腔中不同外力的作用下将具有更长的使用寿命。

（一）弯曲应力-应变曲线

弯曲应力-应变曲线包括以下几个主要阶段和点：弹性阶段、屈服点、塑性阶段、断裂点。

（1）弹性阶段：在开始加载时，材料会按照胡克定律呈现线性弹性行为，应变与应力成正比。这个阶段内的应变可以完全恢复，即当加载移除时，应变将回到初始状态。

（2）屈服点：当加载继续增加时，材料可能进入屈服阶段。在这个阶段，材料开始显示非线性行为，应变增加速度变缓，同时应力也继续增加。屈服点是指应力-应变曲线上的一个特定点，表示材料开始发生可见的塑性形变。

（3）塑性阶段：在屈服点之后，材料会进入塑性阶段，应变继续增加，但应力的增加速度减缓。在这个阶段，材料会发生显著的塑性形变，而不会完全恢复到初始状态。

（4）断裂点：当应力达到材料的极限强度时，材料可能会发生断裂或破坏。在这个点之后，应力急剧下降，而应变也停止增加。

（二）最大弯曲载荷

在弯曲试验中，施加一个逐渐增大的载荷使试样弯曲，测量相应的应变和应力。最大弯曲载荷是在试验过程中观察到的最高应力值，即为抗弯强度，通常发生在试样开始出现破坏之前。最大弯曲载荷取决于材料的力学性质、几何形状和试验条件等因素。不同材料具有不同的最大弯曲载荷能力。例如，高强度金属通常能够承受更大的弯曲载荷，而脆性材料如陶瓷的最大弯曲载荷较低。

（三）断裂模式

在弯曲加载下，材料或结构的断裂模式可以通过观察破坏表面和破坏形貌来进行评估。不同材料性质和加载条件下可能会出现不同的断裂模式。以下是几种常见的断裂模式（图5-2-1）。

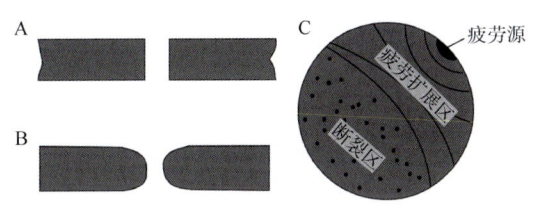

图5-2-1　常见断裂模式示意图
A. 脆性断裂；B. 韧性断裂；C. 疲劳断裂

（1）脆性断裂：脆性材料在受到弯曲载荷时容易发生脆性断裂。这种断裂模式通常表现为清晰的断口，呈现平整、光滑的特征。在断口处往往不会有明显的塑性形变区域，断口两侧对称。

（2）韧性断裂：韧性材料在受到弯曲载荷时通常会经历韧性断裂。这种断裂模式表现为断口的拉伸变形和扭曲形变，呈现出明显的塑性形变，呈现较为粗糙、不规则的特征。断口两侧不完全对称，可能存在撕裂和拉伸区域。

（3）疲劳断裂：在反复加载下，材料或结构可能会发生疲劳断裂。这种断裂模式通常表现为细小的裂纹在材料内部逐渐扩展，最终导致裂纹扩展至临界尺寸，引发断裂。疲劳破坏的裂纹起始区称为疲劳源，随着负荷时间变长，疲劳扩展区的疲劳条纹密度增大，最终断裂。由于断裂区没有经过外力摩擦，其表面粗糙、不规则，因此断裂区也可形成粒状表面。

通过观察和分析断裂模式，可以获得有关材料的断裂韧性、强度和破坏机制等信息。这对于评估材料的可靠性和设计合理性非常重要，并可指导后续的材料改进和结构设计。

二、压缩强度测试的相关概念

压缩应力曲线（也称为压缩应力-应变曲线）是材料力学性能评估的重要工具，是描述材料在受到压缩载荷作用时应力与应变之间关系的图形。这种曲线对于分析材料在压缩状态下的力学性能非常重要。在外力作用下,曲线初始阶段是弹性区域,材料在载荷的作用下发生弹性变化。在弹性区域,压缩模量可以通过应力与应变的比值来计算,它衡量了材料在压缩下体积变化的抵抗能力。这个区域的材料遵循胡克定律,即当载荷被移除时,材料将恢复到原始形状。对于某些材料,如金属,当应力超过某个阈值时,材料将不再遵循胡克定律,而是开始发生塑性形变,这个点称为屈服点。在屈服点之后,材料进入塑性形变阶段。在这个区域,应力不再与应变成正比,而是随着应变的增加而增加得更慢或保持相对稳定。塑性形变区域可以帮助了解材料在实际应用中可能经历的永久变形程度。曲线上的峰值代表了材料在压缩载荷下的最大承受能力,即峰值强度,超过这个强度,材料就会发生断裂。压缩应力曲线对于分析口腔生物材料在压缩载荷下的性能至关重要。

(一)压缩应力曲线

压缩应力曲线同样包括弹性阶段、屈服点、塑性阶段、断裂或发生颈缩现象。其中,颈缩现象是很多材料在压缩过程中常见的现象,尤其是延展性较好的金属、塑料等材料。当材料受到外部力作用时,应变逐渐增加,而材料的各个部分并不均匀地承受应力。在某个局部区域内应力集中,导致材料在这个区域发生收缩或变细的现象,形成了一个相对细长的颈缩区域,称为颈缩现象,它是材料力学行为中重要的现象之一。

(二)压缩模量

压缩模量是描述材料在受到压缩应力时的抗压性能物理量,通常用符号 K 表示。压缩模量反映了材料在均匀压缩力作用下,单位面积内相对应变的大小。压缩模量的定义可以通过胡克定律来表示。根据胡克定律,应力与应变之间的关系可以用以下公式表示:

$$\sigma = K \times \varepsilon$$

式中,σ 表示应力;ε 表示应变;K 表示压缩模量。压缩模量的单位为帕斯卡(Pa)或兆帕(MPa)。

(三)峰值强度

在压缩试验中,材料所能承受的最大压缩应力即为峰值强度。峰值强度通常反映了材料的抗压能力,是评估材料在受到极端载荷时的重要参数。对峰值强度的分析可以帮助评估材料在实际临床应用中的可靠性。

三、抗弯强度测试的参数设置和分析方法

(一)抗弯强度的测试方法

万能测试仪是最常用的抗弯强度测试设备,用于施加力和测量弯曲挠度。万能测试仪通常由机架、加载系统、测量设备和数据采集系统组成。其中,加载系统包括液压装置、电动驱动和负载传感器等,用于施加力并记录加载过程中的数据。测量设备,如位移传感

器、应变计和加速度计等，用于测量试样在受力过程中的位移、应变和振动等参数。数据采集系统用于采集、存储和分析测试数据，并生成相应的曲线图或结果报告。

通过抗弯强度测试，可以预测生物材料在长期使用中的性能，确保其在临床应用中的安全性和有效性。例如，对于口腔生物陶瓷等脆性生物材料，抗弯强度测试可以评估其在受到弯曲力作用时的抵抗能力；评估骨植入材料时，抗弯强度可以帮助确定材料是否具有足够的强度来承受骨骼的负荷，同时保持与骨骼的良好结合；开发新的生物材料或改进现有材料时，抗弯强度测试可以用来比较不同材料的性能，从而选择最适合特定应用的材料。在这些生物材料的生产过程中，抗弯强度测试可以作为质量控制的一部分，从而确保批量生产的材料满足预定的性能标准。根据测试目的和标准选择合适的口腔生物材料样品。使用切割机或锯片等工具对样品进行切割，通常制作成矩形样品。国际标准化组织（ISO）对口腔金属材料抗弯测试样品的要求主要包括以下几个方面：ISO 22674标准规定口腔金属材料抗弯测试样品的尺寸需根据制造商的要求制备，一般为金属试件，制备尺寸如下：（31.0±1.0）mm（长度）×（11.0±1.0）mm（宽度）×（1.2±0.2）mm（厚度）；ISO 6872标准规定了口腔无机非金属材料（主要是陶瓷类材料）抗弯测试样品的尺寸一般为（25±1）mm（长度）×（4±0.2）mm（宽度）×（2.1±1.1）mm（厚度）。但对于不同的实验目的，有不同的要求标准，如检测金瓷结合性能时抗弯测试的样品准备需参照ISO 9693，因此实验时需特别注意。

样品应该是均匀的实心矩形截面，无裂纹或其他缺陷。边缘应该是平直、垂直于样品的轴线，并且没有明显的毛刺。样品应具有光滑的表面，不得有明显的划痕、凹陷或氧化。表面应该经过适当的打磨处理，以确保测试结果的准确性。使用卡尺或显微镜等测量工具，测量样品的长度、宽度和厚度，以确保样品符合测试要求。准备好的样品若不立即测试，需提供适当的储存条件和保养方法，以确保样品的质量和稳定性。

抗弯强度测试通常采用三点或四点抗弯试验。在进行抗弯测试前，需要对样品进行预加载，即施加一定的负载，使样品适应试验装置的应力状态。将样品放置在抗弯测试机的夹具中，然后施加负载，进行弯曲，记录负荷-位移或应力-应变曲线。

参数一般设置（可参考测试材料相关的标准和规范）：①压头直径，（1.5±0.2）~（4±0.2）mm；②传感器量程，10~1000N或2500N；③加载速度，无机非金属材料为（1.0±0.5）mm/min，金属为（1.5±0.5）mm/min。

测试环境要求整齐洁净，实验台面平整、光滑，以减少外部因素对测试结果的影响。定期清理试验机和测试区域，并避免杂物进入测试区域。测试环境应尽量避免外部振动或干扰，以确保测试结果的准确性。通常要根据具体材料的要求确定合适的测试温度与湿度水平。

弯曲强度的计算方法：金属材料抗弯测试时支点的距离即跨度（L）至少为20mm，各支点之间跨度不超过30mm。

非金属材料三点抗弯支点的跨度（L）为（12±0.5）~（40±0.5）mm，四点抗弯加载头中心的距离（l）为16~40mm（图5-2-2），待测试件的长度至少要超过跨度（L或l）2mm，并且b/L或$b/l \leq 0.1$（b为试件厚度）。

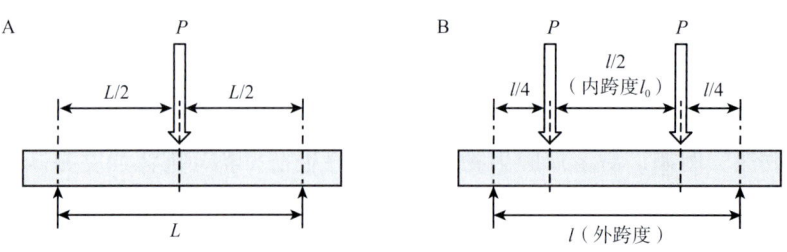

图 5-2-2　三点抗弯示意图（A）和四点抗弯示意图（B）

将试件放置在万能试验装置上，按照上述要求放置试件，调整传感器压力及加载速度，开始加压直至试件断裂，计算机自动记录试件断裂瞬间的载荷，三点抗弯法计算弯曲强度（σ）的公式如下：

$$\sigma = \frac{3P \times L}{2w \times b^2}$$

式中，P 为试件断裂时的载荷（N）；L 为跨度（mm）；w 为试件宽度（mm）；b 为试件厚度（mm）。

四点抗弯法计算弯曲强度的公式（当试件上方加载头未在 $l/4$ 处时）如下：

$$\sigma = \frac{3P \times (l - l_0)}{2w \times b^2}$$

式中，P 为试件断裂时的载荷（N）；l 为外跨度（mm）；l_0 为内跨度（mm）；w 为试件宽度（mm）；b 为试件厚度（mm）。

（二）抗弯强度测试结果分析

绘制抗弯强度的应力-应变曲线或载荷-位移曲线，并比较曲线的形状和峰值。曲线的形状可以反映材料的韧性、脆性或可塑性特征。峰值可以表示样品的最大抗弯强度。将每个样品的最大弯曲载荷或弯曲应力进行比较，可以得出它们之间的相对强度差异。需要注意的是，比较时应确保样品的几何形状和试验条件尽可能一致，以消除其他因素对比较结果的影响。在记录数据时，应尽可能减小误差，并确保数据的可靠性和准确性。如果发现异常数据，应及时排除，并重新测试。在分析数据和生成测试报告时，需要考虑测试的限制和不确定性，尽量避免过度解释或错误的结论。

影响抗弯强度的因素包括以下方面。

（1）材料的物理和力学性质：对抗弯强度有直接影响。例如，材料的弹性模量、屈服强度、韧性和断裂韧性等参数会影响其承受弯曲载荷的能力。

（2）材料的晶体结构、晶界、组织结构、孔隙率等：也会对抗弯强度产生影响。材料的微观结构决定了其宏观力学性能，如晶界的强度、孔隙的大小和分布都会影响材料的抗弯强度。

（3）几何形状：样品的几何形状对抗弯强度有很大影响。例如，截面形状、长度和宽度比、曲率半径等都会影响材料在弯曲加载下的应力分布和变形特性。

（4）加载速度：也会对抗弯强度产生影响。通常情况下，材料的动态强度（在快速加载下的强度）会比静态强度略低，因为加载速度较高会导致材料的变形和断裂行为发生变化。

（5）温度：对抗弯强度也有显著影响。一些材料在高温下会出现软化现象，从而降低抗弯强度，而另一些材料在低温下可能变得更脆弱。

（6）材料的加工和热处理过程：也会对抗弯强度产生影响。例如，冷轧、热处理、淬火等工艺可以改变材料的晶粒结构和组织，从而对抗弯强度产生影响。

四、压缩强度测试的参数设置和分析方法

（一）压缩强度的测试方法

万能测试仪是最常用的压缩强度测试设备，用于施加压力并测量样品的抗压强度，它包括压力应用器和测量位移或变形的传感器。通过加载垂直于样品轴向的压力，并监测加载过程中样品发生的位移或变形，可以确定样品的抗压强度。通过调节加载速度和加载方式，可模拟不同的压缩条件，图5-2-3为压缩强度测试示意图。

ISO 对口腔材料压缩性能测试并没有做具体要求，不同类型的口腔材料会有不同的标准用于其压缩性能测试。

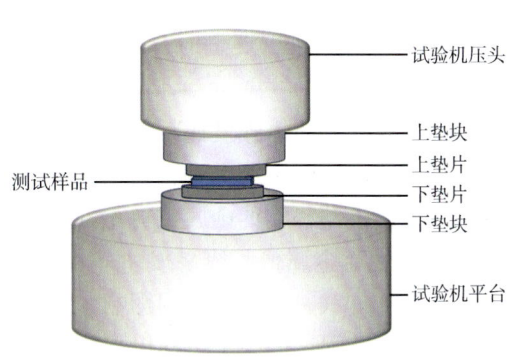

图 5-2-3 压缩强度测试示意图

对于金属材料来说，通常会检测拉伸强度，而不是压缩强度。这是因为金属材料在受到拉伸加载时更容易发生塑性形变，并且拉伸试验相对于压缩试验来说更容易进行和控制。在拉伸试验中，金属材料试样的形状和尺寸可能受到取样金属制品的限制，具体测定要求参照 ISO 6892。制备的标准试样被拉伸，直到试样发生破坏或断裂。通过测量试样的初始截面积和断裂时的载荷，可以计算拉伸强度、屈服强度、延伸率等指标。

对于非金属材料来说，塑料类样品的尺寸要求可参照 ISO 604。一般情况下，试样应为棱柱、圆形或管状。试样的尺寸应满足下面的不等式：

$$\varepsilon_c^* \leqslant 0.4 \times \frac{x^2}{l^2}$$

式中，ε_c^* 为在试验中发生的最大压缩标称应变，以比值表示；l 为平行于压缩力轴测定的试样长度；x 为圆柱的直径、管的外径或者棱柱的厚度（横截面积的最小侧），该值取决于试样的形状。进行压缩试验时，通常推荐的比值 $x/l > 0.4$。这相当于最大压缩应变的6%左右。更标准的试样要求测定压缩模量时试件为（50.0±2.0）mm（长度）×（10.0±0.2）mm（宽度）×（4.0±0.2）mm（厚度）；测定压缩强度时试件为（10.0±2.0）mm（长度）×（10.0±0.2）mm（宽度）×（4.0±0.2）mm（厚度）。

样品边缘应平直、垂直于样品的轴线，并且没有明显的毛刺。样品应具有光滑的表面，不得有明显的划痕、凹陷或其他瑕疵。表面处理通常包括打磨和抛光，以确保测试结果的准确性。

压缩测试可参考以下步骤：将样品放置在万能测试仪器的夹持器上，并确保其位置正确、平整和稳固。确定测试所需的压力和加载速度等参数，并将它们输入测试仪器中。启动测试仪器，开始施加压力。在测试过程中，需要密切关注加载速度和压力变化，并根据需要对其进行调整。在测试过程中，需要记录测试数据，如压力、位移、变形等，并定期检查样品的状态，以确保测试的准确性和可重复性。完成测试后，需要对测试数据进行分析和处理，并生成测试报告。

参数一般设置（可参考测试材料相关的标准和规范）：用于模量测量时加载速度为1mm/min（l=50mm），用于在屈服点前就破坏的材料强度测量时加载速度为1mm/min（l=10mm），用于具有屈服的材料强度测量时加载速度为5mm/min（l=10mm）。

（二）压缩强度测试结果分析

不同样品的压缩强度比较需要考虑多个因素，包括材料的性质、几何形状和压缩过程中的条件等。一般金属具有较高的压缩强度，通常能够承受较大的压缩力而不发生塑性形变或断裂。不同种类的金属具有不同的压缩强度。而口腔生物材料中非金属材料的压缩强度一般来说比金属低，容易发生塑性形变。具体的压缩强度还受样品的尺寸、形状、温度、湿度、加载速度等因素的影响，需要根据具体情况进行详细的测试和分析。

影响压缩强度的因素包括以下几方面。

（1）不同种类的材料具有不同的分子结构和晶体结构，从而影响其在受力下的表现。

（2）材料的结构和孔隙度对其压缩强度有重要影响。例如，多孔材料通常具有较低的压缩强度，因为孔隙会导致应力集中和材料的脆性断裂。

（3）温度和湿度对材料的压缩行为有显著影响。在高温下，材料的塑性形变能力通常增加；而在潮湿条件下，一些材料的压缩强度可能会降低。

（4）加载速度是指施加在材料上的外部力的变化率，它会影响材料的应力-应变关系。通常来说，较快的加载速度会导致材料的应力集中和脆性断裂，而较慢的加载速度则有利于观察材料的塑性形变行为。

（5）样品的尺寸和形状对压缩强度也有影响。较大的样品通常具有较低的压缩强度，因为它们更容易包含一些内部缺陷；而较小的样品则可能受到尺寸效应的影响。

不同的加载方式，如均匀加载和不均匀加载，会导致材料在压缩过程中的不同应力状态，从而影响其压缩强度表现。

（王　莹　朱　晔）

第三节　粘接强度

两个同种或异种物体之间直接相互作用，或通过另一种物质连接彼此、相互结合的行为和状态称为粘接。其中，两种相互粘接的物体互称为被粘物，连接两种被粘物的第三种物质称为粘接剂。

在口腔生物材料学领域中，粘接可以出现在人工材料与人体组织之间，也可以出现在材料与材料之间。两种物质直接形成粘接时呈现一个粘接界面。例如，充填材料与牙本质粘接时，充填材料和牙本质互为被粘物，粘接时形成一个粘接界面。两个被粘物也可以通过粘接剂彼此连接在一起，此时则呈现粘接剂分别与两个被粘物形成两个粘接界面。例如，全瓷修复体借助树脂水门汀粘接于牙体硬组织时，陶瓷、牙体硬组织均是被粘物，树脂水门汀是粘接剂，此时包括树脂水门汀-牙体硬组织与陶瓷-牙体硬组织两个粘接界面。被粘物和粘接剂的成分、表面及内部结构等理化性质均对粘接性能有重要影响。

粘接产生后，能造成粘接界面内部或邻近区域发生破坏时的单位粘接面积所能够承受的最大载荷就称为粘接强度，是评价粘接性能的主要指标。相较于临床观察法的影响因素多、时间长、可控性差、成本高等不足，体外力学测试可以快速收集数据，测试方法相对简单，测试某一参数时可保持其他参数不变，并且在一定范围内可设置多个实验组，也可根据所收集的数据预测一定条件下粘接材料的临床应用效果。更合理有效的试件制作和选择最佳测试方法有助于降低技术敏感性、提高实验效率和结果的准确性。粘接过程及测试方法模拟临床的程度越高，粘接强度测试结果越能真实反映临床效果。

一、粘接强度的测试方法及注意事项

（一）粘接强度试验类型

在实际测试中，为了更加准确地评价粘接性能，粘接强度的测试通常只针对一个粘接界面，以避免多个粘接界面存在时测试结果分析困难和产生误导。

粘接强度的体外力学测试可根据粘接面积的大小分为宏观试验和微观试验。粘接面积大于 $3mm^2$ 的测试通常为宏观试验。常用的宏观试验包括剪切试验、推出试验和拉伸试验，可分别测得剪切粘接强度、推出粘接强度和拉伸粘接强度。剪切粘接强度是指在与粘接界面平行的载荷作用下，单位粘接面积所能承受的最大剪切力；推出试验作为一种特殊形式的剪切试验，主要模拟桩粘接破坏脱位的情况，应用于评价桩的粘接强度；拉伸粘接强度是指在与粘接界面垂直的拉伸载荷作用下，单位粘接面积能承受的最大拉伸力。需注意的是，宏观试验易出现粘接界面受力分布不均、内聚破坏多，可能会对测试结果造成一定影响，导致与真实性能间出现偏差。微观实验中小体积的样品粘接界面应力分布相对均匀，也降低了局部缺陷和内聚破坏发生的概率，更能反映真实的粘接破坏。对应于宏观实验，常用的微观试验包括微剪切试验、微推出试验和微拉伸试验。不论以上何种体外测试，均应该满足以下要求：粘接试件的破坏发生在粘接界面，能准确反映试件的断裂强度是由于粘接破坏，而非被粘物内部或者粘接剂内部断裂得到的数值；能够考虑到材料内部的裂纹或缺陷；能够区分粘接力的丧失和粘接弹性能量的丧失对粘接强度的影响。

粘接强度测试的技术是不断发展的。人工智能（artificial intelligence，AI）被认为是21世纪三大前沿技术之一，继已经应用数十年的传统的体外力学测试方法之后，粘接强度的实验思路因AI的飞速发展和技术门槛的降低在近年来出现了巨大创新。AI包括智能适应学习、自主无人系统、智能芯片、自然语言处理等，当前AI以多种形式展现于口腔医学的研究中，除用于医学影像和临床决策及专家系统研究外，AI也已被尝试用于预测和分析粘接强度，并展示出很好的应用前景。

（二）粘接强度测试的设备要求

（微）剪切试验、（微）推出试验和（微）拉伸试验均可选用配备相应夹具或加载装置的万能测试机进行测试，（微）拉伸试验也有专用的微拉伸试验仪可以使用。

粘接试件的夹具和加载装置是粘接强度测试必备的装置。夹具能够稳定放置测试所需粘接试件并牢固固定于万能测试机上，且测试前不会对试件施加任何载荷（拉伸、弯曲、剪切或挠曲）；夹具和加载装置需采用足够刚性和强度的材料制作，以避免测试中装置出现弹性变形、移位或与实验机的连接脱位；对于拉伸试验，加载装置能够施加缓慢且均匀的拉伸载荷，夹具可调整、对齐试件，以避免加载过程中不均匀或偏离方向的应力；对于剪切试验，夹具固定试件后，在加载直至断裂的过程中，需确保加载压头始终位于试件明确界定的面积和位置且具有绝对最小的摩擦力。

（三）离体牙作为被粘物的注意事项

离体牙是口腔生物材料学粘接强度测试中特有的一种被粘物。适当保存的离体牙与口内牙齿在结构和特性等方面相差较小，因此使用离体牙进行体外粘接强度测试可最大程度地还原和预测于口内应用的粘接效果。

离体牙的来源、种类和储存条件均可影响粘接测试结果。离体人牙是最好的选择，与临床应用最为贴近，但受到来源的限制，且需要在收集前获得伦理许可。

有时为了获得更大面积、均一的材料表面，尤其是牙釉质粘接面，也可选用不超过5岁龄的牛切牙。

离体牙应严格按照正确条件储存。根据ISO 11405标准，离体牙拔出后应即刻用于测试，如实验无法立即进行，拔出的牙齿可储存于蒸馏水或者1%氯胺T溶液中，但不能超过1周，然后储存于4℃的灭菌蒸馏水中。该标准不推荐使用其他化学试剂溶液来储存牙齿，因为它们可能被吸收而改变牙齿结构，从而影响粘接强度测试结果。储存介质每2个月至少更换一次，但牙齿的储存时间最长不应超过6个月。

每一个离体牙在选择时均应注意粘接面无龋坏和裂纹等缺陷。离体牙的粘接面应当是一个标准的、可重现的平面。在制备牙齿粘接面过程中，牙面应时刻保持湿润，因为牙齿表面暴露在空气中几分钟即可导致其粘接特性发生不可逆的改变，牙本质尤其对失水敏感。

离体牙牙本质与牙髓距离的远近也会影响粘接强度的测试结果，因此，为减小数据变异，应当使用离牙髓距离相同的牙本质粘接面。

涉及离体牙的粘接试件制作通常建议于室温环境[（23±2）℃，相对湿度50%±5%]下进行。

（四）断裂模式分析

断裂模式是材料在口腔内行使功能时或者在受外力的情况下产生的一种材料断裂的失效模式，揭示了粘接强度测试过程中断裂产生的原因。断裂模式的不同与被粘物材料特性、试件制备操作、被粘物不同的表面处理、不同的粘接系统和使用方法等因素有关。

断裂模式通常分为界面破坏、内聚破坏和混合破坏三类（图5-3-1）。界面破坏是指粘接试件断裂后被粘物的粘接面完全暴露，没有任何被粘物和粘接剂成分残余；内聚破坏是指粘接试件断裂产生于被粘物内部或粘接剂内部，粘接界面完全没有暴露；混合破坏是指粘接试件断裂后粘接面部分暴露，同时残留部分被粘物和（或）粘接剂成分。通常，粘接强度接近或高于被粘物自身强度时，内聚破坏的占比增加。内聚破坏及断裂粘接面存在大面积被粘物的混合断裂模式（图5-3-2），因测出的数据值是由材料自身的断裂而并非粘接界面断裂导致，所以应该被排除，不纳入统计数据。如果粘接测试发现此种类型的断裂模式较多，则实验结果将与真实的粘接强度出现较大偏差，应重新设计粘接强度测试方法。

断裂模式也可根据实验需要进行更加详细的分类。

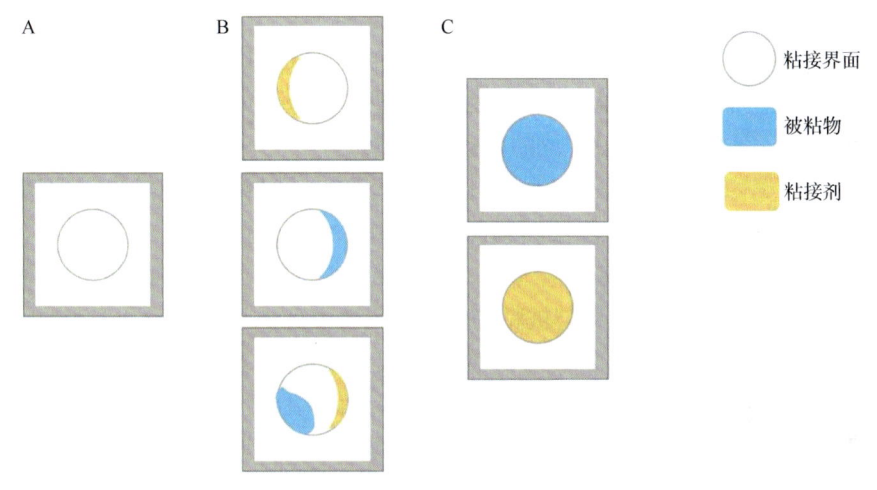

图 5-3-1　断裂模式图
A. 界面破坏；B. 混合破坏；C. 内聚破坏

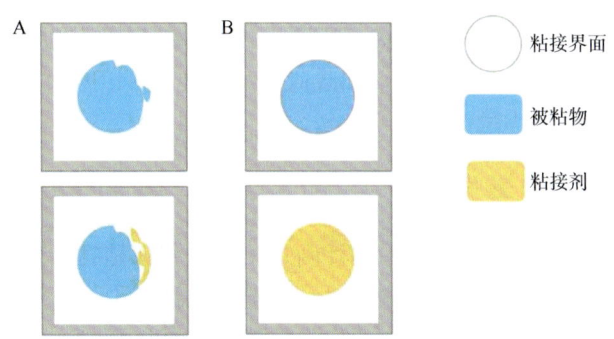

图 5-3-2　不纳入统计的数据对应的断裂模式
A. 粘接界面存在大面积被粘物的混合破坏；B. 内聚破坏

（五）数据分析的要求

由于试件制备的技术敏感性和测试仪器的稳定性限制，粘接强度测试难以获得非常高的精度，因此测得的数值往往表现出较大（20%～50%）的变异系数（概率分布离散程度的归一化量度，根据标准差与平均值的比值计算），需要选择适当的方法进行统计学检验。但如果变异系数高于50%，则应彻底检查整个过程，找出原因加以修正并重新执行实验。

粘接强度测试的结果可靠性取决于合理的统计方法和足够数量的试件。选择统计方法时，需对数据集进行正态性和方差齐性检验。如果数据集符合正态分布，可通过方差分析比较平均值。如果粘接强度测试的数据集不符合正态分布，则可采用通过威布尔分布函数计算失败概率，从而为多种材料的比较提供适宜的方法。根据ISO标准，每组至少有15个有效粘接试件和数值，如果试件数量较少，则需使用非参数检验。增加试件数量可以更加准确地估计真实平均值和标准差。

二、剪切和微剪切试验

剪切试验最早由Bowen在1965年提出，两个被粘物通过粘接剂连接到一起后可通过施加平行于粘接界面的剪切力直至试件断裂。粘接试件制作简单、便捷、高效，试件做好后无须再次切割，是目前使用最广泛的粘接强度测试方法之一。然而，由于较大的试件粘接面积，剪切力加载过程中，粘接界面容易出现剪切力和拉伸力并存及加载部位局部应力集中的现象（图5-3-3），进而造成内聚破坏，这一缺点导致剪切试验获得的粘接强度值可能是粘接强度与被粘物体材料自身强度的综合体现，但难以区分。

微剪切试验是对宏观剪切试验的改良，最早出现在2002年，通常粘接试件的粘接面积小于$1mm^2$，在被粘物获得不易的情况下极大地节省了实验材料。但是宏观剪切试验的一些弊端在微剪切试验中仍然存在，如剪切应力加载时试件在弯曲瞬间也形成了一定的拉应力，粘接部位应力分布高度不均一，并且粘接试件断裂时所承受的真实应力被严重低估，表现为微剪切试验结果有时可能较宏观剪切试验结果测得的粘接强度值更低。通过优化粘接面积和载荷加载位置，可以减少微剪切试验过程中拉应力的产生。

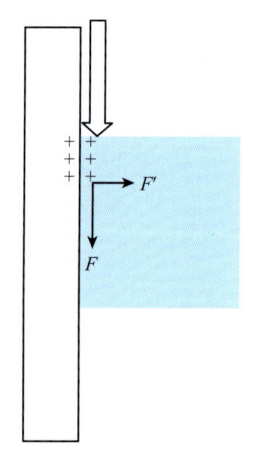

图5-3-3　剪切试验中粘接界面受力示意图

（一）试件的制备和影响因素

制备粘接试件时，首先需根据实验设计确定粘接剂和被粘物，同时选定被粘物的粘接位置。被粘物为金属、陶瓷和树脂等材料时，常随机选择其中一面作为粘接部位；当被粘物为牙体硬组织时，选用牙体的哪个部位作为粘接面会直接影响实验结果，因此需完善实验设计，统一粘接位置和方向，使试验具有可重复性。例如，牙本质平面的方向选择对测量牙本质的粘接强度非常重要，粘接面暴露出牙本质小管的面积和周径越大，测得的数值越高。

试件的粘接面多设计成圆形。粘接部位确定后，应根据实验设计对粘接部位进行表面处理，限定粘接面积并使每个粘接试件的粘接面积一致化。虽然ISO 11405未确切规定粘接面积，但明确指出限定粘接面积是粘接测试的关键环节，比较粘接强度时必须考虑粘接面积大小所带来的影响。剪切试验试件的粘接面积大于$3mm^2$，微剪切试验试件的粘接面积小于1mm^2。微观测试中试件的制备更具技术敏感性，因此在保证试件制备完整的条件下，限定试件的粘接面积是必不可少的步骤。剪切试件因粘接面积较大，一个被粘物通常只能限定一个可用粘接面积，而微剪切试件的粘接面积小，当金属、陶瓷等易获得的测试材料作为被粘物时，可在粘接面积足够、不因粘接位置影响测试结果的情况下，在同一被粘物上设定多个可用粘接面积（图5-3-4）。

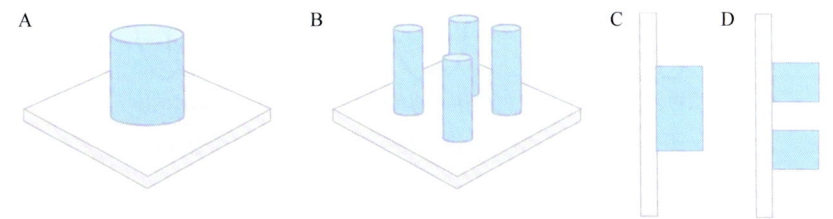

图 5-3-4　剪切和微剪切试验粘接试件示意图
A、B. 正面观；C、D. 右侧面观

对于由两个（同种或异种）被粘物通过粘接剂进行粘接制备的试件，可根据实验设计使用粘接剂，然后将被粘物在一定压力下粘固，完成粘接试件制备（图5-3-5）。粘接剂层的厚度会影响测量数值。虽然粘接剂层越厚，粘接界面应力集中越小，粘接强度测量的数值应越高，但实际情况是，粘接剂层越厚，内部缺陷呈指数关系增加，粘接剂层的内聚强度下降，测得的剪切强度数值反而偏低。此外，粘接剂层越厚，因温度变化所引起的收缩应力和热应力将导致内聚强度的降低，这是无法被控制或排除的偏倚因素，因此应尽量避免粘接剂层过厚的情况，但同时也需注意，粘接剂层在尽可能薄时需避免局部铺展浸润不良而产生缺陷的情况，以免使粘接强度测量数值偏低。

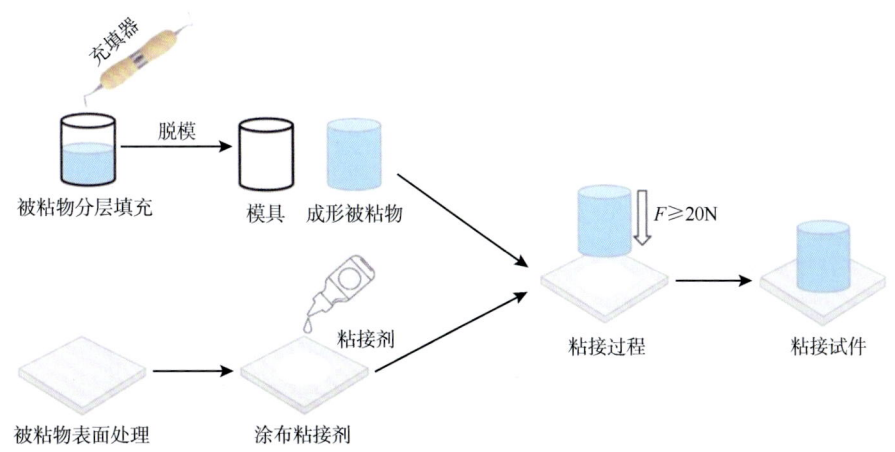

图 5-3-5　被粘物通过粘接剂进行粘接制备试件过程示意图

对于由两个被粘物直接进行粘接制备的试件（如测试复合树脂/牙本质粘接试件、饰面瓷/金属基底烧结试件），可根据实验设计对一个被粘物进行表面处理，然后将另一个被粘物逐层堆铸至处理后的粘接物表面，达到合适厚度后完成试件制备（图5-3-6）。

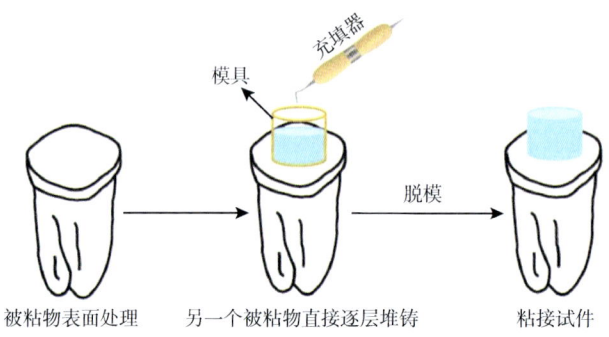

图 5-3-6　被粘物直接进行粘接制备试件过程示意图

（二）测试方法和影响因素

在测试之前，需在光学显微镜下以20倍的放大倍数检查试件的完整性，检测出粘接界面缺陷的试件应被排除。

（微）剪切试验根据载荷方向又分为拉伸（微）剪切试验和压缩（微）剪切试验。

1. 压缩（微）剪切试验　在万能测试机上固定粘接试件，选择合适形状和接触面积的加载压头，加载点应尽量靠近粘接界面，加载力的方向应与粘接界面平行，向下加压测试（图5-3-7）。加载压头的形状主要有两种：一种是有半圆形缺口薄板状压头，缺口大小与粘接到牙齿上的柱状被粘物相匹配；另一种为单刃刀状压头，其中前者要求半圆形缺口能与柱状被粘物侧面（加载面）平行接触，以便柱状被粘物受到的是平行于粘接面的外力。加载时，加载点尽可能靠近粘接面，避免载荷施加在柱状被粘物远离粘接面的一侧，否则容易使承载的被粘物产生扭矩。单刃刀状压头可应用于不同尺寸的剪切试件，通用性较好，但使用时压头与试件的接触面积小，载荷施加区域会造成相对半圆形缺口薄板状压头更大的应力集中。半圆形缺口薄板状压头需根据剪切实验设计的柱状被粘物尺寸制作配套的压头，成本较高。

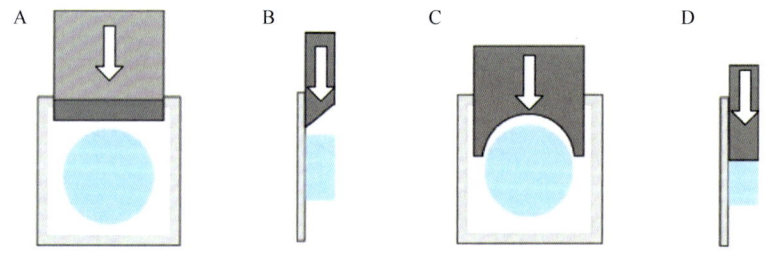

图 5-3-7　加载压头形状示意图
A、B. 单刃刀状压头；C、D. 半圆形缺口薄板状压头

2. 拉伸（微）剪切试验　使用万能测试机，将粘接试件用夹具固定，使试件表面与夹具边缘齐平，将一根直径为0.2mm的外科缝线或不锈钢细丝绕在柱状被粘物上，并尽可能靠近粘接界面，向上拉动缝线或钢丝进行测试。若同一个被粘物表面同时存在多个待测粘接试件，需在每次测试时将加载装置调整至被测粘接试件同一垂直方向（图5-3-8）。相对

于压缩（微）剪切试验，拉伸（微）剪切试验可使应力更加集中于界面附近。

测试的加载速度对（微）剪切强度大小及断裂模式有一定影响。粘接强度随加载速度的增加而增加，当试件的接触面积较小时，加载速度与粘接强度的这种正比关系表现相对更为明显。在（微）剪切试验中，0.45～1.05mm/min、0.5mm/min或1.0mm/min是常选用的加载速度。

加载直至试件断裂，记录发生断裂的最大载荷，并根据公式"粘接强度（MPa）=最大载荷（N）/面积（mm²）"计算粘接强度值。

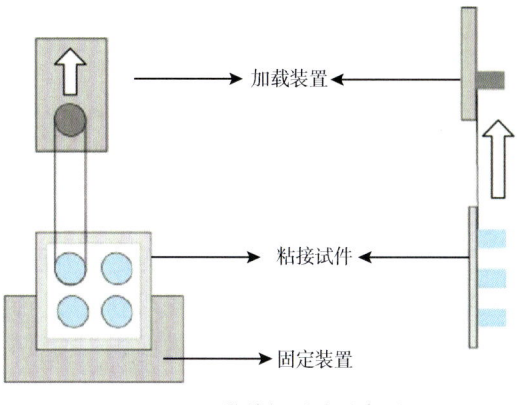

图 5-3-8　微剪切试验示意图

每次测试应使加载尽可能贴近每一试件的粘接界面，每个粘接试件在相同的位置加载，粘接界面受力的方向与加载方向重叠于同一垂直方向。

三、推出和微推出试验

推出试验是一种特殊形式的剪切试验。推出试验以往被用于检测根管封闭剂及根桩与牙本质粘接界面形成的剪切固位力，尽管受力和粘接破坏过程比常规剪切试验更贴近临床，但易出现界面应力分布不均，测定的数值往往偏低，所以评价结果的准确性存在较大争议，本书不做介绍。

微推出试验由Roydhouse首次提出，是对宏观推出试验的改良，1996年首次被用于测定桩与根管牙本质的粘接强度。微推出试验可以测定较小区域的粘接强度，应力分布相对于推出试验更均一，还可以分析牙根不同部位桩粘接强度的变化，并且微推出试验可以在离体牙收集较困难时获得较充足的试件量。

（一）试件制作和影响因素

因测试用途不同，相较于（微）剪切和（微）拉伸试验，微推出试验对离体牙的要求更加严格。选择前牙离体牙，根长不小于13mm，根尖孔发育完全，体视显微镜检查排除存在龋坏、裂纹等缺陷，X线片或CT检查为单根、直或轻度弯曲的根管。

对于筛选后的离体牙，常规根管治疗充填完善后，以玻璃离子暂封根管口，置于生理盐水中37℃恒温储存1周。用高速涡轮手机去除根管口暂封的玻璃离子，根据所测试桩的要求进行根管预备和处理，采用相应产品进行桩的粘接。粘接固化后在牙根表面距根尖10mm处做标记点，采用低速切割机从标记点的位置在持续水流冲洗下沿垂直于牙根长轴的方向切出一定厚度的薄片（图5-3-9A）。试件厚度对测试结果有一定影响，试件厚度的增加会增加粘接界面的摩擦力，从而使测得的粘接强度数值偏高，因此推荐制备厚度为1mm的薄层试件。

微推出试验试件的制备过程中，桩道的冲洗方式、桩道和桩表面的处理方式、粘接剂和根管部位等因素也可能影响推出试验的测试结果，因此需根据试验目的和设计进行选择并进行一致化的操作。

（二）测试方法和影响因素

制备完成的试件用电子卡尺测量厚度（h）、桩冠向和根向的半径（R和r）（图5-3-9B），根据公式计算桩与牙本质间的粘接面积S（mm^2）。

试件使用自凝树脂包埋，固定于万能测试机的推出平台上。根据纤维桩直径，选用相应直径大小的加载头，使其仅与桩接触，而不会对周围的根管壁施加压力，注意确保加载头和桩之间有尽可能大的接触面积。加载头的直径会影响粘接强度，加载头直径小于根管直径的50%～60%时，测得的粘接强度数值偏低，加载头直径达到根管直径90%以上时则影响较小。

测试过程中，加载头的方向应与粘接界面平行，且加载点应尽量靠近粘接界面的中心。加载力应施加在根切片的根尖侧，并沿根尖向冠方施力，以将桩推向牙根切片截面积较大的部分，避免根管锥度对桩运动造成限制（图5-3-9C）。通常采用0.5mm/min的加载速度进行，直至将桩推出时记录断裂时的最大破坏载荷数值（F），根据公式"粘接强度（MPa）=最大载荷（N）/面积（mm^2）"计算粘接强度值。

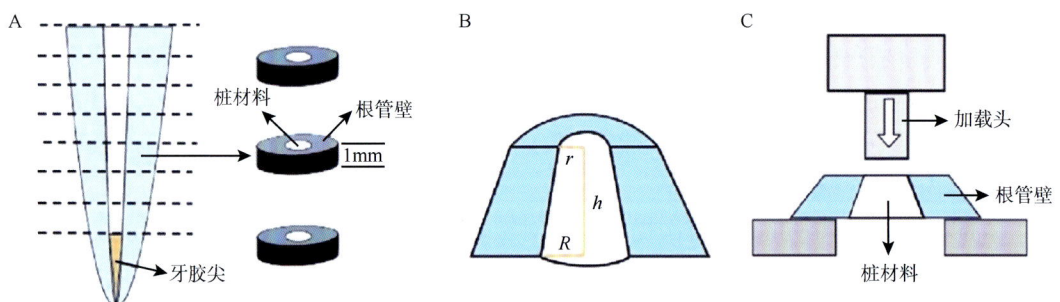

图5-3-9　A.微推出试件制备、切割；B.粘接面积计算示意图；C.微推出试验示意图

四、拉伸和微拉伸试验

拉伸试验过程中，尽管相较于剪切试验，其粘接界面应力分布较均匀，但是与微拉伸试验相比，由于粘接面积较大，粘接界面应力分布不均匀，容易导致被粘物内聚破坏，测得的粘接强度数值偏低。并且，粘接试件制备过程通常需要的材料较多，被粘物利用率低，会造成浪费。因此，宏观的拉伸试验已被微拉伸试验所取代，下文只介绍微拉伸试验。

1994年，Sano等提出微拉伸试验。微拉伸试验粘接面积的大幅减小可以减少内聚破坏的发生，测试结果更能反映粘接强度的真实数值；由于粘接面积小，该测试可在同一牙齿的不同位置制作粘接试件，从而能够评估不同牙齿部位的粘接强度变化，较小的粘接试件尺寸便于使用扫描电镜观察粘接面的全貌，从而相对于光学显微镜能更准确地分析试件的断裂模式；较小的粘接面积要求也使每个被粘物可获得多个试件，节约材料。

需注意微拉伸试验仍存在不足之处。例如，试件制作的过程烦琐，切割操作难度较大，费时、费力；试件的切割过程易影响甚至破坏试件的粘接，因此如果预计的试件粘接强度低于5MPa，不宜选用微拉伸试验；如果以万能试验机测量，则需要定制专门的微拉伸试件夹具，且测试结果不如专用微拉伸试验仪所测结果稳定；粘接试件体积小，涉及含水试件（如牙本质）时易因试件失水变干而影响实验结果，需注意保存方式，以免影响测试结果。

（一）试件制备和影响因素

在涉及牙釉质和牙本质作为被粘物的粘接强度测试中，微拉伸试验是最被认可的一种粘接强度测试方式。

制备牙本质粘接试件时，通常选用人牙的浅层牙本质区域，使用低速切割机切割、去除牙冠周围及咬合面釉质至釉牙本质界，暴露平整的浅层牙本质表面。

制备牙釉质粘接试件时，通常选用上中切牙的唇面或磨牙凸度小的轴面作为粘接面，在水冷却条件下，使用低速切割机于釉牙骨质界处垂直于牙体长轴切除离体牙根部，保留冠部，然后沿近远中方向和牙尖下1～2mm处切割牙冠部，保留1/3相对平整的釉质块。

人牙的体积较小，釉层相对较薄，获得相对困难；牛牙是牙釉质粘接试件制作的较好选择，制备时可使用低速切割机切取3～4mm厚的牙釉质片（图5-3-10）。

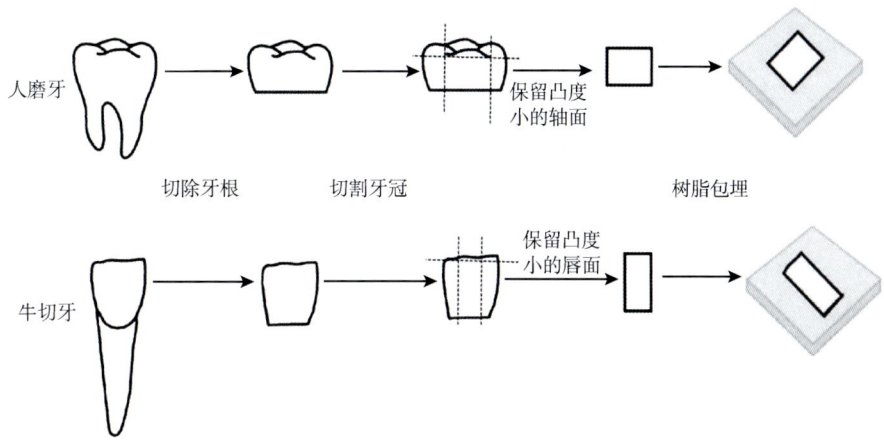

图 5-3-10 牙釉质片制备示意图

切割的牙本质/牙釉质块以体视显微镜检查，舍去表面存在缺陷和裂纹的样品。根据实验设计处理粘接面、堆塑与之粘接的材料，最终堆塑的材料厚度应大于4mm；或是预先制备大于4mm厚度的被粘物块，根据实验设计，用粘接剂在一定压力下粘固于牙本质/牙釉质表面。

以上两种方法制备的牙本质或牙釉质粘接试件以超硬石膏或者自凝树脂包埋，固定于低速切割机上，在流水冲洗下切割，舍去边缘部分，再将具有规则形状的块状粘接试件沿垂直于粘接界面的方向依次切割，获得最终试验所需形状的粘接试件（图5-3-11）。

微拉伸试验试件粘接面积的大小可影响实验结果。粘接面积越小，测得的粘接强度数值越高。根据威布尔分析，粘接面积越大，出现缺陷的概率越高，粘接强度因此降低；反之，粘接面积越小，则缺陷出现概率越低，粘接界面应力分布越均匀，粘接强度被降低的概率就越低，测得数值的可信性就越高。不过，由于粘接面积越小，试件制作难度越大，技术敏感性越高。因此，综合以上因素考虑，微拉伸试验的粘接面积以 0.5～1.5mm^2 较为多见。

微拉伸试验试件粘接界面的形状也可影响实验结果。常见的粘接界面形状为条状、哑铃状和沙漏状（图5-3-11），样品制作步骤同本章第一节。哑铃状和沙漏状是为了进一步减少粘接界面的面积，从而减少材料内聚破坏的发生概率。哑铃状试件有片状和柱状之分，片状哑铃形试件和方条形试件粘接截面均为矩形，柱状哑铃形试件粘接界面为圆形，后者在粘接界面处的应力分布应比矩形截面样品更均匀。需注意的是，哑铃状和漏斗状试件需要后期用金刚砂车针进行手工修整成形，这一过程可能导致粘接界面和被粘物内部形成不均匀应力或造成缺陷而影响测试结果，粘接力较低的试件甚至可能在制备过程中折断。条状试件相对其他形状的试件更容易制备，并且也能获得相对准确的测量结果，因此是目前微拉伸试验最常采用的一种形状。相对于粘接界面的形状和面积，粘接试件的形状对粘接测试结果影响不大。

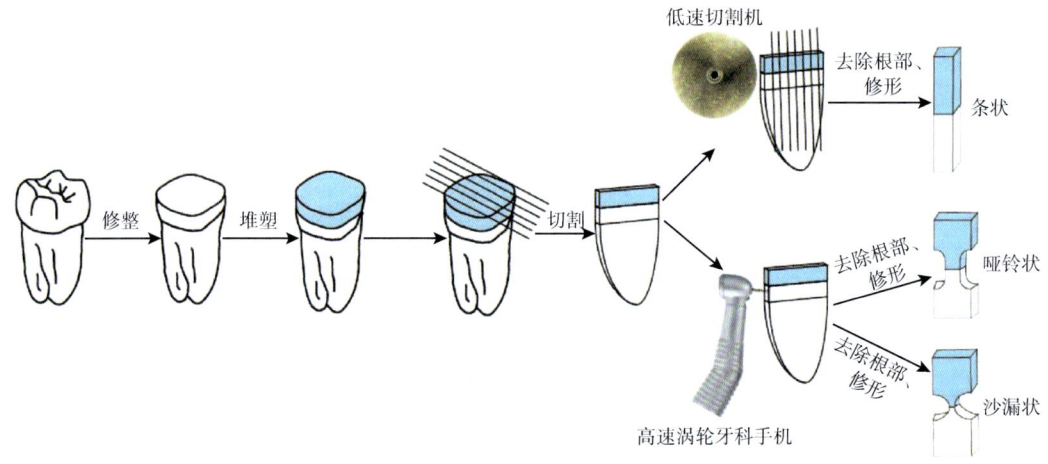

图5-3-11　条状、哑铃状和沙漏状微拉伸试验牙本质粘接试件制备示意图

微拉伸试验的试件制备离不开低速切割机。根据Griffith微裂纹理论，材料内部通常存在许多细小的裂纹或缺陷，这些裂纹或缺陷及其附近区域在外力的作用下会形成应力集中，积累到一定程度时则引发裂纹扩展，进而导致材料断裂。Griffith微裂纹理论解释了物体脆性越高越容易出现脆性断裂的现象。牙釉质和牙本质也有较高的脆性，金刚砂刀片在切割过程中和金刚砂车针在修整粘接界面形状的过程中，产生的震动和热均会对牙釉质和牙本质的完整性造成影响。因此，涉及牙体硬组织的粘接试件在切割过程中需全程用水流冲洗，并且应将金刚砂刀片调整为较低的速度（如100～200r/min），切勿因欲缩短样品制备时间而提高切割速度。

（二）测试方法和影响因素

在进行微拉伸试验前，应先使用体视显微镜检查粘接试件的完整性，有粘接界面缺陷的试件和尺寸不满足测试要求的试件应被去除。

微拉伸仪多采用平板夹具，测试前将粘接试件放置于夹具正中，使粘接试件的长轴垂直于两端平板夹具的对接面，粘接界面平行于这一对接面，且应当尽可能使粘接界面两侧更多的被粘物有夹具的支撑（图5-3-12）。具体样品固定步骤见本章第一节。

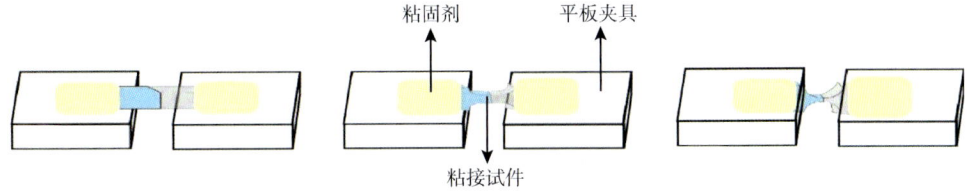

图 5-3-12　微拉伸试验示意图

在粘接试件固定正确的条件下，加载的方向与粘接界面平行，拉伸力通过试件长轴平衡地作用于粘接界面。微拉伸试验开始后，两端的平板夹具分别向相反的方向以设定的速率匀速移动，对粘接试件施加拉伸应力。微拉伸仪的测试速度可在0.1～10.0mm/min范围内调节，测试速度可影响实验结果，速度越慢则耗时越长，但测试结果相对更为准确。综合考虑测试时间和结果准确性，常用的测试速度为1.0mm/min。夹具随加载过程移动直到发生粘接试件的断裂，记录粘接试件拉伸断裂时的最大载荷，根据公式"粘接强度（MPa）=最大载荷（N）/面积（mm^2）"计算（微）拉伸粘接强度值。详细测试步骤见本章第一节。

五、粘接强度耐久性测试

粘接耐久性是指粘接材料在长期使用或老化处理后对粘接强度保持稳定的能力，是动态反映粘接强度的重要指标。在粘接强度耐久性测试中，老化是通过水储、冷热循环和殆力循环等方法人为加速进行的，通过模拟口腔环境中的温度和应力变化，将粘接界面在口腔内长时间行使功能后粘接性能的削弱通过高强度的人工老化在相对短的时间内反映出来。

（一）水储

水储加速粘接界面老化的原理：在粘接试件的长期浸泡过程中，水逐渐扩散进入粘接界面，造成粘接界面中成分的水解或溶解，形成微小孔隙，而形成的孔隙将允许更多的水渗入，加剧上述反应。水还可以被吸入被粘物中，导致被粘物自身的力学性能下降（图5-3-13）。

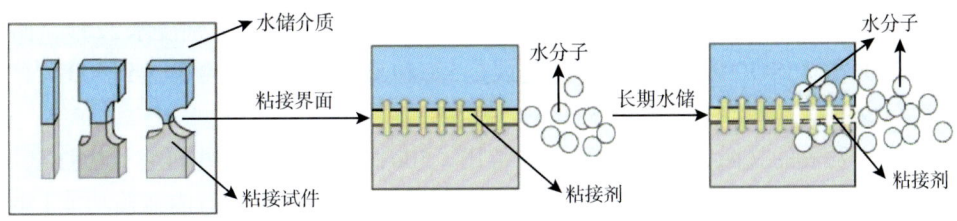

图 5-3-13　水储加速粘接老化原理示意图

蒸馏水和去离子水是水储老化最常用的储存介质。由于在口腔内，唾液除了含有水外，还含有电解质、细菌及其代谢产物、酶等可能对粘接界面产生电、化学或其他作用的成分，人工唾液在化学组成上与人唾液相似，产生的老化作用更接近口腔实际情况，也是一种常用的存储介质。ISO/TR 10271中指出可采用含有酯、酶、口腔常见菌的人工唾液：氯化钠（NaCl）0.400g，氯化钾（KCl）0.400g，二水合磷酸二氢钠（NaH$_2$PO$_4$·2H$_2$O）0.780g，二水合氯化钙（CaCl$_2$·2H$_2$O）0.795g，二水合硫化钠（Na$_2$S·2H$_2$O）0.005g，尿素1.000g，溶于1000ml去离子水中，用氢氧化钠（NaOH）调整pH为6.8，于4℃保存。除水和人工唾液外，根据实验要求的不同，还有使用10%的次氯酸钠（NaClO）、10%的氢氧化钠（NaOH）等溶液作为储存介质的报道。

水储过程中，应注意粘接试件需全面浸没于储存介质内，防止试件脱水干燥导致粘接试件断裂。水储过程中，水浴锅内的水分随着时间的推移会慢慢蒸发，液面会随之降低，因此需要定期加液。

水储温度一般为37℃，水储过程中要定期更换储存介质，对于短期水储（小于1个月），每周更换一次储存介质；对于长期水储（大于1个月），每2周更换一次含有抑菌剂（如0.5%氯胺T）的储存介质，以避免微生物增殖及进而产生的酸性代谢产物聚集而影响粘接效果。

水储时间在不同试验中设置为几个月至几年不等。ISO 4049关于复合树脂水老化实验的标准是将试件浸泡于（37±1）℃的水浴中168小时；国内标准《牙科材料与牙齿结构粘接的测试》（YY/T 0519—2009）推荐进行长期试验的粘接试件应在（37±1）℃水中储存6个月后再使用。

较短时间（如3～6个月）的水储相对于其他老化方法更温和，通常需结合其他老化方法共同进行。

（二）冷热循环

由于进食、语言交流等行为，口腔环境温度会在一定范围内波动。冷热循环通过将粘接试件依次放入高温水浴槽并停留一段时间后再移入低温水浴槽内停留一段时间，交替循环，以模拟口腔内的潮湿和冷热环境。冷热循环加速粘接老化的原理：由于被粘物之间的热膨胀系数差别，温度的交替快速变化使得被粘物之间反复收缩和膨胀，在粘接界面产生应力，界面内的微小缺陷沿着界面逐渐扩大，从而使液体等物质可以自由进出；同时，热水的高温度可以加速粘接界面成分的水解或溶解，进而加速粘接界面水的摄取等水储老化的进程（图5-3-14）。

国内冷热循环加速老化的标准《模拟口腔环境冷热疲劳试验方法》（YY/T 0112—93）中给出的参数是高温（60±1）℃、低温（4±1）℃，高温和低温分别浸水22秒，循环次数至少为2000次。ISO/TR 11405标准的建议是5℃和55℃水浴循环至少达到500次，每个水浴温度至少停留20秒，转移时间5秒。

根据以往发表的文献，浸水30秒更为常用，500次的循环被一些研究认为强度不足，10 000次以上的循环则是多数文献报道的方法，其被认为可以模拟口内行使功能1年的粘接效果。

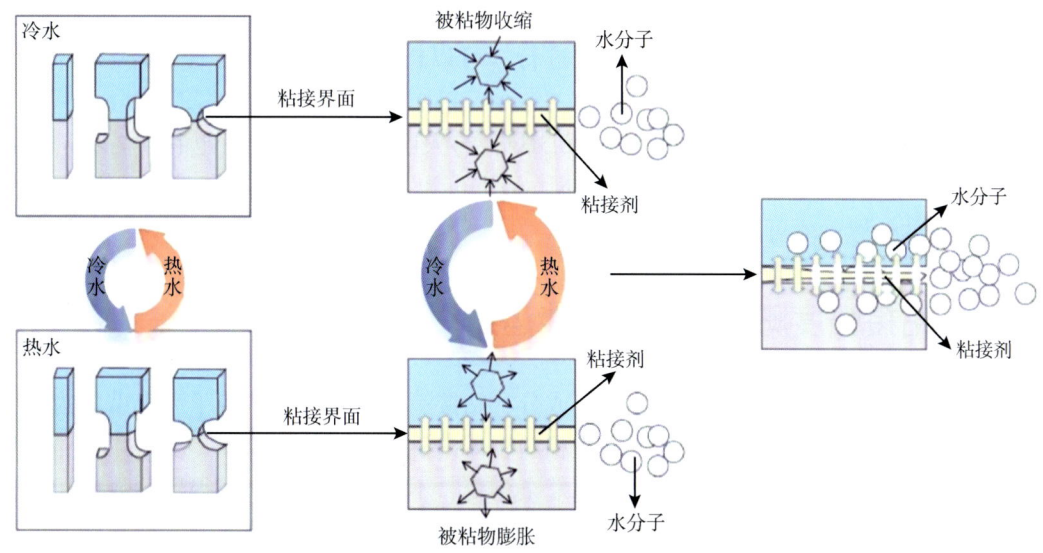

图 5-3-14 冷热循环加速粘接老化原理示意图

在冷热循环过程中,应注意粘接试件需全部浸没于液面下方,由于随着时间的推移,液面会降低,尤其是高温池中的液面,因此需及时补液。另外,微生物的作用可能会改变浸泡液pH而导致实验误差,所以应定期更换储存介质和添加抑菌剂。

冷热循环与水储组合使用是文献更为常用的做法,可以对粘接界面施加更剧烈的老化作用。

(三)骀力循环

粘接界面在口腔内长期受到咬合力的作用,骀力循环是通过体外的高频加载造成粘接疲劳,通过载荷和循环次数的控制,模拟粘接界面对不同程度咬合力和不同服役时间的耐受以分析粘接的耐久性。骀力循环试验的老化原理是通过反复循环的应力加载使粘接界面发生疲劳、变形或产生裂纹,在应力加载过程中,粘接界面还会产生暂时或永久的微小间隙,水存在的情况下会增加界面对水的摄入,形成双重老化效果(图5-3-15)。

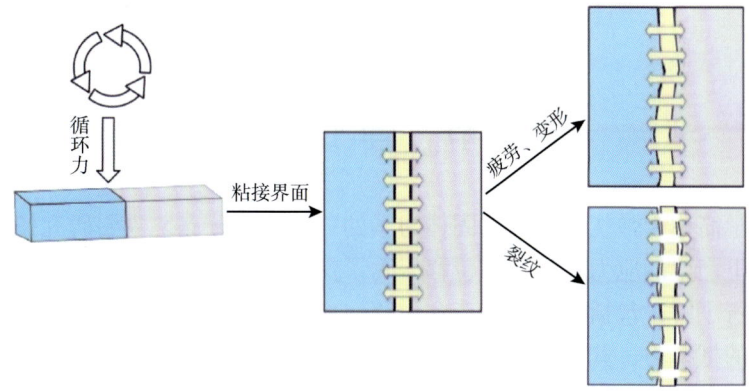

图 5-3-15 骀力循环试验加速粘接老化原理示意图

有研究认为，如果是单纯的机械负荷，少于100 000次的循环不足以削弱粘接强度，因此𬌗力循环试验常结合其他老化方式进行，可以检索到的文献中，循环次数常介于1000～100 000次。

𬌗力循环试验中加载频率设置多为0.5Hz，与人咀嚼周期相近，也有设置为1Hz或2Hz的报道。加载的力值设置最小可为50N，最大可为125N。循环应力加载过程中需时刻关注载荷点的位置，不可随意变动。

六、粘接强度测试的人工智能运用

为了提高粘接效果，表面处理、材料成分、粘接策略的发展都依赖于大量重复的粘接强度测试结果来进行验证。尽管体外试验相对于体内试验的可控性更强、受个体差异影响较小，但粘接强度测试的结果影响因素仍复杂多变，不同实验室测试所得到的数据间没有统一标准、缺乏可比性，并且测试过程需耗费大量的人力和物力。因此，尝试利用人工智能开发一种新的方法来加速粘接强度测试进程将大有裨益。

一个很有前途的工具是机器学习，利用计算机系统的算法，寻找高维数据模式，学习导入的数据，并预测新数据的输出。机器学习是人工智能的一个分支，目前已被用于材料科学研究中，可以快速分析收集到的数据，并提取给定属性中最相关的特征。粘接强度传统的测试方法通常一次只能研究一个因素，而机器学习方法可以同时识别多个重要的影响因素，从而对牙科粘接体系的组成-性能关系有更全面的了解。

机器学习已经被应用于微剪切实验研究中。通过收集文献报道中的粘接强度值，以及从厂家收集的相关粘接剂化学成分、pH等信息汇总形成的初始数据集，明确影响粘接强度的重要因素。从数据集中选择与粘接强度测试相关的和不同的特征作为输入变量（如化学成分、结构、表面处理方法等），机器学习技术能够在分类和回归两种监督学习模式下，通过不断训练建立一种新的模式函数，由输入变量（如化学成分、结构、表面处理方法等）预测输出变量（材料属性等）。同时，还有研究预测了有效机器学习算法及明确降低小数据集过拟合的策略，为人工智能中的机器学习应用于口腔生物材料学领域中的粘接强度测试研究奠定了基础。

（杨　路　陈　晨）

第四节　弹 性 形 变

弹性体力学简称为弹性力学，是固体力学的一个重要分支，主要研究弹性体在外力或其他因素作用下产生的应力、形变和位移。为了深入理解弹性形变，必须对弹性力学的几个关键概念进行了解，包括应力、形变和位移。应力指的是当外力作用于物体时，物体内部对外力产生的抵抗力，其大小与施加的外力相等但方向相反。拉伸应力发生在物体受到两个方向相反的拉力作用时，而压缩应力则出现在物体受到两个方向相对的压缩力作用时；剪切应力则表示材料内部不同部分之间相对滑动的抵抗力，这种抵抗形变的性质代表着固体的弹性特性。形变指物体形状的改变，通常归结为长度和角度的变化。当物体受到应力作用时，会发生形变。长度形变指物体在受拉伸或压缩时长度的相对改变，而角度形变则指物体在受外力作用时角度的变化。应变表示在应力作用下物体发生的变形。应变可以分为线性应变和剪切应变两种形式。线性应变为物体在受拉伸或压缩时长度相对改变的量化表示。剪切应变则是指材料内部不同部分之间相对滑动的变形。位移是指物体内任意一点在空间的位置移动。当物体受到外力作用时，各个点会发生位移，表现为位置的改变。

因此，当物体受到外力作用时，外力、应力、形变和位移是构成弹性力学理论的基本要素。这些概念相互关联，共同揭示了弹性体受力后的响应与行为。理解和应用弹性力学的概念对于口腔科学的研究和实践具有重要意义。

一、基本理论和测试用途

（一）基本理论

弹性形变是固体力学中的重要概念，用于描述材料在受到外力作用时的可逆性形变。以下是对弹性形变基本理论的简要介绍。

1. 弹性形变　当物体受外力后发生形变，当外力去除后，物体恢复原样，这种形变称为弹性形变。例如，在弹簧的末端悬挂一个有重量的物体，可以看到弹簧被拉长，当不断增加重量时，弹簧不断拉长，如果每次增加的重量相同，增加的长度也会相同，如果将力从弹簧上卸下，弹簧就会恢复为原来的长度。从微观上看，当重量增加时，原子间的原子键被拉伸但未断裂，当重量去除时，被拉伸的原子键恢复原长。

2. 胡克定律　是描述弹性形变的基本理论，它建立了应力和应变之间的线性关系。根据胡克定律，应力与应变成正比，且比例常数为弹性模量。

针对各向同性材料，胡克定律可以表示为

$$\sigma = E\varepsilon$$

式中，σ 为应力；E 为弹性模量；ε 为应变。通过胡克定律，可以计算物体在受力作用下的形变程度。根据材料的具体特性和加载条件，可以选择不同的弹性模量进行计算。

3. 应变能原理　是弹性形变理论的核心原理之一。该原理指出，在材料受力过程中，内部会储存弹性应变能。当外力消失时，材料可以通过释放内部储存的弹性应变能来恢复其初始状态。应变能原理帮助我们理解材料的弹性行为，并预测材料在受力后的恢复情况。

4. 弹性常数　是描述材料弹性特性的参数，包括弹性模量（E）、剪切模量（G）和泊松比（v）。弹性模量是衡量材料抵抗拉伸或压缩变形的能力，剪切模量是衡量材料抵抗剪切变形的能力，而泊松比表示材料在受拉伸时横向收缩的程度。弹性极限：指材料能够承受的最大应力水平。在该水平以下，材料会发生完全弹性恢复；超过了弹性极限，材料会发生塑性形变或破裂。边界条件：在弹性形变理论中，考虑边界条件是非常重要的。边界条件指定了固体受到外力和约束时的限制情况。根据这些限制，可以计算得到物体的位移和应力分布。弹性波传播：弹性形变理论还研究了弹性波在材料中的传播规律。弹性波包括纵波和横波，它们的传播速度与材料的弹性性质有关。通过对弹性波传播的研究，可以获得有关材料弹性参数的信息，并用于材料的表征和预测。

（二）测试用途

弹性形变测试是一种常用的方法，用于测量材料的弹性模量和弹性特性。在口腔科领域，弹性形变测试被广泛应用于不同方面，包括充填材料选择、修复体设计、咬合分析、种植学和正畸治疗等。

1. 充填材料选择　弹性形变测试可帮助评估不同口腔材料的弹性特性，以选择最合适的材料进行修复。临床上的牙齿充填材料已经从银汞合金发展到各种品牌的复合树脂，其最关键的原因就是复合树脂的弹性模量更接近牙体组织。目前，对于复合树脂材料，通常通过静态拉伸试验来测量其弹性模量，以确定其刚度和柔韧性。这有助于选择与自然牙相似的弹性模量，以实现更好的咬合性能和持久性修复。例如，一项研究使用动态剪切弹性模量（1～150Hz频率范围内进行动态扭转载荷）和静态剪切弹性模量（施加恒定载荷10秒并记录试样的角变形）测试比较可堆积和可流动复合树脂弹性模量，研究结果证明可堆积的复合树脂有着更高的弹性模量，可流动的复合树脂表现出较低的弹性模量，而且随着固化后时间的增加，无论是可堆积还是可流动的复合树脂的弹性模量都出现增加。

2. 修复体设计　弹性形变测试可用于确定修复体的形状、尺寸和结构，以满足患者的咬合力分布和功能需求。Hiroyasu等根据ISO 22674进行拉伸试验，对比了Ti-15Mo-5Zr-3Al合金与Ti-6Al-7Nb合金和纯钛（CP Ti）的弹性模量，得出的结论为Ti-15Mo-5Zr-3Al合金与Ti-6Al-7Nb合金的抗拉强度优于纯钛（CP Ti）。

因此，通过测试可以明确何种金属具有更高的弹性形变，并且在活动义齿的修复中，通过测量邻近组织的弹性模量，可以选择与周围牙齿相似弹性模量的金属铸造卡环和金属基托，以确保修复体与周围组织的协调性和稳定性。

3. 正畸治疗　总的来说，弹性形变是正畸治疗中实现牙齿移动和矫正的关键机制之一。通过利用材料的弹性，施加适度的力量，可以实现牙齿的有序移动，以达到期望的位置和咬合状态。正畸器具（如托槽、弓丝等）被设计成具有一定的弹性，这意味着它们可以在施加外力时发生形状变化，并在力量消失后恢复原状。当正畸器具施加在牙齿上时，其弹性会产生反作用力。这个反作用力导致牙齿和周围支持组织发生应力和变形，从而促使牙齿移动到正确的位置。当施加力量足够大以致超过牙齿和支持组织的抗力时，牙齿和骨骼会发生弹性形变。这种弹性形变允许牙齿逐渐移动并适应新的位置。一旦施加的力量停止，器具的弹性恢复能力将释放出储存的能量，推动牙齿进一步移动并稳定在新的位置。最近一种新兴的β钛合金正畸线被证明具有超低的弹性模量、非线性弹性行为、超高强度、高屈服应变、高延展性和超塑性形变，已经逐步引入临床中。

4. 颌面外科手术　在颌面外科手术中，有时需要进行颌骨悬吊来支持整个颌骨或特定骨块。在颌骨悬吊过程中，使用具有一定弹性的材料（如橡皮筋、钛丝）将颌骨或骨块固定在正确的位置上，以达到恢复和愈合的目的。除此之外，还用于颌骨切除和重建：对于某些颌骨疾病或肿瘤，可能需要进行颌骨部分切除和重建手术。在这种情况下，通过移除病变组织并使用可塑性材料（如钛网、骨水泥）填补缺陷，以恢复颌骨的形态和功能。

5. 口腔种植 首先，在种植手术中，通过使用弹性形变材料，可以制作适配种植体的临时或长期修复物。这些修复物能够保持与周围组织的良好贴合，提供美观的外观，并促进口腔健康。其次，种植手术后，弹性形变材料可以用于固定和稳定种植体。例如，使用弹性形变螺丝或杆来牢固地固定种植体，以促进骨愈合和修复物的稳定；除此之外，弹性形变测试还可用于评估种植体与周围骨组织之间的相容性。通过测量材料的弹性模量，可以选择与骨组织相似的种植体材料，以确保种植体与骨结合的稳定性和生物相容性。骨阈值理论认为骨组织受力发生形变，形变增加1%即为10 000με（微应变，10 000με即为1%应变），1500～4000με为其功能性应变范围，大于4000με会发生病理性改变，因此植体与骨组织相互匹配尤为重要。钛制的种植钉有与骨组织相匹配的弹性模量，受力时可以同骨组织发生相应的形变，从而作为治疗牙列缺损的一种方法。有研究通过三维有限元软件SolidWorks软件进行建模，分析表明种植体的基台角度也会影响应力的分布，并且角度的增加会降低皮质骨及松质骨的最大弹性形变率。

二、弹性模量

（一）弹性模量的定义

弹性模量又称杨氏模量，指的是当固体在外力作用下将发生形变。当外力撤去后相应的形变消失，这种现象称为弹性形变；若撤去外力后形变有少量残余，则称为塑性形变。弹性模量通常用符号E表示，单位通常为帕斯卡（Pa）或兆帕（MPa）。弹性模量是材料力学性能的重要指标，它反映了材料在受到应力时的刚度和变形特性。在物体发生弹性形变的过程中，其应力和应变呈正比关系（即符合胡克定律），其比例系数为弹性模量：应力-应变关系如图5-4-1所示。在弹性形变过程中，斜率即弹性模量，弹性模量从微观上说是反映一种材料及其原子键特征的指标，同时也是反映材料产生弹性形变难易程度的指标。其值越大，使材料发生一定弹性形变的应力也越大，即材料刚度越大，在一定应力作用下，发生弹性形变越小。例如，口腔中牙釉质就具有极高的弹性模量。当应力持续增大，达到屈服点后，将会发生一些不可逆的弹性形变，如果应力持续增加，达到极限强度后材料就会断裂。

（二）弹性模量常用测量方法

1. 四点弯曲实验 在测试抗弯强度的同时可测量弹性模量（详见本章第二节。）

2. 拉伸试验 通过施加拉伸力引起材料的线性应变，测量材料在受力下的弹性行为。在拉伸试验中，一个标准试样会被夹持在拉伸机上，并施加拉伸力以

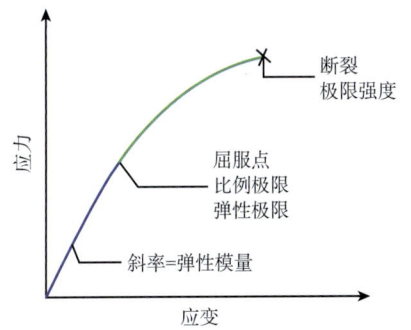

图5-4-1 应力-应变关系示意图

使其产生应变。拉伸力和试样的应变会被同时测量。根据胡克定律,当材料处于线性弹性范围时,拉伸应力与应变成正比。弹性模量可以通过计算应力与应变之间的比例关系得到。该方法适用于测量材料在拉伸载荷下的力学性能,包括弹性模量,同时也是口腔材料力学性能中最常用的实验。

3. 声速测量法 具体测量方法:首先使用发射器产生一个声波脉冲,并将其发送到样品上。然后使用接收器(如压电传感器或麦克风)接收由样品反射或透过传播的声波信号,通过计算从发射到接收之间的声波传播时间,可以确定声波在样品中的传播速度。再根据样品的尺寸和测得的声波传播时间,计算声速。最后根据声速、材料的密度及相应的弹性模量计算公式,可以推导出材料的弹性模量。最常用的公式之一是弹性模量计算公式,即弹性模量等于密度乘以声速的平方。这是一种非破坏性的测量方法,通过测量超声波在材料中的传播速度来计算弹性模量。

4. 微纳压痕测试 该方法适用于测量材料在微小尺度下的弹性模量。微纳压痕测试的一般步骤:首先,准备和安装样品,制备符合规范要求的标准试样后将样品固定在测试设备上,以确保其稳定并避免任何不必要的振动或位移;其次,使用一块具有已知硬度的压头(如钨或金刚石)在材料表面施加一个小的恒定载荷;然后,使用显微镜或表面轮廓仪等工具,测量压头在材料表面形成的压痕尺寸;最后,根据压痕尺寸数据,使用适当的模型和公式进行计算和分析。常见的分析方法包括根据压头几何形状和压痕尺寸计算硬度和弹性模量等力学参数。

三、泊松比

(一)泊松比的定义

泊松比是反映材料横向变形的指标,即材料在单向拉伸或压缩时施以轴向载荷的过程中,同时会产生轴向正应变和横向正应变(侧向应变)。在拉伸载荷下,若材料在载荷方向被拉长,则材料的横截面积将减小。在弹性范围内,横向应变与轴向应变的比率称为泊松比(ν)。在拉伸载荷时,泊松比表明在弹性形变过程中,试样截面积的减小与试样伸长成比例。试样截面积减小直至断裂。其计算公式为

$$\nu = -\varepsilon_L/\varepsilon$$

式中,ε_L 代表垂直方向(或横向)的应变;ε 代表载荷方向(或轴向、纵向)的应变。

泊松比越高,材料变形越小。当泊松比为 0.5 时,表明材料完全不可压缩。例如,硬质金合金及口腔科银汞合金等脆性物质在拉伸试验过程中截面很少发生永久变形;而若含金量高的软质金合金,则在试验中发生较大的截面积减小。

(二)常用的泊松比测试方法及步骤

以下两种是常用的泊松比测试方法(拉伸试验法和压缩试验法),具体的操作步骤可能会因不同材料和实验设备而有所差异。详见如下。

1. 拉伸试验法

（1）准备样品：待测试材料制备适当大小和形状的试样。一般使用长条状或薄片状的试样。

（2）夹持试样：使用夹具将试样夹紧，确保夹持牢固。夹具的设计应能够保证试样在加载时均匀受力。

（3）安装应变计：在试样的表面附着应变计，用于测量试样在拉伸过程中的应变。应变计应位于试样的纵向方向。

（4）施加载荷：将试样放入拉伸试验机的夹具中，并设置合适的拉伸速度和加载范围。开始加载拉伸力，使试样产生纵向拉伸变形。

（5）测量纵向应变：通过应变计记录并测量试样在拉伸过程中的纵向应变。

（6）测量横向应变：通过安装在试样侧面或顶部的应变计，测量试样的横向应变。

（7）计算泊松比：根据测得的纵向应变和横向应变，计算泊松比。

2. 压缩试验法

（1）准备样品：待测试材料制备适当大小和形状的试样。一般使用圆柱状或方块状的试样。

（2）夹持试样：使用夹具将试样夹紧，确保夹持牢固。夹具的设计应能够保证试样在加载时均匀受力。

（3）安装应变计：在试样的表面附着应变计，用于测量试样在压缩过程中的应变。应变计应位于试样的纵向方向。

（4）施加载荷：将试样放入压缩试验机的夹具中，并设置合适的压缩速度和加载范围。开始加载压缩力，使试样产生纵向压缩变形。

（5）测量纵向应变：通过应变计记录并测量试样在压缩过程中的纵向应变。

（6）测量横向应变：通过安装在试样侧面或顶部的应变计，测量试样的横向应变。

（7）计算泊松比：根据测得的纵向应变和横向应变，计算泊松比。

（孟庆飞）

第五节　塑 性 形 变

塑性力学是力学中重要的分支之一，主要研究物质在外力作用下产生塑性形变的行为和原理。塑性形变在工程领域广泛存在，并且对材料的设计、加工和使用具有重要意义。本节将介绍塑性力学的基本概念和原理，并探讨其在口腔领域的应用。塑性力学与弹性力学相辅相成，两者都是研究物体力学行为的重要工具。相比之下，弹性力学主要关注物质在受力后能够恢复到原始形态的能力，而塑性力学则关注物质在受力后发生永久变形的情况。塑性力学的研究对象包括金属、塑料等材料，在材料设计和制造中有广泛的应用。在口腔材料领域，塑性力学经常用于材料的设计和加工过程。例如，在金属加工过程中，通过控制塑性形变的条件和方法，可以使材料具有所需的形状和性能。同时，塑性力学还可以用于预测材料的疲劳寿命、评估材料的强度和韧性等。理解和应用塑性力学的知识对于提高产品质量、延长材料使用寿命及确保使用安全性至关重要。

总之，塑性力学作为力学的重要分支，为理解和应用物质塑性形变的行为和原理提供了基础。在口腔领域，塑性力学的研究和应用对于材料设计、加工和使用具有重要意义。

一、基本理论和测试用途

（一）基本理论

塑性形变一般用于研究材料在外力作用下发生持久形变的基本原理和规律。塑性形变是指材料在外力作用下能够发生持久、不可逆的形变的性质。与之相对的是弹性形变，弹性形变是指材料在外力作用下能够发生可逆的形变。材料的塑性行为涉及多个关键概念，其中最重要的有塑性、屈服点、流动应力、硬化、应变硬化和应力硬化、流动规则。

1. **塑性**　是材料在外力作用下发生持久性和不可逆性形变的特性。这种形变是由材料内部晶体结构或微观组织的改变所引起的。

2. **屈服点**　材料受到应力且当应力达到一定值时会出现明显的形变，称为屈服。屈服点是指材料从线性弹性阶段转变为非线性塑性阶段的临界点。当应力超过屈服点时，材料开始产生塑性形变。

3. **流动应力**　指在材料发生塑性形变时需要施加的足够大的应力。流动应力也称屈服应力或塑性应力，其大小取决于材料的特性和外界条件。

4. **硬化**　指材料经历一次塑性形变后，如果再次施加应力，需要比第一次施加更大的应力才能使材料继续发生塑性形变。这种增加材料抵抗塑性形变的能力称为硬化。硬化可以通过应变硬化和应力硬化两种方式实现。

5. **应变硬化、应力硬化**　应变硬化是指材料在塑性形变过程中，随着应变的增加，材料的硬度也会增加。应变硬化的机制包括位错堆积和相互作用等。应力硬化是指材料在塑性形变过程中，随着应力的增加，材料的硬度也会增加。应力硬化的机制包括晶体滑移的阻碍、位错运动的困难，以及位错与晶粒界面的相互作用等。

6. **流动规则**　是描述材料在塑性形变过程中流动方向和速度的数学表达式。常见的流动规则有屈服准则、强化准则和切线准则等。

（二）测试用途

1. **塑性形变在口腔正畸中的应用**　在口腔正畸学中，塑性形变测试被广泛应用于研究牙齿和颌面部结构的力学行为、评估矫正器材的效果和优化矫正方案。

（1）牙齿力学行为研究：塑性形变测试可用于研究牙齿在不同矫正力下的力学行为。通过施加不同程度的压力或张力，可以模拟矫正器对牙齿的作用力，并通过测量牙齿的塑性形变来评估矫正效果。这有助于了解牙齿的移动速度、力学稳定性及不同矫正器材的适用性，从而指导临床实践和优化矫正方案。

（2）矫正器材效果评估：塑性形变测试还可用于评估不同类型矫正器材的效果。通过施加一定的力加载矫正器材，如传统的金属托槽、无托槽矫治技术或隐形矫治器，可以测量牙齿在不同矫正器材下的变形情况。这有助于比较不同矫正器材的矫正效果、稳定性和适应性，为医生选择合适的矫正器材提供依据。

（3）力学模型构建与优化：塑性形变测试还可用于构建和优化口腔正畸力学模型。通过测量牙齿的塑性形变，并将其与数值模型进行比较，可以验证和修正模型参数，提高模型的准确性和可靠性。这有助于深入理解口腔正畸过程中的力学机制，优化矫正方案并预测矫正结果。

（4）矫正计划个性化设计：塑性形变测试还可用于个性化设计口腔正畸矫正计划。通过测量患者牙齿的塑性形变特征，可以获取患者牙齿的力学行为和响应，以更好地了解每个患者的矫正需求和响应差异。这有助于个性化设计矫正器材、调整矫正力度和周期，以提高矫正效果和减少治疗时间。

2. 塑性形变在口腔修复中的应用　在口腔修复科学中，塑性形变测试被广泛应用于评估口腔修复材料的力学性能、优化修复方案及提高修复效果。

（1）口腔修复材料评估：塑性形变测试可以用于评估口腔修复材料的力学性能和稳定性。通过施加不同程度的载荷并测量材料的塑性形变，可以确定修复材料的抗压强度、抗张强度、弹性模量等参数。这有助于选择合适的修复材料，并预测修复材料在口腔环境中的表现和寿命。

（2）修复方案优化：塑性形变测试还可用于优化口腔修复方案。通过施加不同的载荷并观察修复体的塑性形变情况，可以评估不同修复方案的稳定性、适应性和耐久性。这有助于改进和调整修复方案，以提高修复体的质量和长期稳定性。

（3）修复材料与天然牙之间的相容性研究：塑性形变测试可用于研究修复材料与天然牙之间的相容性。通过加载修复材料和天然牙，并测量其相对的塑性形变，可以评估它们之间的力学匹配程度。这有助于选择与天然牙相匹配的修复材料，提高修复体与周围组织的适应性和稳定性。

（4）修复体的力学行为研究：塑性形变测试还可用于研究修复体在不同力学条件下的行为。通过施加不同的载荷并测量修复体的塑性形变，可以了解修复体在咀嚼和咬合过程中的受力情况。这有助于设计更为耐久和功能良好的修复体，并提高患者的舒适度和口腔功能。

3. 塑性形变在口腔外科中的应用　在口腔外科中，塑性形变测试被广泛应用于评估口腔组织的力学性能、指导手术规划和制订治疗方案。

（1）口腔组织力学性能评估：塑性形变测试可用于评估口腔组织的力学性能和稳定性。通过施加不同程度的载荷并测量口腔组织的塑性形变，可以确定其强度、韧性和可塑性等参数。这有助于了解口腔组织在牙齿移植、植入体手术和正畸治疗等过程中的受力情况，指导手术方案的制订和优化。

（2）手术规划和治疗方案制订：塑性形变测试可用于口腔外科手术的规划和治疗方案的制订。通过测量口腔组织的塑性形变，并与数值模型进行比较，可以预测手术过程中组织的变形情况，并优化手术方案以保护周围结构和提高手术安全性。此外，通过比较手术前后口腔组织的塑性形变，可以评估手术效果和恢复程度。

（3）口腔植入体研究：塑性形变测试在口腔植入体研究中也有应用。通过测量植入体周围组织的塑性形变,可以评估植入体与骨组织之间的力学响应和稳定性。这有助于改进植入体设计和材料选择,提高植入体的生物相容性和长期功能。

(4)口腔外科手术后的恢复评估:塑性形变测试可用于口腔外科手术后的恢复评估。通过测量手术区域的塑性形变,可以评估手术过程中组织的受损程度和恢复情况。这有助于监测手术效果、调整治疗方案,并指导患者在术后的口腔护理和康复锻炼。

二、屈服强度

(一)屈服强度的定义

屈服强度是材料力学性质中的一个重要参数,用于描述材料在受力作用下开始发生塑性形变的能力。它表示材料在承受一定载荷后的抗拉或抗压能力。具体而言,屈服强度定义为材料开始发生塑性形变时的最大应力值。在拉伸试验中,当标准试样被逐渐拉伸直至发生塑性形变时,达到的最大应力即为屈服强度。屈服强度是一个临界点,为材料开始从弹性阶段过渡到塑性阶段的边界。同时需要注意的是,屈服强度和抗拉强度是不同的概念。抗拉强度是指材料在受力下发生断裂之前的最大承载能力,而屈服强度是指材料开始发生塑性形变的临界点。

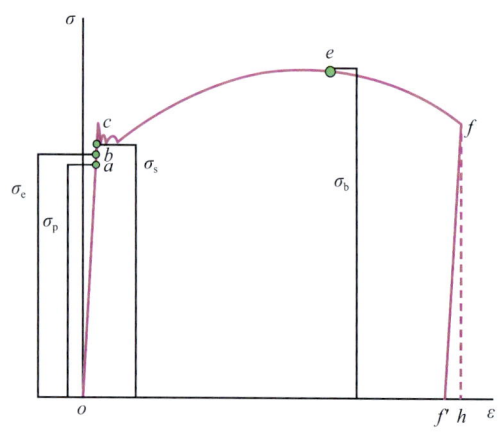

图 5-5-1 应力-应变关系示意图

可以通过图5-5-1来理解屈服强度,图中屈服强度可分为四个阶段,即弹性阶段(ob)、屈服阶段(bc)、强化阶段(ce)及颈缩阶段(ef),具体解释如下。

(1)弹性阶段(ob):在ob阶段,材料的变形属于弹性形变,满足胡克定律($\sigma=E\varepsilon$),σ_p为比例极限,σ_e为弹性极限,b点是弹性阶段最高点。

(2)屈服阶段(bc):当应力值超过b点后,试件的载荷基本不变而变形急剧增加,这种现象称为屈服。σ_s为屈服极限,c点为屈服极限最高点。

(3)强化阶段(ce):过了屈服阶段后,材料又恢复了抵抗变形的能力,要继续增加应力才能使试件继续变形,这种现象称为材料的强化。σ_b为强度极限,e点是强化阶段的最高点。

(4)颈缩阶段(ef):加载应力过了e点后,试件某一段内的横截面面积出现显著收缩直至被拉断,这种现象称为颈缩。

(二)屈服强度的测量方法

屈服强度可以通过多种实验方法测得,以下是常用的几种屈服强度的测量试验。

1. 拉伸试验 是最常用的测量材料屈服强度的方法。其原理是在拉伸试验中,通过施加拉力逐渐拉伸样品，记录载荷-位移或载荷-应变曲线，并根据曲线分析确定屈服强度。具体步骤：在进行拉伸试验之前，首先需要制备标准化的样品，通常使用圆柱形或矩形截面的试样，其尺寸和几何形状应符合国际标准或相关规范；其次将试样固定在拉伸试验机上，根据实验要求进行相应的设备设置。这包括设定加载速度、测量范围和采样频率等参数；然后通过拉伸试验机施加拉伸力，逐渐使试样发生塑性形变，同时通过传感器测量试样受力情况，并记录应力-应变曲线；最后根据所得到的应力-应变数据，计算材料的屈服强度。通常使用标准公式或计算方法，如取应力-应变曲线上的最大斜率或选取特定应变值对应的应力。

2. 压缩试验　原理是将力沿着样品的轴向施加，使其受到压缩力作用。通过压缩试验可以测量材料的抗压强度和屈服强度。具体步骤与拉伸试验相似，只不过是将拉力换成压力来测试，同时记录应力-应变曲线来计算屈服强度。

3. 剪切试验　通过施加切应力来测量材料的剪切性能。在剪切试验中，两个相邻平面上的力以平行于这两个平面的方向作用，测量剪切应力与剪切应变的关系，从而计算屈服强度。首先，在进行剪切试验之前需要制备标准化的样品，通常使用规定尺寸和几何形状的试样，如圆盘形状或方块形状；其次，将试样固定在剪切试验机上，并根据实验要求进行相应的设备设置，包括设定加载速度、测量范围和采样频率等参数；然后，通过剪切试验机施加横向力，使试样发生剪切形变，同时通过传感器测量试样受力情况，并记录应力-应变曲线；最后，根据所得到的应力-应变数据，计算材料的屈服强度。通常使用标准公式或计算方法，如取应力-应变曲线上的最大斜率或选取特定应变值对应的应力。

4. 冲击试验　通过施加冲击载荷来评估材料的韧性和抗冲击性能。其原理是在冲击试验中，使用冲击机或冲击仪器对样品施加冲击载荷，测量冲击破坏前的最大载荷或能量吸收能力。在进行塑性强度冲击试验之前，通常需要制备标准化的样品。根据实验要求，选择合适的样品尺寸和几何形状，并确保其符合相关标准或规范。随后将试样安装在冲击试验机上，并根据实验要求进行设备设置，包括调整冲击力大小、设定冲击速度和采样频率等参数。然后通过冲击试验机施加冲击力，使试样受到冲击载荷并发生塑性形变。同时，通过传感器记录试样的冲击响应，并记录相应的形变数据。最后根据所得到的形变数据，计算材料的屈服强度。常见的评估指标包括最大形变值、塑性能量吸收等。

5. 硬度试验　是用来评估材料抗压、抗弯或抗切削等性能的方法之一。其原理是通过测量材料在受到外部载荷时表面形成的印痕或塑性形变的大小，间接推断其屈服强度。在进行塑性强度硬度试验之前，需要制备标准化的样品。通常采用小尺寸的金属或非金属样品作为测试对象，并确保样品表面平整、干净，无明显缺陷。然后根据所选用的硬度试验方法进行相应的设备设置。常见的硬度试验方法包括布氏硬度、洛氏硬度和维氏硬度等。随后将样品放置在硬度测试机上，施加恒定的载荷（通常为一个小钢球或钻石压头），测量样品表面或材料体内的硬度值。根据测试方法和仪器的不同，可以得到不同的硬度值，如布氏硬度值、洛氏硬度值或维氏硬度值。最后根据所得到的硬度值及材料的形变情况，可以推断出材料的塑性强度特性。通过比较不同样品的硬度值，可以评估其相对的塑性强度。

三、塑性指标

在口腔相关领域，塑性指标被广泛应用于评估材料的可塑性和变形能力。这些指标可以为口腔修复、正畸及种植等治疗过程中的材料选择和设计提供重要依据。以下是一些与口腔相关的常见塑性指标。

1. **屈服强度**　对于口腔修复材料如金属合金或陶瓷材料来说，屈服强度是一个重要的塑性指标。它表示材料在受到应力作用下开始发生塑性形变的最低强度水平。在口腔修复中，材料需要具备足够的塑性，以适应口腔中的咀嚼力和其他外界应力。

2. **延伸率**　用于衡量材料在受力下能够发生塑性形变的程度。对于口腔正畸材料如弹簧线或透明塑料托槽来说，其延伸率需求较高，以便能够承受牙齿的移动力并保持稳定性。此外，在口腔种植中，人工种植体的连接材料也需要具备较高的延伸率，以减少应力集中并提高牙骨界面的稳定性。

3. **断口收缩率**　指材料在断裂后截面面积减少的百分比。对于口腔修复材料如合金或陶瓷材料来说，其断口收缩率需求较低。因为高断口收缩率可能导致材料在使用过程中开裂或断裂，这对于口腔修复而言是不可接受的。

4. **冷加工硬化指数**　对于口腔正畸材料如弹簧线来说，冷加工硬化指数是一个重要的塑性指标。这个指标反映了材料在冷加工过程中硬度的增加量。弹簧线的冷加工硬化指数要适中，以保证弹性和可塑性之间的平衡，从而提供稳定的力量传递和良好的正畸效果。

5. **弯曲性能**　用来评估材料在受到弯曲载荷时的可塑性和变形能力。在口腔修复中，对于牙冠材料如金属合金或陶瓷材料来说，弯曲性能需要具备一定的塑性，以适应口腔内的咀嚼和张力作用。

以上这些口腔相关的塑性指标在口腔修复、正畸和种植等领域起着重要的作用。通过评估材料的可塑性和变形能力，可以选择和设计适合口腔环境的稳定、耐用且具有良好生物相容性的材料，从而获得更好的口腔治疗效果。

（孟庆飞）

第六节　断裂韧性

韧性是一个物理学概念，是材料在受力时抵抗使其变形的力的能力。与脆性的概念相反，材料在受力断裂前会有较大形变，断裂后断面会出现外延性的形变，这种形变一般不能恢复，也与其受到的应力呈非线性关系。韧性体现的是材料在受力发生形变最后出现断裂的过程中吸收能量的能力。材料韧性越好，受力时断裂拉伸伸长率、抗冲击强度越大。金属、塑料、一些高分子材料就属于典型的韧性材料。韧性包括断裂韧性和冲击韧性，本节重点讲述断裂韧性的相关内容。在研究中，可以通过研究材料的断裂韧性来衡量材料抵抗宏观裂纹失稳扩展的能力，评价材料对抗脆性破坏的能力。通过研究材料的这种固有特性，可指导材质、加工工艺的选择和优化；也可对生产完成的材料进行结构和完整性评价。该指标的测试广泛应用于材料科学、工程技术、机械制造等领域。

一、基本理论和测试用途

断裂韧性（fracture toughness）是裂纹抵抗力，即材料抑制裂缝进一步扩展的能力，作为定量评价材料柔韧度的指标，体现了材料的固有特性（恒定值），受到材料性质、热加工处理和制造工序的影响。要理解断裂韧性这一概念，前提是要明确"所有材料都有缺陷"。在材料中，以裂纹等缺陷为起点并不再随着负载应力增加而快速断裂所显示出的阻抗值，是评价材料结构完整性、损伤容限性和寿命的重要指标，通常用临界应力强度因子 K 表示。材料的阻抗值越大，越能保持结构的完整性，寿命越接近于无限长，为确保材料在使用周期内的安全性，损伤容限性等相关参数在材料寿命期不应大于断裂韧性值。对于特定的裂纹长度，如果一个材质具有更高的抗裂性，那么它在裂纹扩展前所承受的最大应力也随之增加；同样，假定外部力量保持不变，拥有更强韧性的材料所能够耐受的裂缝在变得不稳定前的最大长度也会更大。因为韧性较强的材料有着较高的断裂韧性值，所以它们通常具备较大的抗裂能力，而脆性材料的抗裂能力通常偏低。同时，还可以将它理解为"阻止裂纹扩展的韧性"，即代表：①它承认材料存在初始缺陷，研究的是材料在已有缺陷的情况下，还能承受多大的应力而不至于使裂纹快速扩展到最终发生断裂；②它关注的是裂纹扩展的过程，而不仅仅是发生断裂这个结果。

通常，由于物体内部存在微小缺陷如裂纹，它们会在受到远低于材质本身屈服应力的外界力量影响时发生破裂，该现象揭示仅凭借传统强度评估是无法确保部件在实际投入使用过程中保持其完好性的。因此，有必要对带裂纹物质的断裂抗力，即在外部力作用下阻止裂纹扩大和开裂的性质进行检验。按裂纹的力学特征（受力角度）可分为以下几种。

（1）张开型（Ⅰ型，opening mode）裂纹：在垂直于裂缝表面的拉力驱动下，会出现裂缝表面分离的情形，其中位移方向垂直于裂缝表面，并且裂缝的两边向相反方向移动。

（2）滑开型（Ⅱ型，sliding mode）裂纹：若断裂面承受与裂缝边缘垂直的剪切力，则断层两岸会顺着该剪切力的方向产生相对移动。

（3）撕开型（Ⅲ型，tearing mode）裂纹：在垂直于裂缝表面同时与裂缝前沿同向的剪切力影响下，促成裂缝两侧面沿剪切力方向发生相对错动（位移与剪切力方向一致），如图5-6-1所示。

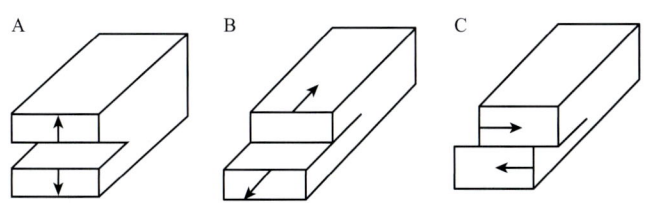

图5-6-1　裂纹的三种模式示意图
A.张开型裂纹；B.滑开型裂纹；C.撕开型裂纹

多数裂纹属于混合类型，其中Ⅰ型裂纹出现频率最高，风险最大，重要性最为突出。力方向产生张开位移是最常见和最危险的类型。裂纹扩展的临界条件是外部施加的应力场的强度达到或超出材料本身的断裂韧性K_{IC}极限。这个极限量度针对的是Ⅰ型裂纹，指的是材料能够抵抗的最大应力场强度。

二、断裂韧性试验和结果分析

断裂韧性试验研究的是裂纹于应力作用下在材料中的发展过程。根据材料的韧性大小，一般将材料分为韧性材料和脆性材料两类：对于韧性较差即脆性较强的材料，如金属，断裂过程是瞬态，裂纹基本不发生稳态扩展。断裂韧性试验描述的是材料中裂纹保持稳定的最大临界应力。高于这一临界应力会使裂纹迅速增大，导致材料的迅速破坏；对于韧性较好的材料，其中的裂纹不会立即导致材料破坏，而是随着施加应力的增加，材料会抵抗裂纹的继续扩展。

（1）断裂韧性是材料的一个非常重要的力学指标，传统的评价方法主要有5个，均需提前预制一条非常尖锐的裂纹。

1）压缩断裂法（IM法）：是检验陶瓷材质抗断能力的常用方法，在测试材料维氏硬度的同时，也能掌握材料断裂韧性的信息。操作期间，需把样品表层打磨成能映照出光泽的水平面，使用微硬度测试仪器，应用硬度测试仪携带的金刚石顶端，在10kgf力作用下压迫已磨平表面，造成一个凹陷印记，而且在这个印记的四边将出现初始裂痕。依照加压载荷P和产生的凹痕裂纹长度C计算得到材料的抗断能力指标（即K_{IC}值）。这一检测过程必须精确量度裂痕长短，但是由于缺少统一的标本制作规范，操作者之间样品表观的差异较大，导致检测数据误差加大。较高的K_{IC}值代表材料具有更佳的抗断强度。K_{IC}数值评定通常应用于判定高性能及易碎特性的材料；虽然该法便捷，但是其可信度的评判存在弱点，主要是因为它所使用的力学计算体系不够完备，核心的计算公式如下所示。

重构分析表达式：源自Anstis等研究者倡导的经典模型，即

$$K_{IC}=0.016(E/H)^{0.5}(P/c^{1.5})$$

这一模型在压痕断裂领域备受推崇，深受Lawn及其同事发明的LEM理论框架影响。LEM理论阐述了断裂韧性预测公式的基础形态，但尚未从理论上推导出确切的ξ系数，即

$$K_{IC}=\xi(E/H)^{0.5}(P/c^{1.5})$$

继之，我国科研工作者对多个压痕断裂实验进行了数据汇总和解读，综合得出的预测表达式为

$$K_{IC}=10^{-6}[-1.156\times10^{-4}(E/H)^2+8.045\times10^{-3}(E/H)-0.3934]P/c^{1.5}$$

式中包括材料的弹性模量E、接触硬度H、最大载荷P及压痕裂纹的半长c，而表达式中的关键变量以E/H比值及$P/c^{1.5}$为核心。

2）单边缺口梁法（SENB法）：也是经常使用的一种方法。在长方体试件的中央区域，采用金刚石刃具沿纵向切割一道固定宽度的"U"形缺口，以此形成初始裂痕。此后，通过在试件上施加三点或四点的弯折力直至其断裂。单边缺口梁法对试件的规格有一定的限制，且在加工完成后，需将裂痕或切口加工出来。这种单边缺口梁法具有成熟的理

论基础，操作简便，故此法被广泛应用于测定陶瓷材料的断裂韧性（K_{IC}）。然而，预制裂纹的钝化作用可能会对测试结果造成影响，并可能导致所测得的断裂韧性值普遍偏高。

经由该法计算的断裂韧性值K_{IC}，适用于高度和厚度比（W/B）为2、高度和跨度比（W/L）为1/4的试验材料。其经验公式为

$$K_{IC}=PL/BW^{3/2} \times f(a/w)$$

式中，P代表加载于试样上的力；L代表跨度；a表示裂纹口的深度；$f(a/w)$即几何形态系数，可以通过如下方程进行计算：

$$f(a/w)=2.9(a/w)^{1/2}-4.6(a/w)^{3/2}+21.8(a/w)^{5/2}-37.6(a/w)^{7/2}+38.7(a/w)^{9/2}$$

3）单边"V"形缺口梁法（SEVNB法）：与单边缺口梁法相仿，该法先在拉伸侧端部的中央位置加工一条规定宽度的"U"形横沟，紧接着在"U"形横沟的底端中央运用飞秒级激光器雕刻出一个极细的"V"形缺口，此缺口的维度通常比当前多数陶瓷颗粒的直径还要小；运用三点或四点弯曲试验，通过所断开的载荷点与单边预裂纹梁法（SEPB法）的理论公式联合计算得出K_{IC}。此外，SEVNB法的试样制作比SEPB法更加简单快捷，并且具有较好的重复性，因此SEVNB法极有可能成为测定陶瓷断裂韧性的一项可信赖的标准方法。

4）单边预裂纹梁法（SEPB法）：该法通过特定的裂纹诱导机制，在陶瓷材质的弯曲测试件的拉伸侧人为造成一道起始裂纹或压痕，借助于反复加载或桥梁加载手段促进裂纹延伸至一定长度后，进而对试样的断裂韧性进行评估。SEPB法最初在日本经过系统研究，广泛用于陶瓷构件的裂纹制备，并被列为日本工业标准（JIS）的一部分。经桥压法制备的裂纹模拟了实际裂纹的形成方式，从而使裂纹的锋利程度和规模与自然状态下的裂纹更为吻合。但在实际操作中，裂纹的形状和长度很难控制，缺乏实际操作意义。

5）双扭法（DT法）：在样品预先设有裂缝的情况下，在样品的一端实施和四点弯曲类似的加载动作，使裂缝主要朝着样品中央区域附近扩张。此法的试件主要经历扭曲变形，而它在高软性系数值的应力状态下操作，因此相对于其他方法有更好的适用性，特别是对于易碎的材料（如陶瓷）。同时，该法依据样品的形态和受力特性能够预设不同长度的裂纹。

（2）断裂韧性是材料科学和结构工程中非常重要的参数，具有广泛的应用。以下是断裂韧性的一些应用。

1）材料选择和设计：断裂韧性是材料选择和设计的重要参数之一。它可用于评估材料抵抗裂纹扩展的能力，从而选择合适的材料进行设计和制造。

2）材料测试与评价：断裂韧性可以通过实验测试获得，如采用标准断裂韧性试验方法（如K缺口试样法、X缺口试样法等）来测试材料的断裂韧性。

3）结构安全评价：断裂韧性可用于评价如桥梁、飞机、汽车等结构的安全性。

4）材料老化和疲劳寿命评价：断裂韧性可用于评价材料老化和疲劳寿命，如评价材料在长期使用过程中的耐久性和可靠性。

5）新材料开发：断裂韧性是新材料开发的重要参数之一，可以用来评价材料的性能和应用潜力。

总之，断裂韧性在材料科学和结构工程中具有非常重要的应用价值。它可以用来评价

材料的性能和应用潜力，从而指导材料的选择和设计，提高结构的安全性和可靠性。

（3）断裂韧性在医学领域中也有着重要的应用，以下是一些常见的应用。

1）骨折治疗：断裂韧性是评估骨折治疗效果的重要参数之一。在骨折治疗中，医生需要根据患者的年龄、性别、体重、病史等因素，选择合适的治疗方法和药物。断裂韧性可以帮助医生确定治疗方案的有效性和安全性。

2）骨密度测量：断裂韧性可以用于骨密度的测量。骨密度是骨质疏松症诊断的重要指标之一，而断裂韧性可以反映骨骼的强度和韧性。因此，通过测量骨骼的断裂韧性可以评估骨质疏松症的风险和严重程度。

3）生物材料研究：断裂韧性是生物材料研究中的重要参数之一。生物材料的断裂韧性与其生物学功能密切相关，如细胞黏附、生长和分化等。因此，通过测量生物材料的断裂韧性可以评估其生物学性能和应用潜力。

4）组织工程研究：断裂韧性可以用于组织工程研究。组织工程是一种通过细胞培养和移植来修复组织和器官损伤的方法。组织工程中的细胞和细胞外基质需要具有良好的断裂韧性，以确保细胞的存活和生长。

综上所述，断裂韧性在医学领域中具有重要的应用价值，可以用于评估骨折治疗效果以辅助医生制订治疗计划、测量骨密度以评估骨相关疾病、研究生物材料和组织工程等方面。组织的修复再生和恢复功能需要更多力学性能优异的材料，细胞与材料相互作用的基础研究丰富了生物医学材料的设计，这些都为医学领域的研究和应用提供了重要的参考和指导。

随着社会经济的发展，口腔健康问题越来越受重视。口腔修补材料应以耐久性、外观雅致和使用安全为主要特性，其中以耐久性（即力学特性优良）最为重要。全瓷材料是目前口腔修复最常用的材料之一，其力学性能参数是强度和韧性。因其本质易碎性，陶瓷材质在面对剧烈撞击力和快速温差变化时显得不够坚韧，一旦遭遇超越承受极限的应力，其会突然裂开并受到破坏。在临床实践中，修复用瓷材的主要失效因素归咎于其脆性导致的裂解。如果能提升其断裂韧性，那么在切削和医疗操作中形成的细微裂痕能得到某种程度的"自我修复"，从而降低修复材料断裂的可能性，并延长其服役期限。国内外学者对常用陶瓷材料的断裂韧性研究得出结论：玻璃陶瓷增加精细无机填料如氧化铝后，具有较好的断裂韧性；在使用相同无机填料的情况下，树脂基材料与玻璃基材料相比，并无优势；在目前临床常用的陶瓷材料中，氧化锆多晶陶瓷具有最好的断裂韧性。

义齿支架构件使用的原材料已广泛地在牙齿修复治疗中得到运用，然而在应用过程中观察到这些材料有易于折断、强度不足及容易老化等诸多问题，基托断裂的现象频频发生。国内外众多学者研究此问题时，往往认为基托的断裂与其抗冲击和抗弯曲性能有关，但是仅用抗冲击性评估材料的抗断性实际上是不全面的。对多种常见的义齿支架进行抗断性研究后发现，其抗弯曲力度与抗断性能并非必然相关；热固型产品相比自固型产品具备更优异的抗断性能；应用橡胶做接枝改性能显著增强产品的抗断能力；通过进行老化试验得知，各种快速老化方法，如光照、急冷热水浸泡及循环疲劳老化对热固型和自固型义齿支架材料的抗断性都具有显著影响；此外，材料断裂后的银丝条纹数目、长度和光泽度与材料的断裂韧性及其老化程度都存在着密切的关系。对于同种材料，其参与聚合的微小珠状的基托粉剂自身的力学性能也对最终聚合物的断裂韧性有很大影响。

挑选合适的牙齿植入材料是实现植牙修复成效的重要条件之一。断裂韧性可反映种植体在口腔环境内长期承受咬合力的情况下抵抗断裂的能力，可作为种植体耐久度的重要评判指标之一。虽然在实际工作中已经开始采用纯钛、钛合金和氧化锆作为种植体材料，但它们尚存在一些局限性，如这些材料虽然硬度较高，但其弹性系数也相对较高，可能导致应力屏蔽的问题。另外，玻璃陶瓷和金属陶瓷以其优良的理化性质及生物学特征而受到口腔植入领域研究者的关注，其中玻璃的成分变化或适当的热处理过程可进一步优化其性能。生物陶瓷在表面促进细胞附着、分散及增长方面与纯钛不相上下，并展现出良好的生物兼容性。凭借其适宜的弹性模量和较高的断裂韧性，生物陶瓷有潜力作为一种新型的非金属牙齿植入材料，代替传统的商用纯钛。

牙齿表层的牙釉质为身体中最坚硬的组织之一，其坚硬程度稍逊于金刚石，与水晶类似，即便仅有约2mm的厚度，但它依旧展示出卓越的黏性与弹性，能有效承受外界压力。牙釉质体现出高强度和高韧性的复合力学特性，将多个相互矛盾的力学属性巧妙地融合。但作为层层沉淀形成的矿化组织，牙釉质容易在突然受到外力冲击时产生裂纹。在牙体硬组织修复的研究中，目标是尽量模仿人体天然牙体组织的力学性能，提供牙齿咀嚼所需的硬度和强度；修复材料应具有优良的断裂韧性，能抵抗咀嚼力作用下的断裂，同时不过度磨耗健康牙齿，以保证材料的耐用性。

三、裂纹扩展分析

裂纹指的是物质表层或内部的结实度或一致性受损的表现形式，属于破裂的先兆。材料表面的裂纹有两种起源：一是在外力作用下，材料的缺陷处应力集中，形成裂纹源；二是材料表面加工痕迹与环境腐蚀等形成表面裂纹。

在实际使用的物质中，微小的裂纹和不完整之处屡见不鲜。当施加外界力量时，这些裂纹与缺陷所在的区域会出现应力高度集中的现象，这最终可能会使物质发生断裂。造成物质断裂的强度并非与裂纹的数量相关，而是与裂纹的尺寸密切相关，也就是说，决定物质能否保持完整的是那些达到或超过关键规模的裂纹。

为了解释裂纹扩展的机制，埃文斯和埃德尔丹提出了建立在应力腐蚀基础上的观点：在某些特定环境温度和应力作用条件下，在物质内核心断裂的尖端处，促进与遏制裂纹生长的力量的平衡决定了裂纹的产生和停止。裂纹前沿的应力集中起到了促使裂纹进一步扩展的动力作用。从理化角度分析，断裂尖端的离子结构被破坏，受表面活性剂吸附影响，材料界面自由能降低，进而减少了阻挡裂纹扩展的势垒。一旦这种阻力小于促进力，材料在较弱的应力作用下就可能发生断裂。新产生的断面因未经媒介腐蚀，表面活性较高，足以抵抗裂纹的推进力，从而裂纹暂时停止扩展，随后开始新一轮的腐蚀和裂纹逐渐形成的周期，这个过程不断重复，导致从宏观上看裂痕逐步变大。

裂纹扩展的分析是材料失效分析的重要内容之一，一般包括以下几个步骤。

（1）确定裂纹位置和方向：首先需要确定材料内部存在的裂纹位置和方向，这可以通过各种无损检测技术（如超声波探伤、磁粉探伤等）或者实验手段（如冲击试验、疲劳试验等）来实现。

（2）确定裂纹尖端应力状态：裂纹尖端应力状态是决定裂纹扩展速率的关键因素之一，它取决于裂纹尖端的几何形状、载荷类型及材料性质等因素。为了确定裂纹尖端应力状态，需要进行一些理论计算或者数值模拟。

（3）确定裂纹扩展速率：裂纹扩展速率是指裂纹在单位时间内扩展的距离，它与裂纹尖端应力状态、裂纹几何形状及材料性质等因素有关。裂纹扩展速率可以通过实验手段（如冲击试验、疲劳试验等）或者理论计算来确定。

（4）分析裂纹扩展行为：根据裂纹扩展速率和裂纹尖端应力状态等信息，可以对裂纹扩展行为进行分析，包括裂纹扩展速率随时间的变化、裂纹尖端的应力场演化、裂纹扩展路径等。

（5）预测材料失效模式：根据裂纹扩展行为的分析结果，可以预测材料在裂纹扩展过程中可能出现的失效模式，如断裂、塑性形变等。

四、断裂韧性与其他力学性能的关系

表5-6-1列举了常见力学性能和常用力学性能指标。

表5-6-1 常见力学性能和常用力学性能指标

常见力学性能	常用力学性能指标
强度	屈服强度、抗拉强度、断裂强度
塑性	延伸率、断面收缩率、应变强化指数
弹性	弹性模量（刚度）、弹性极限、比例极限
硬度	布氏硬度、维氏硬度、洛氏硬度
韧性	静力韧性、冲击韧性、断裂韧性
疲劳	疲劳强度、疲劳寿命、疲劳缺口敏感度
应力腐蚀	应力腐蚀临界应力强度因子、应力腐蚀裂纹扩展速率

（1）冲击韧性：评价材质韧性的指标包括抗冲性和断裂韧性，即冲击韧性，指物质在受到撞击时能够吸纳的塑性形变能量及破裂工作量，此指标映射了物质内部的微缺损及其对撞击的抗性力度。该指标的重要之处在于，它揭示了材质由韧转脆的倾向性，奠定了材料与外界撞击力抗衡的能力。裂尖张开位移（crack tip opening displacement，CTOD）试验是探测抗冲性和断裂韧性的经典试验。有研究指出，经过热处理，这两种韧性的变动趋势大致相同，进而通过数学公式将冲击吸收能和平面应力强度因子进行转换，推论两者能相互估算和取代。然而，两种试验在延性的测定原理、试验环境和试样的尺寸方面存在明显差别，故抗冲性测试结果并不能全面反映材料的实际断裂韧性。

（2）弹性模量：指衡量物质硬度的尺度，涉及杨氏模量、体模量及剪切模量等，其中以杨氏模量最为通用，其描述了物体在弹性阶段内所承受的压力与其形变程度之间的比例关系。

（3）强度：指物质在外力作用下，抵御长期形变和断裂的防御能力。物质的柔韧性关乎其在成型及断裂阶段吸收能量的能力，更高的柔韧性意味着较小的脆裂危险性。某材料的断裂耐受度是其强度和塑性的综合反映，仅在这两个属性均表现良好时，才有望得到较佳的断裂耐受度。所以，当材质的塑性不足时，即便是高强度也可能表现出低的断裂耐受度，如陶瓷或氧化物玻璃便是此类材料的代表。在无缺陷状态下，这些材料的压缩强度通常比一般结构金属要高，但它们面对断裂的耐受度却较弱，根本原因在于它们对细微裂纹过分敏感，并且裂纹尖端无法进行有效钝化，导致应力在尖端高度集中，快速引发裂纹扩展，最终导致物体因脆裂而破碎。

（4）疲劳寿命（疲劳极限）：结构失效通常伴随着裂纹的萌生和扩展过程，这是疲劳与断裂力学的研究范畴，疲劳是指重复载荷作用下材料性能的退化过程。材料性能退化是由于结构局部发生损伤，通常可以认为结构局部位置产生数量众多的微观小裂纹，小裂纹发生合并现象，形成宏观可见裂纹，宏观可见裂纹扩展进而导致结构断裂。因此，结构疲劳通常包括裂纹萌生、裂纹扩展和裂纹断裂三个过程，断裂力学属于结构疲劳研究范畴。构件疲劳破坏一般可以分为五个逐步深入的环节，包括开始时的裂纹形成、在微观级别上裂纹的初步扩张、裂纹在物理学上微小的延伸、裂纹扩大至宏观层面的可观察状态及最后的完全断裂。同样地，这一进程亦可以简要概括为三个主要环节，即裂痕的出现、裂纹的逐步发展及最终的破裂。

（5）应力腐蚀破坏：当应力腐蚀产生裂痕并逐步扩展时，导致结构断裂。在这种应力腐蚀破坏的过程中，宏观上并不能观察到明显形变。缺损表层是应力腐蚀裂纹最初形成的易发区域，随后裂纹沿拉伸力作用下的直角方向即垂直于部件表面的方向持续蔓延。应力腐蚀裂纹扩散的显著特征在于它们呈现出向深层部位分支和延伸的趋势，裂纹断面分割之后表现出类似树枝状的形态，主裂纹较为宽阔，并垂直于主要应力方向。若要诱发应力腐蚀破裂，需要满足三个关键条件：易感化的金属材料；充足的拉伸应力；有腐蚀性的特定环境介质。应力腐蚀造成的开裂多呈现脆性特点，尽管有时其也会出现在抗拉韧性强的材料中。发生应力腐蚀破裂所需的基本条件包括存在拉应力的影响（无论是内存的还是外施的，或是二者皆有）、特殊腐蚀环境的存在。裂纹生成与扩大的方向主要与拉应力的方向呈垂直关系。造成应力腐蚀开裂的应力阈值远低于材料在无腐蚀环境下产生断裂所需的应力水平。

（6）断裂强度：指物质承受外来力量作用时，在破裂前能够承担的最高应力值或者是最大负荷量。对于韧性材料来说，其断裂强度往往较高，可以承受较大的外力。这是因为韧性材料具有良好的塑性形变能力，可以在外力作用下发生一定程度的塑性形变，从而将能量耗散掉，延缓断裂的发生。而韧性材料的断裂强力则取决于其断裂强度，以及外力的大小和方向等因素。与之相反，脆性材料的断裂强度相对较低，容易发生断裂。脆性材料的断裂强力主要取决于其断裂强度，以及外力的大小和速度等因素。对于脆性材料来说，由于其塑性形变能力较差，当外力超过其承载能力时，断裂就会迅速发生。

（7）硬度：指一种物质对坚硬物件挤入表层所呈现出的阻抗力。硬度是评估金属材料性质的关键指标之一。通常情况下，硬度越强，其抗磨损能力越出色。测量硬度常用的标准包括布氏硬度、洛氏硬度及维氏硬度。硬度与断裂韧性在概念上并无必然联系，两者均为材料的物理学特性。例如，陶瓷是脆性材料，它的硬度高但是韧性低，易产生裂纹并扩展；金属材料是韧性材料，硬度低于陶瓷，但具有较好的韧性，不易产生裂纹。

（江　飞）

第七节 硬 度

硬度是描述材料对更硬的材料压入的抵抗能力，其包括材料的多种物理特性，如强度、塑性和弹性、耐磨性等。在生产生活中，需要对材料性能进行检测，硬度试验就是常用的检测方法之一，其在反映材料成分、结构和工艺方面发挥着重要作用。硬度试验主要分为动态试验和静态试验，不同的试验方法适用于不同的材料与工件，本节将进行详细介绍。

硬度试验是众多材料力学性能试验中使用范围最广泛的一种。通过对材料进行硬度试验，不仅可以确定材料的适用性，还可以确定生产生活中硬化和软化程序对材料性能的影响。材料的强度、塑性、弹性及耐磨性等物理特性都被囊括在硬度的含义中。硬度试验不仅可以直观地显示材料的性能差异，并且在新材料的研发、材料性能测试、热处理工艺监测等方面也有着广泛的应用。

目前硬度试验方法有十余种，主要分为两类：对于体积较大、难以移动的工件，常使用动态试验，如里氏、肖氏硬度试验法。为了确定试样的硬度，在这些试验中对设备施加了动态冲击力。除难以移动的大型工件以外，大部分工件可使用静态试验，如维氏、布氏和洛氏硬度试验等。在试验过程中，设备会施加缓慢、无冲击力的试验力，在试样上产生压痕，并以压痕深度和面积来表示硬度值。

一、维氏硬度试验

维氏硬度（Vickers hardness，HV）是表示材料硬度的标准之一。维氏硬度试验优点众多，如试验的重复性好，目前被广泛应用。

(一) 维氏硬度的基本理论

维氏硬度的基本理论见本章第一节。在实际测量中，一般直接根据测得的 d 值查表得到所测硬度值。

(二) 维氏硬度的特点

维氏硬度试验以其最高精度、试验重复性好等优点，成为目前使用范围最广的硬度试验之一。试验过程中所施加的载荷 F 即试验力的大小与被测试样的硬度值无关。改变试验力不会影响硬度均匀材料的硬度值，其统一性优于洛氏硬度试验。

维氏硬度试验后在被测试样上产生的压痕较小，因此对于较薄小的工件，使用维氏硬度试验可保证试验的准确性。但是，维氏硬度试验效率较低，因此需要较高的试验技术。在试样表面粗糙度要求较高、操作耗时较长、步骤烦琐且需专做试样的情况下，通常在实验室中使用该方法。

（三）维氏硬度试验原理

$$\text{维氏硬度} = \text{常数} \times \frac{\text{试验力}}{\text{压痕表面积}} = 0.102 \frac{2F\sin\frac{\alpha}{2}}{d^2} \approx 0.181 \frac{F}{d^2}$$

式中，α为压头顶部两相对面夹角；F为试验力；d为压痕的两条对角线长度d_1和d_2的算术平均值。详见本章第一节。

（四）维氏硬度试验方法

目前常用的维氏硬度试验方法可参照《金属材料 维氏硬度试验 第1部分：试验方法》（GB/T 4340.1—2024）。试验过程中先将压头与试样表面接触，并对试验面施加试验力至规定值，要求试验力与试验面保持垂直且稳定，并保持适宜的时间。随后卸载试验力，观察压痕，全程保持试验力和试样的稳定。

（五）对试样的要求

维氏硬度结果易受试样质量等参数的影响，所以标准中对试样表面质量、试样厚度及在曲面上的试验要求都有明确的规定。

试样表面需要保持洁净且平整光滑，外来污物如氧化皮及油脂等需要被清除。此外，还需要抛光处理，使试样表面压痕对角线的测量更加准确。在制备试样的过程中应尽量保持环境的温度恒定，尽量避免温度波动影响试样表面硬度。对试样的厚度也有一定要求，为了避免试验过后试样背面出现可见变形，试样厚度应至少为压痕对角线长度的1.5倍。对于曲面试样，需对试验结果进行修正。可通过试样镶嵌或专用的试验台对外形不规则、小截面的试样进行检验。

（六）试验程序

试验温度要求不高，通常在室温下进行即可，若具体温度要求较高，需要限制在（23±5）℃。通常以表5-7-1中给出的试验力进行试验。试验台须保持洁净且平整光滑，污染物如氧化皮等需要被清除。

表5-7-1 维氏硬度试验力选择

维氏硬度试验		小力值维氏硬度试验		显微维氏硬度试验	
硬度符号	试验力标称值（N）	硬度符号	试验力标称值（N）	硬度符号	试验力标称值（N）
HV5	49.03	HV0.2	1.961	HV0.01	0.098 07
HV10	98.07	HV0.3	2.942	HV0.015	0.1471
HV20	196.1	HV0.5	4.903	HV0.02	0.1961
HV30	294.2	HV1	9.807	HV0.025	0.2452
HV50	490.3	HV2	19.61	HV0.05	0.4903
HV100	980.7	HV3	29.42	HV0.1	0.9807

注：①表中显微维氏硬度试验的试验力仅为推荐值，应视具体情况而定。②维氏硬度试验的试验力可大于表中最大值。③亦可使用其他试验力，如HV2.5（24.52N）。

为了保证试验结果的准确性，试验全程压头在垂直于试验面且与其紧密接触的前提下还应保持稳定无位移，并逐渐达到预期试验力，整个加力时间控制在2～8秒。对显微维氏硬度试验而言，加力过程应小于10秒，且压头下降速度应小于0.2mm/s。对于某些特殊的材料试样，可适当延长试验力的施加时间直至试样不再发生塑性形变。此情况下，施加试验力保持的时间误差不应超过2秒，且应明确标注在试验结果中。

在压痕形成后，对于钢材，d应该小于从压痕的中心到试样边缘之间的直线距离的2/5，同时小于相邻两压痕中心之间的直线距离的1/3。当试验产生了两个大小不同的相邻压痕时，在确定压痕间距时，以较大者为准。为了提高测量效率，目前往往在确定压痕两条对角线长度后查表或直接由设备读取硬度值。

（七）参数选择

1. **硬度计类型**　常见的维氏硬度计有A、B、C三种。维氏硬度计A适用于较软的材料，维氏硬度计B适用于中等硬度材料，维氏硬度计C适用于较硬的材料。

2. **针尖类型**　维氏硬度计的针尖有圆锥形和球形两种。大多数材料可使用圆锥形针尖，当材料易破裂时，可用球形针尖替代。

3. **施加压力**　常用的压力有如10kgf、30kgf和60kgf等几个级别。对于较硬的材料，需要施加较大的压力来产生明显的压痕。

4. **读数范围**　维氏硬度计可以测量的材料硬度值范围决定了硬度计的读数范围。不同型号的维氏硬度计有不同的读数范围，如0～100、0～200等。在选择维氏硬度计时，需要根据被测物体的硬度范围选择合适的读数范围，以确保测试结果的准确性。

二、肖氏硬度试验

肖氏硬度（Shore hardness，HS）又称回跳硬度，由英国人肖尔（A. F. Shore）于1906年首创肖氏硬度试验。肖氏硬度计分类众多，我国现可生产其中C、D、E三种型号。

（一）肖氏硬度计的特点

肖氏硬度计优点众多，如易于携带、使用方法简单易掌握、测试效率高及在试验样品表面产生的压痕浅小。肖氏硬度试验属于动态试验，被广泛应用于冶金和重机械工业领域。

（二）肖氏硬度试验原理

C、D两型肖氏硬度计常以冲头回跳高度来衡量试样的硬度；E型肖氏硬度计常以冲头回跳的速度来衡量试样硬度。在本试验中，若金属的弹性极限较高即硬度高，则消耗于塑性形变的能量就较少，储存的弹性形变能量较多，导致回跳高且回跳速度快；反之，硬度较低，消耗于塑性形变的能量较多，储存在弹性形变中的能量相对较少，导致回跳低且速度减缓。

硬度表示方法：肖氏硬度符号为HS，并同时注明所使用的标尺，如用C、D、E型的肖氏硬度计测得的硬度值表示分别为60HSC、60HSD、60HSE。

计算肖氏硬度的方法：以金刚石冲头自由下落的高度记为h_0，冲头撞击试样表面后，第一次回跳高度记为h，以h和h_0的比值计算肖氏硬度值。

$$HS = K \frac{h}{h_0}$$

式中，HS为肖氏硬度；K为肖氏硬度系数（C型仪器$K=10^4/65$，D型仪器$K=140$）；h为冲头第一次回跳高度，单位为mm；h_0为冲头落下高度；单位为mm。

（三）肖氏硬度试验方法

目前在用的肖氏硬度试验方法可参照《金属材料 肖氏硬度试验 第1部分：试验方法》（GB/T 4341.1—2014）。将试样稳固放置，试验面与冲头方向垂直。冲头在一定高度下做自由落体运动，接触试验面后回弹，对于C型肖氏硬度计，反弹至最高点时应该快速读数。

（四）对试样的要求

试验时，试样的试验面通常为平面。若采用曲面试样，则其试验面的曲率半径应≥32mm，且质量应＞0.1kg。为确保测得的硬度值不受试验面硬度的影响，试样应具备足够的厚度和面积。对于HS＜50的试样，表面粗糙度参数（R_a）应＜1.6μm；当HS＞50时，R_a应＜0.8μm。试样表面的外来污物如氧化皮和油脂等需要被清除，且试样不具有磁性。

（五）试验程序

通常情况下，试验在10～35℃下进行，如果需要严格控制温度，常限制在（23±5）℃。值得注意的是，当试样材料是温度变化敏感材料时，应该按照材料标准对试验温度进行限制。

试验时，试样应稳固放置。对于不同形状、尺寸和质量的试样，需要取下测量筒，改为手持或使用特殊形状的支架，并在试验结果中注明是手持或支架测量。硬度计也应稳固地放置，试验时保证测量筒、试验面与冲头作用方向均垂直。

在测量硬度时，试样在试台上受到的压紧力约200N。对于质量＞20kg的试样，对测量筒的压力应以其在试样上保持稳定为宜。D型肖氏硬度计操作鼓轮的回转时间约为1秒，并手动缓慢复位。而C型肖氏硬度计需读取冲头反弹至最高位置时的瞬间读数，并要求操作者具备熟练的技能。

试样的两个相邻压痕中心之间的距离应该控制在1mm以上，试样边缘到压痕中心之间的距离应控制在4mm以上。试验过程中应注意不要用冲头冲击试台。

肖氏硬度计的读数应精确至0.5HS；进行5次有效读数后，对以上5个值取算术平均值，即为肖氏硬度测量值。

检定结果处理：①5次有效读数的算术平均值与标准硬度块硬度值之差即为该硬度计的示值误差。②5次有效读数中的最大值减去最小值即为该硬度计的重复性。③若检定示值误差≤2.5HSD，重复性≤2.5HSD，则该硬度计合格。

（六）参数选择

肖氏硬度计的参数选择可参照表5-7-2。

表 5-7-2　肖氏硬度计的参数选择

参数	硬度计类型	
	C型	D型
冲头下落高度（mm）	254	19
冲头质量（g）	2.5	36.2
冲头顶端材料	金刚石	金刚石
冲头顶端半径（mm）	1	1
测量指示装置	刻度盘	指针或数字显示屏

三、布氏硬度试验

布氏硬度（Brinell hardness，HB）由瑞典人J. A·里涅耳（J. A. Brinell）首次提出。布氏硬度也是表示材料硬度的一种标准，其具有较好的硬度代表性。

（一）布氏硬度试验的特点

布氏硬度试验过后可在试样表面产生较大的压痕，大的压痕可表示材料不同组成相的总体效应的平均值，使试验结果不易受到个别组成相的影响，因此布氏硬度可以更好地表示硬度。正因如此，布氏硬度试验所得的数据稳定、重现性好。不仅如此，布氏硬度值与材料的抗拉强度一致性也很好。

布氏硬度试验也存在一定的缺陷，包括过大的压痕使其难以用于成品检验，试验过程较为复杂，测量相对费时，由于产生的压痕较大，压痕直径测量误差也较大，因此对操作者的要求也较高。

（二）布氏硬度试验原理

详见本章第一节。

$$布氏硬度 = \frac{F}{S} = \frac{F}{\pi Dh}$$

式中，F 为试验力，单位为N；S 为压痕表面积，单位为mm^2；D 为球压头直径，单位为mm；h 为压痕深度，单位为mm。

（三）布氏硬度试验方法

目前在用的布氏硬度试验方法可参照《金属材料 布氏硬度试验 第1部分：试验方法》（GB/T 231.1—2018）。试验过程中，对合金球施加试验力使其被压入试样表面，维持稳定并产生压痕，随后进行观察。

（四）对试样的要求

表面平整光滑，不含氧化皮和油脂等外界污物。在实际试验中，样品的表面状况须确保能精准度量压痕直径，建议表面粗糙度Ra≤1.6μm。

温度会影响试样表面性能，因此试验过程中应将加工温度因素纳入考虑范围，同时试样应该足够厚，厚度至少是压痕深度的8倍，以避免因试样过薄导致背部出现可见变形。压痕平均直径与不同球压头直径时的试样最小厚度的关系参考表5-7-3。

表5-7-3　压痕平均直径与不同球压头直径时的试样最小厚度的关系

压痕平均直径（mm）	不同球压头直径时的试样最小厚度（mm）			
	1	2.5	5	10
0.2	0.08			
0.3	0.18			
0.4	0.33			
0.5	0.54			
0.6	0.80	0.29		
0.7		0.40		
0.8		0.53		
0.9		0.67		
1.0		0.83		
1.1		1.02		
1.2		1.23	0.58	
1.3		1.46	0.69	
1.4		1.72	0.80	
1.5		2.00	0.92	
1.6			1.05	
1.7			1.19	
1.8			1.34	
1.9			1.50	
2.0			1.67	
2.2			2.04	
2.4			2.46	1.19
2.6			2.92	1.38
2.8			3.43	1.60
3.0			4.00	1.84
3.2				2.10
3.4				2.38
3.6				2.68
3.8				3.00
4.0				3.34
4.2				3.70
4.4				4.08
4.6				4.48
4.8				4.91
5.0				5.36

续表

压痕平均直径（mm）	不同球压头直径时的试样最小厚度（mm）			
	1	2.5	5	10
5.2				5.83
5.4				6.33
5.6				6.86
5.8				7.42
6.0				8.00

（五）试验程序

试验温度通常保持室温即可，如需严格要求，则可将温度限制在（23±5）℃。试验前需要选择试验力 F 和球压头直径 D，F 和 D 需要合理匹配并遵守以下两个规则。

（1）F 与 D^2 之比须确定为一个常数：根据相似律，当压入角相同，球压头直径、试验力和压痕直径都不同时，F 与 D^2 之比为一个常数。这一比值可表示为 F/D^2（在采用千克力的旧标准中），亦可表示为 $0.102F/D^2$（在采用牛顿力的新标准中）。

（2）为确保试验结果的有效性，试验后的压痕直径务必确保在以下范围：$0.24D < d < 0.6D$。如不满足该要求，考虑重设试验力，重新试验。在此范围内，测得的硬度值不受试验力大小影响。因此，为确保在可能的大试样区域进行有代表性的试验，选用的压头直径应尽可能大。一般优先选择直径为10mm的压头进行试验。

另外需注意的是，应确保试样在试台上试验全程的位置稳定，无冲击无抖动，防止其可能发生的偏移。同时施加垂直试验力的全程应控制在2~8秒，试验力保持10~15秒，对于需要长时间保持试验力的材料，误差不超过2秒。硬度计应全程保持稳定，不应受到任何可能影响测定的因素干扰。试验应保证 d 大于每一个压痕中心到试样边缘的距离的2/5，同时 d 应大于两相邻压痕中心距离的1/3。在试样的两个相互垂直方向测得的压痕直径取平均值即为布氏硬度。

（六）参数选择

布氏硬度的参数包括试验力级数、球直径。

1. 试验力级数 包括1839N、2452N、7355N、9807N、29 420N，对于较硬的材料，需要施加较大的压力来产生明显的压痕。

2. 球直径 包括2.5mm、5mm、10mm。

四、洛氏硬度试验

洛氏硬度（Rockwell hardness，HR）试验是目前最常使用的硬度测试方法之一。

（一）洛氏硬度试验的特点

见本章第一节。因为洛氏硬度试验过程中使用较小的试验力产生较小的压痕，所以洛氏硬度试验可直接用于成品工件的测试，也适用于成批加工工件的逐件检测。

（二）洛氏硬度试验原理

洛氏硬度试验原理见图5-7-1，先对压头施加一个较小的初试验力F_0将压头压入试样，此时测得初始压痕深度为h_0，然后增大试验力直至主试验力F，此时压痕深度记为h_1，随后卸载主试验力，保持初试验力，测得最终压痕的深度（记为e），洛氏硬度根据最终压痕和初始压痕的差值h及常数N和S计算得出。

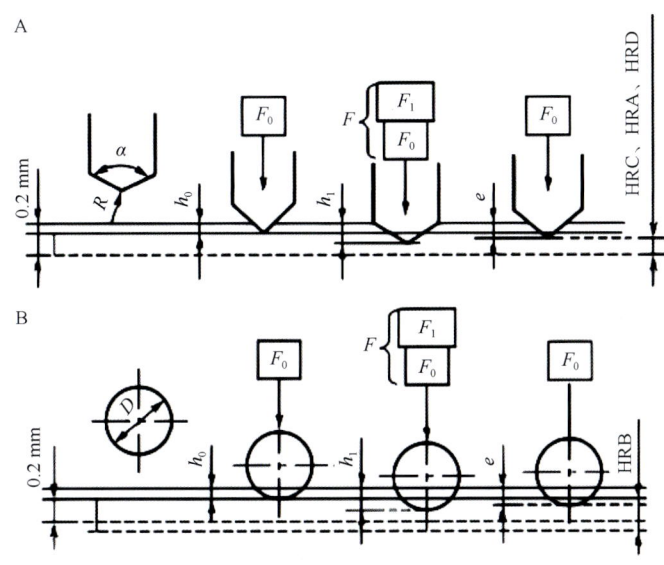

图 5-7-1　洛氏硬度试验原理示意图

洛氏硬度值计算方法如下：

$$h = e - h_0$$
$$洛氏硬度 = N - h/S$$

式中，N为常数，使用A、C、D、N、T标尺时取100，使用其他标尺时取130；h为压痕残余深度，单位为mm；试样表面硬度随h的减小而增加；S为常数，计算洛氏硬度时取0.002mm，计算表面洛氏硬度时取0.001mm（前者意义为洛氏硬度单位每增加1，压痕深度增加0.002mm，后者意义为表面洛氏硬度单位每增加1，压痕深度增加0.001mm）。

（三）洛氏硬度试验方法

洛氏硬度试验方法可参照《金属材料 洛氏硬度试验 第1部分：试验方法》（GB/T 230.1—2018）。先对压头施加一个较小的力即初试验力，将压头压入试样，维持一段时间并保持稳定，然后增大试验力直至主试验力维持一段时间的稳定，卸载，保持一段时间的初试验力，测量此时压痕的残余深度。

（四）试样的要求

对试样的要求同样是表面平整光滑，无氧化皮和油脂等外界污物。试样表面粗糙度

Ra不超过1.6μm。例如，当测试钛等活性金属时，为了防止压头与被测样品黏结，可在被测试样表面涂抹适当的油性介质。过冷或过热可能会对试样表面硬度造成影响，因此制备过程中应尽量保持温度稳定，残余压痕深度较浅的试样受温度影响后相对误差更大，因此更应该注意。

（五）试验程序

一般选择在10~35℃的温度下开展试验，温度越恒定越好，以免影响试验结果。试验过程中应避免出现试样不平稳，以及压头与试样表面不垂直的情况。从初试验力施加至主试验力的过程应保持平稳，时间在1~8秒。主试验力保持时间为（4±2）秒，然后卸载，保持初试验力，稳定后读数。试验过程中，保持硬度计的稳定。两相邻压痕中心的距离至少为压痕直径的4倍，且至少为2mm。

（六）参数选择

洛氏硬度参数选择主要包括标尺及试验力的选择。
（1）标尺：包括A标尺、B标尺和C标尺。标尺的选择参照本章第一节。
（2）试验力：常用的压力有60kgf、100kgf和150kgf几个级别。对于较硬的材料，需要施加较大的压力来产生明显的压痕。

（马　骞）

第八节　磨损性能

磨损是生产生活中的一种普遍现象，其发生于物体接触并且产生相对运动时，可使零件的使用寿命缩短。因此，在生产生活中选择磨损性能好的材料十分必要。

为了确定磨损量和摩擦系数，测试环境可视情况选择干摩擦或加入液体介质进行润滑摩擦。测试过程中需要规定参数，如试样的形状和尺寸，并需要选择适宜的速度或时间进行力和转速试验。根据物体间的相对位置可分为静摩擦和动摩擦，根据运动方式特点可分为滑动摩擦、滚动摩擦和滑动-滚动复合摩擦。

摩擦过程一般分为磨合阶段、稳定磨损阶段和剧烈磨损阶段三个阶段。磨合阶段：指的是在摩擦运动刚开始时，由于两个相对接触面之间接触不良，实际接触面积很小，单位面积的比压很高，因此磨损非常迅速；稳定磨损阶段：通常根据该阶段的持续时间来评估材料磨损性的好坏；剧烈磨损阶段：在此阶段接触面之间的间隙逐渐增大，表面质量降低、润滑剂薄膜破坏导致强烈振动，工作条件恶化导致磨损加剧。

一、磨损的概念与计算原理

磨损有多种类型，同时涉及多种物理概念。了解磨损和不同类型磨损的概念及摩擦系数等参数的概念，有助于更好地评价材料的磨损性能。

磨损是在物体表面相互接触的条件下，两物体之间发生相对运动时，物体接触表面的部分材料逐渐丢失的现象。磨损试验后试样失去的质量即质量磨损，磨损试验后试样失去的体积即体积磨损。

两个物体相互接触并且有相对运动趋势时，接触面会产生一个阻碍两物体相对运动的力，即为摩擦力，此力与物体间正压力之比称为摩擦系数（μ）：

$$\mu = \frac{F}{N}$$

式中，μ表示摩擦系数；F表示摩擦力，单位为N；N表示两接触面的法向正压力，单位为N。

两物体之间有相对运动趋势但无相对运动时，摩擦力为静摩擦力。它的方向与运动趋势相反，它的大小随主动力的情况而改变，介于零与最大值F_{max}之间，即

$$0 \leqslant F \leqslant F_{max}$$

两物体之间有相对运动趋势而恰好无相对运动时，即处于临界状态时，静摩擦力达到最大值，最大静摩擦力与两物体间正压力N之比为静摩擦系数，计算公式：

$$\mu_s = \frac{F_{max}}{N}$$

接触物体之间有相对滑动时的摩擦力称为动摩擦力。两个相互接触的物体处于相对滑动状态时的动摩擦力F_d与两物体间的正压力N之比称为动摩擦系数，计算公式：

$$\mu_k = \frac{F_d}{N}$$

通常，动摩擦系数会略小于静摩擦系数。金属材料的摩擦系数一般与滑动速度无关，而与材料的表面特性有关。

二、磨损性能的评价指标及方法

为了准确评价不同材料的磨损性能，需要量化磨损性能的指标及使这些指标的测量方法标准化。

（一）磨损性能的评价指标

磨损可分为磨料磨损、黏着磨损、疲劳磨损和化学磨损等。磨料磨损是指粗糙界面相互挤压、变形加剧，硬质颗粒在界面刮擦产生沟槽，硬质点反复刮擦软质点的过程；黏着磨损是指在摩擦过程中，软质点被挤压变形，黏着于界面，导致摩擦力增大，阻碍界面的运动；疲劳磨损是指在反复摩擦的过程中，材料疲劳、开裂，导致材料损耗；化学磨损是指在一些特定的工作条件下，如高热、腐蚀性介质、高湿高温、高压等，机械运动所引起的磨损。在摩擦磨损的实际过程中，不同类型的磨损可同时作用于材料界面并造成损坏。了解磨损性能的评价指标可帮助理解材料的磨损性能，常用的磨损性能评价指标如下。

1. 耐磨性 即抗磨损的性能。只要界面之间存在运动和接触，就会产生磨损。材料的耐磨性与材料的使用寿命有关。磨损越大，材料损耗越大，从而增加了原始材料的尺寸，

甚至改变了表面化学成分和材料结构。因此，在为运动部件选择结构或功能材料时，耐磨性是一个重要因素。希望大多数材料都具有良好的耐磨性，并能保持材料界面的原有特性，从而确保较长的使用寿命。

2. 摩擦系数与磨损率 评价材料的摩擦学特性有两个重要参数：摩擦系数和磨损率。摩擦系数是法向力与摩擦力的比值，用于描述界面的摩擦状况，而磨损率则是摩擦过程中界面材料的损耗状况。

（二）磨损性能的评价方法

1. 通过材料质量损失进行评价 以磨损前后材料的质量损失来衡量其耐磨性。质量损失越大，则耐磨性越差。例如，将两种不同的不锈钢制备成相同的部件，在相同的环境中进行摩擦磨损，计算两种材料试验前后的质量差并进行比较，质量差大的材料耐磨性更差。另外，具有良好耐磨性的材料预期寿命更长，即更耐用。

2. 对比磨痕的形貌特征 磨痕即磨损后界面出现的形貌。由于材料的变形和损耗，材料的界面在磨损后会形成特定的痕迹，因此可以使用表面轮廓仪、原子力显微镜或其他三维表面形态测量技术（如CT）进行观察。使用特定的测试设备可以快速分析摩擦磨损后界面表面形貌。一般认为，材料损耗大且深而宽的磨损痕迹表明材料耐磨性较差。根据磨损痕迹的深度和宽度计算磨损损失的体积，可对磨损量进行定量测量和比较，从而更清晰地比较材料的耐磨性。

三、磨损试验

（一）磨损试验设计

磨损试验设计是指根据试验目的和要求，选择合适的试验参数和条件，以及试验样品的材料、形状、尺寸等。磨损试验设计应考虑以下因素。

1. 摩擦磨损种类 根据相对运动的方式和幅度，可以将摩擦磨损分为滑动摩擦磨损、滚动摩擦磨损、回转摩擦磨损、振动摩擦磨损等。

2. 摩擦对偶 指相对运动的两个面，通常由一个固定件和一个活动件构成。摩擦对偶的材料、硬度、粗糙度、涂层等都会影响摩擦磨损的性质和程度。

3. 摩擦条件 指影响摩擦过程的外部因素，主要包括载荷、速度、温度、润滑、环境等。不同的摩擦条件会导致不同的摩擦机制和磨损形式。

4. 摩擦参数 指反映摩擦过程的物理量，主要包括摩擦力、摩擦系数、接触压力、接触面积等。这些参数可以通过仪器测量或计算得到，也可以作为试验变量进行控制。

（二）磨损试验分类

为了评价材料或部件在不同工况下的摩擦磨损性能，需要采用适当的试验方法和设备。一般来说，摩擦磨损试验可以分为实际工况试验和模拟工况试验两种。

1. 实际工况试验 指在真实的使用环境中对材料或部件进行摩擦磨损测试，它可以反映最真实的摩擦磨损情况，但也存在一些缺点，如试验时间长、成本高、难以控制和重复等。根据有无液体介质及介质类型可将实际工况试验分为干摩擦磨损试验、湿摩擦磨损试验和电化学摩擦磨损试验。

（1）干摩擦磨损试验：是在无液体介质存在的条件下进行的摩擦磨损试验，主要用于模拟高温、高真空或特殊环境下的摩擦磨损情况，常用的干摩擦磨损试验设备有球盘式（图5-8-1）、环块式、销盘式等（见本章第一节）。

（2）湿摩擦磨损试验：指在有液体介质存在的条件下进行的摩擦磨损试验，主要用于模拟有液体润滑下的摩擦磨损情况，常用的湿摩擦磨损试验设备有四球式（图5-8-2）、油膜式、往复式等。例如，一项研究曾应用湿摩擦磨损试验在热循环条件下使样品装载5kg的重量模拟30 000次咀嚼循环，并进行垂直和水平运动来评价3D打印树脂材料和传统制造树脂材料相比的耐磨性，结果表明3D打印树脂材料的耐磨性与铣削、研磨等常规方法制造的树脂材料相当，有潜力应用于临床上口腔修复体的制作。在这项试验中，口腔咀嚼磨损环境被很好地模拟。其中以49 N的咀嚼力代表平均咀嚼力，且在水平运动中以模拟用水作为液体介质模拟唾液环境，用热循环作为人工老化的方法以增加磨损的效果。此外，往复式咀嚼模拟器中24万～25万次的负载周期与临床情况下约1年的周期相似。

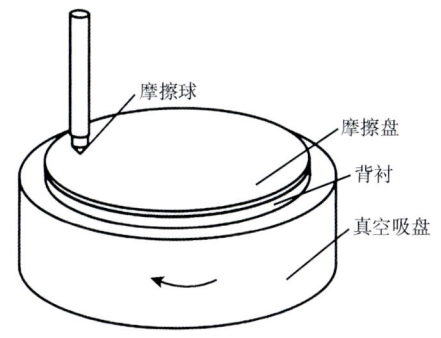

图5-8-1　球盘式滑动摩擦磨损试验

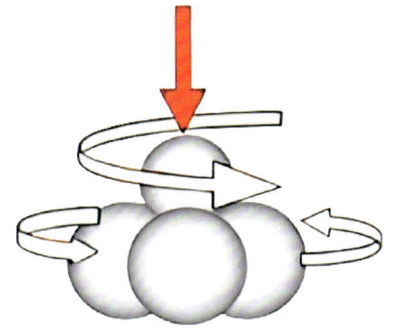

图5-8-2　四球式滑动摩擦磨损试验

（3）电化学摩擦磨损试验：该试验是在电场或电流作用下进行，主要用于模拟在电解液或腐蚀性介质中的摩擦磨损情况。常用的电化学摩擦磨损试验设备有电化学摩擦磨损仪、电化学滑动摩擦磨损仪等。

2. 模拟工况试验　指在实验室中用特定的设备和参数对材料或部件进行摩擦磨损测试，它可以模拟不同的摩擦磨损机制和类型，但也存在一些局限性，如难以完全模拟真实的工况、难以考虑多种因素的综合作用等。模拟工况试验一般根据摩擦条件分为滑动摩擦磨损试验、滚动摩擦磨损试验、滚动滑动复合摩擦磨损试验、微动摩擦磨损试验、纳米摩擦磨损试验。

滑动摩擦磨损试验常用于评价材料或部件在滑动摩擦条件下的黏着磨损、磨料磨损、腐蚀磨损等性能，常用的设备有球盘式、环盘式、柱盘式、四球式、针盘式等。例如，在制备好的牙洞试样模具中固结银粉，使用四工位磨损机，将每个试样浸入含有聚甲基丙烯酸甲酯珠的浆液中，然后用钢针加载并旋转试样，此为典型的使用针盘式设备进行滑动摩擦磨损试验。

与大幅摩擦磨损试验相比，微动摩擦磨损试验往往通过往复式、振动式、旋转式设备来评价材料或部件在微动条件下的微动磨损性能。而纳米摩擦磨损试验则用于评价纳米尺度下材料或部件的摩擦力和纳米划痕等性能，往往需借助原子力显微镜、纳米压痕仪、纳米划痕仪等进行。此类试验常常用于评估纳米复合材料的组成对表面光泽度的影响，并评价其在牙刷磨损下保持光泽度的性能。在试验中，纳米填充物由于其粒径较小，往往具有良好的抛光性和抛光保持性。

（三）磨损检测

磨损检测是对摩擦磨损试验后的试验样品进行的观察和分析，以评价摩擦磨损的性能和特征。常用的摩擦磨损检测方法有重量法、体积法和表面形貌法三种。

（1）重量法：指通过测量试验样品的质量变化来计算摩擦磨损量和摩擦磨损率。这是一种简单而直观的方法，但需要考虑试验样品的氧化、吸附等因素的影响。

（2）体积法：是通过测量试验样品的体积变化来计算摩擦磨损量和摩擦磨损率。这是一种较为精确的方法，但需要使用精密的测量仪器，如三维扫描仪、光学显微镜等。

（3）表面形貌法：一般通过观察和分析试验样品的表面形貌来评价摩擦磨损的形式和机制。这是一种直观而有效的方法，但需要使用高分辨率的观察仪器，如扫描电镜、原子力显微镜等。

在评价样品的磨损性能时，以上三种检测方法常常同时使用，以辅助获得更为全面、准确、可靠的结果。

（马　骞）

第九节　疲劳性能

疲劳是材料学领域的力学术语，指材料在循环应力的加载下，发生局部永久性损伤的现象，如裂纹、形变、断裂。疲劳破坏是材料损伤积累的过程，这种损伤不同于超过一定值会使材料发生塑性形变的屈服应力，而是在远小于屈服应力的循环应力下发生的材料损伤破坏，这种破坏不是立刻发生的，需要经历一段时间，破坏前可能发生形变或无明显形变。金属材料疲劳是广大读者熟悉的概念。材料发生疲劳破坏一般有3个阶段：微观裂纹阶段、宏观裂纹扩展阶段、瞬时断裂阶段，也就是在应力作用下，在应力集中点对应的材料表面或者近表面区的驻留滑移带、晶界或两者夹杂处出现微观裂纹，然后在循环应力作用下，微观裂纹继续发展，扩大到残存截面不足以抵抗应力载荷时，材料会突然断裂。材料疲劳的影响因素众多，包括内在基本属性，如硬度、韧性、强度、塑性、结构、内部缺陷；材料的应用条件，如载荷情况、温度、腐蚀；材料的处理工艺，如表面处理、残余应力、尺寸设计。对材料疲劳性能的检测和优化，是口腔材料迭代更新必须研究的领域。本节主要介绍材料疲劳性能检测和应用的相关内容。

一、基本理论和测试用途

在咀嚼活动中，自然牙齿、口内补复物及填充物会经历周期性的、类似心搏的不规则荷载。例如，自然牙、种植牙、义齿等口腔结构与材料，面对循环变化的压力，易受疲劳损伤影响。举例来说，常用于修复的玻璃渗透氧化铝陶瓷就会在湿润的口腔环境中经受亚临界裂纹扩展（subcritical crack growth，SCG），这直接缩短了修复体的使用寿命，并给患者带来诸多不便。鉴于此，掌握这些材料的疲劳性质尤为关键。

疲劳和疲劳破坏：材料在某一部位或多个部位承载压力，并在充分的反复压力影响后出现裂痕乃至整体破裂的区域性、不可逆转的构造转变进程，即为疲劳（fatigue）。由此可见，疲劳现象具备以下几个特征：①仅在持续时间的压力变动作用中，疲劳才会出现；②破坏起源于局部的高应力；③必须在足够次数的循环应力下发生；④疲劳是一个发展过程。

在使用过程中，物质在各个区域承受的压力会随着时间周期性波动，此类随着时间发生周期性波动的压力称为循环应力或交变应力。疲劳破坏（fatigue failure）是指在反复交替压力的影响下，物质内部微观薄弱处的结构开始逐渐变化、积累损害直至出现裂纹，并当裂纹扩散到一定程度时突然断裂。这是一种伤害从特定小区域积累扩散，最后导致总体结构崩溃的过程。

在重复不断的循环负载下，材料能够承受而不发生损坏的最高应力水平被定义为疲劳强度（fatigue strength）。当应力低于该阈值时，不论应力循环多少次，材料都不会出现疲劳损伤，材料的使用寿命可以无限延长，但是并非所有的材料都有疲劳极限。材料耐久性分析可以追溯到19世纪，其重要的理论基础是应力-寿命曲线（S-N曲线）（图5-9-1），即应力与寿命的映射图。其展现了材料在失效之前可承受的重复应力循环数（即疲劳寿命）N与作用于材料的周期性应力振幅S（即最大循环应力）之间的对应关系。一般规律表明，减小应力振幅能够延长材料的使用年限。而关于材料何时达到疲劳极限的判断，通常是基于有限的试验数据，因此在众多试验研究的支撑下，实际应用中往往将其判定为无穷大。

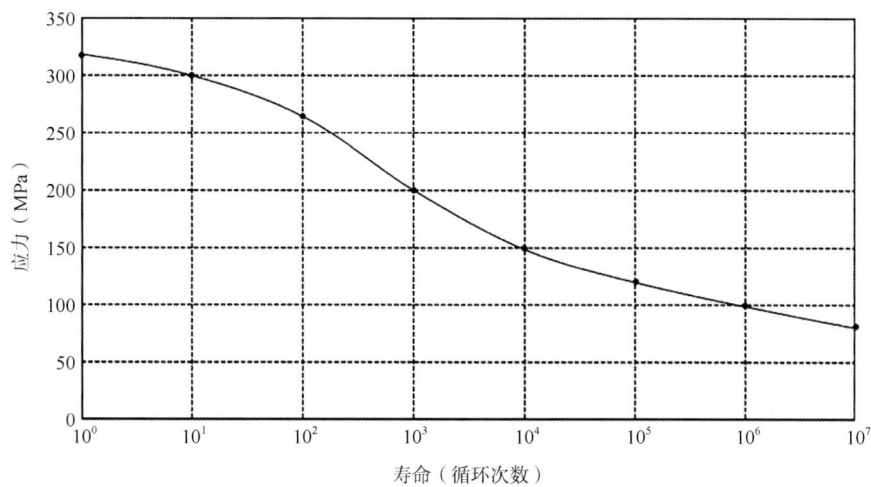

图5-9-1 应力-寿命曲线示意图

以脆性铝材料为例

值得一提的是，S-N曲线用来预测金属疲劳寿命的基本理论已完善，但是非金属材料如塑料等，其断裂原因多为大分子逐渐裂解，目前还没有完善的理论模型可用于预测非金属材料的疲劳问题。

执行在受力状态下的实验以获取材质的特定疲劳信息称为疲劳试验。其核心目标在于确认材料在其使用年限内不出现疲劳现象的运作参数，或者评定材料在多个应力水平下反复承受载荷的性能，以保证其能达到所预期的功能持续期；试验结果一般用应力（S）与载荷循环之间的关系图（图5-9-2）来表示。在进行疲劳试验时，材料的疲劳状态是由一定频率的反复载荷所触发的。此外，在疲劳测试中，材料的损坏往往发生在明显低于其静态承受极限的水平。疲劳试验的另一个应用是确定特定的性能参数曲线如S-N曲线，并且也用于测量疲劳寿命。

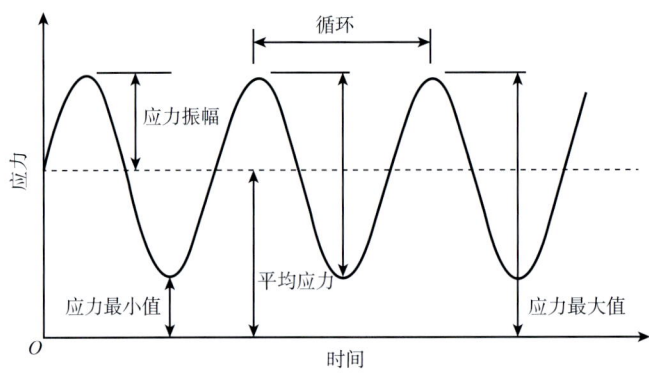

图5-9-2 应力-载荷循环示意图

在每个负荷周期里，应力在最高值σ_{max}和最低值σ_{min}之间波动。在研究疲劳时，通常使用应力幅值σ_a和平均应力σ_m来定义应力的变化。此外，应力范围变量$\Delta\sigma$和R值常用来描述应力循环。各个疲劳应力变量之间的关系可以表示为

$$\sigma_m = (\sigma_{max} + \sigma_{min})/2$$
$$\sigma_a = (\sigma_{max} - \sigma_{min})/2$$
$$\Delta\sigma = \sigma_{max} - \sigma_{min}$$
$$R = \sigma_{max}/\sigma_{min}$$

二、疲劳破坏的特征

与静态负荷或单次撞击引起的损毁相比，疲劳作用下引起的破坏表现出如下特征。

（1）在断裂现象发生时，从宏观角度无明显塑性形变出现，并在断裂发生之前缺乏明显迹象，显现为一种不易察觉的脆性破裂现象，其显著特征为突兀无预警。

（2）引起疲劳断裂的应力很低，为交变应力，常低于静载荷时的屈服强度。

（3）疲劳现象对凹陷、开裂及结构瑕疵极度敏感。这些凹陷与开裂容易形成应力集中的区域，促进对质料的损害，一旦质料存在缺点，便可减小它在局部的承受能力，从而加快了疲劳破坏的初期进度和扩展。

疲劳破坏的演变过程可以划分为三个部分：首先是裂痕的产生，随后是裂痕的延伸，最终是物体的破裂失效。它的宏观断面呈现出两个主要区域，包括疲劳裂纹起点及其扩散区（表现为平滑区域），以及终结时的破裂区（特征为粗糙区域）。

疲劳破坏的种类划分：基于疲劳破坏发生的循环次数，可以把疲劳破坏区分为三类。①高周期疲劳（循环次数在10^4～10^7次），这类疲劳下断裂的应力水准相对较低，而使用寿命较长；②低周期疲劳（循环次数在0～10^4次），这类疲劳下断裂的应力水准较高，且通常会出现塑性形变（又称高应变疲劳或应变型疲劳）；③无限疲劳，循环次数超过10^7次（图5-9-3）。

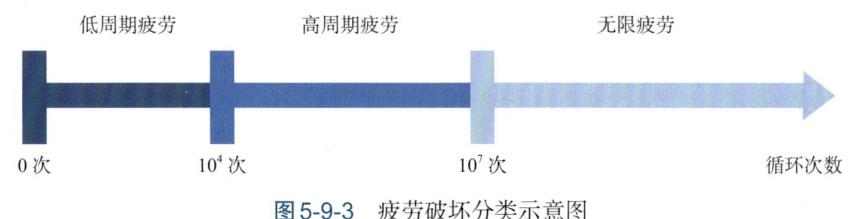

图5-9-3　疲劳破坏分类示意图

三、疲劳试验原理及其测试结果分析

疲劳性断裂一般出现在材料的应力集中区域或者强度不足的部位，如裂缝或其他瑕疵所在的部位。当材料受到重复的冲击力作用时，可能会导致冲击性疲劳；循环的热应力有可能引发热性疲劳现象；物质表面相互摩擦可能引起接触性疲劳；而材料在经受腐蚀性环境中的周期性载荷作用下，可能会出现腐蚀性疲劳。

（一）疲劳试验原理

在口腔医学领域，对各类用于修复的材料进行疲劳测试的主旨在于评价包括纤维柱、完整义齿底座及活动义齿支架在内的金属、合金及非金属类材料在常温环境中经受拉力、压力或交替应力下的耐久性、疲劳寿命和裂痕传播情况。此领域普遍采用的测试手段涵盖了循环疲劳测试、阶梯加载法、高频共振测试、超声波疲劳检验，以及利用红外热成像进行的疲劳测试等技术。

目前评定金属或合金材料疲劳性的基本方法就是通过疲劳试验机测定其疲劳曲线。疲劳试验机是用来测量试材在常温环境中经受拉扯、挤压，或是受到相互转换的拉压力作用时的疲劳行为的实验设备。该设备通常会将试件置于远低于其屈服极限的往复应力下，直至样品失效，以此进行疲劳试验。例如，高频疲劳试验机搭配适当的夹具就能用于承受反复负载的三点或四点弯曲实验。纤维织物的疲劳测试就是利用三点弯曲方法，在规定频率的反复负载下进行，以此测定并记录材料的疲劳程度。

此外，还有一些其他形式的老化疲劳，如热疲劳试验，重复升降温过程中循环往复的热应力或热应变对材料会造成破坏，这种现象称为热疲劳，热疲劳试验可以用来评估材料在高温条件下的使用寿命和性能稳定性。通常情况下，材料在一定的温度压力或温度变形作用下发生破坏所需的循环往复次数被定义为热疲劳寿命。其原理为模拟材料实际工作的温度环境，使材料温度周期性地上升和下降，直到材料失效为止，同时记录试验过程中材料各项性能指标的变化，为预测材料在相应温度环境中的使用寿命提供依据。

与之相似的冷热循环疲劳试验则是用来测试材料和设备在温度变化下的性能和稳定性。将样品暴露在极端高温和低温环境，并在两种环境之间快速切换，以模拟实际使用中可能遇到的各种温度条件，从而评估样品在这些条件下的性能和可靠性。样品会经历两个温度阶段：常温和极端温度。在常温阶段，样品处于正常工作状态；在极端温度阶段，样品会经受高温和低温的考验。试验过程中，样品的表面温度会在短时间内迅速升高或降低，同时样品的电性能、物理性能等都会受到影响。

在有限元分析（finite element analysis，FEA）的框架下，通过数学上的逼近手段对实际的物理结构及其承载情况进行模仿。该方法利用简单而又相互作用的元素（即单元），即可以用有限数量的未知量去逼近无限未知量的真实系统。三维有限元分析法作为研究复杂构造内部材料应力及应变情况的力学方法，用来研究口腔生物力学的技术是成熟且可靠的。例如，陆晓风等利用三维有限元分析法探讨牙弓曲率对全瓷固定桥疲劳寿命的影响，为口腔临床全瓷固定桥材料的选择及其优化设计提供生物力学方面的理论依据；Nobuhiko Sugano等通过术前计算机断层扫描对股骨形状和质量进行评估，通过有限元分析对骨应力集中进行个体骨折风险分析，并指出有限元分析也可以用于复合种植体的开发，以有效地完成临床前测试，以最少的实际疲劳测试证明足够的安全性。

疲劳断裂不同于静态加载下的断裂，其是一个逐渐发展的过程，常常是从细微的裂纹开始，逐渐扩展成明显的裂纹，最终导致断裂。常用的检测标准包括《金属材料 疲劳试验 轴向应变控制方法》（GB/T 26077—2021）等。测试方法一般按照载荷方向可分为轴向疲劳测试和旋转疲劳测试。

（1）轴向疲劳测试：这种测试方法用于评估材料在轴向拉伸或者压缩加载下的疲劳性能。试样在轴向方向上受到交替拉伸和压缩载荷，模拟实际应用中的拉伸和压缩应力。

（2）旋转疲劳测试：这是一种常见的疲劳测试方法，它通过施加循环弯曲载荷来评估材料的疲劳寿命。在测试中，材料试样的两端固定，然后通过加载和卸载循环来模拟实际应用中的弯曲应力。实际情况中以多轴疲劳更常见。

（二）测试结果分析

1. **疲劳寿命**（fatigue life） 指在特定加载条件下，材料或结构可以承受多少循环次数（循环次数也称为寿命循环数）后出现破坏或失效。疲劳寿命通常用循环次数表示，如"10 1000次循环"。对于实际材料，常以工作小时计。

2. **疲劳使用寿命与受力关系图**（S-N曲线） 该曲线揭示了在特定的加工品质与热处理规范下，材质或构件制作成的样品在遭受拉力、压力、弯曲和扭曲等各种形式应力作用时的耐用程度。S-N曲线预测寿命反映了应力幅值与疲劳寿命之间的关系。

3. **疲劳极限**（fatigue limit；endurance limit） 指在特定应力水平下，材料或结构可以承受无限次循环加载而不发生疲劳失效的应力值。物质能承受的最大疲劳阈值属于其内在特性，此极值会随循环负荷的特点、试样的变形方式及物质周遭环境的差异而有所变化。某些材料在特定条件下可能有疲劳极限。

例如，在 S-N 曲线中，材料所有的疲劳测试均采用相同的加载循环内最小应力和最大应力之比进行，称为应力循环比或 R。对于拉伸-拉伸疲劳测试，通常使用 R=0.1 的应力比；对于反向拉伸-压缩疲劳测试，使用 R=-0.1 的应力比。

四、疲劳裂纹扩展的分析

在咀嚼力的影响下，填补材料或填充体遇到的疲劳断裂通常是源于它所经历的温差产生的应力及初始裂缝的不断扩展。例如，复合树脂的膨胀率是牙质的3倍，因此在温度升高时，由于填补空间的限制，该材料内部会产生压缩压力；而在温度降低时，同样的限制也会阻止材料的收缩，因而内部产生张力。由于口腔内温度的持续变化，填充体反复承受这种周期性的应力影响，这样由温度变化而引起的应力称为热应力。长期受到这种热应力作用，填充物可能遭受疲劳损害甚至形成裂纹。这些裂纹又进一步导致应力集中，在较小的外力影响下亦有可能使裂纹进一步扩展，甚至材料断裂。因此，由温差引发的热应力对于填充材料或修复物的损伤是不容忽视的。

在大多数情况下，特别是对于金属类材料来说，疲劳现象可以分为三个不同的发展阶段，即疲劳裂纹的产生、裂纹的扩大和最终的材料断裂。其中，裂纹的扩大这一中间过程进一步被划分为三个子阶段：裂纹的形成初期、平稳扩散期和不稳定扩散期。一旦裂纹发展到不稳定扩散期，材料的性能就会遭受不可恢复的严重影响，其所带来的风险不容小觑。

疲劳断裂面能够反映众多信息，其断裂面分为三个显著区域：裂纹源、裂纹扩展区和瞬断区。

（1）裂纹源：裂痕源通常位于承受应力集中或材质不完整的部位，可能只有一个，也可能有若干个。

（2）裂纹扩展区：由于疲劳裂纹扩展伴随着裂纹张开、闭合、相互摩擦的过程，裂纹扩展区断面光滑平整，通常可以看到海滩条带（beach mark）。海滩条带是肉眼可见的，微观层面可以看到疲劳条带，疲劳条带与单次载荷循环对应，根据其间距可以大致估计裂纹扩展速率。

（3）瞬断区：指疲劳蔓延至一特定阶段时引起即刻断裂的部位，这一区域大抵是粗糙的，并且在电镜观察时与蔓延区域存在显著的明暗对比。

要确切掌握裂痕扩散的行为，开展疲劳裂纹传播测试是必不可少的，这包含在既定的应力比与应力水平参数条件下，对事先制造的疲劳裂痕周期性施压，以此测定材料在一定环境下的疲劳裂纹扩展速率（fatigue crack growth rate，FCGR）。图5-9-4展现了在应力比 R=0 的情况下，在3种不同等幅载荷的影响下得到的 a-N 关系曲线。

在重复应力影响之下，裂纹扩展速率指的是裂纹尺寸 a 随循环次数 N 变化的速度，

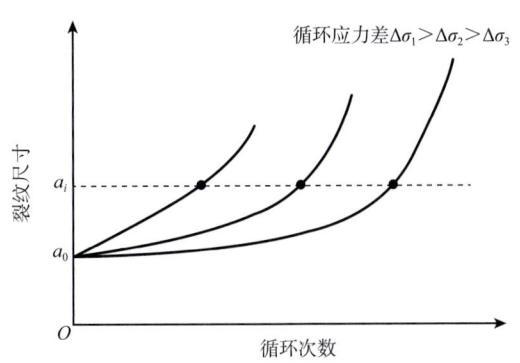

图5-9-4 疲劳裂纹扩展速率示意图（a-N 曲线）

它揭示了破裂扩散的迅缓程度。通过采用标准化的试验样品，这些样品预先含有疲劳引起的裂纹，并在固定的载荷条件下开展等幅度的疲劳裂纹扩张试验，记录裂纹增长长度 a 与循环次数 N 的关系，从而绘制 a-N 曲线。该曲线的斜率即表示裂纹扩展速率 da/dN。

根据 a-N 曲线展示的信息，可知在特定 a 值下随着循环应力差 $\Delta\sigma$ 的提升，亦即应力强度因子范围 ΔK 的增大，图线的斜度 da/dN 变陡。同时，当 $\Delta\sigma$ 保持不变时，若裂纹尺寸 a 扩展，换言之，应力强度因子范围 ΔK 上升，也会使得曲线斜度 da/dN 上升。因此可以得知，控制裂纹扩展速率 da/dN 的核心变量即为应力强度因子的变化幅度 ΔK。

a-N 曲线展示了加载循环次数对裂纹尺寸影响的规律：①曲线呈现出裂纹扩展速率（da/dN）在整个延展过程中持续上升的趋势；②当裂纹扩展速率持续攀升至无限大时，裂纹会迅速扩散，造成试件的断裂；③在应力水平提高的情况下，裂纹扩展速率会加快，相应地 a-N 曲线会朝左上方偏移，而且临界裂纹长度会相应变短。因此，裂纹扩展速率 da/dN 与施加的应力强度及当前的裂纹长度直接相关。图 5-9-5 展示了以双对数刻度为基准的 da/dN-ΔK 曲线。该曲线被明确区分为三个扩展速率段落：初期缓慢扩展、中间阶段的适中速率扩展和末期的快速扩展。

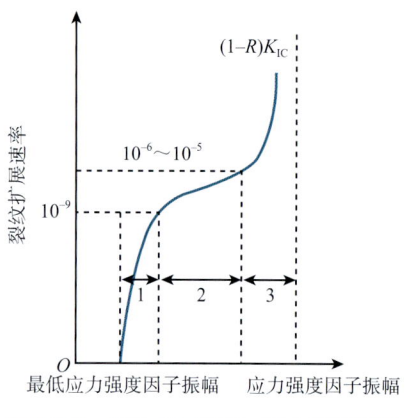

图 5-9-5　裂纹扩展速率-应力强度因子振幅曲线示意图（da/dN-ΔK 曲线）

区域 1 属于裂纹低扩展速率区间。在此范围内，裂纹扩展速率会随应力强度因子的振幅 ΔK 减小而显著减缓。当 ΔK 达到一个特定的最低阈值 ΔK_{th}，裂纹扩展速率将接近停滞（即 $da/dN < 10^{-10}$ mm/cycle）。若应力强度因子的振幅降至 ΔK_{th} 以下，则裂纹被视作不再继续扩展。ΔK_{th} 这一参数是判断材料疲劳裂纹扩展的一个关键指标，被称为裂纹增长门槛值，代表了该曲线的最小界限。而当 ΔK 超出 ΔK_{th} 的数值时，裂纹开始以较高的速率扩展，迅速进入第二阶段。

在起始阶段，荷载比例、微观结构及周遭环境对材料有着显著的作用。在随之而来的裂纹扩展的第二阶段，这些因素对裂纹扩展速率的影响相对较弱。然而，进入第三阶段时，裂纹扩展速率再次加快，当最大应力强度因子达到断裂韧性 K_{IC} 的阈值时，试件即发生断裂。此时，荷载比、微观结构和材料韧性的作用变得更加显著。

区域 2 属于中等裂纹扩展速率区域。在该区域，裂纹扩展速率通常介于每圈 $10^{-9}\sim 10^{-5}$ mm/cycle。众多的实验性探究揭示：在中等速率扩展区，裂纹扩展速率与应力强度因子变化的增量之间存在稳定的对数直线关系。运用这种关系来对疲劳裂纹扩展的寿命进行预测，是疲劳裂纹扩展研究领域的一个研究焦点。

区域 3 的显著特点是裂纹扩展迅猛，致使其裂纹扩展速率较高，这一现象缩短了该材料的服役周期。然而，对于裂纹扩展的整体生命期，此区的作用微乎其微，几乎可以不予考虑。区域的关键指标为 $\Delta K=(1-R)K_{IC}$，在最大应力强度因子达到与断裂韧性 K_{IC} 相等的状态下即可测定。所谓的断裂韧性 K_{IC}，是指当材料中已存在裂纹或类似缺陷时，在未发生快速扩展的不稳定断裂过程中，材质能够展现的最大抗裂能力，详见本章第六节。

da/dN 与 ΔK 的关系曲线同 S-N 曲线类似，均用以展示材料的耐疲劳特性；其中，裂纹扩展速率曲线主要描绘最初出现裂痕之后裂痕的扩展过程，相对地，S-N曲线则用于阐述裂痕从出现到扩散直至断裂的整个生命周期。

（江　飞）

第十节　威布尔分析

材料性能参数常见的统计分布即为威布尔（Weibull）分布。威布尔分布模型是描述实际现象概率行为的最流行的统计模型之一，通常用于描述事件发生的概率分布，在可靠性分析中发挥着重要作用。威布尔分析基于威布尔分布模型进行，是一种用于评估材料的寿命和可靠性的统计方法，其在口腔材料领域广泛应用。

一、基本理论和用途

（一）基本理论

威布尔分布由瑞典工程师瓦尔德玛·威布尔于1951年引入。在概率论和统计学领域中，它是一种灵活的连续的概率分布，可以从威布尔分布族中选择恰当的分布，用合适的参数进行合理、准确的失效分析。威布尔分布的特点是能够适应各种类型的故障分布，因此被广泛用于分析各种产品的寿命特性。目前，它已成为可靠性工程和其他学科中引用最多的寿命分布之一。威布尔分布的概率密度公式为

$$f(x;\lambda,k) = \begin{cases} \dfrac{k}{\lambda}\left(\dfrac{x}{\lambda}\right)^{k-1} e^{-(x/\lambda)^k} & x \geq 0 \\ 0 & x < 0 \end{cases}$$

式中，x是随机变量；λ是比例参数；k是形状参数。

（二）用途

威布尔分析在口腔医学领域的研究中也得到了广泛应用，如临床研究中的生存率分析、口腔材料强度分析，以及口腔医学设备或材料的寿命、可靠性和失效模式评估。经总结，威布尔分析通常被用于以下方面。

1. 产品可靠性评估　通过拟合产品寿命数据到威布尔分布，可以评估产品的可靠性指标（平均寿命、失效率等），如通过威布尔分析研究口腔种植体的寿命分布，以确定其在一定时间内可能出现失效的概率，有助于医生和患者做出更准确的决策。

2. 故障预测　基于威布尔分布，可以预测产品在未来的故障率，有助于制订维护计划和预防措施，如用威布尔分布评估口腔医学设备（如超声洁治器、激光设备等）的可靠性和寿命分布，有助于制订更有效的设备维护和更新计划。

3. 产品比较　可以通过比较不同产品的寿命数据拟合威布尔分布，从而评估它们的寿命特性和可靠性表现。如通过威布尔分析对口腔修复或种植过程中使用的材料进行失效率

与时间的相关性分析，有助于更好地选择口腔材料并提前预防潜在的问题。

二、分析方法和结果解释

威布尔分析可以用于了解产品、设备或系统在不同时间点出现失效的可能性，并且可以帮助确定其寿命分布特征。

（一）分析方法

威布尔分析的具体步骤如下。

1. 数据收集与准备　收集相关产品、设备或系统的失效数据，包括失效时间或失效次数，确保数据的真实性、完整性和准确性。例如，在口腔种植体失败的案例中，需对种植体的使用年限和失效情况等资料进行收集并确定失效类型，如材料疲劳、种植体周围炎及其他原因。

2. 确定 Weibull 分布　对上述样本数据进行假设检验，确保数据符合威布尔分布的基本要求。通过绘制失效时间数据的概率密度函数（probability density function）或概率分布函数（probability distribution function）图，选择最佳的威布尔分布模型。根据参数不同，可选用的模型包括二参数威布尔分布模型、三参数威布尔分布模型、四参数威布尔分布模型和五参数威布尔分布模型。其余威布尔分布模型还包括截断威布尔分布模型、逆威布尔分布模型和对数威布尔分布模型等。可以使用统计软件进行拟合分布，并确定分布的形状参数和尺度参数。

3. 参数估计　威布尔分析的参数估计方法总体可分为三大类，即图像法、统计法及上述两种方法的结合。它们常被用以评估形状参数和尺度参数。常用的图像分析法包括累积分布图、威布尔概率图和风险率图等。在图像法中，参数估计需要通过绘制数据得到。该方法的主要缺点是没有完善的统计理论来确定小样本或渐近性质，但可在统计法的使用中作为初步评估。相比之下，统计法更为通用，适用于各种模型和数据类型。最常用的统计法包括最大似然估计（maximum likelihood estimation，MLE）或最小二乘估计（least squares estimation）。

以最大似然估计为例。假设在测试中共有 N 个分量的样本中有 r 个分量测试失败。根据威布尔分布，设 $t_1, t_2, \cdots, t_r$ 为 r 个失败分量的寿命，设 t_r 为其余 $n-r$ 个分量的滤波时间。标准双参数 Weibull 分布的似然函数为

$$L(\alpha,\beta) = \frac{N!}{(N-r)!}\left(\frac{\alpha}{\beta^\alpha}\right)^r \prod_{i=1}^{r} t_i^{\alpha-1} \exp\left\{-\frac{1}{\beta^\alpha}\left[\sum_{i=1}^{r} t_i^\alpha + (N-r)t_r^\alpha\right]\right\} \quad (5\text{-}10\text{-}1)$$

因此，对数似然函数为

$$\lg L(\alpha,\beta) = \lg\left[\frac{N!}{(N-r)!}\right] + r(\lg\alpha - \alpha\lg\beta) + (\alpha-1)\sum_{i=1}^{r}\lg t_i \\ -\left\{\frac{1}{\beta^\alpha}\left[\sum_{i=1}^{r} t_i^\alpha + (N-r)t_r^\alpha\right]\right\} \quad (5\text{-}10\text{-}2)$$

对两个参数求一阶导数，然后设它们为零，得

$$\frac{\sum_{i=1}^{r} t_i^{\alpha} \lg t_i + (N-r) t_r^{\alpha} \lg t_r}{\sum_{i=1}^{r} t_i^{\alpha} + (N-r) t_r^{\alpha}} - \frac{1}{\alpha} - \frac{1}{r} \sum_{i=1}^{r} \lg t_i = 0 \qquad (5\text{-}10\text{-}3)$$

和
$$\beta = \left\{ \frac{1}{r} \left[\sum_{i=1}^{r} t_i^{\alpha} + (N-r) t_r^{\alpha} \right] \right\}^{1/\alpha} \qquad (5\text{-}10\text{-}4)$$

求解式（5-10-3），可以得到形状参数α的MLE，然后由式（5-10-4）得到尺度参数β的估算值。对于MLE，似然方程式（5-10-3）需要用相关的软件程序进行数值求解。

最大似然估计因其良好的理论性质而受到许多研究人员的青睐。最小二乘法与威布尔概率图结合使用时，因其计算更为简便而应用最广泛。

4. **数据分析** 分析威布尔分布的参数估计结果和拟合程度，评估所选模型的适用性，并进行假设检验以确认模型的合理性。

5. **可靠性指标计算** 根据威布尔分布的特性，计算并分析相关可靠性指标，如失效率、可靠性函数等，以评估产品或设备的可靠性特征。

（二）结果解释

在进行威布尔分析后，需要对结果进行解释，并根据分析结果做出相应的决策。结果解释主要包括以下几个方面。

1. **拟合质量评估** 需要评估拟合的质量，常用的方法包括计算拟合优度统计量（如R^2），以及绘制原始数据和拟合曲线的$Q\text{-}Q$图进行直观比较。

2. **可靠性评估** 根据拟合的威布尔分布，评估产品的可靠性指标，可以计算平均失效时间、失效概率等指标，也可绘制失效率曲线进行可视化展示。

3. **结论与建议** 根据结果得出产品的寿命特性和可靠性表现，提出改进建议，如产品设计改进、维护策略优化等。

列举以下实例，对威布尔分布在口腔材料性能评估中的应用进行详细说明。

口腔陶瓷材料的断裂强度通常表现出显著的离散性，其统计性质需要借助威布尔分布函数加以描述；其中，威布尔模数作为威布尔分布函数中的一个重要参数，通常用于描述断裂强度实测值的离散程度，从而反映陶瓷材料的可靠性。作为实例，对两种不同钨钢车针（6刃、8刃，表述为TC1、TC2车针）的氧化锆试件表面进行处理（表5-10-1），采用双轴弯曲强度（biaxial flexural strength，BFS）的威布尔分析进行测试和评估，试件按照国际标准ISO 6872：2015进行8种表面处理，基于不同方法计算的强度数据及威布尔模数见表5-10-2。每组样本数为15个。

表5-10-1　实验分组

车针	表面处理	组名
TC1		TC1
TC1	喷砂（APA）	TC1+APA

续表

车针	表面处理	组名
TC1	橡胶抛光（RP）	TC1+RP
TC2		TC2
TC2	喷砂（APA）	TC2+APA
TC2	橡胶抛光（RP）	TC2+RP
无	橡胶抛光（RP）	RP
无		C

本研究的结果用统计分析软件（IBM SPSS Statistics 23.0，IBM，USA）进行统计分析及描述性分析，以确定BFS的平均值和标准差。连续变量的正态分布采用Shapiro-Wilk检验，显著性水平设为0.05。威布尔分析由尺度参数、形状参数和位置参数组成，并根据奎因（Quinn）等学者描述的方法使用线性回归确定。尺度参数（威布尔特征强度）对应于63.2%的失效概率，而形状参数（威布尔模数）表示强度数据的均匀性，从而表达材料的可靠性。

表5-10-2　试样的弯曲强度（σ_c）、特征强度（σ_θ）及其形状参数（威布尔模数，m）

组名	σ_c（MPa）	σ_θ（MPa）	m
TC1	260±10	283.86	18.3
TC1+APA	367±58	428	7.31
TC1+RP	351±89	418.74	4.4
TC2	256±17	287.69	15.06
TC2+APA	665±126	789	5.69
TC2+RP	587±149	694.97	4.4
RP	1191±91	1293	13.91
C	986±138	1039.80	7.28

结果显示，除RP组外，所有实验组的BFS都显著低于对照组，其中，喷砂和橡胶抛光处理后使得钨钢车针组的强度有所回升。下降最大的BFS出现在TC1和TC2组，这一强度下降也反映在特征强度σ_θ下降上，TC1组和TC2组无论是否经APA和RP处理，均没有显著差异。由此可见，威布尔模数m为反映材料强度可靠性的重要指标之一，m越大，表明材料强度的可靠性越好，均一性越佳。

（吴志芳）

第六章

化学性能实验

第一节 常用仪器

在口腔生物材料的研发与应用中,常规仪器占据了举足轻重的地位。这些精密的仪器能够对口腔生物材料的化学组成和特性进行准确分析,确保每一份材料都符合高标准的安全性与有效性要求。它们的引入不仅极大地提升了口腔生物材料的品质,更推动了口腔修复与种植技术的飞跃发展,为口腔疾病的治疗提供了更加坚实、可靠的材料支撑。这些仪器的运用无疑为口腔医学的进步注入了强大的科技动力。

一、粉末X射线衍射仪

X射线的发现使得科学家们逐渐能够分析更为复杂的物质系统。从分析简单的物质发展到分析复杂的生物大分子,揭示了众多物质的静态结构细节。众多分析技术中,X射线衍射技术有着独特的优势,如对样品无损害、无环境污染、快速且精确,成为获取晶体结构完整信息的优选方法。X射线光谱法包括X射线的发射、吸收、散射和衍射等。X射线衍射(X-ray diffraction,XRD)技术在材料科学、地质学、化学、药物学等多个领域都有着重要的应用,其中包括粉末X射线衍射法(PXRD)、单晶X射线衍射法(SXRD)及其他一些衍射方法,可以帮助准确鉴定晶体材料的相和结构。粉末X射线衍射技术基于布拉格定律,X射线的常用波长为0.01~2.5nm,与晶体内原子和原子之间的距离差不多相等,所以可以用于分析晶体材料的晶体结构。晶体因其广泛存在,以及在电子、航空、能源和生物工程等行业中的关键应用,受到了极大的关注。因此,X射线衍射是研究晶体结构的主要方法,也是最有效的手段之一。

(一)粉末X射线衍射仪的构成及原理

粉末X射线衍射仪虽然形式多样,用途不同,但基本构件大同小异,主要包括以下4个核心部分。

1. 稳定的X射线源 通过调整X射线管的阳极靶材和电压,可以实现对X射线波长和强度的精确控制,从而满足不同的测量要求。此外,X射线发生器的功率也可以分为标准功率(2~3kW)和高功率(通常超过12kW),其中旋转式X射线管更是一种典型代表。

2. 试样调整与定位系统 试样可为单晶、粉末、多晶或微晶形式。系统支持Phi/

Omega 等扫描技术，同时，静态扫描可以通过 q-q 方式进行（q 通常代表散射矢量，为描述入射和散射 X 射线之间关系的参数）。

3. 射线检测仪 采用先进的仪器测量技术和计算机处理技术，精确控制衍射强度和方向，从而获得准确的多晶衍射谱图数据。市面上存在多种 X 射线检测仪，如有七八十年历史的 NaI（Tl）（铊激活的碘化钠）闪烁检测仪、比例检测仪，以及先进的半导体制冷高能解析度硅检测仪等。

4. 衍射图处理分析系统 现代 X 射线衍射仪采用先进的自动化技术，搭载最新一代的智能分析软件，使其具备了更高效的操控性。尽管内置软件功能强大，但仍有许多优秀的第三方软件可供选择，以满足特定的数据处理和分析需求。

此外，1912 年劳厄等科学家的理论与实验证实了 X 射线在遇到晶体时的衍射现象，标志着 X 射线衍射学的重要发展。一束 X 射线穿过晶体，因为它的波长和原子的排布是一致的，所以它们之间会存在一种干涉现象，这就导致衍射的出现，并且这种现象会对晶体的内部结构造成重要影响。

（二）粉末 X 射线衍射仪的应用

1. 物相分析 X 射线衍射是探测物质微观结构的一种有效方法。每种晶体结构都会在 X 射线衍射过程中产生独特的图像，这些图像是晶体内部结构复杂变换的直接结果。通过对这些特征衍射谱图的解析，可以进行物相的定性分析。基于已知单相物质的标准衍射谱图，分析者可以通过比对未知样品的衍射谱图来识别其组成成分。通过衡量不同物相的衍射图案的强度，可以量化地估计各个成分的比例。

需注意 X 射线衍射目前仍存在一些问题，在实际应用中，一些样品中最显著的衍射线可能不对应任何单一相的主要衍射线，而是多个相的较弱衍射线的叠加。这可能导致与粉末衍射数据库中的标准卡片不匹配。在众多选项中查找与样品谱图匹配的标准卡片是相当复杂和耗时的。虽然计算机辅助搜索提供了一定的帮助，但其效果仍有限。定量分析过程中，如样品的准备、标准曲线的绘制及 K 值的计算等步骤烦琐。为简化这些步骤，有研究者建议利用标准数据和计算机模拟来进行多相拟合，这样可以通过调整各物相的比例直接生成模拟的衍射曲线，与实际测得的衍射谱图进行比较，从而提高定性和定量分析的准确性和效率。

2. 点阵常数的精确测定 点阵常数可用于描述晶体的结构，广泛应用于固态相变研究、固溶体类型的识别、固溶体溶解度曲线的确定和热膨胀系数的测定。它由分析 X 射线衍射图样中各个衍射线的位置（θ 角）来确定，其中每条衍射线的位置直接关联到相应的点阵常数。

测定点阵常数的精度受到波长精度和测量技术的双重影响。X 射线光谱学家负责处理波长的精确测定，而衍射学家专注于确立波长与衍射线位置之间的对应关系。理解每条反射线的密勒指数是进行点阵常数计算的基础。提高测量精度的关键在于选择较大 θ 角的衍射线，因为这些衍射线提供了更精确的晶面间距数据。为了进一步降低误差，常用图解外推法和最小二乘法进行精细校正，这些方法可以将测定精度提高至约 1×10^{-5}。

3. 应力的测定 X 射线技术在应力测定中用于评估材料的受力程度，它依据衍射图案的变化特征来分析。在材料科学中，X射线技术是评估材料应力水平的关键工具。该技术通过分析衍射图案的变化来量化受力情况。在宏观层面，整体的应力使材料中的晶粒产生均匀的应变，这一过程在衍射图中表现为衍射线向特定方向的移动；而在微观层面，晶粒间或单个晶粒内部的应力会导致应变分布不均，这通常反映为晶面间距的变化和衍射线方向性的位移。在更细微的层次，超微观应力会使原子从平衡位置偏移，从而影响衍射线的强度；通过监测X射线的强度变化，这些细微的结构变化可以被详细观测并分析。

X射线测定应力具有非破坏性、能够区分不同类型应力，以及在无须去除应力状态下进行局部和表层应力的测量等优点。

二、红外光谱仪

（一）红外光谱分析原理

红外光谱（infrared spectroscopy，IR）分析是一种无损分析技术，红外光谱技术基于分子在红外辐射下的振动-转动跃迁。利用分子对特定波长红外光的选择性吸收进行分析，得到物质的红外吸收光谱，也称为分子振动-转动光谱。随着红外光的照射，不同类型物质的化学键发生了显著的振动，这些物质的化学键可以是拉伸的、弯曲的，也可以是不规则的。通过观察这些物质的反应，可以推断它们的组成，以及所包括的物质类型。

当红外光穿透物质时，会触发分子从基态到更高的能级跃迁，尤其是当红外光的频率与分子内部的振动或转动频率相匹配时。这一过程不仅揭示了分子结构，也有助于识别不同的化合物。分子内部原子间的振动和转动通过改变分子的偶极矩而被红外光所感知，只有那些导致偶极矩变化的振动才具有红外活性。红外光与分子的相互作用产生的能级跃迁决定了吸收光谱中高峰的位置。在宏观上，这种吸收现象体现为透射光的强度变化。

（二）红外光区的划分

红外光区被划分成三个不同的长度部分：近红外波段部分、中红外波段部分及远红外波段部分。红外光区波段的划分见表6-1-1。

表6-1-1　红外光区波段的划分

波段名称	λ(μm)	σ(cm^{-1})	v(Hz)
近红外	0.75～2.5	13 333～4000	$4.0×10^{14}$～$1.2×10^{14}$
中红外	2.5～50	4000～200	$1.2×10^{14}$～$6.0×10^{12}$
远红外	50～100	200～10	$6.0×10^{12}$～$3.0×10^{11}$
常用波段	2.5～25	4000～400	$1.2×10^{14}$～$1.2×10^{13}$

注：λ为波长；σ为波数；v为频率。

红外光谱分析通常分为两个主要区域：近红外区和中红外区。在红外光谱中，可以使用0.75～2.5μm范围内的光谱来检测如稀土、过渡金属、水、醇、一些高分子化合物和含氢基团等。中红外光谱范围在2.5~50μm，它非常适合探索不同的分子结构，如异构体，也可以帮助更好地理解金属有机化合物、氢键和吸附现象等。这一区域因其对低频骨架振动的敏感性，能够有效地揭示分子的结构变动。

（三）色散型红外光谱仪

1. 色散型红外光谱仪工作原理 通过光源发出红外线，然后这些光线会被分成两部分：一部分会流入试样池，另一部分会流入参比池（图6-1-1）。这两部分光束都会被送入单色器。在单色器中，一个旋转的扇形切光镜会周期性地将光束分为试样光束和参考光束，它们交替通过色散装置（如棱镜、光栅）并最终到达检测器。当试样光束和参考光束的波长相同时，如果试样没有吸收该波长的光，检测器不会记录差异信号。

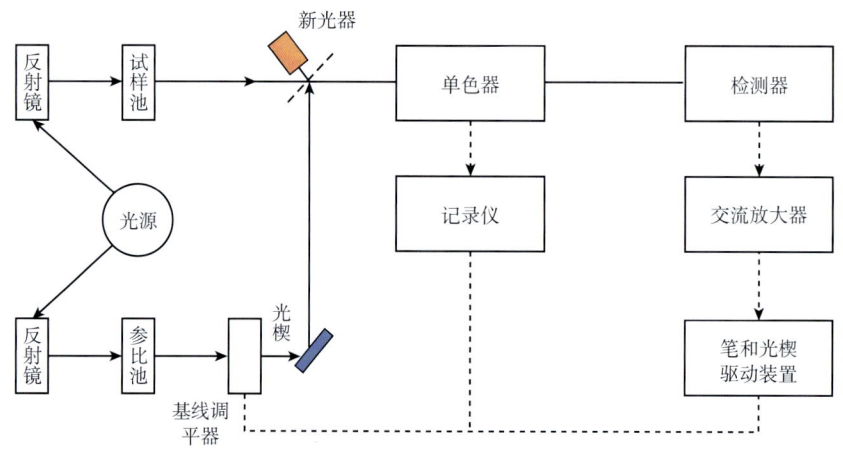

图6-1-1 色散型红外光谱仪工作原理图

当试样对特定波长的光发生吸收时，两束光之间的强度会不同，这种差异激发检测器产生一个交流信号。这个信号的频率取决于切光镜的旋转速度。之后，信号经由交流放大器放大，进而激活位于参比光路中的光楔——一种光学衰减器。光楔随后调整位置以抵消光强差异，从而使两束光强度相等。由于试样对不同波数的红外光有不同的吸收效果，光楔需要按照一定比例移动以平衡这些吸收差异。光楔的位置变动与记录笔保持同步，并且这些移动反映了试样的透光率，最终被记录在纸上。

随着单色器内棱镜或光栅的旋转，单色光的波数持续变化，同步于记录纸的移动，从而在记录纸上生成波数对应的透光率吸收曲线。

2. 色散型红外光谱仪组成部件 主要由光源、试样池、单色器、检测器等组成。

（1）光源：红外光谱仪通常采用多种光源满足特定的应用要求。惰性固体光源可以通过电加热产生高强度的红外辐射，而中红外光谱仪则使用能斯特灯和硅碳棒，这些光源的直径大多在1~3mm，长度大多在20~50mm。在室温下，它是非导体的；然而，当加热至500℃时，它会转变为半导体；而当加热至800℃时则成为导体。相比之下，硅碳棒是由碳化硅制成，具有较高的机械强度和长寿命，并且无须预热即可使用。

在分析光谱的不同部分时，光源的选择至关重要。对于远红外区，常选择高压汞灯作为光源。在近红外区，钨丝灯是一般的选择。当涉及监测气体浓度或水溶液中的吸收物时，可调二氧化碳激光光源是一个优选，这种光源的辐射强度通常显著高于黑体光源，提供了更高的检测灵敏度。

（2）试样池：红外光谱仪广泛应用于固体、液体和气体样品的分析。气体样品通常被引入抽真空的气体试样池中进行测定，液体样品形成薄膜，置于可拆卸池的两个窗格之间，固体样品通常采用压片法进行测试。为了让红外辐射通过，试样池的窗口通常由NaCl、KBr、CsI、KRS-5等材料制成。在测定固体样品时，通常会将其与纯KBr混合后进行压片。

（3）单色器：红外单色器是一种特殊的设备，其使用一个色散元件（如棱镜、光栅）、一系列的入射与出射管道，并利用反射镜将其中的信号进行聚集与分离。其通常采用高效的红外光学材料如NaCl、KBr、CsI制造。常用的红外光学材料及其最佳透光范围见表6-1-2。

大多数红外光学材料不能有效阻止水分的渗透，因此在使用时应特别小心。

表6-1-2　一些红外光学材料的透光范围

材料	透光范围 λ（μm）	材料	透光范围 λ（μm）
玻璃	0.3～2.5	氯化银（AgCl）	0.2～25
石英	0.2～3.6	溴化钾（KBr）	0.2～25
氟化锂（LiF）	0.2～6	溴化铯（CsBr）	1～38
氯化钠（NaCl）	0.2～17	KRS-5（溴化铊与碘化铊的混合结晶体，1∶1）	1～45
氯化锂（LiCl）	0.2～21	碘化铯（CsI）	1～50

（4）检测器：红外检测器包括真空热电偶、热释电传感器及汞镉碲检测器。真空热电偶检测器是用金属制成的低热容接点，通过吸收红外辐射，产生温差电动势，以此来测量辐射强度。

3. 傅里叶变换红外光谱仪（FTIR）　是一种多用途的仪器，由多个元件组成，如红外线发射仪、干涉仪、样品输送系统、检测仪、计算机控制板及数据处理软件。其主要工作原理是使用硅碳棒或高压汞灯来进行光学探测。硫酸三甘肽（TGS）、PbSe等干涉仪是目前应用最广泛的检测设备，可以按照扫描速度的差异将其划分为快扫描型与慢扫描型，前者可以满足较高的精确性，后者可以满足较低的精确性，特别是在FTIR系统上。

迈克尔孙干涉仪在FTIR中扮演核心角色，它将光源信号转换成干涉图，该干涉图经计算机处理后，通过傅里叶变换得到最终的光谱图。计算机负责控制仪器、收集检测器的干涉谱数据、积累和平均扫描信号、进行相位校正及执行傅里叶变换计算，最后处理得到光谱数据。与色散型红外光谱仪相比，FTIR的独特之处主要在于其干涉仪的使用和依赖计算机进行数据处理的能力。

（1）傅里叶变换红外光谱仪工作原理：见图6-1-2。迈克尔孙干涉仪是一种重要的仪

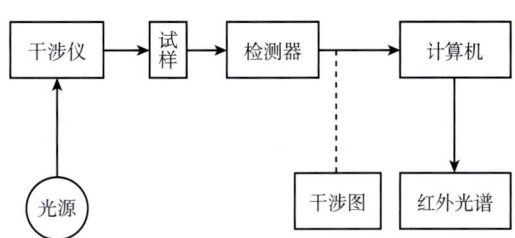

图6-1-2　傅里叶变换红外光谱仪工作原理

器，它可以接收来自光源的光，并将其分割成两个独立的部分，然后进行重组，从而产生干涉效应。当两束光的光程差为半波长的偶数倍时，相干光相互叠加，形成相长干涉，会在检测器上形成光强度峰值，即明纹；而当光程差为半波长的奇数倍时，相干光相互抵消，形成相消干涉，则会形成光强度极小值，即暗纹。

通过在干涉仪的光路上添加带有红外吸收特征的物质，它们将对某些特定频段的能量产生反应，从而改善干涉图样的强度和透射率，获取更加准确的光谱信息。这一过程为分析样品提供了详细的光谱数据，从而揭示了物质的分子结构特征。

（2）傅里叶变换红外光谱仪的优点

1）扫描速度极快：通常只需1秒左右，即可获取全部频率信息。这使得傅里叶变换红外光谱仪适用于非稳定性物质的确定。相比之下，色散型红外光谱仪通常需要较长的扫描时间，如8秒、15秒、30秒等。傅里叶变换红外光谱仪通过干涉仪进行分光，与色散型光谱仪不同，后者需要使用带狭缝的分光器。相较于传统的分光器，傅里叶变换红外光谱仪的记录速度更快，提高了信噪比，特别适用于快速记录光谱。

2）高分辨率：傅里叶变换红外光谱仪的分辨率通常为0.1～0.005 cm^{-1}，远高于传统仪器。这使得对于复杂光谱现象的研究变得更加容易，特别是对于气体混合物中的振动和旋转带的重叠。

3）高灵敏度：是傅里叶变换红外光谱仪的显著优势，使其能够检测极微量级（10^{-9}g）的样品。与之对比，色散型光谱仪需依靠适当宽度的狭缝来截取一定量的辐射能量。而傅里叶变换红外光谱仪的辐射通量并不依赖于狭缝，而是由干涉仪表面的尺寸决定。这种设计允许仪器在保持相同分辨率的条件下，拥有更高的辐射通量。结果是，仪器能接收到更强的信号，显著提升信噪比，从而增强检测能力。这使得傅里叶变换红外光谱仪在精细检测领域表现出独有的高效性能。

4）广泛的频谱范围：傅里叶变换红外光谱仪涵盖了10 000～10 cm^{-1}的光谱，传统色散型光谱仪只能测定4000～400 cm^{-1}的光谱。

傅里叶变换红外光谱仪具有广泛的光谱范围、高精度（可达到波数精度0.01 cm^{-1}）、高测量精度和高重复精度（可达到0.1%）。在整个光谱范围内，样品受到的干扰仅为0.3%的低强度杂散光。

三、激光拉曼光谱仪

激光拉曼光谱仪经历了技术的演进。早期的拉曼光谱仪主要使用汞弧灯作为激发光源，而所得的拉曼散射光经透镜聚焦后，经单色器分光，最终由照相干板记录光谱。然而，由于拉曼信号微弱，需要较大的试样量（至少10ml）和长时间的曝光（长达数天），并且即使微量杂质也会导致荧光信号淹没弱的拉曼信号。激光的亮度非常高，产生的拉曼散射信号也很强，单色性也很好，因此能够生成高质量的拉曼光谱图。此外，准直特性使得它能够将光束聚焦到试样的微小区域（直径小至几微米），从而获取这些区域的拉曼信息。拉曼光谱技术具有极强的灵敏度，可以捕捉到分子振动和旋转的细微变化，从而为化学物质的鉴定和分析提供一种全新的方式。

激光拉曼光谱仪可以通过色散或傅里叶变换来实现光谱测量，但是这两种仪器的光谱测量技术及其表现差异很大。

（一）色散型激光拉曼光谱仪

1. 激光器　是一种广泛应用于各领域的技术，包括连续气体激光器，如氩（Ar）离子激光器，主要波长为514.5nm和488.0nm；氦-氖（He-Ne）激光器，主要波长为632.8nm；而氪（Kr）离子激光器的主要波长为647.1nm和530.9nm。为了满足共振条件，可以选择与试样吸收谱带相近的激发线，或者使用可调谐激光器（如染料激光器）调节激发线的波长。常用激光器的激发线波长见表6-1-3。

表6-1-3　常用激光器的激发线波长

激光器	激发线波长（nm）
氩离子激光器	514.5、501.7、496.5、488.0、476.5、472.7、465.8、457.9、454.5
氪离子激光器	799.3、752.5、676.4、647.1、568.2、530.9、520.8、482.5、476.5、413.1
He-Ne激光器	632.8
染料激光器	800～430可变

2. 试样室　在激光拉曼光谱仪中扮演着至关重要的角色，其设计和功能如下。

（1）前置单色器：位于激光器和试样室之间，由光栅、反射镜和狭缝组成，用于选取特定波长的激光并降低杂散光的影响。

（2）照明方式：一般采用与激光呈90°的观测方式，称为90°照明方式。除此之外，还有一种180°的照明方式，可以收集到最大量的拉曼光谱数据。

（3）试样适应性：为适应各种形态的试样，试样室配备了三维可调平台、各式试样池和试样架，以便进行测试。

（4）旋转试样技术：针对长时间激光照射可能导致的试样热分解问题，可以采用旋转试样技术，快速旋转试样以降低分解作用，并对抑制荧光起到一定作用。

（5）温度控制：一些试样室配置了高温炉和液氮冷却装置，可实现试样室温度的变温，以满足实验的控温需求。

试样室在激光拉曼光谱仪中具有重要的功能，其设计和配置需要根据实验需求进行精心规划和选择。

3. 单色器　从试样室收集的拉曼散射光首先经过入射狭缝进入单色器。激光束激发试样产生拉曼散射，同时也会产生瑞利散射及试样室器壁等的强反射光。这些光通过会聚透镜收集进入单色器，但会产生很多杂散光，主要分布在瑞利散射线附近，严重影响了拉曼信息的检测。因此，为了满足拉曼光谱仪的要求，除了要求杂散光尽量低之外，还必须拥有极高的分辨率和透射率。

目前，主要采用全息光栅作为单色器的分光元件。然而，单光栅单色器对降低杂散光效果并不理想。相比之下，双联单色器能够有效地降低杂散光的水平。图6-1-3为一种商品双联单色器的光路示意图。该单色器由2个全息凹光栅（2000刻线/毫米）、7面反射镜及4个狭缝组成。试样的散射辐射在1处通过大孔径透镜会聚，并聚焦于第一单色器的入射狭缝1。光栅G_1将光束衍射并将所选波长辐射聚焦于出射狭缝2。这束光经过反射镜1至反射镜5后聚焦于第二单色器的入射狭缝3，并在第二单色器的光栅G_2进行衍射分光后聚焦于出射狭缝4。为了检测拉曼位移较低波数（接近激光波数）的拉曼散射，需要在双联单色器的出射狭缝处再加上第三个单色器，以获取高质量的拉曼谱图。

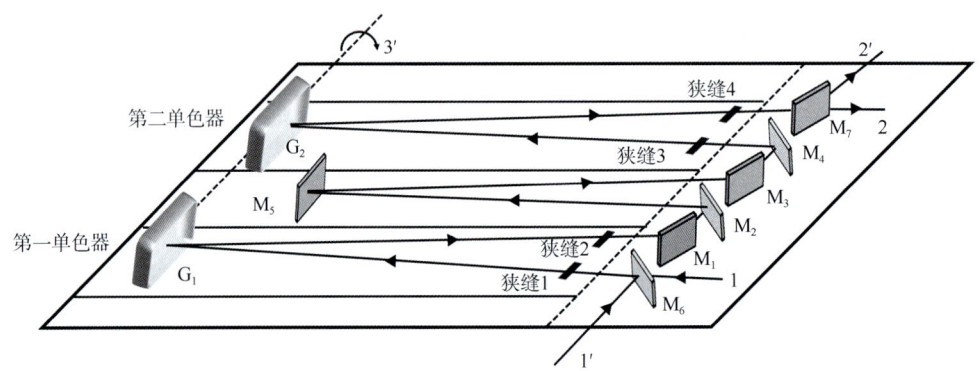

图6-1-3　双联单色器光路示意图

4. 检测器　在拉曼光谱仪中，光电倍增管成为常用的检测元件。通常情况下，采用砷化镓（GaAs）作为阴极的光电倍增管，其光谱响应范围为300~850nm。随着技术的进步，近代的测量设备已经大量使用阵列式光电检测器，如电荷耦合探测器，以提高测量精度和效率。将电荷耦合探测器置于拉曼光谱仪的光谱面上即可获得整个光谱，而且易于与计算机连接。

通过使用一系列精确的光学器件，如金属-氧化物-半导体（metal-oxide-semiconductor，MOS）和电荷耦合检测器，可以对多个相互关联的信号进行检测和传输。这些信号可以在一定程度上影响检测器的性能，并且可以将检测结果转换为可以用于分析的信息。通过适当周期性变化的电压，可以使电荷从一个电极移至相邻电极，并有序地传送至输出端（图6-1-4）。电荷耦合探测器技术具有卓越的量子性能，其暗电流和噪声水平极低，可以有效地检测微弱的光信号。

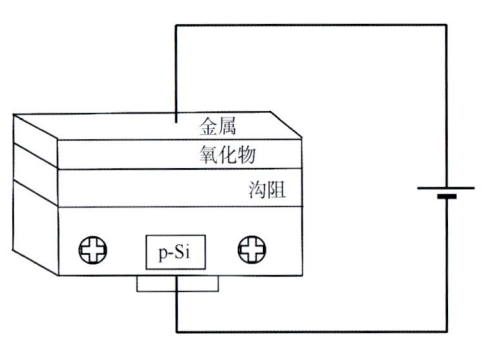

图6-1-4　用作电荷储存单元的MOS电容器示意图

（二）傅里叶变换近红外激光拉曼光谱仪

傅里叶变换近红外激光拉曼光谱仪（near-infrared Fourier-transform Raman spectrometer，NIR-FT-Raman光谱仪）是一种先进的光谱仪器，它将傅里叶变换红外光谱技术与近红外（1.064μm）激光相结合，可以更准确、快速地测量物质的组成成分，并且具有显著的色散效果，这使得它在光谱分析中具有独特的优势。通过使用近红外激光，可以有效地降低荧光背景，并且明显提高了分辨率、波数精度和重现性。另外，NIR-FT-Raman光谱仪具有快速扫描全波段范围的优势,操作简单方便。

尽管NIR-FT-Raman光谱仪具有出色的低波数区测量能力,但由于光学滤光器的局限性,它仍然无法与色散型拉曼光谱仪相比。为了更好地实现这一目标,该光谱仪采用了光路结构(图6-1-5),可以有效地提高测量精度。

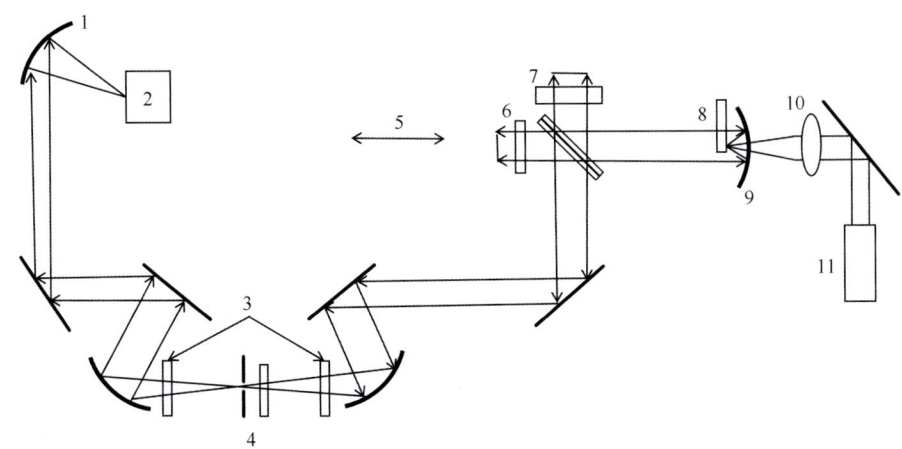

图6-1-5 NIR-FT-Raman光谱仪光路结构示意图

1.聚焦镜;2.Ge监测器(液氮冷却);3.介电滤光器;4.空间滤光片;5.动镜;6.分束器;7.定镜;8.试样;9.抛物面会聚镜;10.透镜;11. Nd: YAG激光光源

1. 近红外激光光源 采用Nd：YAG(掺钕钇铝石榴石)激光器作为近红外激光光源,产生波长为1.064μm的激发光,取代了可见光激光器。与可见光波长(如514.5nm)相比,1.064μm近红外激发光的波长约长1倍。拉曼散射的截面大小与激发线的波长成正比,因此它只能反映可见光514.5nm的波长。尽管存在这种不足,但傅里叶变换红外光谱技术可以解决这一问题。

2. 迈克尔孙干涉仪 使用氟化钙分束器能更好地捕捉拉曼散射的变化。使用干涉仪测量散射光的波长,并将其转换成快速傅里叶变换,从而获取拉曼散射强度与拉曼位移之间的关系。通常,扫描速度可达20张/秒,从而显著提升了分析效果,远超过传统的色散式测量设备。

3. 试样室 根据图6-1-5,为了获得最大的拉曼信号,实验室采取了背向照明的方式。此外,在使用近红外激光时,仪器的反射镜表面经过了镀金处理,以增强反射效果。

4. 介电滤光器 通过使用一组特殊的干涉介电滤光器,可以有效地抑制强瑞利散射光。这些干涉滤光片采用了光学干涉技术,它们由具有不同折射率的多层材料组合而成。

5. 检测器 采用高灵敏度的钢镓砷检测器,无论是在室内还是通过液氮冷却,都能满足检测需求。

四、X射线光电子能谱仪

X射线光电子能谱仪(X-ray photoelectron spectrometer,XPS)是一种用于物质表

面元素定性定量分析的仪器。西格巴恩（Siegbahn）等的研究成果为光电子能谱仪技术和谱学理论的发展做出了重大贡献，他们在1981年获诺贝尔物理学奖。X射线光电子能谱仪能够提供关于样品表面几纳米至十几纳米深度范围的元素组成和化学状态的详细信息。

（一）X射线光电子能谱仪的构成

X射线光电子能谱仪由X射线源、能量分离器和检测器等组件构成，如图6-1-6所示。X射线源通常采用铝或镁为阳极靶元素的X射线管，或者是同步加速器产生的千电子伏（keV）范围内的光电子。通过石英晶体聚焦后可获得半宽度为0.3eV以下的单色X射线，从而实现对试样的高分辨率照射。试样照射后发射的光电子经能量分离器分离并到达多道检测器，信号随后由计算机进行处理。能量分离器分为磁场型和静电型两类，其中静电型由于体积小、外磁场屏蔽简单等特点，较为常用。在静电型能量分离器中，通过连续改变电场，不同能量的电子产生不同的偏转，进而达到分离的目的。检测器采用单道或多道电子倍增器。在获得的电子能谱图上，不同元素的特征谱峰群清晰可见，一般选择元素的最强特征峰来鉴定元素。

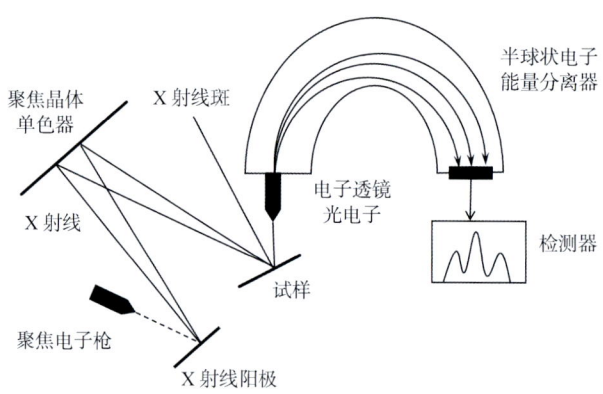

图6-1-6　X射线光电子能谱仪结构示意图

物理位移是由固体表面受到热力的影响及表面荷电的作用所导致的，而化学位移则是由元素的化学性质、结构和分布等因素所决定的。通过研究化学位移可以了解元素在固体微区的存在形态。

（二）X射线光电子能谱仪的应用

X射线光电子能谱仪采用无损分析科技，它的应用生产成本非常低，只需要10^{-8}g的试样，而且拥有较高的绝对灵敏度，能够准确地检测出10^{-18}g的物质。在分析化学中，它具有以下几个重要方面的应用。

1. 定性分析　是一种分析方法，通过使用一组特定元素的光学特性来测定相应元素是否在样品中存在。这种方法可以准确地测出H和He等重要元素。

2. 元素定量分析　在特定条件下，谱峰强度与元素含量成正比，但受多种因素的影响，其精密度为1%～2%，而相对标准偏差可高达10%。

3. 化学结构分析　化学位移与所处的化学环境相关。当氧化态升高时，内部电子的结合会变得更强，这会导致化学位移增大。此外，这种位移还会受到周围原子的电负性的影响。通过测定电子能谱图中的化学位移值和峰强度比，可以获得有关结构信息。

4. 固体化合物表面分析　是一个重要的研究领域，X射线光电子能谱技术具有无损、微区分析等特性，特别适用于测定催化剂表面活性。表面分析研究表面物质的化学反应，它可以检测氧化、还原、腐蚀、吸附和聚集等过程对表面组成和结构的影响。

五、质谱仪

（一）质谱仪的构成

通过对扇形磁场单聚焦质谱仪的研究，可以更好地了解其主要结构和功能。单聚焦质谱仪结构见图6-1-7。

1. 真空系统　当进行质谱实验时，为了确保实验结果的准确性，必须确保离子源、质量分析器及检测设备处于较为稳定的真空环境中。一般来说，离子源的真空值应该介于10^{-3}～10^{-5}Pa，而质量分析器则需达到10^{-6}Pa。过低的真空值有可能导致多种不良后果，如损坏离子源的线路、增强背景噪声，或者产生放电等。

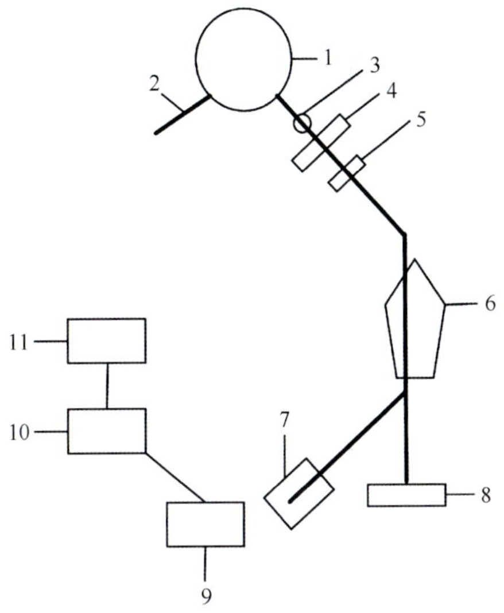

2. 进样系统　图6-1-8展示了进样系统的结构。针对气体和挥发性液体，一种常见的进样方法是采用贮样器注入方式，使用优质的玻璃和上釉不锈钢材料构建的贮存容器，能够将实验物质（约1Pa）的温度升到150℃，并通过微量注射器将物质溶解于液体，然后通过压力差将液体传输到更大的真空室内。对于高沸点液体和固体，采用探针杆进样方式。调节加热温度，将试样蒸发为气态，送入电离室。

图6-1-7　单聚焦质谱仪结构示意图
1.贮样器；2.接进样系统；3.漏孔；4.离子源；5.加速电极；6.磁场；7.离子检测器；8.接真空系统；9.前置放大器；10.放大器；11.记录器

3. 离子源　可以将气体或蒸汽转换成具有特定电荷的离子，从而进行分析。主要是电子轰击离子源，其原理如图6-1-9所示。

电子轰击在分子中打断化学键，产生碎片离子，为获得分子结构的关键信息提供了重要手段。然而，对于某些有机物质，尤其是分子量较大、极性大、难以汽化或热安全性差的物质，在电子冲击下易于破裂，这限制了电子轰击源的适用范围。为了应对这一挑战，开发了一系列软电离方法，如化学电离源、场致电离源、场解吸电离源和快速原子轰击离子源等。

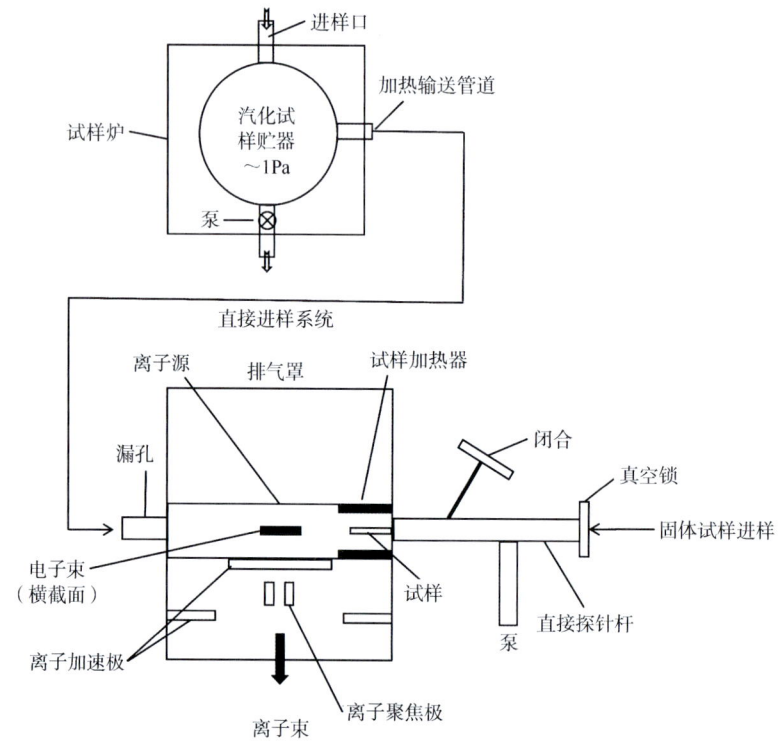

图 6-1-8 两种进样系统结构示意图

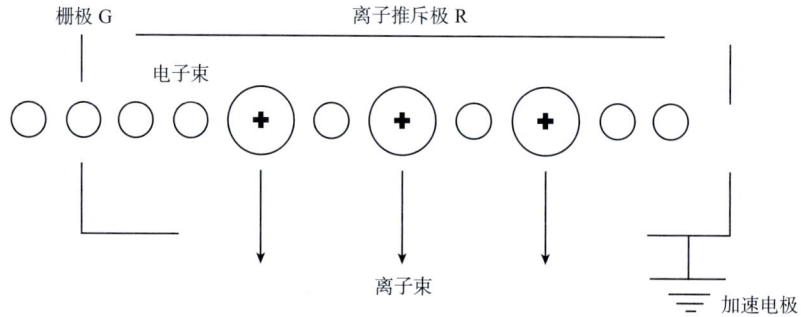

图 6-1-9 电子轰击离子源示意图

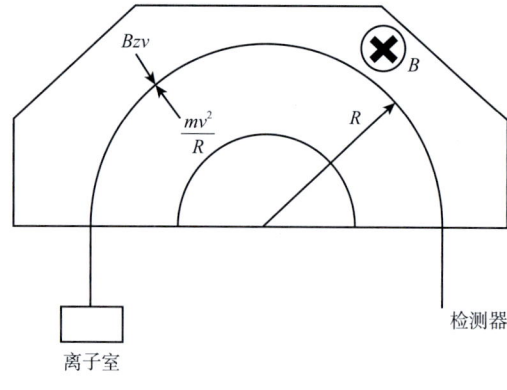

图 6-1-10 正离子在正交磁场中的运动示意图

4. 质量分析器 主要由电磁铁组成，其内部电场可加速离子。离子在加速电极电场的作用下获得速率，以直线方向运动。其动能由以下公式计算：

$$zU = \frac{1}{2}mv^2$$

式中，z 为离子电荷数；U 为加速电压。在一定的加速电压下，离子的运动速率与质量 m 有关。

当具有一定动能的正离子进入垂直于其速度方向的均匀磁场（质量分析器）时（图6-1-10），

受到磁场力（即洛伦兹力）的作用，它们只改变运动方向，从而做圆周运动。假设离子在磁场中做圆周运动，轨道半径（近似为磁场曲率半径）为R，则运动的离心力必然与磁场力Bzv相等，故

$$Bzv = \frac{mv^2}{R}$$

式中，B为磁感应强度。合并这两个式子可得

$$\frac{m}{z} = \frac{B^2 R^2}{2U}$$

该质谱方程描述了物质如何通过磁力作用来进行质谱分析，其表明物质的质荷比m/z、磁场的强度B及施加的最大磁矩都会影响物质的质量分布。因此，物质必须遵守质谱方程，才能够通过最大的质荷比，并且最终进入质谱分析器。

5. 离子检测器　常采用电子倍增器来检测离子流，如图6-1-11所示。当离子束碰触阴极表面时，会形成二次电子，这些二次电子在多级电极间经历倍增过程，最终在阳极上形成一个较大的电流信号。这种检测方式灵敏且快速，可测出极小电流，时间常数远小于1秒，但需要在定量分析时进行质量歧视效应的校正。

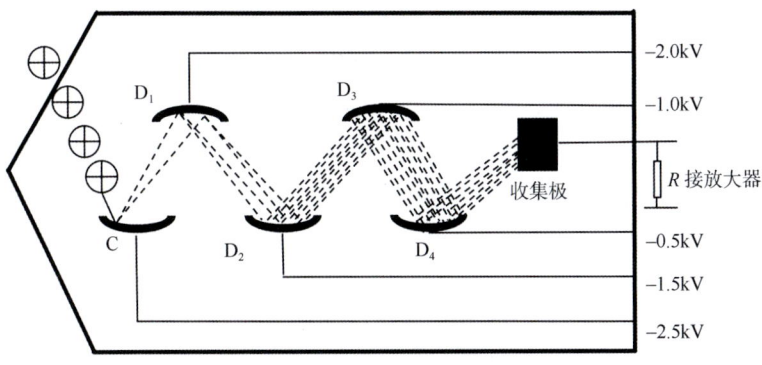

图6-1-11　静电式电子倍增器示意图
C、D₁～D₄均为电极

（二）质谱仪的分类

当前常用的质谱仪主要分为以下几类。

1. 无机质谱仪　通过使用火花源双焦点二次离子质谱仪（spark source double-focusing secondary ion mass spectrometer）、电感耦合等离子体质谱仪（inductively coupled plasma mass spectrometer，ICP-MS）或者二次离子质谱仪（secondary ion mass spectrometer，SIMS），可以获得更准确的结果。

2. 同位素质谱仪　可以分为两种：一种是小型低分辨率的，用于分析轻元素，如H、C、S等；另一种是大型高分辨率的，用于分析重元素，如U、Pu、Pb等。

3. 有机质谱仪　应用广泛，主要用于有机物的分析。其主要分为以下几类。

（1）按进样方式分类：很多类型的质谱仪都具有直接进样和联用分析两种模式。

1）气相色谱-质谱联用仪（GC-MS）：气相色谱-磁式质谱仪、气相色谱-四极质谱

仪、气相色谱-飞行时间质谱仪和气相色谱-离子阱质谱仪等。

2）液相色谱-质谱联用仪（LC-MS）：液相色谱-四极杆质谱仪、液相色谱-离子阱质谱仪、液相色谱-飞行时间质谱仪及各种其他液相色谱-质谱联用仪。

（2）按离子化方式分类：分为电子轰击质谱仪（EI-MS）、化学电离质谱仪（CI-MS）、快原子轰击质谱仪（FAB-MS）和电喷雾电离质谱仪（ESI-MS）等。

（3）按质量分析器分类：可根据使用的质量分析器类型将有机质谱仪分为单聚焦质谱仪、双聚焦质谱仪、四极质谱仪、飞行时间质谱仪、离子阱质谱仪和傅里叶变换质谱仪等。

4. 生物质谱仪 是为了解决生命科学领域中有关生物活性大分子的分析问题而发展起来的。该仪器主要采用软电离技术，包括电喷雾电离质谱仪、基质辅助激光解吸电离质谱仪（MALDI-MS）、快原子轰击质谱仪（FAB-MS）、离子喷雾电离质谱仪（ISI-MS）和大气压电离质谱仪（API-MS）等。

六、色谱仪

（一）色谱法的基本知识

色谱法是一种非常适合各种实验的技术，它能够快速、准确地提供各种物质的信息，并且能够使用各种各样的检测器。色谱分析在环境监测、药物开发、食品安全、临床诊断等领域有着重要的应用。在现代仪器分析中，色谱法以其高效分离、灵敏检测和快速分析而被广泛应用。它基于混合物中不同组分在两个相之间分配的差异来实现分离。这两个相包括固定相和流动相。样品被引入流动相，然后经过固定相的转化，各种成分以不同的速度运动，最终实现有效分离。这是因为流动相和固定相之间存在着显著的相互作用，使得各种成分能够有效地被分离。正确选择色谱条件和优化分离过程对于实现高效、高分辨率的分离至关重要。

色谱法有多种分类方法和角度。

色谱法是一种分析化学样品的方法，它通常包括气相色谱法、液相色谱法和超临界流体色谱法。这些方法都基于不同的流相，如气体、液体和超临界流体。

色谱法能够分成柱色谱法、纸色谱法和薄层色谱法，它们都是基于特殊的吸收剂制备的粉状薄层，而这些粉状薄层又能够用来作为色谱柱中的样品。

通过利用吸附色谱法和离子交换色谱法，可以有效地区分各种组成物质，其中吸附色谱法是根据吸附剂表面物理吸附性能的差异对各物质进行区分，而离子交换色谱法则是根据两相中各种组成物质的分配系数对各物质进行区分。

（二）气相色谱仪

气相色谱仪是一种先进的分析仪器，它可以准确、快速地检测出土壤中具有较高热稳定性但沸点不超过500℃的有机物质。

1. 气相色谱仪的工作原理 首先，从一定容量的钢瓶中抽取一定量的空气，随后通过调节减压阀，将其压力降至适当的水平，接着将其送至净化器，并通过调节阀调节至指定的流量，最后将其输出至色谱仪。通过精确的数据分析，每个样品都被送至特定的检测仪。这些检测仪能够捕捉样品的浓度和质量的波动，并通过数字显示技术来呈现。

2. 气相色谱仪的结构　气相色谱仪通常由五部分组成（图6-1-12）。

（1）气体传输系统由气源、净化器和控制器组成。一般使用氮气、氢气和氧气作为载气。

（2）进样系统由进样器和汽化室组成。气态试样可以通过注射器或定量阀进样，而液态或固态试样则可以在稀释或溶解后，通过微量注射器直接进样。

（3）色谱柱和柱箱通常配备有温度控制装置。色谱柱由管柱和固定相组成，管柱可以采用玻璃或不锈钢材质制成，而固定相则是色谱分离过程中至关重要的部分。

（4）通过检测系统，色谱柱中的各种组分会被转换成电信号，然后经过放大器进行放大，最终在数据记录装置中进行记录，从而生成一幅完整的色谱图。此外，还需要一个电源控温装置来维持这一过程。

（5）早期人们使用记录仪来收集数据，但现在已经开始使用积分仪或专业的色谱工作站来处理这些数据。

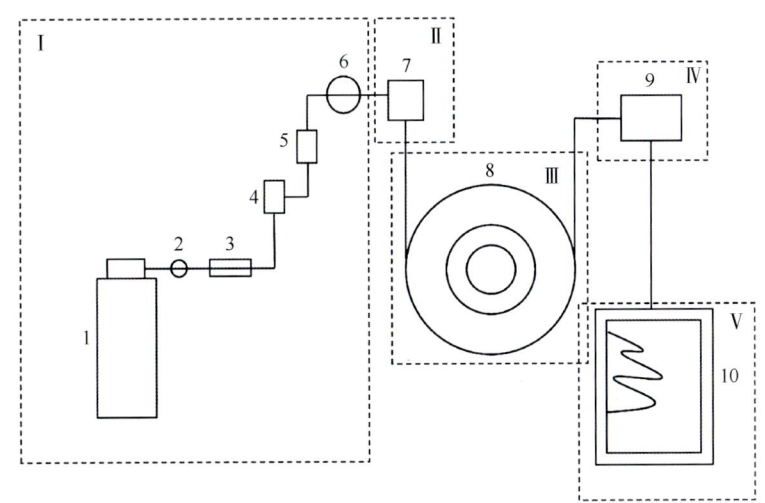

图6-1-12　气相色谱仪结构示意图

Ⅰ.辅助设备；Ⅱ.进样系统；Ⅲ.色谱柱；Ⅳ.检测系统；Ⅴ.数据处理系统。1.高压钢瓶；2.减压阀；3.净化器；4.稳流阀；5.流量计；6.压力表；7.进样器；8.色谱柱；9.检测器；10.记录仪

（三）毛细管气相色谱仪

1. 毛细管气相色谱法简介　毛细管气相色谱法（capillary gas chromatography，CGC）是一种利用高效毛细管柱对复杂组分进行气相色谱分离的方法。

根据色谱动力学理论，气相色谱填充柱在运行中存在涡流扩散问题，影响了柱效的提高。1956年，格雷（Golay）创造性地提出了非填充柱（空心柱）理论，并成功地制造出具有极高效率的毛细管柱。在次年发表的论文中，他首次提出了毛细管速率方程，使得毛细管气相色谱技术得以实现，为毛细管色谱技术的发展奠定了坚实的理论基础。毛细管色谱柱的出现极大地提高了色谱分离能力，一根内径为0.1～0.5mm、长度为10～300m的毛细管柱，总柱效最高可达10^6。

20世纪70年代末80年代初，随着拉制光导纤维技术的应用，石英弹性毛细管问世，毛细管色谱迎来了发展的黄金时期。在此期间，出现了许多新技术，如多孔层开管柱、键合和交联开管柱等。

2. 毛细管气相色谱仪结构组成 毛细管气相色谱仪的设计与填充柱色谱仪有很多相似之处，但是它在柱前增加了一个可以分离或不分离的进气口，而在柱后则增加了一个尾吹气路。通常使用的毛细管色谱仪是单气路，其流程见图6-1-13。分流/不分流进样方式见图6-1-14。

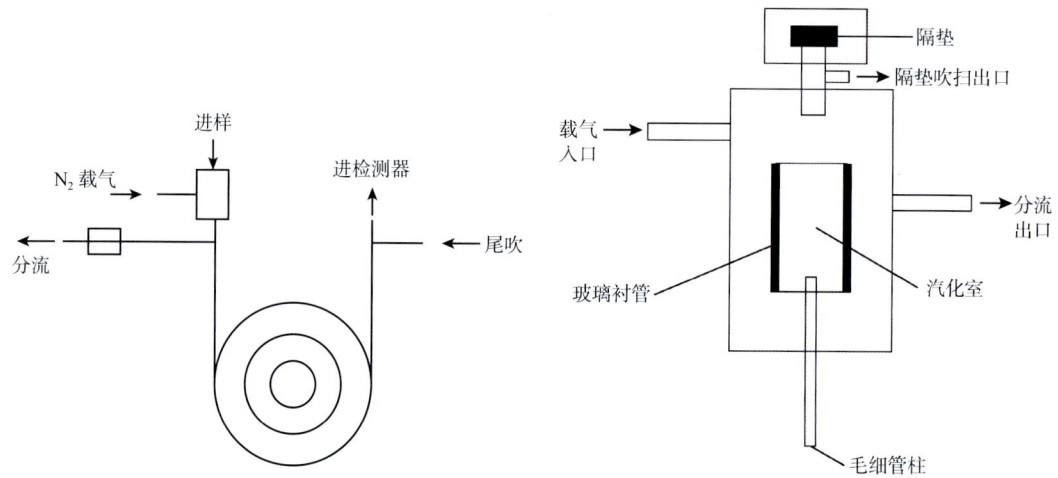

图6-1-13 毛细管色谱仪气路示意图　　图6-1-14 毛细管柱分流/不分流进样方式示意图

（1）在进样系统中，有多种方式可供选择，包括分流、不分流、冷柱头进样和全量进样等。其中，分流法是最常见的方式。在分流法中，由于进样量较小，汽化室出口被划分成两个独立的部分，大部分空气被排出，而剩余的样品则被收集到色谱柱上。这种方式的分流比一般为1：（30～120）。

（2）在尾吹系统中，尾吹气的增加可改善由柱后死体积突然增加而导致的严重纵向扩散，从而提高分离效果。

（3）在检测器系统中，由于毛细管柱内流速低、内径细、进样量小，检测器对灵敏度的要求较高。当进行快速分析时，峰宽可能会很短，甚至不到1秒，因此检测器和记录器的反应必须非常迅速，其中常用的检测器包括FID和ECD。

（4）在毛细管色谱柱系统中，毛细管色谱柱作为毛细管色谱仪的关键部位，具有高效、惰性、热稳定性好等特点。

3. 毛细管色谱柱的分类

（1）通常情况下，毛细管色谱柱的内径不超过1mm，包括填充式和开口式两种类型。

1）填充柱是一种特殊的柱子，它由两部分组成：填充毛细管柱和微填充柱。填充毛细管柱是将一种松散的载体填充到玻璃管内，然后用拉制工艺将其固定在表面。与之相似，微填充柱也采用相似的方法制备，但其直径更小，载体颗粒大小一般为几十到几百微米。当前，微填充柱的应用较为有限。

2）开口柱的种类繁多，其中不锈钢柱和玻璃柱较受欢迎。然而，前者的特点是缺乏良好的催化效果，而后者的特点则是表面光滑、耐腐蚀，更加适合工业应用。尽管如此，玻璃毛细管柱仍然在工业上得到了普遍的应用，它们的优势在于结构简单、操作方便。由于石英制毛细管柱具有化学惰性、优良的热稳定性、弹性和机械强度，成为主要选择。

（2）根据固定液涂覆方法的不同，毛细管柱可分为多种类型。

1）静态涂覆毛细管柱：在制备毛细管柱时，静置填料与液态固定液混合，然后填充到毛细管中，待固定液挥发后形成毛细管柱。这种方法通常需要较长的时间来完成。

2）动态涂覆毛细管柱：使用流动相通过毛细管时，将固定液溶解在流动相中，并通过毛细管，形成一层固定液覆盖于毛细管内壁。这种方法通常比静态涂覆方法更快速，并且可以得到更均匀的涂覆层。

3）凝胶固定液涂覆毛细管柱：在毛细管内壁形成一层凝胶固定液，常用于涂覆非极性填料。

4）溶液固定液涂覆毛细管柱：将液态的固定液填充到毛细管中，并允许其在毛细管内壁固化形成涂覆层。

4. 毛细管柱与填充柱的比较

（1）柱长和内径：毛细管柱较长，而填充柱则较短。同时，毛细管柱的内径通常小于填充柱的内径。

（2）固定液液膜厚度：毛细管柱的固定液液膜较填充柱薄，通常为 0.35~1.5μm。

（3）柱容量：毛细管柱的柱容量较低，因此允许的进样量较小。这也意味着对进样和检测技术有着更高的要求。

（4）分离能力：毛细管柱由于其柱长和其他因素的影响，具有更好的分离能力，尤其适用于分离复杂混合物。毛细管柱的总体效率显著高于填充柱，因此在处理复杂的混合物时具有明显的优势。

（5）相比率（β）和传质速率：毛细管柱的相比率较大，传质速率快，有利于提高柱效，也有利于缩短分析时间。

毛细管柱由于其特有的结构和性能，在分析过程中具有一些明显的优势，但也需要更先进的进样和检测技术。

（四）高效液相色谱仪

高效液相色谱仪通过应用先进的电子学原理、数字处理软件、智能控制系统及最新的仪器设备，可以快速、准确地进行样品的分离与测定，并且具有较强的灵活性。随着微处理机的普及，高效液相色谱仪取得了长足的进步，使其具有更好的自动化性能与准确性。

随着计算机技术的发展，高效液相色谱仪已经实现了极高的自控性，可以控制多种操作参数，包括溶剂梯度洗脱、流动相的流速、柱温度、自动取样、洗脱液的采集及检测器的设置。图6-1-15为高效液相色谱仪结构示意图。

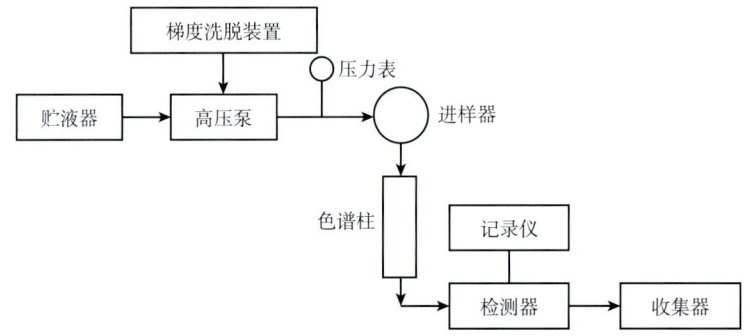

图6-1-15　高效液相色谱仪结构示意图

操作流程：首先，高压泵将贮液器中的流动相经过进样器送入色谱柱；接着，样品经由进样器注入流动相中，随后与流动相一同进入色谱柱进行分离；然后，分离后的组分依序进入检测器，检测器所输出的信号被记录仪记录下来，形成色谱图；最终，流动相和样品从色谱仪出口流出，并由馏分收集器进行收集。

七、液质联用仪

科技的不断进步提供了多种有效的生物化学问题研究技术手段，包括色谱技术和质谱技术。首先，针对那些极性高、热不稳定、挥发性差的生物大分子，可以探索新的软电离技术。其次，致力于推动液相色谱（LC）和质谱（MS）联用分析组分技术的发展，尤其是在生物复杂体系中的应用。

液相色谱-质谱联用简称液质联用（LC-MS），是一种强大的分析技术，LC用于将复杂样品中的组分分离，而MS用于鉴定和定量这些分离后的组分。通过LC分离，样品组分依次进入MS进行电离和质量分析，该过程能提供关于样品组分的详细分子信息，包括质荷比（m/z）、分子结构和浓度等。

气相色谱-质谱联用（GC-MS）在处理高极性、热稳定性差、挥发性差的大分子有机化合物时面临一定的挑战。液相色谱的特殊性使它能够更好地处理低沸点的样品，并且能够更准确地测定化学组成，从而取代了传统的化学分离技术。然而，将它们结合使用仍然存在一些技术难题，特别是当离子源的温度变化时，它们的测定精度会发生变化，因此必须加强对液相色谱和离子源的控制。传统方法下，难挥发、热不稳定的化合物在质谱仪中无法有效应用。随着20世纪80年代末采用大气压化学电离源（APCI）、电喷雾离子源（ESI）和粒子束接口（PB）等新型接口，LC-MS联用技术发生了巨变，实现了从零到一的跨越式进步。LC技术的创新，如减少流动相用量、采用微粒固定相和细径柱，也促进了LC-MS技术的发展。LC-MS已成为生命科学、医学、化学、化工等领域不可或缺的关键技术之一，其应用范围正在不断扩大，涉及环境学、农学等多个领域。尽管如此，仍需要指出的是，所有接口技术都存在一定的局限性，迄今为止还没有一种接口技术能像GC-MS接口那样被广泛应用。因此，对于现代化实验室来说，为适应LC分离化合物的多样性，可能需要应用多种LC-MS接口技术。

LC-MS检测是一种能够快速、有效地进行复杂试样分析的方法。它将液相色谱技术和质谱技术相结合，充分发挥了两种分析方法的优势，因此成为分析生物大分子和药物代谢产物的有效方法。随着液质联用检测的不断发展和完善，有机质谱的分析领域已经大大拓展。

（一）液质联用仪的构成

液质联用仪由四个独立的部分构成，即液相色谱、接口、质谱及数据处理系统，其中，色谱部分与传统的液相色谱仪有很多相似之处，而接口则是影响液质联用仪发展的重要因素。为了有效地结合色谱分离和质谱检测，必须使用特殊接口，将LC流动相中的大量溶剂去除，并使分离出的试样离子化，然后才能进入质谱分析。因此，液质联用技术的发展与接口技术的进步密不可分。20世纪90年代，随着大气压离子化（API）技术的推出，LC-MS联用技术取得了突破性进展，API接口的商业化使得LC-MS真正成为一种联用技术，其中电喷雾源应用广泛。

在LC-MS仪器系统中，除了连接到离子源的接口设备外，还有许多不同的质谱仪，它们可以用来测定物体的化学组成。四极杆解析器（Q）、电离阱解析器（trap）及飞行时间分析器（TOF）都属于这些联用仪器的重要组成部分。

LC-MS的计算机系统与GC-MS类似，但是LC-MS没有库检索功能。

（二）液质联用仪分析条件的选择

LC-MS的准确操纵取决于液体的类型、浓度及浓度梯度，而且必须符合特定的分析标准，以保证分析结果的准确性。为了避免出现误差，可以采用更加精细的分析方法，并且根据实验结果，精确调整液体的浓度，使其符合分析标准。LC-MS分离必须使用适当的溶剂，其中主要有水、甲醇、甲酸、氢氧化铵、乙酸铵等。为了获得更高的分离精度，应根据不同的分离特性，合理配制不同的溶质，分离时应考虑到分离的准确性，同时应尽量避免出现大的干扰。在许多情况下，即使对现有的色谱分离条件进行了优化，仍无法获得满意的联用效果，这时可以采用柱后修饰技术来解决。

（三）液质联用仪的主要信息

使用液质联用仪开展质谱检测，其原理和GC-MS一样，都需要对样品中的各种分子实施质量控制，从而获取最终的总离子流色谱图。尽管如此，该结果仍存在一定的差异。例如，一些特定的化学物质无法被传统的液相色谱法检测，或者无法被传统的LC-MS检测器检测，这就导致结果出现偏差。由于电喷雾的特殊特征，其所释放的分子数目往往很小，甚至完全不可见。因此，其所呈现的谱图仅仅包含准分子离子，这就使得其仅仅可以用来描述未知化合物的分子质量，却不具备描述其结构的功效，因而给定性分析带来了困难。

LC-MS的定量分析基本方法与普通液相色谱相同，但常用于分析体系极为复杂的样品，如血液等。

八、液态核磁共振波谱仪

液态核磁共振（liquid-state nuclear magnetic resonance，LSNMR）是现代有机化学、生物化学和药物化学研究中不可或缺的工具，它能提供分子的详细结构信息，包括分子内部的相互作用和动态过程。通过适当的样品准备和谱图分析，可以高效、准确地识别和定量分析复杂混合物中的组分。LSNMR是一种分析技术，基于某些原子核在外部磁场中吸收特定频率的射频（RF）辐射并重新辐射出来的性质，这一过程依赖于原子核的磁性质，特别是那些具有非零自旋量子数的原子核，如 ^1H（氢）、^{13}C（碳）等。当这些原子核被置于强磁场中并受到特定频率的射频脉冲激发时，它们会从低能级跃迁到高能级，然后放射出能量以回到低能级，产生的信号被检测并转换为核磁共振（nuclear magnetic resonance，NMR）谱图。通过分析这些谱图，可以得到有关分子结构、动力学和环境的详细信息。

（一）核磁共振波谱仪的构成

核磁共振波谱仪通常采用永久磁铁和电磁铁，可分别提供1.41T、1.87T、2.10T和2.35T等不同规格的磁感应强度。^1HNMR频谱的共振频率相应为60MHz、80MHz、90MHz和100MHz。

核磁共振波谱仪可根据其工作原理分为连续波核磁共振波谱仪和脉冲傅里叶变换核磁共振波谱仪两种类型。20世纪60年代，连续波核磁共振波谱仪的发展涉及多个组件，包括磁铁、扫描发生器、射频接收器、记录器（带积分器）及试样架。一般来说，每次对样品进行核磁共振测定需要5~10分钟。由于效率高，脉冲傅里叶变换核磁共振波谱仪取代了效率低下的连续波仪器，可以使用普通磁铁（共振频率介于80~100MHz）和高性能超导磁铁，并配备先进的计算机系统。它可以用于分析二维核磁共振波谱（2D NMR）、三维核磁共振波谱（3D NMR）甚至更高维度的核磁共振波谱。核磁共振波谱仪通常由磁铁、脉冲发生器、射频接收器、数据处理器及样品支架组成，它们共同构成了一个复杂的系统，可以用来获取准确的信息（图6-1-16）。

核磁共振波谱仪的结构如下。

（1）主磁场（main magnet）：产生强大的静态磁场，通常使用超导磁体来产生高强度的磁场。

（2）射频线圈（RF coil）：产生射频场，用于激发样品中的原子核共振，通常是一对互相垂直的线圈。

（3）探测线圈（detection coil）：用于检测样品中的原子核共振信号。

（4）梯度线圈（gradient coil）：产生空间梯度磁场，用于定位样品中不同位置的原子核。

（5）控制系统（control system）：用于控制磁场强度、射频频率和梯度场，以及数据采集和处理。

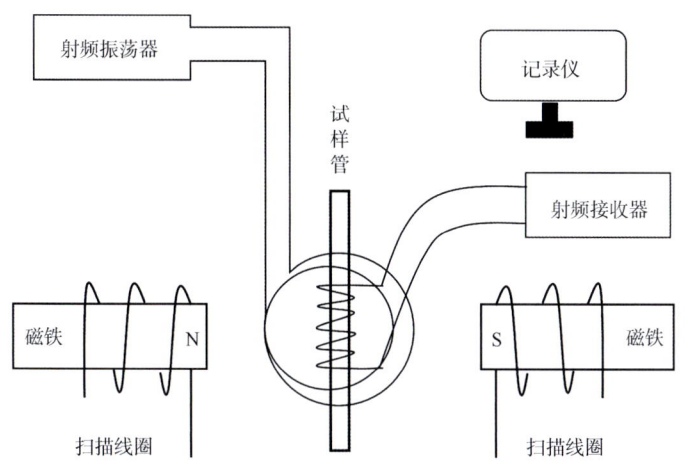

图6-1-16 核磁共振波谱仪示意图

核磁共振波谱仪的工作过程如下。
（1）应用静态磁场：样品置于主磁场中，使样品中的原子核在磁场中取向。
（2）射频激发：通过射频线圈施加射频脉冲，使部分原子核翻转取向，进入高能级。
（3）共振吸收：原子核从高能级返回低能级时，会发出特定频率的射频信号，称为共振吸收信号。
（4）信号检测：检测样品中的原子核共振信号，使用探测线圈转换信号为电信号。
（5）数据采集和处理：控制系统采集并处理共振信号，生成核磁共振谱图，分析化合物的结构和环境信息。

为了获得准确的核磁共振谱，首先必须将磁铁线圈接入电流，以产生足够的磁场强度。同时，射频振荡器会生成相应频率的无线电波，这些波将照射在试样上。通过调节磁感应强度，可以改变扫描线圈中的电流，使三个互相垂直的线圈达到共振状态。当这种状态出现时，接收线圈中就会产生电流，从而产生一个信号，这个信号就是核磁共振谱图。

（二）测试原理

液态核磁共振波谱仪的测试原理涉及外加磁场、共振现象、谱仪和信号处理。
（1）外加磁场：是实现液体核磁测试的关键，通常由超导磁体提供，其强度可在1.5～23.5T。外加磁场的方向对于核磁共振信号的解释至关重要，因为它决定了样品中原子核的能级分裂情况。
（2）共振现象：是基于原子核在外加磁场中的共振现象。原子核固有的自旋导致其具有磁性，当外加磁场与原子核的固有磁矩方向平行或反向平行时，能量最低，称为共振状态。利用射频技术，可以使处于共振状态的原子核进行能量转换，并释放出相应的核磁共振信息。
（3）谱仪：是实现液体核磁测试的关键设备，由射频发生器、场频固定器、探测器和数据处理系统组成。射频发生器产生射频脉冲，而场频固定器则可以控制外部磁场的强度和方向，探测器则可以接收和放大这些信号，并将其转换成电信号，最后，经过数据处理系统的处理和分析，就可以获得准确的核磁共振谱图。

（4）信号处理：是液体核磁测试的重要步骤。接收到的核磁共振信号经过傅里叶变换转换为频域上的核磁共振谱。核磁共振谱图上的峰对应不同的原子核，其化学位移提供了有关样品中不同原子核的信息，峰的强度和形状则揭示了样品的结构和性质。

液体核磁共振测试技术通过持续优化仪器设备的性能与革新信号处理算法，显著增强了其在科学研究和工业生产中的核心地位。

九、固态核磁共振波谱仪

固态核磁共振（solid-state nuclear magnetic resonance，SSNMR）是研究固态材料如聚合物、矿物、药物和生物大分子等的强大工具。它不仅能提供化学结构信息，还能揭示分子运动和相互作用。固态NMR与液态NMR相似，基于特定原子核在外部磁场中吸收射频（RF）辐射的能力。不同之处在于，固态NMR专门针对固态样品，由于固态样品中原子核的运动受到限制，导致谱线较宽，分辨率较低。通过引入一系列先进的技术，如魔角旋转（magic angle spinning，MAS）、交叉极化（cross polarization，CP），使得固态NMR可以有效地解决传统方法存在的局限性，从而大幅提升其信号的分辨率与精确性。虽然魔角旋转和交叉极化等技术的应用极大地提高了固态NMR的应用范围和实验效果，但是正确的样品准备和实验参数选择对于实现高质量的谱图至关重要。

（一）固态核磁共振波谱仪的基本原理

固态核磁共振波谱仪的基本原理涉及两大类相互作用：样品内部的相互作用和由外部环境施加于样品的作用。

（1）当静磁场施加在具有拉莫尔频率的特定核上时，会引发一系列的塞曼相互作用，这些相互作用可以通过核子的相对映射来描述。

（2）在X-Y平面，当受到外力干扰时，会产生一个振荡射频场，这种作用可以被用来检测待测样品。此外，在固体核磁共振实验中，当自旋量子数为1/2时，会形成两个不同的能级，而这两个能级的排列又会导致系统的能量更高。

为了准确测量核磁共振谱，首先需要给磁铁线圈施加一定的电压，使之产生足够的磁场强度。此外，在固态核磁共振实验中，由于能级分裂的存在，高能级和低能级的核子数量也会发生相应的变化，这正好符合玻尔兹曼分布的规律。通过施加振荡射频磁场，X-Y平面的磁化向量发生了一个明显的变化，从低能级的核子开始，磁化矢量朝着竖直方向增大，而高能级的核子则相对减小。射频脉冲的施加时间极短，通常仅为微秒级别，因此系统在施加射频脉冲后会迅速恢复到热力学稳定状态。

（二）固态核磁共振波谱仪的构成

固态核磁共振波谱仪的构成一般包括如下几个组成部分：磁体组件、射频发生器、接收器/发射器转换开关、探头、接收器、进样与载气及计算机控制模块。

1. 超导磁体 其在固态核磁共振波谱仪中扮演着关键的角色，固态核磁共振需要一个恒定且强大的外部磁场，通常在数特斯拉到数十特斯拉的范围内。超导磁体能够提供这样的磁场，而且由于存在超导性质，能够在低温下长时间保持这一强磁场。超导磁体产生的磁场通常非常稳定，几乎没有漂移和噪声，这对于高分辨率的固态核磁共振实验非常重要。在磁场稳定的情况下，可以获得准确的谱线形状和位置，从而更好地解析样品的结构和性质。固态核磁共振仪中，样品中的核自旋与外部磁场相互作用，产生共振吸收。因此，强度足够的外部磁场是必要的，以确保获得可检测的共振信号。超导磁体提供的强磁场可以确保检测的灵敏度和分辨率。

2. 射频发生器 固态核磁共振波谱仪中的射频发生器扮演着关键的角色，用于产生并传送与样品中原子核的共振频率相匹配的射频脉冲。射频发生器会产生与样品中核自旋的共振频率相匹配的射频脉冲。这些射频脉冲的作用是激发样品中的核自旋从低能级跃迁到高能级，形成共振吸收信号。通过改变射频脉冲的参数，如频率、幅度和持续时间，可以探索不同核自旋的共振行为。射频发生器还用于控制核磁共振实验中的各种参数，如脉冲序列的设计和时间控制。通过调节射频脉冲的特性，可以实现不同类型的核磁共振实验，如脉冲序列谱和弛豫实验等。射频发生器可以调节射频脉冲的幅度，从而控制共振吸收的强度。通过调节射频脉冲的幅度，可以实现不同核自旋的选择性激发，从而分析样品中不同类型的核自旋。射频发生器通常与核磁共振检测器（如接收线圈）同步工作，确保射频脉冲发送与检测信号接收之间的正确时间关系。这种同步操作对于获得准确的核磁共振谱图至关重要。

3. 接收器/发射器转换开关 在核磁共振仪的设计过程中，转换开关起着至关重要的作用，它由两组电路组成：一组与被安装在特殊静电环境下的探头相连，另一组则与接收器相通，以便捕捉由核心自转所发出的微弱射频信号。其主要功能在于根据信号的方向将其导向探头或检测器。

4. 探头 用于接收样品产生的核磁共振信号并将其转换成电信号。以下是探头在固态核磁共振波谱仪中的主要作用。

（1）接收核磁共振信号：探头的主要功能是接收样品中核自旋的共振吸收信号。这些信号通常是微弱的，因此探头必须具有足够的灵敏度和信噪比，以便准确地检测和测量样品中的核磁共振信号。

（2）转换为电信号：一旦接收到核磁共振信号，探头会将其转换成相应的电信号。这通常涉及探头中的线圈或天线产生感应电流，然后通过调谐电路和放大器转换成可以处理和记录的电信号。

（3）增强信号：探头的设计可以影响信号的增强程度。优化探头的设计和参数可以提高信号的灵敏度和分辨率，从而改善核磁共振谱图的质量。

（4）调节信号频率：探头通常可以调节，以适应不同核磁共振实验的要求。通过调整探头的参数，如频率和带宽，可以匹配样品中不同核自旋的共振频率，并实现选择性的信号检测。

（5）与射频发生器同步：探头与射频发生器同步工作，确保在射频脉冲发送后恰好接收核磁共振信号。这种同步操作是实现核磁共振实验的关键步骤，它确保了正确的时间关系，以获得准确的谱图。

5. 接收器 是一种非常精细的电气部件，由四个单元组成：预放大器、四相位接收器、数模转换器、相位传感器。

（三）固态核磁共振实验的特点

固态核磁共振实验具有一些特点，这些特点与液态核磁共振实验有所不同，主要是由于固态样品的性质和实验条件的限制。以下是固态核磁共振实验的特点。

1. 样品状态 固态核磁共振样品通常是固体或半固体状态，与液态核磁共振中的溶液样品有所不同。这导致在固态核磁共振实验中需要考虑样品的形态、晶体结构和动态性质等因素。

2. 样品制备 固态核磁共振样品通常需要经过特殊的制备过程，以确保样品的均匀性、结晶性和稳定性。这可能包括样品的磨粉、压片、晶体生长等处理过程。

3. 谱线宽化 固态样品中的分子间相互作用、分子运动及晶体结构等因素导致谱线的宽化。与液态核磁共振相比，固态核磁共振谱线通常更宽，这增加了信号解析的难度。

4. 化学位移分布 固态样品中的化学位移通常呈现出更宽的分布，这反映了样品中存在的不同环境或化学结构。这使得对样品的分析和解释更具挑战性。

5. 弛豫时间 固态核磁共振样品中的核自旋弛豫时间通常较长，这导致信号的衰减速度较慢。因此，固态核磁共振实验可能需要更长的数据采集时间，以获得足够的信号强度和准确性。

6. 非均匀性影响 固态核磁共振样品中可能存在的非均匀性和晶体畸变会导致信号的位置偏移和强度变化。因此，在固态核磁共振实验中需要采取措施来减小非均匀性的影响，如使用高分辨率的探头和样品旋转等技术。

综上所述，固态核磁共振实验具有一些与液态核磁共振实验不同的特点，需要考虑样品的状态、制备过程、谱线宽化、化学位移分布、弛豫时间和非均匀性影响等因素。这些特点需要在实验设计和数据解释过程中予以考虑，以确保获得准确和可靠的实验结果。

十、热重分析仪

（一）热分析法

热重分析（thermogravimetric analysis，TGA）广泛应用于材料科学、化学、药物、食品等领域，其对于研究材料的热稳定性、成分分析、制备条件对材料性质的影响等具有重要意义。热分析法的历史可追溯至200多年前。1780年，英国物理学家Higgins利用天文台来观察石灰粘合剂与原料的比例变化，并将其作为一项科学发现。而1887年，Le Chatelier则利用一个独立的热电极来探索粘合物的性质。随后，1891年，英国的Roberts-Austen首次使用热电偶的双向连接进行差热分析。1915年，日本的本多光太郎首先将"热天平"这一理论应用于热研究领域，随后，他又研制成功了全球第一台热分析仪。第二次世界大战结束后，热分析技术进入快速发展期，20世纪40年代末电子管式差热分析仪问世，

20世纪60年代已经可用于测定热值。1964年，Watson等学者首先构建"差示扫描量热"理论，随后迅速演变为基于差示扫描的量热技术，从而大大促进了热分析领域的不断改进与完善。

热重分析是一种测量材料随温度变化或在特定温度下随时间变化时质量损失的技术。它通过记录样品质量对温度或时间的响应来分析材料的热稳定性、组成、吸收、解吸、化学反应等。随着温度的升高，样品会经历一系列的物理性质和化学性质的改变，从而影响其质量。通过分析这些质量变化，可以获得有关样品的重要热化学性质和反应机理的信息。根据测量物理量的不同，发展了多种热分析方法，其中热重法（thermogravimetry，TG）、差热分析法（differential thermal analysis，DTA）和差示扫描量热法（differential scanning calorimetry，DSC）是比较有代表性的方法。除此之外，还有热膨胀分析法、气体释放法等其他方法可供选择。通过精确控制实验条件和仔细分析实验数据，可以深入理解材料性质和反应机理。

（二）热重分析仪工作原理与热重曲线

1. 热重分析仪工作原理 热重分析仪（也称为热天平）是一种用于测量物体的重力和温度变化的仪器，由天平、加热炉、控制温度的电路及数据记录系统组成。在热重分析仪工作原理示意图中（图6-1-17），样品被放置在加热炉中，以程序控温的方式进行加热或冷却。试验的温度严格按照给定速度线性升温或降温，而样品则通过机械方式与天平相连接。随着样品质量的变化，天平梁会偏离平衡点，即产生倾斜。通过光电系统监测这一倾斜度，并根据天平梁的倾斜度与质量变化的比例关系，得到质量和温度之间的关系，即热重曲线。

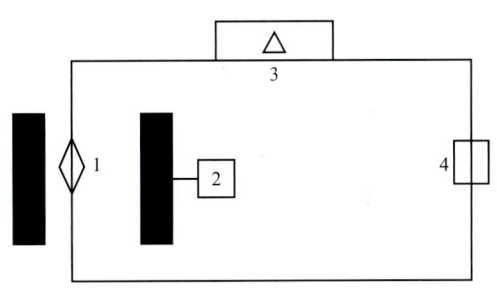

图6-1-17 热重分析仪工作原理示意图
1.样品；2.程序控温系统；3.天平；4.数据记录系统

2. 热重曲线 其记录了质量随温度变化的关系。根据热重分析仪的结果，可以确定物体的质量（g）和剩余质量的百分比（%）。此外，温度也会作为参考，一般采用摄氏温度（℃）或热力学温度（K）。典型的热重曲线见图6-1-18，其中，T_i代表物体重力分析仪首次检测重力的温度，T_f则代表物体重力分析仪在重力分析过程中的结束温度。AD段和BC段代表了一个稳定的范围，它们提供了一个可靠的参考点，用以描述物体的特性。若样品的初始质量为m_0，失重后的质量为m_1，则失重百分比为$(m_0-m_1)/m_0×100\%$。当多步失重时，就会形成多个平台，这些平台的失重量可以通过热重曲线来精确估算，从而可以更好地了解样品的热分解机制及其分解产物。由于物质的结构和组成各异，

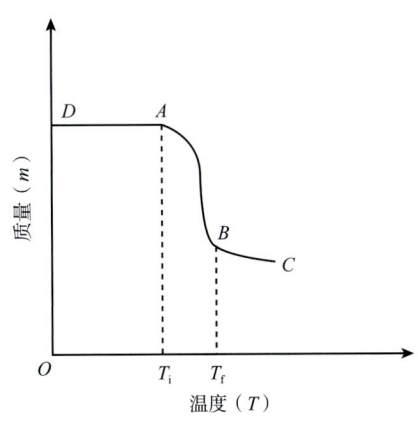

图6-1-18 固体热分解反应的热重曲线

在加热过程中会经历分解、脱水、氧化、还原和升华等物理化学反应，这些反应也会影响热重曲线的特征。

（三）影响热重分析的主要因素

影响热重分析的主要因素包括仪器的升温速度、环境气氛、挥发物再冷凝、坩埚及样品量等。

1. 升温速度 当温度上升时，温度滞后现象将变得更加明显，从而导致T_i和T_f的开始和结束温度都有所提高。此外，温度范围也将变得更加广泛，这将使曲线的分辨率降低，从而可能导致部分中间产物的信息被遗忘。因此，在进行热重法测定时，升温不宜过快，以免对实验结果产生影响。

2. 环境气氛 为了获得理想的结果，需要进行气氛控制，包括真空、静态控制和动态控制，以提供适当的气氛，以避免TG曲线受到热重分析仪周围环境的显著影响。在动态气氛中进行TG测定时，气体流速、气体纯度、进气温度等因素对TG曲线都有影响。

3. 挥发物再冷凝 在样品分解的过程中，由于挥发物的残留，它们可能会在较低的温度下凝结，从而对仪器造成污染，导致测量结果偏低。加大气体流速可帮助挥发物尽快离开样品皿。

4. 坩埚 在热分析中，坩埚必须具备良好的耐高温性能，并且在样品和环境中保持惰性，以避免产生反应活性和催化活性。

5. 样品量 样品量通常在2~5mg。如果样品量超出正常范围，将会增加传质阻力，从而使样品内部的温度变化更加剧烈，这将导致热效应的发生，从而使得样品的温度偏离线性升温的规律，最终影响TG曲线的形态。

（陈　凯）

第二节　口腔生物材料学中的基本化学知识

口腔生物材料学与化学有着紧密的联系，夯实基础化学知识，可以加深对口腔材料的认识和理解，因此了解化合物的命名规则、化学反应的分类及化学反应式的书写等基本化学知识十分重要。

一、化合物的命名

化合物按照组成可以分为无机化合物和有机化合物，两者的命名方式基本上有两种：系统命名法和习惯命名法，此外，有机物的命名还可以采用普通命名法（图6-2-1）。

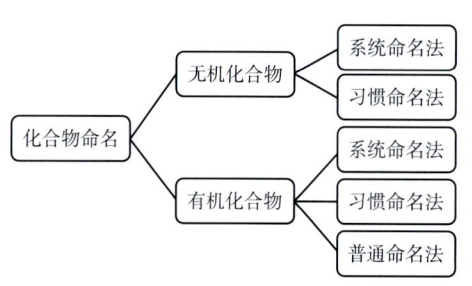

图6-2-1　化合物的命名方式

（一）无机化合物的命名

1. 系统命名法 该方法的目的是确定元素的名称并建立一套合适的命名规则对无机化合物进行命名，根据这套规则定出的名称，可以准确而清晰地表示无机化合物的组成成分和结构。

（1）化学介词：化合物的系统名称是由其基本构成部分名称通过化学介词连缀而成的。

1）化：表示元素与元素之间的简单化合。例如，镁离子（Mg^{2+}）与氯离子（Cl^-）化合得到的物质$MgCl_2$就称为氯化镁；氢氧根离子（OH^-）与锂离子（Li^+）化合而成的物质LiOH就称为氢氧化锂。

2）合：表示分子与分子或者分子与离子相结合。例如，$Co(ClO_4)_2 \cdot 6H_2O$称为六水合高氯酸钴，H_3O^+称为水合氢离子。

3）代：①母体化合物中的氢原子被某原子或者某基团取代。例如，NH_3中的一个氢原子（H）被一个氯原子（Cl）取代，得到的无机物为NH_2Cl，称为氯代氨；CH_3COOH中甲基中的一个氢原子（H）被一个氯原子（Cl）取代，得到的物质为$ClCH_2COOH$，称为氯代乙酸。②硫（或硒、碲）取代了母体化合物中的氧。例如，H_2SO_4中的一个氧原子（O）被一个硫原子（S）取代，得到的化合物为$H_2S_2O_3$，称为硫代硫酸。

4）聚：表示两个以上相同分子互相聚合，如$(HOCN)_3$称为三聚氰酸。

（2）基和根：指化合物中的原子基团，通过共价键的方式与其他组分进行结合的称为基，通过离子键的方式和其他组分结合的称为根。例如，氨基（—NH_2）、硫酸根（SO_4^{2-}）。

（3）特定的基名和根名

1）基名：羟基（—OH）、硫基（—SH）、醛基（—CHO）、氰基（—CN）、叠氮基（—N_3）、氨基（—NH_2）等。

2）根名：氢氧根（OH^-）、铵根（NH_4^+）、硝酸根（NO_3^-）等。

除了上面介绍的基本知识之外，还有元素、同位素等相关的命名规则。

（4）命名的次序：几种电负性组分同时与一种电正性组分化合时，或者几种电正性组分同时与一种电负性组分化合时，在绝大多数情况下，使用的是二元化合物的命名规则。命名时，将电负性较大的组分名放在前面，将电负性较小的组分名放在后面。

按照上述规定，混盐、复盐、一般卤氧化物等的名称如下所列。

1）混盐：BaClF——氟氯化钡；$BaClNO_3$——氯化硝酸钡。

2）复盐：$KMgCl_3$——氯化镁钾；$(NH_4)_2Cu(SO_4)_2$——硫酸铜铵。

3）卤氧化物：BiOCl——氯氧化铋；$MoOCl_4$——四氯氧化钼。

（5）其他无机化合物

1）含氧酸盐

A. 中式盐：酸中能被电离的氢全部被金属离子或电正性离子取代而得到的中式盐，命名为某酸某（金属）。例如，Na_2CO_3——碳酸钠；Cu_2CO_3——碳酸亚铜；$Ce(SO_4)_2$——硫酸铈。

B. 酸式盐和碱式盐：酸式盐中的氢用"氢"字表示，羟基盐中的氢氧根用"羟"字表示，氧基盐中的氧用"氧化"表示。"氢""羟""氧化"等字均置于金属名前，其数目用"一、二、三"等词头表示,"一"字通常略去。例如,MoO_2^{2+}——钼二氧根;WO^{2+}——钨氧根;SbO^+——锑氧根;NaH_2PO_4——磷酸二氢钠;$BiONO_3$——硝酸氧化铋/硝酸氧铋;$Cu(OH)IO_3$——碘酸羟铜。

C. 混盐和复盐:当有几个电负性组分同时存在时,在名称中将电负性较大的组分放在前面;当有几个电正性组分同时存在时,在名称中将电正性较小的组分放在前面。也可将混盐和复盐视作分子化合物来命名,在名称中将分子量较小的组分放在前面。例如,$KCaPO_4$——磷酸钙钾;$Ca(NO_3)Cl$——氯化硝酸钙;$(NH_4)_2Fe(SO_4)_2 \cdot 6H_2O$——六水合硫酸亚铁铵,俗称莫尔盐。

2)同多酸盐:有两种命名方法。①根据同多酸的名称,称为"几缩几(原)某酸几某",从化合物的结构式可以清楚地知道阳离子的数目,所以名称中的"几缩"二字一般可以略去。②将同多酸盐解析成酸酐和碱酐的比例(酸酐·碱酐)来命名,在名称中两者的比例使用阿拉伯数字来表示,数字在名称前面的方括号中,表示方式为[X:Y]某酸某。例如,NaB_5O_8——(七缩)正硼酸钠;$Na_2O \cdot 5B_2O_3$——[5:1]硼酸钠;$Na_2Si_3O_7$——(五缩)三(原)硅酸二钠;$Na_2O \cdot 3SiO_2$——[3:1]硅酸钠。

3)杂多酸盐:有两种命名方法。①将杂多酸盐解析成含水分子、成酸金属的氧化物及非金属元素酸的盐或两性金属元素酸的盐,在名称最前面加上中文数字来命名。②将杂多酸盐解析成含水分子、成酸金属的氧化物、非金属或两性金属的氧化物及成碱金属元素的氧化物,并用阿拉伯数字表示化合物的组成比例来命名。相比较而言,两种命名方法中,方法②较好。例如,$2K_2WO_4 \cdot 4MoO_3 \cdot 12H_2O$——十二水合四钼二钨酸钾;$2K_2O \cdot 2WO_3 \cdot 4MoO_3 \cdot 12H_2O$——12:4:2:2水合钼钨酸钾。此外,常见的杂多酸盐所含有的水分子的数目和各个组分的数目比例通常可以省去。例如,上面两者简称钼钨酸钾。

4)加成化合物:在命名时,常常会遇到一些加成化合物,它们的结构和组成不够明确。此时,可以使用组成加成化合物的各个组分之间加上中圆点的方法进行命名并且尽量避免在各个组分化合物名称之间加连缀词"合"字,各个组分化合物所包含的分子数可以在最终命名的名称的后面加上带括号的阿拉伯数字来表示。当未知结构组成的加成化合物的结构确定之后,应该按照配位化合物的命名规则进行命名。例如,$3CdSO_4 \cdot 8H_2O$——硫酸镉·水(3/8);$Na_2CO_3 \cdot 10H_2O$——碳酸钠·水(1/10)或十水合碳酸钠;$KAl(SO_4)_2 \cdot 12H_2O$——硫酸钾·硫酸铝·水(1/1/24)或十二水合硫酸铝钾或钾明矾。

2. 习惯命名法　在口腔生物无机材料中,大多采用习惯命名法进行命名。口腔材料种类繁多,在教学、科研和临床实践等不同应用领域,分类方法往往也不同,按照口腔材料的性质、用途、应用部位等均可以对其进行分类。若按照性质进行分类,其中口腔无机非金属材料涵盖范围广泛。

例如,口腔陶瓷材料按不同分类方式可分为单纯陶瓷和陶瓷基复合材料、氧化物系陶瓷和非氧化物系陶瓷、惰性陶瓷和反应性陶瓷、吸收性陶瓷和非吸收性陶瓷、植入体内陶瓷和非植入体内陶瓷等。习惯命名为长石质陶瓷,实际是天然钠长石($Na_2O \cdot Al_2O_3 \cdot 6SiO_2$)和钾长石($K_2O \cdot Al_2O_3 \cdot 6SiO_2$)的混合物。习惯命名为羟基磷灰石陶瓷,分子式为$Ca_{10}(PO_4)_6(OH)_2$。

（二）有机化合物的命名

有机化合物种类繁多，如何对其进行命名，对于认识有机物的组成和结构具有重要意义。

1. 普通命名法 是以分子中所含碳原子的数目来命名的。"天干"甲、乙、丙、丁、戊、己、庚、辛、壬、癸（碳数≤10）和汉字数字十一、十二……（碳数>10）表示有机物中碳的个数；对于碳链异构体的有机化合物的存在形式，则在名称前面加上形容词如正、异、新、伯、仲、叔、季等进行区分；对于烃的衍生物，可以用α、β、γ…希腊字母表示取代基的位置，对于碳链，从与官能团相连的碳原子开始按顺序排列，再加上官能团的名称来命名。例如：

$CH_3CH_2CH_2CH_3$　　　　　$CH_3CH_2CH_2CH_2OH$　　　　　$CH_3CH_2CH_2CH_2COOH$
　（正）丁烷　　　　　　　　　　（正）丁醇　　　　　　　　　　　（正）戊酸

$(CH_3)_2CHCH_3$　　　　　　$(CH_3)_2CHCH_2OH$　　　　　　$(CH_3)_2CHCOOH$
　　异丁烷　　　　　　　　　　　　异丁醇　　　　　　　　　　　　　异丁酸

$BrCH_2CH_2CH_2CHO$
　γ-溴代丁醛

2. 系统命名法 若以碳链的构造（碳架）分类，可以将有机化合物分为开链化合物和环状化合物。口腔生物材料主要是由无机复合材料、有机开链化合物或有机复合材料等制备得到，故下文主要对开链化合物（脂肪族化合物）的命名方式进行简单介绍。

（1）命名规则：有机物命名时，常常会用到"顺序规则"（sequence rule）。顺序规则早在20世纪50年代由Cahn、Ingold和Prelog提出，后来经过进一步的发展与完善，成为一种通用的标识构型方法。该规则是按照一定的原则或者方法先将有机化合物中的各个基团按顺序排列，然后再进行命名，包括以下内容。

1）原子序数大的优先于原子序数小的。

A. 单原子取代的化合物，原子序数的大小决定了单原子取代基的排列顺序，排在前面的是原子序数大的单原子取代基，排在后面的是原子序数小的单原子取代基。这类单原子取代基常常使用的排列顺序如下：I＞Br＞Cl＞S＞P＞F＞O＞N＞C＞D＞H。例如，

$H_3\overset{1}{C}\overset{2}{C}H_2\overset{3}{C}H\overset{4}{C}H\overset{5}{C}H_2\overset{6}{C}H_3$，由于原子序数中Br＞C，所以该化合物命名为3-溴-4-甲基己烷。
　　　　|　　|
　　　Br　CH₃

B. 如果化合物中包含两个单原子取代基，当第一个单原子取代基相同时，则比较与该取代基相连的其他原子，比较时，依旧按照原子序数的大小进行排列，先比较原子序数最大的单原子取代基，若仍然相同，则比较排序中居中的、最小的单原子取代基。

例如，—CH_2Br与—$CHCl_2$，第一个原子为C，与之相连的其余原子再按照原子顺序大小排列，则两者的原子顺序关系分别为—C（Br，H，H）和—C（Cl，Cl，H），相比较而言，Br在Cl的前面，所以—CH_2Br在前。

C. 如果基团中包含不饱和键双键和三键，可以认为该原子连接2个或者3个相同的原

子，如烯基、炔基等基团。

例如，—CH=CH₂（可看作一个C上同时连接了两个C），相当于C1与2个碳原子和1个氢原子、1个未知原子相连，C2与2个碳原子和2个氢原子相连。可以用以下方式表示：—HC¹=CH₂², C1（C, C, H, X）; C2（C, C, H, H）。

D.如果原子饱和键的键数不是4个，则可以假设存在原子序数为零的假想原子，将假想原子的排列顺序放在最后进行比较。例如，CH₃CH₂NHCH₃，N上连有3个基团，分别是—CH₂CH₃，—H，—CH₃，这时可以假想存在第4个基团，即原子序数为零的假想原子，顺序为—CH₂CH₃＞—CH₃＞—H＞假想原子。

2）相对原子质量大的优于相对原子质量小的：通过比较相对原子质量的大小决定优先次序，特殊的是，当原子序数一样大时，则比较质量数的大小，如同位素¹³C＞¹²C。

3）其他顺序规则：在立体化学中，各种取代基往往有着空间取向，化合物中存在相同的基团但取向不同时，构型表示的结果则不同，有时会使用如 cis（顺式异构）优先于 trans（反式异构）、Z 构型优先于 E 构型、RR 或 SS 优先于 RS 或 SR（R 和 S 表示手性分子的命名规则）等规则对具有立体构型的化合物进行比较。

除了上面的顺序规则外，对于母体结构的编号顺序则采用"最低系列原则"。该原则的内容如下：在给母体进行编号时，尽量使得取代基的位号处于小的位置，若未知化合物中有多个取代基，依次对取代基的大小进行比较，直至比较出真正的大小顺序。例如，

按照顺序规则和最低系列原则的要求进行命名，该化合物的名称为2, 3, 5-三甲基-4-丙基辛烷。

（2）命名步骤

第一步：选择主官能团。在含有多个官能团的化合物中，涉及主官能团（又称特性基团）的优先次序问题。一般来说，主官能团的优先顺序如下：自由基＞负离子＞正离子＞两性离子＞羧基（—COOH）＞磺酸基（—SO₃H）＞酸酐＞羧酸酯（—COOR）＞酰卤（—COX）＞酰胺基（—CONH₂）＞氰基（—CN）＞醛基（—CHO）＞酮基（—CO—）＞醇基（—OH）＞硫醇基（—SH）＞酚基（Ar—OH）＞硫酚基（Ar—SH）＞氨基（—NH₂）＞醚基（—O—）＞烯基＞炔基＞苯基＞烷基＞卤素基（—X）＞硝基（—NO₂）。

例如，

该化合物应命名为3-(4-溴丁基)戊-1,4-二醇。

第二步：选母体（主链）。①选主官能团最多的碳链为主链；②选择符合上述条件的最长碳链为主链；③其他都遵循系统命名法规则（在主链一样长的情况下，考虑支链的数目，支链数目多的优先）。

例如，

$$H_3C—H_2C—H_2C—\underset{\underset{CH_3}{|}}{CH}—\underset{\underset{\underset{\underset{CH_3}{|}}{CH—CH_3}}{|}}{\underset{|}{CH}}—CH_2—CH_2—CH_3$$

顺着箭头方向，该化合物的①号链和②号链均为由8个碳组成的最长链，相比较之下，②号链的支链数目更多，所以依据系统命名规则对②号链进行编号。该化合物的名称为2,5-二甲基-4-丙基辛烷。其中，该化合物有两种取代基，应将小的甲基基团放在前面，大的丙基基团放在后面，遵循顺序规则。

第三步：编号。开始编号的位置为距离主官能团最近的一侧，标出1，2，3，…其他都需要遵循系统命名法则。

例如，

$$HO—\underset{1}{CH_2}\underset{}{CH}\underset{}{CH_2}\underset{4}{CH_3}$$
（其中CH上连CH₃）

根据主官能团羟基（—OH）的位置，确定碳的序号从左到右为1、2、3、4，而非从右往左的顺序进行编号，所以该化合物名称不应该为3-甲基丁醇，应该为2-甲基丁醇。

第四步：取代基次序规则。确定主官能团和主链之后，再将其他官能团和支链当作主链上的取代基，此时遵循取代基次序规则进行命名。此前已经详细展开介绍，此处可简要概括为以下几点：①氢原子最小；②优先次序规则，按原子序数的大小进行比较，顺序大的为原子序数大的；③如果原子序数一样大，则看质量数的大小；④如果原子序数和质量数一样大，则看该原子所连原子的原子序数，使用②中的比较原则；⑤不饱和基团，含有碳碳双键、碳杂双键等不饱和官能团；⑥端基卤素原子和硝基与其他官能团并存时，一律视为取代基。

第五步：写名称。最后，有机化合物的名称参照以下格式书写即可得到有机化合物的全名。

基本格式：构型（R，S…）+取代基（取代基位置+个数+名称）+母体（官能团位置+名称）。

例如，

$$H_3C—CH_2—\overset{H}{\underset{CH_3}{C}}—\overset{H}{\underset{CH_3}{C}}—CH_2—CH_3$$

可命名为（$3R, 4S$）-3,4-二甲基己烷。

3. 习惯命名法　部分有机分子的命名表明了其来源。例如，HCOOH（蚁酸）；$CH_3(CH_2)_{10}COOH$（月桂酸）；CH_3OH（木醇）；聚甲基丙烯酸甲酯（PMMA，亚克力）。

二、化学反应的描述

在实验研究和生产实践过程中，往往需要通过化学反应实现从原材料到产物或者产品转化的目的。在一定条件下，化学反应的快慢对产物有什么影响？反应进行的程度怎样？此时，掌握化学反应相关的基础概念、化学反应速率、化学平衡等基本知识具有十分重要的意义。

（一）化学反应

化学反应是指分子在一定条件下先分裂成原子，原子再重新排列组合生成新分子的过程，在整个反应过程中常伴有发光、发热、变色、生成沉淀物等现象，判断一个反应是否为化学反应的依据是反应是否生成新的物质。了解了化学反应的基本概念后，如何对一个化学反应过程进行描述呢？

根据质量守恒定律，用规定的化学符号和化学式表示化学反应的式子称为化学反应方程式或者化学反应计量式。化学反应常常可以用化学方程式表示：

$$aA + bB \longrightarrow cC + dD$$

式中，A、B表示反应物；C、D表示生成物；a、b、c、d为化学计量数；→表示反应进行的方向。

然而，化学反应方程式虽然能告诉我们什么物质参加了化学反应，反应后生成了什么物质，以及反应物和生成物间的量的关系，但并不能说明从反应物到得到产物所经历的途径。这时，常常把化学反应所经历的途径称为反应机理或反应历程。

大量实验表明，绝大多数化学反应并不是一步完成的，而是分成几步甚至多步进行的，图6-2-2给出了化学反应过程的示意图。在化学反应过程中，由反应物（分子、原子、离子和自由基）一步完成直接转化得到生成物的化学反应称为基元反应（或称简单反应），由两个或两个以上基元反应构成的化学反应称为复杂反应。表面上看起来很简单的反应也可能是分几步进行的。

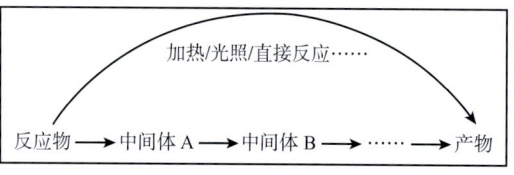

图6-2-2　化学反应过程示意图

例如，氢气和氧气反应生成水的过程，即

$$2H_2 + O_2 \longrightarrow 2H_2O$$

反应过程中，H_2和O_2在点燃的条件下分别分解成氢原子（H）和氧原子（O），2个氢原子结合1个氧原子得到水分子（H_2O），许多水分子再聚集得到水。在这个过程中，还存在决速步骤，即基元反应中速率较慢的那一步反应。

（二）化学反应速率

不同的化学反应的反应速率大不相同。有的反应进行得很快，如爆炸反应、无机化学中的酸碱中和反应等；有的反应则进行得很慢，如有机合成反应（有的需要几小时甚至几天的时间）、金属的腐蚀与生锈、橡胶的老化、溶洞的形成、自然资源煤和石油的形成等。在实验和生产中，需要加快反应速率得到产物；而对于有害的或者不利于生产生活的化学反应，则需要抑制或者最大程度地降低其反应速率，以减少损失（如金属的腐蚀和塑料的老化）。

1. 化学反应速率的表示方式 化学反应速率以单位时间内某一反应物的浓度（或者分压）的减小或某一生成物的浓度（或者分压）增大的绝对值来表示，是衡量化学反应进行快慢的物理量。如果化学反应在时间 $t_1 \sim t_2$ 内进行，某个反应物或者生成物的浓度从 c_1 变为 c_2，则反应在该时间内的平均速率为

$$v = \frac{|c_2 - c_1|}{t_2 - t_1} = \frac{|\Delta c|}{|\Delta t|}$$

式中，浓度的单位为 mol/L；时间的单位可以为秒、分钟或者小时；化学反应速率的单位可以是 mol/(L·s)。

对于绝大多数化学反应而言，平均速率并不是化学反应的真正速率。化学反应速率随着时间的延伸，每时每刻都在发生变化。时间的间隔越短，反应速率就越接近于真实值。化学反应在时间间隔 Δt 趋近于无限小时的反应速率称为瞬时速率，表示方式如下：

$$v_{瞬} = \lim_{\Delta t \to 0} \frac{|\Delta c|}{\Delta t} = \frac{|dc|}{|dt|}$$

根据平均速率 v 的定义，想要得到某化学反应在某时刻的反应速率，则必须测定反应物或者生成物在不同时刻的浓度，然后绘制浓度随时间变化的曲线，如图6-2-3所示。从曲线上找到某时刻 t 的斜率，dc/dt 数值的大小即等于该时刻的瞬时反应速率。

2. 反应活化能 在化学反应中，反应物分子必须近到一定距离（即相互碰撞），才可能发生化学反应。而在气体反应物分子间发生的千百万次碰撞中，绝大部分碰撞并不能发生反应，是无效的；只有极少数碰撞能够发生反应。我们把能够发生反应的碰撞称为有效碰撞。能发生有效碰撞的分子比其他一般分子的能量高，碰撞时导致原有的化学键断裂，用 E_0 表示发生有效碰撞时分子所具有的能量。其中，能量 $E \geq E_0$ 的分子称为活化分子，能量 $E < E_0$ 的分子称为非活化分子。

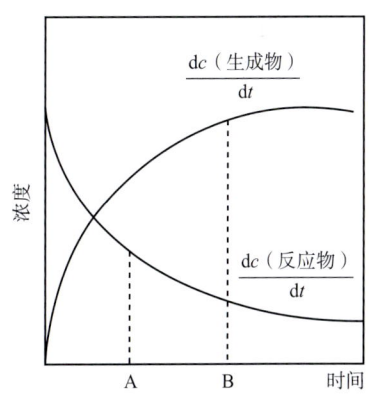

图6-2-3 反应物或者生成物浓度随时间变化曲线

在一定的温度下，反应物分子具有一定的平均能量 $\bar{E}$。例如，50℃时，N_2O_5 分子的平均能量 $\bar{E}$ 为4.03kJ/mol。在反应体系中，大部分分子的能量接近于 $\bar{E}$ 值，能量明显大于或者小于 $\bar{E}$ 值的分子只占少部分。非活化分子必须吸收足够的能量才能转变为活化分子。活化分子的平均能量 $\bar{E}^*$ 与反应物分子平均能量 $\bar{E}$ 的差值称为活化能 E_a，用下式表示

$$E_a = \bar{E}^* - \bar{E}$$

对于一个可逆的基元反应来说，A $\rightleftharpoons$ B 可以用图6-2-4表示反应热（ΔH）与正反应、逆

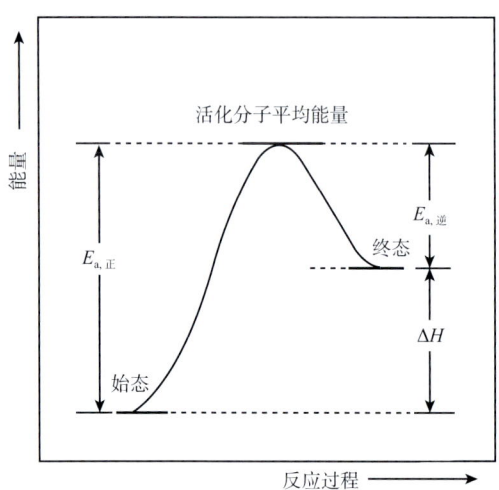

图6-2-4 反应过程能量变化示意图

反应和活化能之间的关系。图6-2-4中的$E_{a,正}$代表正反应的活化能，$E_{a,逆}$代表逆反应的活化能，ΔH表示可逆反应的反应热。

图6-2-4有以下关系式：
$$\Delta H = E_{a,正} - E_{a,逆}$$
对于吸热反应（$\Delta H > 0$），$E_{a,正} > E_{a,逆}$；对于放热反应（$\Delta H < 0$），$E_{a,正} < E_{a,逆}$。

3. 影响化学反应速率的因素 既有内部因素又有外部因素，其中内因是依据，外因是反应条件。反应速率快慢的最根本原因是反应的本质不同，是由反应物、生成物的性质决定的。不同的物质具有不同的活化能，相对应的化学反应速率就不同。但对于同一个化学反应，反应的外部条件，如浓度、温度、催化剂等因素，均会对反应速率产生影响。

（1）浓度对化学反应速率的影响：增大反应物的浓度会加快反应速率。对于一般的基元反应（$aA + bB \longrightarrow cC + dD$），其化学反应速率的计算通式为
$$v_c = k_c \cdot c^a(A) \cdot c^b(B)$$
式中，c为浓度；k_c为比例常数，称为反应速率常数，在数值上等于各反应物浓度均为单位浓度时的反应速率，即当$c(A)=c(B)=1mol/L$时，$k_c=v_c$。同时，该公式表明：在基元反应中，当温度不变时，化学反应速率和各反应物浓度幂的乘积成正比，各反应物浓度的指数为基元反应中各反应物在反应式中的系数，这一规律称为质量作用定律。

反应速率常数是表示化学反应速率快慢的特征常数。不同的化学反应具有不同的k值，k值越大，反应速率越快；反之，k值越小，反应速率越慢。对于某一个反应来说，反应温度一定，k值为常数，不随反应物浓度的改变而变化。然而，大多数化学反应并非基元反应，其反应方程式不能按照质量作用定律直接得到，必须通过实验确定，例如，
$$2NO(g) + 2H_2(g) \longrightarrow N_2(g) + 2H_2O(g)$$
经过实验测得，该反应的反应速率方程为
$$v_c = k_c \cdot c^2(NO) \cdot c(H_2)$$
而不是简单按照质量作用定律书写得到的以下方程：
$$v_c = k_c \cdot c^2(NO) \cdot c^2(H_2)$$

对于有固体存在或者纯液体参加的反应，这类反应的反应速率与固体或者液体的量无关。

（2）温度对化学反应速率的影响：大量事实表明，升高温度会使反应速率加快。以反应$H_2O_2 + 2HI \longrightarrow 2H_2O + I_2$为例，记录不同温度下该反应的相对反应速率值。

从表6-2-1可以看出，随着温度升高，反应$H_2O_2 + 2HI \longrightarrow 2H_2O + I_2$的相对反应速率随之增加。由此得出，温度升高，会加快分子的运动速度，从而增加分子间的有效碰撞次数；同时，升高温度，分子的能量升高，活化分子的百分数增加，所以有效碰撞次数显著增加，进而加快了化学反应速率。

表6-2-1　$H_2O_2+2HI \longrightarrow 2H_2O+I_2$的相对反应速率值

温度（K）	273	283	293	303	313
相对反应速率值	1.00	2.08	4.32	8.38	16.19

（3）催化剂对化学反应速率的影响：催化剂是指在化学反应中那些能够改变化学反应速率而在反应前后自身的组成、质量和化学性质保持不变的物质。例如，生物体中存在的各种酶可以促进体内各种反应的发生，工业上常用的万能催化剂五氧化二钒（V_2O_5）在烷烃、芳香烃、醇等的氧化反应中应用广泛。硫酸、硝酸、合成氨、尿素的合成，石油的加工裂解，以及高分子材料的合成等，都与催化剂有着紧密的联系。

催化剂在使用过程中参与了化学反应，改变了反应途径，改变了反应的活化能，进而改变了化学反应速率。表6-2-2中列出了一些反应在有或无催化剂存在下活化能的改变情况。

表6-2-2　催化剂对反应活化能的影响

化学反应方程式	E(kJ/mol) 无催化剂	E(kJ/mol) 有催化剂	催化剂
$3H_2+N_2 \longrightarrow 2NH_3$	334.7	167.4	$Fe-Al_2O_3-K_2O$
$2HI \longrightarrow H_2+I_2$	184.1	104.6	Au
$2SO_2+O_2 \longrightarrow 2SO_3$	251.0	62.7	Pt
$2H_2O \longrightarrow 2H_2+O_2$	244.8	136.0	Pt
蔗糖在盐酸溶液中分解	107.1	39.3	转化酶

从表6-2-2中可以看到，催化剂的存在大大降低了反应的活化能。反应的活化能降低，活化分子百分数增大，分子间的有效碰撞增加，导致反应速率加快。一般情况下，对于确定的反应，在一定温度下，采用不同的催化剂就有不同的反应速率常数k值。对于可逆反应而言，正反应的催化剂也是逆反应的催化剂，同一个催化剂可以同等程度地影响正、逆反应速率。

（三）化学平衡

1. 可逆反应　在实际化学反应中，一定反应条件下（温度、压力、催化剂等），只有少部分的化学反应可以完全进行。例如，

$$2\ KClO_3 \xrightarrow[加热]{MnO_2} 2KCl + 3O_2(g)$$

$$Zn + H_2SO_4 \longrightarrow ZnSO_4 + H_2(g)$$

由于在一定条件下，这些化学反应只向一个方向进行，故称为不可逆反应。

对于绝大多数化学反应，在特定的反应条件下，既可以向某一个方向进行，也可以向相反的方向进行，这时把该类反应称为可逆反应。例如，日常生活中常常会用到消毒水，其主要成分是次氯酸钠，而氯气作为一种剧毒气体，具有氧化性和还原性，可以与水发生反应生成盐酸和次氯酸，反应方程式如下：

$$Cl_2(g) + H_2O \longrightarrow HCl + HClO$$

在相同的反应条件下，该反应也可以向相反方向进行，盐酸和次氯酸可以反应生成有刺激性气味的气体氯气和水，反应方程式如下：

$$HCl + HClO \longrightarrow Cl_2(g) + H_2O$$

从上面的两个化学反应方程式可以看出，可逆反应的特点是：在一定反应条件下，反应不能进行到底。上述反应可以用一个方程式表示：

$$Cl_2(g) + H_2O \rightleftharpoons HCl + HClO$$

此时，为了表示化学反应的可逆性，常常用双向箭头"$\rightleftharpoons$"代替单向箭头"$\longrightarrow$"。习惯上把从左向右的反应称为正反应，从右向左的反应称为逆反应。

2. 化学平衡　指在特定的反应条件下，化学反应进行的程度，即化学反应所能够进行的最大限度。

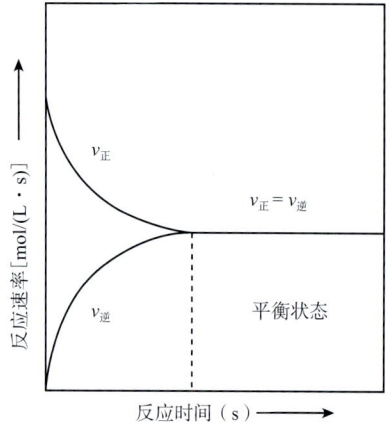

图6-2-5　化学平衡建立过程示意图

对于可逆反应，在一定条件下，随着反应的进行，反应物不断被消耗，正反应的反应速率随着反应物浓度的下降而减慢；与此同时，逆反应的反应速率随着生成物浓度的不断增大而逐渐增加。随着反应的不断进行，正反应速率将等于逆反应速率，此时正反应消耗反应物（如氯气）的速率等于逆反应生成该反应物的速率，反应体系中反应物和生成物的浓度不再随着时间的延长而改变，即化学反应在该反应条件下已经达到了极限。此时，把在一定反应条件下，可逆反应的正反应速率等于逆反应速率、反应物和生成物的浓度不再随时间变化而改变的状态称为化学平衡状态。图6-2-5为化学平衡建立过程示意图。

3. 化学平衡的特点

（1）化学平衡是一种动态平衡。反应系统达到平衡后，从表面上看，反应已经"终止"；而实际上，在反应系统中体系处于平衡状态时，正、逆反应仍在继续进行，只是此时$v_{正}=v_{逆}$。

在平衡状态下，单位时间内正反应使反应物减少的量和逆反应使反应物增加的量恰好相等，使得各个物质的浓度不变，因此这种平衡实际上是一种动态平衡。

（2）可逆反应达到平衡后，在一定条件下各物质浓度（或分压）不再随时间而变化。

（3）化学平衡是有条件的、相对的。当原本的平衡条件改变时，原有的平衡将被破坏，系统将在新的条件下进行反应直至达到新的平衡。

（4）化学平衡是可逆反应在一定条件下所能达到的最终状态。因此，达到平衡的途径可从正反应开始，也可从逆反应开始。

综上所述，对化学反应进行描述时，只有尽可能充分地考虑化学反应中所涉及的各种化学特性，才可以更加清晰、完整地理解整个化学反应过程。

三、化学反应式的表达及解读

在无机化学中，化学反应主要包括化合反应、分解反应、置换反应和复分解反应四大基本反应类型。在有机化学中，常常将化学反应分为取代反应、加成反应、聚合反应、消除反应、氧化反应和还原反应等类型，其中聚合反应包括缩聚反应、加聚反应和开环聚合反应等。

化学反应的分类见图6-2-6，可以使用不同的化学反应式对每种反应类型进行表述。

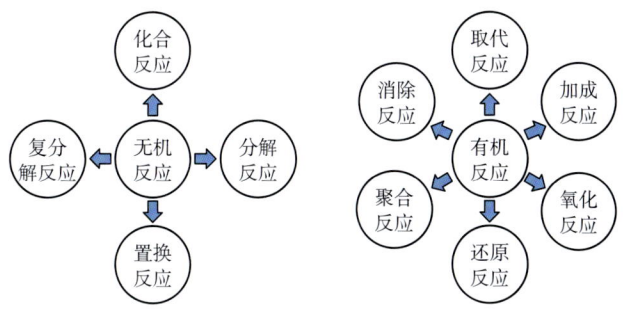

图6-2-6 无机反应和有机反应的分类

（一）无机化学中的化学反应式

1. 化合反应 指由两种或两种以上的物质反应生成一种物质的反应，包括金属与氧气的反应、非金属与氢气的反应等。部分反应属于氧化还原反应，可以用以下化学反应式简单表示：

$$A + B \longrightarrow C$$

化合反应在金属与氧气之间比较常见，很多金属都能与氧气直接发生反应。例如，金属钛在空气中和氧气反应时，低于100℃时反应进行得很慢，500℃时也只是表面被氧化，形成一层致密的氧化膜，这层表面氧化膜可防止氧气向内部扩散，具有保护作用，反应方程式为

$$Ti + O_2 \longrightarrow TiO_2$$

但是随着温度的升高，表面氧化膜开始在钛中溶解，氧气向金属内部晶格扩散，在700℃时氧气还没有大量进入金属内部晶格；超过700℃时，氧气向金属内部的扩散加速，在高温下表面氧化膜失去保护作用。

2. 分解反应 指由一种物质生成两种或两种以上其他物质的反应，即只有化合物才能发生分解反应。可以用下面的化学式表示：

$$C \longrightarrow A + B$$

碳酸分解可以产生水和二氧化碳：

$$H_2CO_3 \longrightarrow H_2O + CO_2(g)$$

3. 置换反应 指一种单质与化合物反应生成另外一种单质和化合物的化学反应。可以用下面的化学式表示：

$$A + BC \longrightarrow B + AC$$

例如，金属锌在酸性溶液中的反应：

$$Zn + 2HCl \longrightarrow ZnCl_2 + H_2(g)$$

4. 复分解反应　指由两种化合物互相交换成分，生成另外两种化合物的反应。可以用下面的化学反应式表示反应过程：

$$AB + CD \longrightarrow AD + BC$$

图6-2-7给出了无机反应中各种反应类型之间的关系。

（二）有机化学中的化学反应式

1. 取代反应　指有机化合物分子中的原子或原子团被其他原子或原子团所替代的反应，包括卤代、酯化、水解、硝化和磺化等反应。

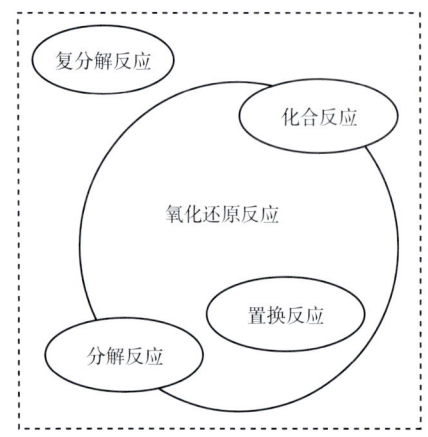

图6-2-7　无机反应中各种反应类型之间的关系

在光照条件下，烷烃（如甲烷CH_4）可以与卤素（如Br_2、Cl_2等）发生取代反应，得到一系列的混合物：

$$CH_4 + Cl_2 \xrightarrow{\text{光}} CH_3Cl + HCl$$

在硫酸存在的条件下，苯环上的氢会发生取代反应生成苯磺酸：

$$\text{C}_6\text{H}_6 + H_2SO_4 \longrightarrow \text{C}_6\text{H}_5SO_3H + H_2O$$

2. 加成反应　指通过在反应体系中加入作为加成反应物的试剂，将原物质中的不饱和键变成饱和键的反应。

乙烯和溴水在高温、高压条件下会发生加成反应，得到饱和烃类化合物：

$$H_2C=CH_2 + Br_2 \longrightarrow BrH_2C-CH_2Br$$

端炔的碳碳三键可以与亲核试剂[如氢氰酸（HCN）等]发生亲核加成反应，如乙炔和氢氰酸反应得到化合物丙烯腈（$CH_2=CH-CN$）：

$$HC\equiv CH + HCN \xrightarrow[80\sim 90℃]{NH_4Cl, Cu_2Cl_2} H_2C=CH-CN$$

3. 消除反应　指有机化合物在适当条件下，从该分子相邻的两个碳原子上脱去一个小分子（如H_2O）而生成不饱和（双键或三键）化合物的反应，又称消去反应。例如，卤代烃可以发生消除反应：

$$C_2H_5Br + NaOH \xrightarrow{\text{醇}} CH_2=CH_2(g) + NaBr + H_2O$$

4. 氧化反应　有机物与强氧化剂作用或者与氧结合或者分子中去掉氢原子的反应称为氧化反应。例如，乙烯在催化剂作用下发生氧化反应可制备乙醛：

$$2CH_2=CH_2 + O_2 \xrightarrow{\text{催化剂}} 2CH_3CHO$$

5. 还原反应　有机物与强还原剂作用或者与氢结合或者分子中去掉氧原子的反应称为还原反应。具体表现多种多样。

例如，乙醛在镍作催化剂、加热条件下可以被氢气还原得到乙醇：

$$CH_3CHO + H_2 \xrightarrow[\triangle]{Ni} C_2H_5OH$$

硝基苯可以通过催化加氢法，还原得到苯胺：

$$C_6H_5NO_2 + 3Fe + 6HCl \longrightarrow C_6H_5NH_2 + 3FeCl_2 + 2H_2O$$

6. 聚合反应　是高分子化合物最基本的合成反应，是指由许多单个分子互相结合生成高分子化合物的反应，主要包括加聚反应和缩聚反应。

（1）加聚反应：由不饱和的小分子通过互相加成而聚合成高分子的反应称为加成聚合反应，简称加聚反应。能够发生加聚反应的有机物包括烯烃、二烯烃及含C=C的物质等。

例如，乙烯在高温、催化剂条件下可以发生加聚反应得到聚乙烯：

$$nH_2C{=\!=}CH_2 \xrightarrow{TiCl_4, 100℃} [\!-CH_2-CH_2-\!]_n$$

（2）缩聚反应：有机物单体间去掉小分子化合物相互结合生成高分子化合物的反应称为缩合聚合反应，简称缩聚反应。通常酚和醛、氨基酸（形成多肽）、葡萄糖（形成多糖）、二元醇与二元酸、羟基羧酸等均能发生缩聚反应：

$$n\text{HOH}_2\text{C}-\text{CH}_2\text{OH} + n\text{HOOC}-\text{COOH} \xrightarrow{催化剂} [\!-\text{OCH}_2\text{CH}_2-\text{OOC}-\overset{\overset{O}{\|}}{C}-\!]_n + 2n\text{H}_2\text{O}$$

羟基苯甲醛在一定条件下也可发生自缩聚反应，直接酯化产生全芳族聚酯：

$$n\text{ HO}-\!\!\bigcirc\!\!-\text{COOH} \xrightarrow[\text{LiCl}_4]{\text{吡啶}} [\!-\text{O}-\!\!\bigcirc\!\!-\overset{\overset{O}{\|}}{C}-\!]_n + n\text{H}_2\text{O}$$

7. 其他反应　在有机化学中，除了以上介绍的6种化学反应类型外，还有一些其他的有机反应的应用也十分广泛，如分解反应、酸碱反应和显色反应等。

$$CH_4 \xrightarrow{高温} C + 2H_2(g) \quad （分解反应）$$
$$CH_3COOH + NaOH \longrightarrow CH_3COONa + H_2O \quad （酸碱反应）$$
$$6C_6H_5OH + Fe^{3+} \longrightarrow [Fe(C_6H_5O)_6]^{3-} + 6H^+ \quad （显色反应）$$

例如，选取三氯化铁溶液和苯酚溶液用于显色反应，三氯化铁溶液和苯酚溶液发生化学反应后会生成紫色的络合物离子，溶液由黄色变为紫色。

（鲁　艺　林孜怡）

第三节　无机材料的化学成分及结构分析

无机材料（inorganic material）可以由单一的元素构成，也可以由两种或两种以上的元素组成；还包括一些单一或者复合盐类物质，如陶瓷等。无机材料的化学组成千变万化，将一种材料中的某元素进行替换后，又可以得到另一种材料。材料的结构也多种多样，其性能也大相径庭，因此分析无机材料的化学成分和结构对研究和预测其性能有重要意义。

一、基本理论和测试用途

（一）基本理论

通过不同的分析技术和方法，确定无机材料中的各种组成成分及其含量，对样品进行定性定量分析的过程即无机材料的成分分析；通过不同的分析技术和方法，确定样品宏观及微观结构的过程即无机材料的结构分析。

无机材料的分析根据样品量不同分为微量分析和痕量分析；根据分析位置分为体相分析、表面分析和微区分析。

（二）分析测试方法及其用途

1. 传统分析方法 滴定分析法以化合物的化学反应为基础，历史悠久，是经典的分析方法。可以对化合物进行定性分析和定量分析，定性分析是根据反应现象鉴定化合物组成，定量分析是根据发生反应的化合物间的计量关系对各物质含量进行定量。

在实际的实验过程中，很多混合物因各组分性质相似，很难准确地对各组分进行定性或者定量，这时候就需要先分离该混合物，再进一步分析各组分。常用的分离方法包括过滤法、离心法、蒸馏法及结晶法等。

传统的分析方法所需仪器设备简单、操作简便，但是存在分析速度慢、灵敏度低等局限，结合现代化的仪器对化合物进行分析可以打破这些限制，因此仪器分析法在分析过程中是不可或缺的一部分。

2. 仪器分析方法 根据不同的分析原理，常用仪器分析方法可以分为光谱分析、色谱分析、质谱分析和能谱分析。光谱分析方法包括紫外-可见光谱法、红外光谱法、拉曼光谱法、荧光光谱法、原子吸收光谱法和电感耦合等离子体光谱法等；色谱分析方法主要包括气相色谱法和液相色谱法；能谱分析方法包括单晶X射线衍射、粉末X射线衍射、X射线光电子能谱、俄歇电子能谱（Auger electron spectroscopy，AES）和同步辐射等。其中，光谱、色谱和质谱分析主要用于材料的成分分析，能谱分析主要用于材料的结构分析。在实际测试过程中，有些测试，如原子吸收光谱、原子发射光谱、质谱等在测试前需要将样品溶解，属于破坏性分析方法；而像X射线荧光与X射线衍射分析方法可以测试固体样品，属于非破坏性分析方法。可以根据需求选择合适的测试方法或者调整多种测试方法的先后顺序。

二、滴定分析

滴定分析法用于含量大于1%的常量组分的测定，所需仪器简单、操作简易，是目前常用的定量分析方法之一。滴定分析法准确度高，分析误差可以达到±0.1%。

（一）滴定分析法的基本原理

将已知浓度的溶液滴加到待测物质的溶液中，或者将待测物质的溶液滴加到标准溶液中，使已知溶液或者标准溶液中的溶质与待测物质按照化学计量关系恰好完全反应，根据加入溶剂的浓度和体积，计算待测组分的含量。

（二）滴定分析法的相关术语

1. 标准溶液　已知准确浓度的某溶液。

2. 基准物质　可以直接用来配制标准溶液或者标定溶液浓度的物质。基准物质要满足以下条件：①纯度要大于99.9%；②性质稳定；③物质组成与化学式相符（是否含结晶水）；④分子量较大；⑤滴定时没有副反应。

常用的基准物质有纯金属、氯化钠、重铬酸钾、邻苯二甲酸氢钾等。

3. 待测溶液　含有待测组分的溶液。

4. 滴定　将标准溶液滴加到待测溶液的过程。

5. 标定　确定标准溶液浓度的过程。

6. 化学计量点　标准溶液与待测组分按照化学计量关系恰好完全反应的点，也称等量点或者理论终点。

7. 指示剂　在滴定过程中，加入到待测溶液中的可以通过颜色变化指示化学计量点的辅助试剂。

8. 滴定终点　滴定过程中，指示剂发生颜色突变时停止滴定的点。

9. 终点误差　化学反应的完全程度和滴定剂的适配度导致滴定终点和化学计量点不一致而产生的测定误差，也称滴定误差。

（三）滴定分析法的操作流程

1. 配制标准溶液

（1）直接配制法：称取一定量基准物质溶于溶剂后倒入容量瓶，定容至一定体积，根据基准物质的量和体积计算准确浓度。

（2）间接配制法：多数试剂不具备基准物质的条件，所以不能直接用来配制标准溶液。先将它们配成与所需浓度接近的溶液，再通过已知浓度的某溶液或标准溶液滴定该溶液的准确浓度的方法为间接配制法。

2. 标定标准溶液的浓度　用待标定溶液滴定一定量的基准物质的溶液来确定其浓度，或者用待标定溶液与已知准确浓度的标准溶液互相滴定来确定其浓度。

3. 测定待测物质含量　用已知准确浓度的标准溶液对待测物质进行滴定，通过到达滴定终点时消耗的基准物质的量计算待测物质的量。

（四）滴定分析法的分类

由于反应类型不同，滴定分析法包括酸碱滴定法、配位滴定法、氧化还原滴定法和沉淀滴定法。

1. 酸碱滴定法　以质子传递为基础，用来测定酸、碱含量，又称中和法。反应式为

$$H_3O^+ + OH^- = 2H_2O，H_3O^+ + A^- = HA + H_2O$$

2. 配位滴定法　以配位反应为基础，用于测定金属离子含量，常用EDTA作为滴定剂来滴定各种金属离子，反应通式为

$$M^{n+} + H_2Y^{2-} = MY^{n-4} + 2H^+$$

式中，M^{n+}表示金属离子，H_2Y^{2-}表示EDTA阴离子，MY^{n-4}表示金属离子与EDTA生成的配合物。

3. 氧化还原滴定法　以氧化还原反应为基础，测定有氧化还原性质的物质和能与氧化还原剂反应的物质的含量。

4. 沉淀滴定法　以产生沉淀的反应为基础，常用硝酸银标准溶液滴定卤化物，反应通式为

$$Ag^+ + X^- = AgX \downarrow$$

式中，X表示卤素。

（五）滴定方法

用标准溶液直接滴定待测样品的方法为直接滴定法，是常用的滴定方法。有些物质不能与标准溶液直接反应，可以将其转化为另一种物质，通过另一种化学反应进行滴定的方法称为间接滴定法。

如果待测溶液或固体与标准溶液的反应速率较慢，反应时间较长，或者没有合适的指示剂指示滴定终点，不能用直接滴定法。可以先向待测样品中过量加入准确量的标准溶液，待其充分反应后，再用另一种标准溶液滴定反应后剩余的标准溶液，进而计算得出待测物质的量，此滴定方法称为返滴定法。

三、混合物的分离和鉴定

在无机化学领域，常见的有固-固混合物、固-液混合物和液-液混合物三种类型，针对不同类型的混合物，分离方法也是不一样的。

（一）固-固混合物的分离

1. 升华法　主要用于在不太高的温度下分离有足够大的蒸气压的固体物质与其他固体物质。对固-固混合物进行加热，由于不同物质的升华温度不同，在加热过程中，升华温度低的物质先变成气态，气体遇冷凝华成固体，随着温度的升高，不同物质先后从混合物中升华，再凝华，这样就得到了多种纯净的固体。例如，加热分离I_2和SiO_2。

2. 溶解分离法　由于不同物质在同一溶剂中的溶解度不同，可以向混合物中加溶剂，溶解度大的物质会溶于溶剂形成溶液，溶解度小的物质会形成沉淀，这样固-固混合物就变成了固-液混合物，然后参照固-液混合物的方法将其分离。

（二）固-液混合物的分离

1. 过滤法 通过滤纸或滤布将不溶解的固体和液体分离的方法。常用的有常压过滤、减压过滤和热过滤三种类型。

2. 离心法 通过离心沉降将不溶解的固体和液体分离的方法，适用于颗粒较小的固体与液体的分离。

3. 倾倒法 如果沉淀的颗粒较大或者密度较大，可以利用固体的重力沉降进行固-液分离，待固体沉降在底部后，将上层液体倾倒出来，这种分离方法称为倾倒法。

（三）液-液混合物的分离

1. 蒸馏法 与前面提到的升华法有异曲同工之妙。对互溶的液体混合物进行加热，由于不同物质的汽化温度不同，在加热过程中，汽化温度低的物质先变成气态，气体遇冷液化，随着温度的升高，不同物质先后从混合物中汽化，再液化，这样就得到了多种纯净的液体。

2. 分液法 对于不相溶且密度不同的液体混合物，可以通过分液漏斗对其进行分液，密度大的在下层，密度小的在上层。

（四）其他分离方法

除了上述提到的分离混合物的方法之外，还有在溶液中分离溶质的情况，这时候可以采取的分离方法主要有蒸发法和结晶法。

1. 蒸发法 对溶液进行加热并不断搅拌，使溶剂挥发从而只留下溶质的方法。例如，将食盐水中的水蒸发掉，得到氯化钠固体。

2. 结晶法 将溶液加热并使部分溶剂挥发，从而得到接近饱和的热的溶液。随后，停止加热，在溶液冷却的过程中，溶质的溶解度随着温度降低而减小，所以溶质会慢慢从溶液中析出。这种分离方法称为结晶法。

（五）混合物分离后的鉴定

不同物质由于元素组成不同，结构不同，采用不同的测试分析方法时都有自己独特的谱线，这也可以称为化合物的"指纹"。通过这些谱线，可以识别物质的"身份"。因此，可以通过红外光谱法、紫外-可见光谱法、质谱法、固体核磁共振及X射线衍射等分析手段对物质进行鉴定。

四、晶体的判断和物相分析

无机材料的聚集态形式一般是固态，可以分为晶体和非晶体。晶体的粒子在三维空间呈周期性有序排列，具有各向异性和自范性，熔点固定，如常见的氯化钠、金刚石等；非晶体的粒子排列相对无序，具有各向同性，无自范性，熔点不固定，如常见的玻璃、塑料等。相比于非晶体样品，晶体样品在分析表征其结构、成分及纯度等方面具有很大的优势。因此，判断样品是否为晶体是无机表征中的重要步骤之一。

（一）晶体的判断

晶体的判断可以首先从外观上进行。一般情况下，晶体的几何外形是规则的，非晶体的几何外形不规则。对于肉眼可见的无机材料，如玛瑙、水晶、玻璃或沥青等，可以直接通过其是否具有规则的几何外形判断其是否是晶体。玛瑙和水晶具有规则的几何外形，是晶体；玻璃和沥青没有规则的几何外形，不是晶体。但对于无机材料固体粉末，无法用肉眼观察其晶体外形，但其仍有可能为晶体，这时候就需通过光学显微镜观察或X射线衍射进一步分析。在大小合适的情况下，肉眼无法判断的晶体可借助光学显微镜初步判断其是否为晶体。无论是肉眼还是光学显微镜，都只是对晶体进行的简单、初步的判断，鉴别晶体与非晶体最科学和准确的方法是进行X射线衍射实验。晶体和非晶体的本质区别在于其微观粒子在三维空间的排列是否是周期性有序的。晶体的三维点阵结构能够将入射的X射线散射，通过干涉效应，形成波长不变、在空间具有特定方向的、数目较多的衍射。利用计算机软件对这些衍射的方向和强度进行分析，就能得到相应的衍射花样和谱图。晶体样品会在衍射谱图上出现反映其结构的衍射指标。

X射线衍射分析可以采用无机材料的单晶或多晶样品。在无机材料中最常见的是多晶样品，如粉末或者块状固体物质。按照分析样品的不同，目前无机材料表征中的X射线衍射可分为单晶X射线衍射或多晶X射线衍射。在光学显微镜下，对无机材料进行观察，具有合适尺寸（每个方向都在0.1μm以上）、表面干净无杂质残留、外形棱角分明的单晶，能够在X射线衍射下产生圆润明亮、分布至高角度/分辨率的衍射点。对得到的衍射数据进行还原、校正及精修，就有可能获得其结构，这称为单晶X射线衍射。大多数无机材料是多晶体系，制备单晶样品存在一定困难，需要花费较多时间，所以在晶体的判断中，最经常使用的是粉末X射线衍射（见本章第一节），样品制备过程简单，结果简便易得。

1. 样品的制备　在利用粉末X射线衍射判断无机材料是否为晶体时，需要对样品进行如下处理：首先，将待判断的无机材料样品研磨成粉末，使其适合衍射实验；随后，将研磨好的粉末样品在样品台上进行压片，使其具有平整平面。制备样品粉末时需要根据样品的状态选择合适的方法。

（1）对于一般性的固体样品，虽然已经处在颗粒度极小的微晶状态，但外观是粗糙的粉末颗粒或结块状样品，通过在研钵中研磨和过筛，得到摸起来无颗粒感的粉末就可以进行压片。一般情况下，定性分析时颗粒度应小于40μm（约350目）。

（2）对于材质较软且不便研磨的样品，可以对其进行低温处理，使其变脆后再进行研磨；若样品是具有不同硬度的混合物材料，可采用分批研磨的方法，通过筛出已经粉化的样品，防止混合物材料中较软的部分被研磨成粉末后包裹组分中较硬的部分，影响研磨。值得注意的是，在多相物质中，不同组分在不同粒度中的含量可能不同，一定要混合均匀后进行研磨，不能筛选颗粒最小的样品直接压片或将其研磨后就进行压片。

（3）对于外观为块状的无机材料，若其微晶颗粒呈无序取向，如矿物岩石、蜡、金属等样品，可以直接进行X射线衍射实验，但是需要对其进行加工，使其具有平整平面以进行衍射实验。金属和合金样品可以压成平板，但是压制这种冷加工过程常常会引起择优取向，因此需要对压制好的样品进行退火处理使其复原。值得注意的是，退火过程中可能会发生重结晶，要防止引起样品中所含组分的损失和物理变化。针对样品的特性，可以采取相应的制样方法，核心是保证样品的组成和物理化学性质在制样和后续的过程（如压片和测试等过程）中不发生改变。

制样完成后，粉末 X 射线衍射要求样品的平面十分平整，而且平面中的晶粒取向最好是完全无序的。在衍射仪器发展早期，压片过程较复杂，需要利用衍射仪适配的制样框结晶性制样，制样时间长，需要的样品量多。随着仪器的发展，现在衍射实验前的压片可以直接利用玻璃或光学显微镜载玻片，将样品压在中间固定有圆形硅片的圆形样品台上，大大缩短了制样过程，而且需要的样品量少。对于静电引力比较大的粉末样品，也可以将其分散在少量的易挥发溶剂（如乙醇或丙酮）中，直接滴于硅片上。

2. 结果分析 衍射仪有相应的配套软件，可以方便处理衍射实验中得到的衍射数据，从而在衍射过程中就可以判断样品是否是晶体：在衍射谱图上出现多个具有一定强度的衍射峰的样品一般为晶体。衍射实验结束后，根据实验目的，粉末 X 射线衍射能够提供衍射谱图或数据用于进一步的物相定性或定量分析、测定晶胞参数或晶面间距、统计晶粒大小及分布，以及判断其结构中可能存在的缺陷等。

（二）物相分析

在无机晶态材料的分析中，除了分析其结构或元素外，判断和分析其物相组成尤为重要。物相是指具有某种晶体结构并能用相关化学式表示其化学成分（或成分配体、范围）的某种物质。矿物质中，TiO_2 具有锐钛矿、板钛矿和金红石等物相。SiO_2 具有 α-石英、方石英、斯石英、鳞石英和柯石英等物相。同一种物相可能以不同的形式和大小单独存在，也可能以不同的形式和大小与其他物相混合存在于无机材料中。广义上讲，物相分析包括物相鉴定（定性分析）、定量分析、相结构的测定和相变的确定等。X 射线衍射是对无机晶态物质进行物相分析的最准确的方法。晶体的 X 射线衍射谱图能够反映其精细微观结构，每种晶体都有其特定的 X 射线衍射谱图，在与其他物质混合后也不会发生变化，这也是能够利用 X 射线衍射进行无机材料物相分析的依据。

晶体产生 X 射线衍射的方向由布拉格（Bragg）方程确定。由布拉格方程可知，晶体的每一衍射都必然和一组间距为 d 的晶面组相联系：

$$2d\sin\theta = n\lambda$$

式中，d 为晶面间距；θ 为衍射角（布拉格角）；n 为衍射级数；λ 为 X 射线的波长。

晶体的每一衍射的强度 I 与结构因子 F 模量的平方成正比：

$$I = I_0 K |F|^2 V$$

式中，I_0 为单位截面积上入射线的功率；V 为参与衍射晶体的体积；K 为比例系数。

结合上述方程可以得出，在衍射实验中，d 决定衍射的方向，$|F|^2$ 决定衍射的强度，两者都是由晶体结构决定的，因此每种晶态物质都有其特有的衍射谱图。对于不同物质或同种物质的不同物相的混合物，其在 X 射线衍射实验中得到的衍射谱图是各组分的衍射谱图的叠加，每种相的 d 值和相对强度（I/I_1）不变。在无机材料的物相分析中，通过对混合

谱图进行解释和辨认，就能够进行物相鉴定（定性分析）。尽管利用X射线衍射能够对物相进行定性和定量分析，在具体的无机材料的物相分析中，最常用的是对物相的鉴定，即定性分析。某些情况下也会进行定量分析，但是灵敏度较低。

常规化学分析方法只能分析试样中所含的元素种类及其相应的含量，而不能分析其所处的物相状态；利用X射线衍射实验，只要辨认出样品的粉末衍射谱图，寻找已知晶体的粉末衍射谱图中与其相关的物相，就能够判定样品的物相组成。"相关"是指样品的X射线衍射谱图中能找到某一组分对应的衍射峰，而且 d 的实验值和已知的 d 值在实验误差范围内一致；同时谱图上衍射线相对强度顺序也是一致的。为了更准确和方便地对无机材料的物相进行分析，科学家们利用精密的化学组成分析将得到的单相纯物质建立了已知化合物的标准衍射图数据资料库，每个标准谱图都对应一种纯物质，其谱图具有良好的重现性。目前组成最为丰富的多晶衍射数据库是国际粉末衍射标准联合委员会（Joint Committee on Powder Diffraction Standard，JCPDS）建立的PDF卡片，并且随着新材料的发现和制备，数据库中所含物种的数目增长的速度越来越快。随着衍射仪和计算机技术的发展，现在已经可以使用专业的软件如Jade等，自动检索和匹配PDF卡片，大大缩短了查阅PDF卡片的时间，数据的可靠性也进一步提升。因此，现在利用X射线衍射进行物相分析的一般步骤为衍射实验、数据观测和分析、检索标准PDF卡片及最后的核定。

1. 衍射实验 目的是获得衍射数据，具体的上机实验操作根据相应的仪器说明进行即可，但要注意样品的制备。样品的制备方法与粉末X射线衍射的制样类似，根据样品的状态选取合适的方法，核心是要确保待测无机材料的物相是均匀的，避免由于制样方法而引起材料的物相缺失。一般实验中可以通过多测几个试样来尽可能避免误差，提高准确度。测试过程中需在仪器中设置两项：一是扫描方式，二是扫描范围。

（1）扫描方式：分为步进扫描和连续扫描。①步进扫描，又称阶梯扫描，探测器以一定步长逐步移动，对衍射峰的强度进行逐点测量，每移动一个步长，探测器就停留一段时间，通过定标器测定该段时间内的总计数，一般取 2θ 为 $0.2°$ 或 $0.5°$。步长是粉末衍射实验中最重要的参数之一，不能选择太大或太小的步进宽度，太大降低分辨率，太小则花费的时间太长。对于在衍射实验中衍射峰无宽化或宽化效应较小的样品，步长一般为 $0.01°\sim0.02°$；对于衍射峰严重宽化的样品，如微晶、纳米晶样品，可用较大的步长，如 $0.1°\sim0.2°$。②连续扫描是指探测器以一定的角速度在设定的角范围内连续扫描，通过记录每一角度处的衍射强度进而绘制衍射谱图，可以方便地从图上观察不同衍射线的峰位、线形和强度等，扫描速度可以有 $8°/min$、$4°/min$、$2°/min$、$1°/min$ 或更小等多档进行选择，常采用 $4°/min\sim8°/min$。优点是快速而方便，缺点是具有一定的滞后效应，会出现衍射峰位置向扫描方向移动、分辨率降低、线性畸变等现象。扫描速度越快，缺点越明显。

（2）扫描范围：根据待分析材料决定，采用铜靶时，一般无机材料的物相分析范围为 $10°\sim90°$，要保证试样中含有可能的所有物相的衍射峰位置。

2. 数据观测和分析 测试后数据的观测和分析可依靠衍射仪所配的操作软件进行，对于一般性的应用，直接按相关软件说明简单操作即可得到衍射数据。检索标准PDF卡片需要实验者耐心地核对比较，结合实验情况和化学原理进行取舍，尤其要注意待分析无机材料的合成或制备条件与PDF卡片中的实验条件可能存在的差异及可能导致的衍射谱图的变化。尽管现在基本利用计算机软件将待测试样的衍射谱图与标准PDF卡片进行检索和核对，但实验人员仍需对最后结果进行判断和分析。要注意结果的合理性和唯一性。合理性是指分析出的混合物相中的几种物相是可以共同存在的，不能违背相关化学原理；唯一性主要体现在单相分析中，避免将其与相似的物相混淆。在理解X射线基本原理的情况下，按照一般的步骤，借助计算机软件即可对无机材料进行物相鉴定（定性分析）。利用X射线衍射也能够对无机材料中的物相进行定量分析，适用范围广，但灵敏度较低，可能会遗漏样品中所含的某种量较少的物相。为了弥补X射线衍射的不足，提高物相分析的准确性和可靠性，已开发出其他技术手段，如透射电子显微镜也可以用于判断无机材料的物相，利用电子衍射观测材料表面的晶格条纹间距即可确定物相。

五、能谱分析

能谱分析是无机材料表面科学中重要的测试手段，无机材料大多通过其表面与周围环境发生相互作用，材料表面的组成决定了材料许多重要的物理和化学性质。无机材料表面科学从原子水平认识和描述表面原子的几何排列、运动状态、电子态等性质及其与表面宏观性质之间的关系，研究其表面及与表面有关的宏观和微观过程。在研究材料表面化学组成时，需用到X射线光电子能谱（XPS）、俄歇电子能谱（AES）；在研究表面电子态时，需用到紫外光电子能谱（ultraviolet photoelectron spectroscopy，UPS）；在利用扫描电镜或透射电镜观察无机材料的形貌、结构或组成时，可以通过与能量色散X射线谱（EDS）联用，观察材料表面分布的元素种类及其含量。在这些能谱分析手段中，XPS、AES与UPS均属光电子能谱（photoelectron spectroscopy，PES），可以直接测量分子、原子或凝聚态的电子电离能，是了解分子、原子或者固体、液体的电子结构、化学键的性质及物质组成的重要手段。最先被发现和使用的是XPS，采用激发源X射线激发样品表面产生光电子，通过检测和分析光电子的能量分布得到光电子能谱，从而研究样品的表面组成和结构，又称化学分析电子能谱（electron spectroscopy for chemical analysis，ESCA）法。AES的原理是利用原子在一定能量范围的X射线照射下产生的一种电子束，即由离子衰变产生的俄歇电子，可用于表面成分的快速分析。UPS采用的光源不同，是由真空紫外光源激发的，用于激发原子的价电子，常用于量子化学的辅助研究。EDS利用X射线荧光光谱，根据特征X谱线的能量值对材料进行元素的定性和定量分析。

光电子能谱仪具有相似的系统组成，一般都含有激发源、电离室、真空系统、电子能量分析器、检测器及记录系统。各种能谱仪可从激发源上进行区分，XPS和AES都采用X射线激发源，即利用高速运动的带电粒子撞击金属靶产生X射线，传统仪器中采用Al K_α（1485.6eV）或Mg K_α（1253.6eV）为X射线激发源。在XPS中还会存在由多重电子跃迁产生的卫星线。一般需要激发源具有良好的单色性，即通过一定的手段滤掉背景辐射和卫星线。UPS的激发源采用的是惰性气体放电灯，常用的是氦共振灯电离发射的He I共振线，单色性好，强度高，是目前应用最多的紫外能谱辐射线。光电子能谱仪还有一个重要但容易被忽略的系统是真空系统。表面分析仪器中的真空度不足会使清洁的样品表面被残余的气体分子所覆盖，会产生两个后果：一是残余的气体分子可能撞击固体样品的表面形成表面污染，造成结果不准确；二是残余的气体分子可能与光电子碰撞，造成光电子能量损失，影响检测。

（一）XPS 与 AES

XPS和AES主要用于观察材料的表面化学组成和化学态、表面化学键及表面化学反应等。AES中的化学位移涉及俄歇电子跃迁的3个能级，其谱峰多以谱线群的形式出现，能给出比XPS更为详细的信息。对于某些元素，如Zn、Cu、Ag等，在形成化合物或氧化物时的化学位移很小，不同价态在XPS上的结合能差别不大，如Ag^0和Ag^+在XPS上的结合能分别为367.9eV和367.7eV。在这种情况下，几乎不能通过XPS谱线的结合能位置来鉴定化合物中各元素的价态。但X射线激发的AES由于极化的屏蔽效应，一般会呈现出较大的化学位移。在某些情况下，俄歇参数能够提供晶体结构与弛豫能的信息。导体具有较大的俄歇参数，而绝缘体化合物的俄歇参数较小。区分XPS和AES的另外一个重要的方面是AES只与待测样品中的原子特性有关，与激发源无关，即Al阳极和Mg阳极的不同会影响XPS谱图中元素的结合能位置，但AES谱图中的峰位置保持不变。因此，在对无机材料的分析中，XPS是常用的分析手法，AES常作为XPS的补充，弥补其信息量不足的弱点，应用较少，下面以XPS为例介绍其具体应用。

1. 元素的定性和定量分析 XPS可用于无机材料分析中元素的定性分析和定量分析。定性分析时，用Al或Mg的$K_α$激发待测样品表面，表面所含的元素除氢和氦外，都能被激发而发射出具有特定结合能的内层电子，结合能的范围一般为0～1250eV，若材料中所含元素具有的一个或多个能级处于该范围，即可检测到相应的信号。根据结合能的不同，可以通过辨认电子是从哪一元素的哪个轨道上激发出来，从而对元素进行定性。一般来说，即使某一元素不同化学态的峰在XPS图中相互重叠形成多重峰，也可以通过分峰处理进行识别。某些情况下，需借助俄歇电子的能谱峰进行区分。XPS只能对材料表面浅层辐射出的光电子进行检测，深度一般为3nm。不同种类的采样深度不同，如具有较强吸收的金属样品采样深度为0.5～2nm；氧化物的吸收较弱，一般需要1.5～4nm。虽然在测试XPS的过程中，样品需要被高能量的X射线激发，使得表层原子的内层电子被激发，但由此形成的离子状态并不稳定，很容易吸收光电子回到电平衡状态。因此，使用XPS进行定性分析是一种准确性高且无损的表面分析技术。利用XPS进行定量分析时，其强度即单位时间内经激发发射出的光电子数目只与待测原子的灵敏度因子和单位体积内原子的含量（数目或浓度）有关。前者与所用仪器有关，后者则可以用于定量分析。需要注意的是，XPS是一种表面分析技术，利用其进行定量分析时，一定要注意待测样品的表面和整体的组成是否一致，否则会导致结果不准确；因影响因素较多，只能实现半定量分析。在定性分析中一般需要元素的含量大于0.1%，半定量分析则需要元素含量在5%左右。

2. 化学位移和氧化态的研究 内层电子在XPS图上的结合能大小与其所处的化学环境有关。不同的化学结合状态可改变其原子核的力场，使元素的电子结合能发生改变。电子结合能的化学位移一般较小，且影响因素较多，重现性不佳，因而需进行校正后才能使用。XPS图上化学位移的值可以使用具体的结合能数值，也可以采用相对谱图中某一峰的比值，峰面积大致与处于该化学环境的原子数目有关。俄歇谱线的化学位移相较于光电子谱线的化学位移大，在XPS分析中引入俄歇谱线的化学位移及其俄歇参数α，能够提供对化学状态鉴别有用的信息。

3. 样品的准备 对于无机材料，XPS目前主要用于固体样品的检测，样品需在超高真空环境中保持稳定、无挥发性、无腐蚀性及无磁性。固体样品的外观可以为块状、片状或粉末状。上样时，尽可能保证样品与样品托具有良好的电接触。块状样品可以夹在或用导电胶带粘在样品托上，该方法制样简单快速，需要的样品量少，但测量时会有胶带的成分。粉末样品可以用导电胶带粘在样品台上或压片后固定在样品台上，可以在真空中对样品进行处理，该方法适用于加热或研究表面反应，但样品的测试需求量大，且需要较长的制备时间。所有样品进入真空室后都要进行预处理，使样品表面清洁。常用方法有超高真空中原位解离或断裂、真空加热、稀有气体离子溅射、真空制膜等，可根据仪器结构和样品需求进行处理。

4. 测试与数据处理 测试过程一般有全谱扫描或窄区扫描。全谱扫描的范围根据激发源略有不同，一般选择0~1200eV，以保证所有的最强峰都在这一范围。得到全谱后，需对谱线的结合能进行校正，校正后的结合能才可与标准数据中元素在相同激发源下的特征峰位置及化学位移进行对比，确定各谱线代表的元素种类及化学态。全谱扫描的结果可用于进一步确定窄区扫描能量设置的范围，对目标峰进行窄区高分辨细扫描，可获得结合能的准确位置以判断元素的化学态等。通过对窄谱扫描的结果进行背景扣除、分峰、退卷积等，可以获得精确的计数结果进行定量分析。相比于全谱扫描，窄谱扫描的扫描时间长、通过能量低、扫描步长低、接收狭缝小。一般对窄谱扫描结果的处理方式如下：①平滑曲线；②对重叠峰进行分峰拟合；③对拟合的谱峰进行荷电校正，一般选取最常见的有机污染碳的C 1s的结合能（284.6eV）作为参照峰进行校准。如果在测试中污染碳信号弱或者消失，可利用Ar $2p_{3/2}$ 特征峰或者样品中所含稳定元素的特征峰作为参照进行校准。经过以上处理，就能够利用XPS对无机材料样品进行元素的定性和定量分析。

（二）UPS

UPS与XPS采用的激发源不同，前者采用紫外光源，一般紫外线的光子能量小于41eV，只能激发样品中具有较高能量的价带电子和导带电子，因此UPS的研究对象主要是价带的能带结构，反映的是分子的外壳层分子轨道信息。在研究早期，UPS主要用于研究气相分子，目前在无机半导体或类半导体材料中的应用也较多。与XPS图以电子结合能或光电子动能为横坐标不同，UPS一般以电离能为横坐标。电离能是相对于真空自由电子能级来说的。

UPS在理论研究方面发挥着巨大的作用，能够为量子化学提供有力的实验依据。UPS能够测量低于激发光子能量的电离势，测得的气态样品的电离势对应于分子轨道的能量，而分子轨道能量大小的相对关系可用于解释分子结构、研究化学反应等。此外，利用具有精细结构的UPS图能够获得分子振动能级信息，与红外光谱类似，确定是否存在某些特定原子、双键/三键和官能团等，可用于结构鉴定。

UPS可用于固体表面研究，对于无机材料固体样品，通过研究其清洁表面，能够获得包含表面元素价电子带的电子结构信息。在固体表面发生物理或化学吸附过程后，其表面的光电子能谱会发生较大的改变,可用于研究其表面吸附和表面能态,了解诸如吸附质的性质、吸附质与吸附表面的相互作用及程度、吸附类型等。

六、光谱分析与色谱分析

(一)光谱分析

光是一种电磁波,按照波长排列的光的谱图称为光谱,基于被测物质的光谱建立的分析方法称为光谱分析。

1. 光谱分析的原理 物质吸收电磁波时,电子便吸收能量从低能级(基态)跃迁到高能级(激发态);但是电子在高能级是不稳定的,又会回到低能级,这个过程会发射电磁波。由于物质的能级差值是一定的,所以同一物质的相同能级间隔吸收和发射的电磁波波长是相同的;但是不同物质结构不同,能级结构也不同,所以各物质的光谱都是独特的,因此可以利用物质的吸收光谱和发射光谱来分析物质的组成和结构。

基态与激发态的能级差与吸收的能量相等,可表达为

$$E'-E=\Delta E=h\upsilon=\frac{hc}{\lambda}$$

式中,E' 为激发态的能量;E 为基态的能量;h 为普朗克常量;c 为光速;υ 为频率;λ 为波长。

代入阿伏伽德罗常量可算出每摩尔分子在某个波长下吸收的能量为

$$\Delta E\,(\text{kJ/mol})=\frac{119.6\times10^3}{\lambda}$$

故可得到光谱的能量范围(表6-3-1)。

表6-3-1 光谱的波长和能量范围

项目	紫外光(UV)	可见光(VIS)	红外光(IR)
λ(nm)	180~360	360~750	>750
ΔE(kJ/mol)	665~335	335~160	<160

吸收的能量遵循朗伯-比尔定律:

$$E=\lg\frac{I_0}{I}=a\cdot b\cdot c$$

式中,I_0 为入射光强;I 为透射光强;a 为摩尔吸光系数;b 为物质厚度;c 为浓度。

2. 光谱分析的分类 物质遇到电磁波后,除了对电磁波有吸收和发射作用之外,还有散射作用,所以物质的光谱可以分为吸收光谱、发射光谱和散射光谱三大类。吸收光谱分析包括紫外-可见光谱法、红外光谱法、原子吸收光谱法和核磁共振波谱法等;发射光谱分析包括原子发射光谱法、原子荧光分析法、分子荧光法、X射线荧光光谱法和γ射线光谱法等;散射光谱分析主要包括拉曼光谱法。

3. 紫外-可见光谱

(1)测试步骤:①仪器开机预热30分钟以上;②准备空白样品和不透光比色皿,校

准仪器；③配制不同浓度样品溶液，在不同波长下测定其吸光度或透光率；④绘制标准曲线；⑤测试待测样品，代入标准曲线得到浓度，从而定量；⑥保存数据，整理仪器，关机。

（2）消除干扰方法：待测样品往往不止一种离子，其他离子对待测离子会有影响，所以要消除这些干扰，一般有如下方法。①控制pH，通过调节溶液酸碱度使干扰离子沉淀。②选择合适的掩蔽剂，掩蔽剂与干扰离子形成配合物而不与待测物质作用。③选择合适的波长，干扰离子不吸收该波长的光。

4. 红外光谱 与紫外-可见光谱不同，红外光谱的波长更长，能量更低，不会使物质的电子发生能级跃迁，只能引起振动和转动，化合物在振动中伴有偶极矩的变化，所以常用红外光谱来分析化合物的官能团（原理及设备见本章第一节）。

（1）常见官能团的红外吸收特征峰（注：下列各表"峰的强度"一列中，VS表示很强，S表示强，W表示弱，M表示中等）。

1）O—H、N—H伸缩振动区（3750～3000 cm^{-1}），见表6-3-2。

表6-3-2 O—H、N—H伸缩振动区红外吸收特征峰

O—H伸缩振动区			N—H伸缩振动区		
基团类型	波数（cm^{-1}）	峰的强度	基团类型	波数（cm^{-1}）	峰的强度
—H	3700～3200	VS	分子内氢键	3570～3450	VS，尖锐吸收带
游离—O—H	3700～3500	VS，尖锐吸收带	游离—N—H	3500～3300	W，尖锐吸收带
两分子间氢键	3550～3450	VS，尖锐吸收带	缔合—N—H	3500～3100	W，尖锐吸收带
多分子间氢键	3500～3200	S，宽吸收带	酰胺—N—H	3500～3300	可变
—COO—H	3500～2500	VS，宽吸收带			

2）C—H伸缩振动区（3300～3000 cm^{-1}），见表6-3-3。

表6-3-3 C—H伸缩振动区红外吸收特征峰

基团类型	波数（cm^{-1}）	峰的强度
—C≡C—H	3300	VS
—C=C—H	3100～3000	M
Ar—H	3050～3010	M

3）C—H伸缩振动区（3000～2700 cm^{-1}），见表6-3-4。

表6-3-4 C—H伸缩振动区红外吸收特征峰

基团类型	波数（cm^{-1}）	峰的强度	基团类型	波数（cm^{-1}）	峰的强度
—CH₃	2960、2870	VS	=C—H	2890	W
—CH₂—	2930、2850	VS	—CHO	2720	W

4）三键和累积双键区（2400～2100 cm^{-1}），见表6-3-5。

表6-3-5　三键和累积双键区红外吸收特征峰

基团类型	波数（cm^{-1}）	峰的强度	基团类型	波数（cm^{-1}）	峰的强度
R—C≡C—H	2140～2100	M	—C=C=C—	1950	S
R—C≡C—R	2260～2190	可变	—C=C=O	2150	
R—C≡N	2260～2120	S	—C=C=N	2000	
R—N=N=N	2160～2120	S	O=C=O	2349	
R—N=C=N—R	2155～2130	S	R—N=C=O	2275～2250	S

5）羰基伸缩振动区（1900～1650cm^{-1}），见表6-3-6。

表6-3-6　羰基伸缩振动区红外吸收特征峰

基团类型	波数（cm^{-1}）	峰的强度
饱和脂肪醛	1740～1720	S
α,β-不饱和脂肪醛	1705～1680	S
芳香醛	1715～1690	S
饱和脂肪酮	1725～1705	S
α,β-不饱和脂肪酮	1685～1665	S
α-卤代酮	1745～1725	S
芳香酮	1700～1680	S
酯环酮（四元环）	1800～1750	S
酯环酮（五元环）	1780～1700	S
酯环酮（六元环）	1760～1680	S
非环状酯	1740～1710	S
六、七元环内酯	1750～1730	S
五元环内酯	1780～1750	S
酰卤	1815～1720	S
酸酐	1850～1800、1780～1740	S
酰胺	1700～1680（游离）	
	1660～1640（缔合）	

6）双键伸缩振动区（1690～1500cm^{-1}），见表6-3-7。

表6-3-7　双键伸缩振动区红外吸收特征峰

基团类型	波数（cm^{-1}）	峰的强度
—C=C—	1680～1620	不定
苯环骨架	1620～1450	
—C=N	1690～1640	不定
—N=N—	1630～1575	不定
—NO$_2$	1615～1510、1390～1320	S

7）X—H面内弯曲振动及X—Y伸缩振动区（1475～1000cm^{-1}），见表6-3-8。

表6-3-8 X—H面内弯曲振动及X—Y伸缩振动区红外吸收特征峰

基团类型	波数（cm^{-1}）	峰的强度
烷基δ$_{as}$	1460	
δ$_s$		
—CH$_3$	1380	
—C(CH$_3$)$_2$	1385、1375	双峰1∶1
—C(CH$_3$)$_3$	1395、1365	双峰1∶2
醇C—O	1200～1000	S
伯醇	1065～1015	S
仲醇	1100～1010、1150～1100	S
叔醇	1300～1200	S
酚C—O	1220～1130	S
醚C—O	1275～1060	S
脂肪醚	1150～1060	S
芳香醚	1275～1210	S
乙烯醚	1225～1200	S
酯	1300～1050	S
胺C—N	1360～1020	S

8）C—H面外弯曲振动区（1000～650cm^{-1}），见表6-3-9。

表6-3-9 C—H面外弯曲振动区红外吸收特征峰

基团类型	波数（cm^{-1}）	峰的强度
σC—H	1000～650	不定
苯环邻位二取代	770～735	
苯环间位二取代	710～690、810～750	不定
苯环对位二取代	830～810	不定

（2）红外光谱对样品的要求：样品纯度应在98%以上；不能含游离水；浓度和厚度要合适，透光率处于10%～80%。

（3）测试方法

1）压片法：将1～2mg样品与溴化钾混合研磨，压片后上样测试。

2）薄膜法：样品为高分子化合物，一般熔融后压成膜测试。

3）石蜡糊法：将样品研磨后与液状石蜡混合成糊状，夹在盐片中进行测试，这种方法不常用。

5. 光谱分析的特点及应用　　光谱分析法具有操作简单、选择性好、灵敏度高、所需样品少及分析速度快等优点，所以在地质、化工、医药等各个领域被广泛应用。例如，电感耦合等离子体光谱可用于70多种金属元素和部分非金属元素的定性和定量分析，可以同时准确地定性和定量分析样品中的多种金属元素；荧光光谱可用于研究材料表面的性质，如表面缺陷、吸附现象和化学反应等；拉曼光谱可提供聚合物材料结构方面的许多重要信息，如分子的结构与组成、立体规整性、结晶与取向、分子的相互作用，以及表界面的结构等；红外光谱可以分析物质所含的官能团。

（二）色谱分析

用色谱系统将混合物分离，再对各组分进行定性和定量分析的方法为色谱分析。色谱分析在化学、医学、工业、农学和检测等各个领域中都被广泛应用，主要用来分离混合物、对混合物中各组分进行定性和定量分析、样品纯度检测等，还可以和质谱等技术联用来确定分子结构。表6-3-10列举了色谱分析的相关术语。

表6-3-10 色谱分析的相关术语

术语	符号	定义
峰底		峰起点与终点中间的线段
峰高	h	峰的最大值点到峰底的距离
标准差	σ	0.607倍峰高处峰宽的一半
峰宽	W	在峰两侧拐点处所作切线与峰底相交两点间的距离
半峰宽	$W_{1/2}$	取峰高的中点作峰底的平行线，与峰两侧交点间的距离
峰面积	A	峰轮廓线与峰底所夹的区域的面积
基线漂移		基线随时间的变化
基线噪声		基线波动
拖尾峰		后沿比前沿平缓的不对称峰
前伸峰		前沿比后沿平缓的不对称峰

1. 色谱分析的原理 色谱体系主要包括流动相和固定相两相。流动相携带着混合物经过固定相时，混合物中各组分在流动相与固定相之间发生相互作用，不同组分作用效果不同，在色谱柱中的前进速度就不同。因此，经过一定长度的色谱柱之后，各组分依次流出色谱柱，达到分离的效果。如果连接了检测系统，就可以对各组分进行定性和定量分析。

2. 色谱定性分析方法

（1）和标准物质对照：在相同条件下，对标准样品和待测样品进行分析，通过保留时间归属每个峰。

（2）和文献数据对比：通过对比文献中不同物质在不同色谱条件下的保留时间，找到与测试条件相同条件下物质的保留时间，给待测物质定性。

（3）用有选择性的检测器：无论是气相色谱还是液相色谱，都可选择性地与不同检测器结合（表6-3-11）。例如，气相色谱中的火焰光度检测器、氮磷检测器等，液相色谱中的荧光和电化学检测器，它们只对特定类型的物质有响应，可以用它们判断待测样品中是否有目标化合物。

表6-3-11　气相色谱常用检测器

检测器	最高操作温度（℃）	最低检测限	主要用途
火焰离子化检测器（FID）	450	丙烷：<5pg C/s	有机化合物的分析
热导检测器（TCD）	400	丙烷：<400pg/s；十三烷：400pg/s	无机气体和有机物的分析
电子捕获检测器（ECD）	400	六氯苯：<0.04pg/s	含电负性元素或基团的有机化合物
微型ECD	400	六氯苯：<0.008pg/s	同ECD
氮磷检测器（NPD）	400	<0.4pg N/s；<0.2pg P/s	含氮和含磷化合物
火焰光度检测器（FPD）	250	<20pg S/s；<0.9pg P/s	含硫、含磷和含氮化合物
脉冲FPD（PFPD）	400	<10pg N/s；<1pg S/s；<0.1pg P/s	同FPD

（4）与检测仪器联用：色谱与其他技术联用越来越普遍，如色谱-质谱联用、色谱-红外光谱联用、色谱-核磁共振联用等，可以更快速准确地对样品进行定性分析。

3. 色谱定量分析方法

（1）峰面积计算

1）对于对称的峰，峰面积为

$$A = 1.065 \times h \times W_{1/2}$$

式中，h 为峰高；$W_{1/2}$ 为半峰宽。

2）对于不对称的峰，峰面积为

$$A = 0.5h \times (W_{0.15} + W_{0.85})$$

式中，$W_{0.15}$ 为0.15倍峰高处的峰宽，$W_{0.85}$ 为0.85倍峰高处的峰宽。

（2）常用定量计算法

1）归一化法：将所有组分的峰面积总和计为1，各组分峰面积所占百分比即为该组分的含量。

2）内标法：在待测样品中加入已知量的标准物质作为内标，通过比较待测组分与内标物的峰面积来确定待测组分的含量。

3）标准加入法：在待测样品中加入确定量的待测组分，根据峰面积的增加量确定样品中待测组分的含量。

七、电解分析法和库仑法

电解分析是将试样中的待测组分转化为固相析出，然后通过工作电极上析出的金属或其他氧化物的质量来确定该组分的量，从而实现与其他组分的分离。这种方法主要用于常量组分的分析。目前主要有两种方法：电重量分析法和电解分离法。前者通过称量析出物的质量，计算出该物质在试样中的含量；后者是使各物质通过电解顺序的不同而分离。在

求,提高患者的使用体验和治疗效果。

一、高分子材料的基本理论及测试

(一)高分子材料的基本理论

1. 高分子基本概念

(1)高分子:也称为聚合物分子,具有高的分子量,其结构必须是由多个重复单元所组成,并且这些重复单元实际上或概念上是由相应的小分子衍生而来。

(2)高分子材料的优缺点

1)力学性能:比强度高,韧性高,耐疲劳性能好,但易受应力作用发生松弛和蠕变。

2)物理性能:密度小,电阻率高,熔点比金属低,应用领域有限。

3)反应性:大多数是惰性的,耐腐蚀,但粘连时要进行表面处理。

2. 高分子的分类

(1)根据高分子主链结构分类

1)碳链聚合物:大分子主链完全由碳原子组成的聚合物。

2)杂链聚合物:聚合物的大分子主链中除了碳原子外,还有氧、氮、硫等杂原子。

3)元素有机聚合物:聚合物的大分子主链中没有碳原子,主要由硅、硼、铝和氧、氮、硫、磷等原子组成。

4)无机聚合物:主链与侧链均无碳原子的高分子。

(2)根据用途分类

1)塑料:具有塑性行为的材料,所谓塑性是指受外力作用时发生形变,外力取消后,仍能保持受力时的状态。塑料的弹性模量介于橡胶和纤维之间,受力能发生一定形变。软塑料接近橡胶,硬塑料接近纤维。

2)橡胶:具有可逆形变的高弹性聚合物材料。在室温下富有弹性,在很小的外力作用下能产生较大形变,除去外力后能恢复原状。橡胶属于完全无定形聚合物,它的玻璃化转变温度低,分子量往往很大,大于几十万。

3)纤维:聚合物经一定的机械加工(牵引、拉伸、定型等)后形成细而柔软的细丝,形成纤维。纤维具有弹性模量大、受力时形变小、强度高等特点,有很高的结晶能力,分子量小,一般为几万道尔顿。

(3)按来源分类:可分为天然高分子、合成高分子、半天然高分子(改性的天然高分子)。

(4)按分子的形状分类:可分为线形高分子、支化高分子、交联(或称网状)高分子。

(5)按单体分类:可分为均聚物、共聚物、高分子共混物(又称高分子合金)。

(6)根据聚合反应类型分类:可分为缩聚物、加聚物。

(7)根据热行为分类

1)热塑性聚合物(thermoplastics polymer):聚合物大分子之间以物理力聚集而成,

加热时可熔融，并能溶于适当溶剂中。热塑性聚合物受热时可塑化，冷却时则固化成型，并且可以如此反复进行。

2）热固性聚合物（thermosetting polymer）：许多线形或支链形大分子由化学键连接而成的交联体形聚合物，许多大分子键合在一起，已无单个大分子可言。这类聚合物受热不软化，也不易被溶剂所溶胀。

（8）按分子量分类：可分为高聚物、低聚物、预聚物。

3. 高分子的聚合反应

（1）按反应机理分类

1）连锁聚合反应（chain polymerization）：也称链式聚合反应，反应需要活性中心。反应中一旦形成单体活性中心，就能很快传递下去，瞬间形成高分子。平均每个大分子的生成时间很短（零点几秒到几秒）。连锁聚合反应的特征：聚合过程由链引发、链增长、链转移和链终止几步基元反应组成，各步反应速率和活化能差别很大；反应体系中只存在单体、聚合物和微量引发剂；进行连锁聚合反应的单体主要是烯类、二烯类化合物；根据活性中心不同，连锁聚合反应又分为自由基聚合、阳离子聚合、阴离子聚合、配位离子聚合。

2）逐步聚合反应（step polymerization）：通常是由单体所带的两种不同的官能团之间发生化学反应而进行的。无活性中心，单体官能团之间相互反应而逐步增长。在低分子转变成聚合物的过程中，反应是逐步进行的。在反应早期，单体很快转变成二聚体、三聚体、四聚体等中间产物，以后反应在这些低聚体之间进行；聚合体系由单体和分子量递增的中间产物组成；大部分缩聚反应（反应中有低分子副产物生成）属于逐步聚合，单体通常是含有官能团的化合物。

（2）按单体和聚合物在组成和结构上发生的变化分类

1）加成聚合反应（addition polymerization）：单体加成而聚合起来的反应，也称为加聚反应，反应产物称为加聚物。其特征如下：加聚反应往往是烯类单体π键加成的聚合反应，无官能团结构特征，多是碳链聚合物；加聚物的元素组成与其单体相同，仅电子结构有所改变；加聚物分子量是单体分子量的整数倍。

2）缩聚反应（condensation polymerization）：是缩合反应多次重复结果形成聚合物的过程，兼有缩合出低分子和聚合成高分子的双重含义，反应产物称为缩聚物。其特征如下：缩聚反应通常是官能团间的聚合反应；反应中有低分子副产物产生，如水、醇、胺等；缩聚物中往往留有官能团的结构特征，如—OCO—、—NHCO—，故大部分缩聚物是杂链聚合物；缩聚物的结构单元比其单体少若干原子，故分子量不再是单体分子量的整数倍。

3）开环聚合：环状单体 σ 键断裂，聚合成线形聚合物的反应称为开环聚合。

4. 高分子的聚集态结构
又称超分子结构，是指高分子本体内部高分子链之间的几何排列状态，即高分子链与链之间的排列和堆砌结构。可分为非晶态结构、晶态结构、液晶态结构、取向态结构、织态结构。晶态高聚合物的分子排列规则有序，简单的高分子链及分子间作用力强的高分子链易于形成晶态结构；比较复杂和不规则的高分子链往往形成非晶态（无定形或玻璃态）结构。

（二）高分子材料的测试

高分子材料成分分析是通过多种分离技术，利用各种分析仪器进行表征，然后由技术人员对检测的结果进行逆向推导，最终完成对待检样品的未知成分的定性、定量分析的过程。由此可见，高分子材料成分分析是一个综合分析的过程。

1. 傅里叶变换红外光谱法（FTIR） 其借助红外吸收带的波长位置与吸收带的强度和形状来表征分子结构，所以主要用于鉴定未知物的结构或用于化学基团及化合物的定性。又因红外吸收带的吸收强度与分子组成或其化学基团的含量有关，故也可用来进行定量分析和化合物纯度鉴定。目前红外检测主要用于定性分析，通常将试样的谱图与标准物的谱图或文献上的谱图进行对照，也可采用计算机谱库检索，通过相似度来识别。红外光谱分析贯穿分析工作的全过程，开始的信息初步采集、后续各化合物组分的监控及纯化之后化合物结构的分析都需要用到红外谱图。

2. 气相色谱-质谱联用法（GC-MS） 主要用于高分子材料中助剂的分离、定性及定量。一般是将高分子材料中的助剂与树脂分离后，通过气相色谱柱将不同助剂进行分离，再与质谱中标准谱图对照进行定性，结合标准样品进行定量。高分子材料成分分析中，GC-MS主要用来分析一些低沸点且热稳定性好的有机添加剂。

3. 热重分析法（TGA） 用于在程序控温下，测量样品的质量随温度或时间的变化。高分子材料随着温度升高发生分解、氧化、挥发等，并伴随着质量的变化，通过记录质量与温度的关系，并结合其他仪器分析结果，推断发生质量变化的原因，对主要成分、添加剂、填料、炭黑等进行定量。

4. 差示扫描量热法（DSC） 程序控温条件下，直接测量样品在升温、降温或恒温过程中所吸收或释放的能量。高分子材料随着温度升高发生物理变化并伴随着热流的变化，通过记录热流与温度的关系来检测发生的物理变化，如熔点、玻璃化转变温度等，实现对材料的定性。

5. X射线荧光光谱法（XRF） X射线激发高分子材料表面元素使其发生能带跃迁，后又回到基态发射荧光，通过检测发出的荧光对高分子材料中的部分元素进行定性及半定量，这种方法简单易操作，可用于高分子材料成分分析前期基本信息的确认，是一种定性半定量的方法。

6. 核磁共振法（NMR） 核磁共振谱分为氢谱和碳谱，即分别通过氢原子或碳原子的化学位移值、耦合常数及吸收峰的面积来确定有机化合物的结构，对于结构信息的准确性及对未知结构推荐的预见性都是最好的方法之一。核磁共振谱可以准确地提供有机化合物中的氢和碳，以及由它们构成的官能团、结构单元和连接方式等信息。在高分子材料成分分析中，可以通过核磁共振法对一些分离纯化之后的物质进行准确的定性，对样品纯度要求高。

7. 电感耦合等离子体发射光谱法（ICP-OES） 是常用的金属元素分析方法，不太适合高分子材料。但是由于一般定性半定量的元素分析方法不能进行准确定量，对于一些微量元素的分辨，检出限也不够。ICP-OES是根据原子由基态到激发态产生的一系列特征波长来定性，然后根据谱线的强度及标准工作曲线进行定量，具有检出限低、准确性高等特点。在高分子材料成分分析中主要对无机组分进行定量分析。

8. 热裂解–气相色谱–质谱法（PY-GC-MS） 在GC-MS的进样器上接一个裂解器，高聚物进入高温裂解器裂解成可挥发的小分子，与低分子化合物一起进入GC-MS进行分离检测。与红外光谱相比，PY-GC-MS在分析各种形态的高分子样品，包括鉴定不熔的热固性树脂、鉴别组成相似的均聚物、区分共聚物和共混物等方面有不可替代的作用。另外，也可以分析高分子材料中的一些添加剂。在实际分析过程中，为了降低分析的盲目性，需要对常见的高分子材料或者添加体系的裂解谱图有所了解。

9. 高效液相色谱法（HPLC） 是在经典色谱法的基础上，通过将流动相改为高压输送来提高柱效，此法适用范围广，可以弥补GC-MS的不足，用于分析一些高沸点、热稳定性差且分子量大的有机添加剂。不过相对于GC-MS，由于没有MS的辅助，实际分析过程中需要借助其他手段进行定性，不利于盲样的分析或信息的初步采集。

10. X射线衍射法（XRD） 利用X射线在晶体中的衍射现象来获得衍射后X射线的信号特征，经过处理得到衍射谱图，从而分析物相或化合物结构，是一种测定化合物相态与晶态的方法，在高分子材料成分分析中主要用来鉴定无机化合物的结构。另外，XRD适合晶态、微晶态或准晶态化合物的分析，不适合无定形化合物的分析。

11. X射线光电子能谱法（XPS） 使X射线作用于样品表面，产生光电子，通过分析光电子的能量分布得到光电子能谱，从而研究样品表面组成和结构。此方法常用来测定化合物的价态，从而得出化合物的结构，XRD无法鉴别无定形无机化合物，XPS能够弥补这方面的不足。

12. 热机械分析（TMA） 通过热机械分析进行简便可靠的热膨胀系数测定。除了提供样品的膨胀系数外，TMA也能够测试DSC不能明显检测到的玻璃化转变，如高纤维添加量的材料。此外，还有万能力学试验机（测试各种机械性能，如拉伸、压缩）、维氏硬度机、扫描电镜（观察微观形貌）、流变仪（转子型、椎板型，不同仪器用于测不同的流变学性质）、X射线光电子能谱技术（分析表面元素）、显微镜（观察高分子晶型等）、小角激光光散射（观察高分子结晶情况）、核磁共振仪（分析化学结构）、傅里叶红外光谱仪（化学结构）、电阻仪（高分子导电性）、原子力显微镜、椭偏仪（测折射率和薄膜厚度）、表面张力测试仪（高分子材料表面亲疏水性）等可用于检测。

13. 凝胶渗透色谱法（GPC） 用于测量高分子材料的分子量。

14. 动态热机械分析（DMA） 测试材料机械性能和黏弹性能的重要方法，如热塑性材料、热固性树脂、弹性体等。采用不同变形模式中的一种（弯曲、拉伸、剪切与压缩）对样品定期施加应力。测量模量与时间或温度的函数，并且能提供相变信息。可以测量高分子材料模量、玻璃化转变温度等性质。

二、聚合物的组分分离和提纯方法

在化学实验中，分离和纯化是一个不可缺少的环节，分离和纯化的方法也有很多种。具体到高分子化学实验，单体和反应原料的纯化是保证聚合反应顺利进行的关键步骤。在聚合反应结束后，通常并不像所希望的那样可以直接得到纯的聚合物，而是要通过分离纯化步骤提取所需要的聚合物。下面介绍一些分离提纯聚合物的方法。

（一）洗涤法

用聚合物的不良溶剂反复洗涤聚合物，选择的不良溶剂可以溶解聚合物中含有的单体、引发剂和杂质，以达到净化的目的，这是最简单的精制方法。例如，悬浮聚合所得到的聚合物颗粒本身相当于本体聚合形成的较纯净的聚合物，而颗粒表面附有分散剂，可通过洗涤的方法除去分散剂，再过滤即获得较为纯净的产品。对于其他聚合方法合成的产品，使用单纯的洗涤法就存在较大的问题。对于颗粒较小的聚合物，不易包裹杂质，洗涤效果好，但是对于颗粒大的聚合物，则难以除去颗粒内部的杂质，精制效果并不理想，而且很多时候单体是聚合物的优良溶剂，要将溶于聚合物的残余单体除去，不通过聚合物的溶解和不良溶剂的浸泡过程是很难达到效果的。洗涤法一般只作为辅助的精制方法，因此进一步的提纯要选择一些其他的分离方法，用其他纯化方法提纯后的聚合物也可用其不良溶剂进一步洗涤。

（二）溶解沉淀法

溶解沉淀法是分离精制聚合物最常用的方法。如果是溶液聚合结束后得到的聚合物溶液，那么分离出聚合物的步骤就是将此聚合物溶液慢慢倒入一定量的聚合物沉淀剂中，这一沉淀剂应能够溶解单体、引发剂和溶剂，而只对聚合物不溶，可以观察到体系由透明溶液到出现白色（通常为白色）沉淀的过程，也就是聚合物缓慢沉淀的过程。由于聚合物分子量有一定的分布，因此沉淀需要时间。这一方法还同样用于聚合物的纯化，将未提纯的聚合物溶解于良溶剂中，然后将聚合物溶液加入聚合物的沉淀剂中，使聚合物缓慢地沉淀。初步提纯只是将聚合物中可能包裹的单体、引发剂或其他杂质除去，不涉及分子量的问题，因此只通过简单的溶解沉淀步骤即可达到目的，但进一步的提纯就涉及对不同分子量的聚合物进行分离。

另外需要指出的是，聚合物溶液的浓度、沉淀剂加入速度及沉淀温度等对精制的效果和所分离出聚合物的外观影响很大。聚合物浓度过大，沉淀物开始呈橡胶状，容易包裹较多杂质，精制效果差；浓度过低，精制效果好，但是聚合物呈微细粉状，收集困难。沉淀剂的用量一般是溶剂量的5～10倍。聚合物残留的溶剂可以采用真空干燥的方法除去。

（三）抽提法

抽提法是精制聚合物的重要方法，其用溶剂萃取聚合物中的可溶性部分，从而达到分离和提纯的目的，一般在索氏提取器中进行。

索氏提取器由烧瓶、带两个侧管的提取器和冷凝器组成，形成的溶剂蒸气经蒸气侧管上升，虹吸管则是提取器中溶液向烧瓶中溢流的通道。将被萃取的固体聚合物用滤纸包裹结实，将其置于提取器中，可以同时提取几个样品，但要注意所放样品包的上端应低于虹吸管的最高处，以保证所有样品有较好的提取效果。在烧瓶中装入适当的溶剂和沸石，溶剂量不得少于提取器容积的2/3。加热使溶剂沸腾，蒸气不断沿蒸气侧管上升至提取器中，并经冷凝器冷凝至提取器中汇集,润湿聚合物并溶解其中可溶性组分,当提取器中的溶剂液面升高至虹吸管最高点时,提取器中所有液体从提取器虹吸到烧瓶中,再次进行上述过程。保持一定的溶剂沸腾速度,使提取器每15分钟被充满一次,聚合物多次被新蒸馏的溶剂浸泡,经过一定时间,其中的可溶性物质就可以完全被抽提到烧瓶中,在抽提器中只留下纯净的不溶性聚合物,可溶性部分残留在溶剂中。这样往复循环利用溶剂比溶解沉淀法节省了溶剂,同时又得到了纯化的聚合物。抽提法可以用于聚合物的提纯,还可用于聚合物的分离,如将未交联的聚合物与交联的聚合物分开,选择聚合物的良溶剂进行抽提,可将未交联的聚合物或杂质与交联的聚合物分离;无论出于何种目的,首先应得到固态的聚合物,然后再进行抽提纯化,抽提后的不溶性聚合物以固体形式存在于抽提器中,再进行干燥即可。若溶剂中的聚合物也需要提取,就必须再寻找沉淀剂或直接将溶剂蒸发除去,此时多选择旋转蒸发的方法除去溶剂,将在下文介绍。

(四)旋转蒸发法

旋转蒸发法是快速方便的浓缩溶液、蒸出溶剂的方法,要在旋转蒸发仪上完成。旋转蒸发仪由三个部分组成。待蒸发的溶液置于梨形烧瓶中,在旋转马达的带动下,烧瓶旋转,在瓶壁形成薄薄的液膜,提高了溶剂的挥发速度,同时可以通过水泵减压,降低溶剂的沸点,使其在短时间内达到浓缩蒸除的目的。溶剂的蒸气经冷凝,形成液体流入接收瓶中。冷凝部分常用蛇形回流冷凝管。为了起到良好的冷凝效果,可用冰水作为冷凝介质。

进行旋转蒸发时,梨形烧瓶中液体量不宜过多,达烧瓶体积的1/3即可。梨形烧瓶和接收瓶与旋转蒸发仪的接口最好用烧瓶夹固定,需要减压时还要在磨口处涂抹真空脂密封。装置调整好后启动旋转马达,开动水泵,关闭活塞,打开冷凝水进行旋转蒸发,必要时可将梨形烧瓶用水浴进行加热。旋转蒸发一般用于溶剂量较少的溶液浓缩和蒸发,在反应原料的精制和制备过程及聚合物的提纯分离过程中常会用到此方法,在将溶剂完全蒸除时要注意加热水浴的温度不可过高,防止其中需要的产品变性或氧化。

(五)层析法

相比聚合物和小分子混合体系而言,溶解度相近的聚合物共混物(如聚合物的同分异构体)之间的分离较为复杂,使用上述典型的纯化方法难以达到分离的目的。层析法就可以弥补上述方法的不足,不仅可用于混合物的分离纯化,而且还广泛用来鉴定产物的纯度、跟踪反应,以及对产物进行定性和定量分析。

层析法的基本原理是利用混合物的各组分在固定相和流动相中分配平衡常数的差异,当流动相流经固定相时,由于固定相对各组分的吸附或溶解性能不同,吸附力较弱或溶解度较小的组分在固定相中移动速度快,在反复多次平衡过程中各组分在固定相中形成了分离的"色带",从而被分离。

1. 薄层层析 是快速分离和定性分析微量物质的一种极为重要的技术,其设备简单,操作方便,特别适用于挥发性小,或在较高温度下易发生变化而不能用气相色谱分析的物质,同时也用来跟踪有机反应或监测有机反应的程度。常用的薄层层析有吸附层析和分配层析两类。

薄层层析是在干净的载玻片上均匀地涂敷一层吸附剂或支持剂，待干燥活化后，用点样管（细毛细管）移取样品溶液，滴于薄层板一段约1cm处的起点上，置薄层板于盛有展开剂的展开槽内展开，浸入深度为0.5cm。待展开剂前沿到达离板的另一端约1cm时，将层析板取出，干燥。对于无色物质的分离，可将层析板置于碘蒸气中显色，或喷以显色剂。

吸附层析最常用的吸附剂是氧化铝和硅胶，分配层析的支持剂为硅藻土和纤维素。目前可以直接购买已制好的薄层板，如果薄层板的吸附剂或支持剂不符合分离或分析的要求，那需要自己制板，其制备方法请查阅相关书籍。薄层层析展开剂的选择和柱层析的洗脱剂一样，主要考虑样品的极性、溶解度和吸附剂的活性等因素，溶剂的极性越大，则对化合物的洗脱力越大。一般情况下，选择溶剂的极性比样品极性小些，如果极性大，对样品的溶解度太大，则样品不易被吸附剂吸附；如果极性太小，则溶液体积增大，使"色带"分散。因此，混合溶剂经常作为展开剂或洗脱剂。展开剂的选择有时需经反复试验，可用吸有溶剂的毛细管在涂有吸附剂的载玻片上每隔1cm点板，溶剂会扩散成一个圆点，根据扩散的形状判定展开剂是否合适（图6-4-1）。薄层层析展开方法分为上行展开、下行展开（图6-4-2）和双向展开，都在密闭容器中进行。其中，双向展开是使用方形玻璃板铺制薄层，样品点在角上，先由一个方向展开，然后转动90°，再换另一种展开剂展开，用于成分复杂的混合物的分离。

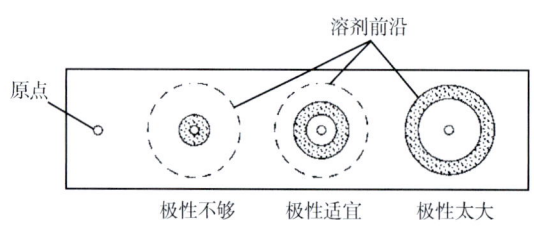

图6-4-1 选择展开剂的同心圆方法示意图

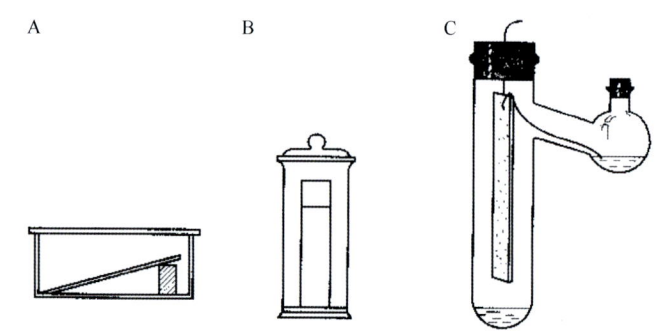

图6-4-2 上行和下行展开示意图
A.倾斜上行展开；B.垂直上行展开；C.下行展开

一般情况下，能用氧化铝薄层层析分开的物质，也能用氧化铝柱层析分离；凡能用硅藻土和纤维素作支持剂分配薄层层析展开的物质，也可用相同的支持剂的柱层析分开。因此薄层层析常作为柱层析的先导。用薄层层析首先判定混合物的展开位置，再将混合物通过柱层析分离得到组分单一的产品。

2. 柱层析 也分为吸附柱层析和分配柱层析，所用的固定相和支持剂与薄层色谱相同。分配柱层析中的纤维素等支持剂吸收大量液体作为固定相，支持剂本身并不起分离作用。吸附柱层析通常是在玻璃管中填入表面积大、经过活化的多孔性或粉状固体吸附剂。当混合物溶液流经吸附柱时，各种组分同时被吸附在柱的上端，当洗脱剂流下时解吸出来的物质溶解在洗脱剂中，并随之向下移动。遇到新的吸附剂表面时，该物质和洗脱剂又会被吸附而建立新的暂时的平衡，随后立即又被向下移动的洗脱剂破坏而解吸。如此，具有不同吸附能力的化合物按不同速度沿柱向下移动，分别收集即得到分离的各组分。

对于吸附柱层析来说，吸附剂的选择尤为重要。吸附剂的种类很多，吸附剂的选样取决于被分离化合物的种类。常用的吸附剂有氧化铝、硅胶和淀粉等。氧化铝对极性化合物吸附能力强；硅胶则比较温和，适用于大多数化合物；淀粉可以用于对酸碱都敏感的天然产物的分离。大多数吸附剂都强烈地吸附水，水不易被其他化合物置换，因此吸附剂的活性降低。通常采用加热的方法使吸附剂活化。但无水氧化铝的活性太强，有时会导致某些化合物分解，还可能使极性强的化合物难以解吸，因此氧化铝的干燥要酌情进行。而吸附能力主要取决于吸附剂和被分离化合物之间的作用力。作用力的强度大致可以按如下次序进行分析推测：盐的形成＞配位作用力＞氢键作用力＞偶极力＞诱导力。当化合物中含有较强的极性基团时，则与吸附剂的作用力较大，就不易被洗脱剂洗脱，将在后面流出层析柱。洗脱剂的选择一般先通过薄层层析进行探索，再确定洗脱剂，其极性应比样品的极性小。

柱层析的分离效果不仅依赖于吸附剂和洗脱剂的选择，且与吸附剂的大小和吸附剂用量有关。表6-4-1列出了柱大小、吸附剂用量和样品量之间的关系。层析柱的填装应均匀、无气泡，并与柱顶表面保持水平。图6-4-3是装柱情况对分离效果的影响。

表6-4-1 柱大小、吸附剂用量和样品量之间的关系

样品量（g）	吸附剂用量（g）	柱直径（mm）	柱高（mm）
0.01	0.3	3.5	30
0.10	3.0	7.5	60
1.00	30.0	16.0	130
10.00	300.0	35.0	280

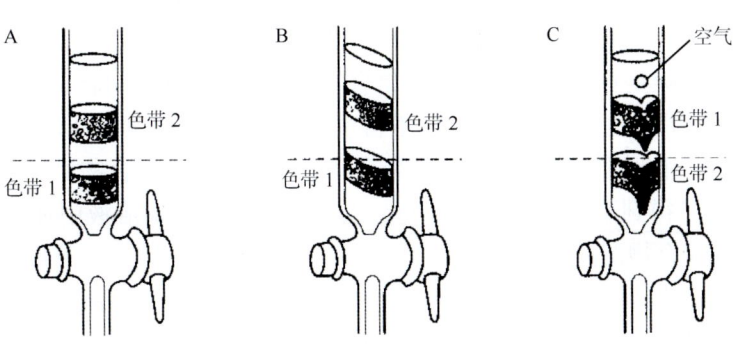

图6-4-3 装柱情况对分离效果的影响
A.水平表面；B.非水平表面；C.夹有空气

（六）聚合物胶乳的分离纯化

乳液聚合的产物是较稳定悬浮于水中的聚合物胶粒，乳胶粒表面包覆着一定量的乳化剂。要想得到纯净的聚合物，首先必须将聚合物与水分离开，常采用的方法是破乳。破乳是向胶乳中加入电解质、有机溶剂或其他物质，破坏胶乳的稳定性，从而使聚合物凝聚。破乳剂的选择可以根据乳化剂的种类进行，离子型乳化剂一般选用带有反离子的电解质，以破乳；其他类型的乳化剂如使用电解质不易破乳，则可考虑使用溶剂，如盐酸、丙酮等，必要时还可加热破坏其稳定性。破乳以后，需要用大量的水多次洗涤，除去聚合物中残留的乳化剂，再干燥得到纯净的聚合物。对于体系中不含乳化剂或微量乳化剂的聚合物乳液，若要将聚合物与水分离，乳胶粒粒径大（>300nm）的乳液可选择离心沉降的方法，使用高速离心机在1000r/min以上进行离心分离。离心前需将离心管称重配平，然后再放入离心机，多次离心可以洗涤原乳液溶解在水相中的杂质。若固含量较高又难以破乳，还可以选择直接蒸发水分的方法，先得到固体的聚合物，再通过抽提法等进一步纯化。在只需将聚合物胶乳中的小分子乳化剂和无机盐除去的情况下，还可用半渗透膜进行渗析分离。

（七）聚合物的分级

高分子链在无规的状态下增长、转移和终止，则所得到的分子量是许多链的平均值，分子量分布符合高斯分布。高分子的多分散性是聚合物的基本特征之一，常用 $\bar{M}_w/\bar{M}_n$（称为分散系数）来表示聚合物分子量的分散性，对完全单分散的聚合物则有 $\bar{M}_w=\bar{M}_n$。可以用诸如活性聚合的方法制备分散系数接近1的某些聚合物，但对于大部分聚合物体系来说，要想获得窄分布的聚合物，就要用分级的方法。多分散的聚合物分离为不同分子量部分的方法称为分级，分级分为分析用和制备用两种。分析分级只需要少量的聚合物，如分子量分布的测定；制备分级可以得到较大量的窄分布聚合物，是研究聚合物性质和分子量关系的重要方法。但这些分级方法也只是得到比原始聚合物分子量分布窄的级分，按原理可以分为三类：①基于在溶剂中的溶解度和溶解速度不同；②利用色谱法分级；③通过沉降分级。下面介绍三种常用的聚合物制备分级方法。

1. 沉淀分级　是较简单的分级方法。当温度恒定时，对于某一溶剂，聚合物存在一临界分子量，低于该值的聚合物可以溶解在溶剂中，高于该值的聚合物则以聚集体形式悬浮于溶剂中，沉淀分级是在一定的温度下向聚合物溶液（浓度为0.1%~1%）中缓慢加入一定量的非溶剂（沉淀剂），直到溶液浑浊不再消失，静置一段时间后即等温沉淀出较高分子量的聚合物；采用超速离心法将沉淀的聚合物分离，其余的聚合物溶液中再次补加沉淀剂，重复操作即可得到不同级分的聚合物。也可以在聚合物稀溶液中加入足够量的沉淀剂，使约一半的聚合物沉淀，而后分离溶液相和沉淀相，把沉淀的凝胶再溶解，并把这两份溶液再按照上述步骤沉淀分离。沉淀分级的缺点是需用很稀的溶液，而且使沉淀相析出是相当耗时的。利用相同的原理，可以维持聚合物的溶剂组成不变，在剧烈的搅拌下缓慢地依次降低溶液的温度，也可以对聚合物进行分级。

2. 柱状淋洗分级　是在惰性载体上沉淀聚合物样品，用一系列溶解能力依次增加的液体逐步萃取。聚合物首先沉积在惰性载体上，惰性载体可以选择如玻璃珠、二氧化硅等，填充在柱子中，用组成不断改变的溶剂-非溶剂配制的混合溶剂淋洗柱子，一般萃取剂从

100%非溶剂变到100%溶剂，液体混合物在氮气的压力下通过柱子，把聚合物分子洗脱掉，按级分收集聚合物溶液。精密的柱子成功地将温度梯度和溶剂梯度两者结合，也称沉淀色谱法。

3. 制备凝胶色谱 不同于分析凝胶色谱，制备凝胶色谱的目的是得到不同级分的聚合物，此方法是基于多孔性凝胶粒子中不同大小的空间可以容纳不同大小的溶质（聚合物）分子的原理，以分离聚合物分子。将交联的有机物或无机硅胶作为填料，这种填料都具有一定的孔结构，孔的大小取决于填料的制备方法。将聚合物溶液注入色谱柱，用同一溶剂淋洗，溶剂分子与小于凝胶微孔的高分子就扩散到凝胶微孔中。较大的高分子不能渗入而首先被溶剂淋洗到柱外。凝胶色谱分级的效率不仅依赖于所用填料的类型，还取决于色谱柱的尺寸。

除凝胶色谱法外，其他两种方法都是基于聚合物溶解度与其分子量相关的原理，因此聚合物的分级只是对于化学结构单一的聚合物而言，对于不同支化程度的聚合物和共聚物样品，其溶解度并不只取决于分子量大小，还与化学结构和组成相关，这些聚合物要先确定其化学结构和组成，再按分子量大小或化学组成进行分级。

（八）聚合物的干燥

聚合物的干燥是分离提纯聚合物之后的必要操作，它是将聚合物中残留的溶剂除去的过程，可使用固体干燥的一般方法。

最普通的干燥方法是将样品置于红外灯下烘烤，但是会因为温度过高导致样品氧化，含有有机溶剂的聚合物也不宜采用此法，溶剂挥发在室内会造成一定危害。

另一种方法是将样品置于烘箱内烘干，这时要注意烘干温度和时间的选择，温度过高同样会造成聚合物的氧化甚至裂解，温度过低则会导致所需烘干时间太长。

比较适合于聚合物干燥的方法是真空干燥。真空干燥可以利用真空烘箱进行，将聚合物样品置于真空烘箱密闭的干燥室内，减压并加热到适当温度，能够快速有效地除去残留溶剂。为了防止聚合物粉末样品在恢复常压时被气流冲走和固体杂质飘落到聚合物样品中，可以在盛放聚合物的容器上加盖滤纸或铝箔，并用针扎一些小孔，以利于溶剂挥发。准备真空干燥之前要注意聚合物样品所含的溶剂量不可太多，否则会腐蚀烘箱，也会污染真空泵。溶剂量多时可用旋转蒸发法浓缩，也可以在通风橱内自然干燥一段时间，待大量溶剂除去后再置于真空烘箱内干燥。尽管如此，还要在真空烘箱与真空泵之间连接干燥塔，以保护真空泵，真空烘箱在使用完毕后也应注意及时清理，减少腐蚀。在真空干燥时容易挥发的溶剂可以使用水泵减压，难挥发的溶剂使用油泵。一些需要特别干燥的样品在恢复常压时可以通入高纯惰性气体以避免水汽的进入。

当待干燥的聚合物样品量非常少时，也可以利用简易真空干燥器。干燥器底部装入干燥剂，利用抽真空的方法除去聚合物样品中的低沸点溶剂。

冷冻干燥是在低温高真空下进行的减压干燥，适用于有生物活性的聚合物样品，以及需要固定、保留某种状态下聚合物结构形态的样品干燥。在进行冷冻干燥前一般将样品放入冰箱于-30~-20℃冷冻，再置于已处于低温的冷冻干燥机中，快速减压干燥，干燥后应及时清理冷冻干燥机，避免溶剂腐蚀。

三、聚合度测试及结果分析

（一）高分子材料聚合度的定义

在高分子科学中，聚合度是描述高分子链中重复单元数量的一个关键概念，它直接关联到高分子链的长度，因此是衡量高分子物理性质的重要参数。聚合度的定义和表示方法有多种，而这些不同的定义反映了高分子链的不同特征和测量方法。

数均聚合度（number-average degree of polymerization，$\bar{D}_n$）又称数平均聚合度，是通过计算高分子链中重复单元的平均个数来表示的。数均聚合度可以通过实验测量或理论计算得到。重均聚合度（weight-average degree of polymerization，$\bar{D}_w$）又称质量平均聚合度，是根据高分子链中重复单元的质量平均来表示的。与数均聚合度不同，重均聚合度会考虑到重复单元的分子量差异。Z均聚合度（Z-average degree of polymerization，$\bar{D}_z$）是通过高分子链中重复单元的体积平均来表示的，这种定义考虑了链的体积大小差异，因而可以提供关于高分子样品中分子大小分布的信息。Z均聚合度是一种更为精细的描述，通常需要专门的分析技术如静态光散射来测量。

聚合度的具体定义和计算方法可能会因不同的高分子材料和测试方法而有所不同。在实际应用中，根据需要可以选择适当的聚合度定义来评估高分子材料的链长度分布和质量特性。

（二）溶液黏度法

溶液黏度法是一种常用于测量高分子材料聚合度的间接方法。其原理基于高分子材料溶液的黏度与聚合度之间存在的经验关系。高分子聚合物在溶液中会增加溶液的黏性，即黏度。溶液的黏度取决于高分子聚合物链的长度和分子量。较长的高分子聚合物链会导致溶液黏度较高，因为长链聚合物会在溶液中产生较大的阻力。较短的高分子聚合物链会导致溶液黏度较低，因为短链聚合物在溶液中产生较小的阻力。

基于以上原理，可以根据高分子聚合物溶液的黏度来推断其聚合度。通常，较高的溶液黏度表明高分子聚合物的聚合度较高，而较低的溶液黏度表明聚合度较低。溶液黏度法通过测量高分子材料溶液的黏度，间接推断高分子材料的聚合度。通过了解高分子聚合物的溶液黏度与聚合度之间的关系，可以获得高分子材料聚合度的估计值。

1. 溶液黏度法测量高分子材料聚合度的实验方法　溶液黏度法是一种用来测量高分子材料聚合度的实验方法，其步骤包括准备高分子溶液、测量黏度、绘制黏度浓度曲线和计算聚合度。

首先，实验者需要将一定量的高分子材料样品加入到适合的溶剂中，以制备高分子溶液。这一步骤中，溶液的浓度应根据所选择的测量技术和仪器的规格要求进行调整，以确保实验结果的准确性。

接下来，使用黏度计或流变仪等仪器测量已制备的高分子材料溶液的黏度。在此过程中，实验者必须严格遵守所使用仪器的操作说明，以保证测量数据的可靠性。测量得到的黏度数据用于绘制高分子材料溶液的黏度-浓度曲线，该曲线能反映不同浓度下溶液黏度的变化情况，从而揭示溶液黏度与浓度之间的关系。

最后一步是计算聚合度，这可以通过已知的溶液黏度与聚合度之间的关系来完成。实验者可以利用经验公式或已经建立的标准曲线，结合测量到的溶液黏度值，计算得到高分子材料的聚合度。这一数据对于理解高分子材料的性质和它们在不同应用中的表现至关重要。不同的高分子材料可能存在不同的聚合度与黏度之间的关系，因此在进行溶液黏度法测量时，应根据具体的高分子材料和测量条件选择合适的经验公式或标准曲线。此外，仪器的选择和操作也会对测量结果产生影响，因此应遵循仪器的使用说明进行操作。

2. 溶液黏度法测量高分子材料聚合度的结果分析　溶液黏度法作为一种评估高分子材料聚合度的间接测量手段，通过精细分析高分子溶液的黏度数据，可以提供关于高分子聚合度的宝贵信息。这种方法基于溶液黏度与高聚物聚合度之间的经验关系，可推导出高分子链的平均长度及其分布特性。

具体来说，数均聚合度可以通过溶液黏度与聚合度的已知关系计算。这个参数反映了高分子链的平均长度，为高分子材料的特性提供了基础的了解。而重均聚合度的计算则涉及溶液黏度与聚合度的关系，以及重均聚合度与数均聚合度之间的转换关系。重均聚合度是一个更为细致的指标，它考虑到了高分子链中的分子量分布差异，从而能更好地描述高分子材料的质量分布情况。

此外，溶液黏度的测量结果还能帮助评估高分子材料的聚合度分布。若溶液黏度较低，通常表明高分子材料具有较窄的聚合度分布，即聚合度比较均一。反之，较高的溶液黏度则暗示聚合度分布较宽，表明样品中存在较大的聚合度差异。

评估聚合度的均一性是溶液黏度法的另一个应用，通过观察溶液黏度的变化可以对聚合度的均一性做出判断。黏度的微小变化意味着高分子材料的聚合度较为一致，而显著的黏度变化则表明聚合度存在较大的不均一性。

然而，溶液黏度法的测量结果会受到诸如溶液浓度、溶剂选择和温度等多种因素的影响。因此，在分析结果时，必须考虑这些变量的可能影响，并且应与其他相关的测试方法进行对照，以确保得到准确可靠的聚合度信息。根据不同高分子材料的特性和应用需求，选用合适的经验公式或标准曲线对聚合度进行计算，也是实现精确测量的关键。

（三）凝胶渗透色谱法

凝胶渗透色谱法（gel permeation chromatography，GPC）也称凝胶渗透层析法或分子排阻色谱法，是一种常用的基于分子大小的分析方法，也是测量高分子材料聚合度分布的常用方法。通过分析样品在凝胶柱中的渗透行为，可以得到高分子材料分子量分布的信息。

1. GPC测量高分子聚合度的实验方法　首先进行样品制备，需要将高分子材料样品溶解在合适的溶剂中，以形成适宜浓度的溶液。为了避免可能的封堵问题，溶液应过滤以除去不溶杂质，以确保样品的纯净性。其次是色谱柱的选择，必须根据待测高分子材料的分子量范围选择合适的凝胶柱。分子排阻柱或凝胶渗透柱的选择对于实验结果的准确性至关重要。在运行样品时，将溶解的样品注入凝胶渗透色谱仪中。样品在溶剂的流动带动下,通过凝胶渗透柱时发生渗透分离,不同分子量的组分将以不同的速率通过色谱柱,实现分离。检测器的选择也是一个关键步骤。根据所需的信息和分析目的,可以选择折射率检测器、光散射检测器、黏度检测器等不同类型的检测器来检测通过色谱柱的样品组分。最后,通过数据分析得到样品的分子量分布曲线。分析所测得的各组分的保留时间和峰面积,可以进一步计算样品的平均分子量、数均聚合度和重均聚合度等重要参数。这些参数为理解和评估高分子材料的性能提供了重要的参考信息。

通过GPC的系统分析,研究人员可以详细了解高分子材料的聚合度和分子量分布,这对于材料科学和高分子化学领域的研究和应用至关重要。

2. GPC测量高分子材料聚合度的结果分析 GPC是分析高分子材料聚合度分布的一种有效技术,它通过分析结果解释,提供丰富的聚合度相关信息。GPC能够通过分子量分布曲线的峰值来计算高分子材料的分子量均值,这一数据点为理解高分子材料的整体聚合度水平提供了基础信息。

除了分子量均值,GPC还可以用于计算高分子材料的数均聚合度和重均聚合度。数均聚合度反映的是平均聚合度的大小,而重均聚合度则进一步考虑了由不同分子量组分所贡献的影响。这两个参数都是通过对分子量分布曲线进行数学模型拟合后得到的。

根据分子量分布曲线的形状和峰宽度,可以推断高分子材料的聚合度分布特性。如果曲线较窄且峰尖锐,通常表明高分子材料具有较为均一的聚合度分布。相反,如果曲线较宽且峰较平缓,则意味着聚合度分布不那么均一。

此外,GPC还可以帮助评估高分子材料的异质性和分子量范围。当分子量分布曲线较窄且尾部延伸不明显时,表明高分子材料的异质性较低,分子量范围也较窄。

需要注意的是,GPC的测量结果受到诸如色谱柱性能、溶剂类型和流速等多个因素的影响。因此,在进行GPC测量和分析时,选择合适的实验条件并进行适当的校准和方法验证是确保结果准确性和可靠性的关键步骤。

对于GPC结果分析,需要结合具体的样品特性和实验条件综合分析。由于不同的高分子材料和实验设置可能导致不同的GPC结果,因此在解释分析结果时应谨慎,并且最好将GPC数据与其他相关测试方法所得数据相比较和验证,以得到更全面和准确的聚合度信息。

(四)核磁共振技术

核磁共振(NMR)技术测量高分子聚合物的聚合度的原理基于NMR现象和高分子聚合物的结构特征。NMR现象是指原子核在外加磁场下吸收和发射特定频率的电磁辐射的现象。不同核素具有不同的共振频率,如氢谱中的 ^1H 核和碳谱中的 ^{13}C 核。高分子聚合物中的原子核受到其周围化学环境的影响,导致共振频率发生偏移。这种频率偏移称为化学位移,可以用来确定高分子聚合物中不同化学基团的存在和相对数量。高分子聚合物由重复单元组成,而聚合度则表示聚合物链中重复单元的数量。不同聚合度的聚合物链会导致不同的NMR信号数量和强度。

基于以上原理,通过NMR技术可以获取高分子聚合物的结构信息,进而计算聚合度。在NMR谱图中,不同化学位移对应于聚合物中不同原子核的共振信号,而信号的强度和峰面积与相应的原子核数量相关。通过分析和集成这些峰，可以确定聚合物链中重复单元的数量，并计算聚合度。固体核磁共振和液体核磁共振是NMR技术的两个主要分支，它们在高分子聚合物的聚合度测量方面各有优势。

NMR技术的应用需要合适的核素选择、仪器参数设置和数据分析方法。不同类型的高分子聚合物可能需要采用不同的NMR技术和分析方法，以获得准确的聚合度信息。因此，在进行NMR测量和数据分析时，应参考相关文献或专业人士的指导，并确保实验和分析过程的准确性和可靠性。NMR技术是一种常用的无损分析技术，可以用于测量高分子聚合物的聚合度。通过NMR技术可以获取高分子聚合物分子结构和组成的信息，进而计算聚合度。

1. SSNMR技术　是一种常用于研究高分子聚合物结构和动力学的非常有意义的方法。

（1）SSNMR测量高分子聚合物聚合度的实验方法：SSNMR技术是用来测量高分子聚合物聚合度的精确实验方法。该方法包含几个关键步骤，从样品的制备到最终的实验参数设置。

首先，在样品制备阶段，研究人员需要通过合成、聚合或从现有的聚合物中提取来获得高分子聚合物样品。样品的质量对实验结果有直接影响，因此需要确保样品的纯度和均匀性。其次，在样品处理环节，为了提高SSNMR信号的强度和分辨率，通常需要对样品进行一系列的处理。这可能包括将样品溶解在适当的溶剂中，并加入增强剂，如稳定剂或标记试剂，这些物质有助于增强信号和提高实验的灵敏度。然后是样品装填阶段，处理的样品将被放置在SSNMR探头中进行测试。例如，可以使用适用于高分子聚合物的高频率旋转固体核磁共振探头，这种探头有助于提高谱图的分辨率和信号的一致性。最后一个步骤是实验参数的设置，其中包括选择合适的脉冲序列、调整磁场强度、设定实验的温度和采样时间等。在进行实验时，可能会应用一些特定的技术来提高数据的准确性和相关性，如旋转回波双共振（rotational echo double resonance，REDOR）、交叉极化（cross-polarization，CP）及魔角旋转（magic angle spinning，MAS）等方法。这些技术有助于更好地解析高分子聚合物的结构和动态行为，从而准确地测量聚合度。

通过SSNMR实验，研究人员可以获得关于高分子聚合物结构和聚合度的详细信息，这对于高分子材料的研究和开发至关重要。

（2）固体核磁共振测量高分子聚合物聚合度的结果分析：SSNMR是分析和表征高分子聚合物聚合度的强大工具。通过精细解析核磁共振谱图，可以获得高分子聚合物的详细结构信息。首先，化学位移在谱图中提供了关于不同核所处化学环境的重要线索。这些环境差异反映在谱图的不同峰位上，从而帮助识别聚合物链中的各种官能团和结构单元。进一步地，核磁共振谱中的耦合常数提供了化学键连接方式和原子间的空间关系等结构细节。通过对耦合常数的分析，可以推断高分子聚合物中原子或官能团的排列顺序及相互作用。

在一维核磁共振谱分析中，科研人员可以依据谱图中的峰形和强度，得到有关高分子聚合物的平均聚合度、分子量及聚合度的分布信息。这一信息对于理解高分子材料的宏观性能至关重要，因为聚合度与材料的机械、热学和化学性能直接相关。而二维核磁共振谱技术则提供了更加深入的结构分析手段。通过二维技术，可以获得关于高分子聚合物局部结构、官能团在聚合物链上的分布及单体序列顺序等更复杂的信息。这种深入的结构解析对于理解聚合物的性能表现和反应行为具有极大的科学价值。

此外，模拟计算也是核磁共振谱分析的重要部分。通过将实验结果与理论模型和计算方法相结合，可以对谱图进行模拟，从而验证实验观察并深入解析高分子聚合物的详细结构和性质。模拟计算的应用使得NMR技术在高分子领域变得尤为有意义，使研究人员能够以原子层面的精确度去理解和预测材料的行为。

2. LSNMR技术 是另一种常用于测量高分子聚合物聚合度的方法。

（1）LSNMR测量高分子聚合物聚合度的实验方法：LSNMR是一种在高分子领域广泛应用的技术，用于测量高分子聚合物的聚合度。首先是样品的制备，通常是将其溶解在适宜的溶剂中形成液态高分子溶液。选择合适的溶剂对于后续NMR测量的成功至关重要，因为这会直接影响溶液的黏度、极性及与聚合物的相容性。随后进行样品处理，为了增强NMR信号的强度和提高谱图的分辨率，研究者可能会向溶液中添加特定的增强剂，如稳定剂或标记试剂，或者调整溶剂的组成以改善实验条件。处理的溶液样品随后需要装填到NMR管中。通常使用标准的5mm NMR管，该管是为实现最佳的谱图分辨率和信号稳定性而设计的。在实验参数设置阶段，研究者需设定一系列NMR实验参数，包括但不限于脉冲序列的选择、磁场强度、样品的温度及数据采集的时间。根据不同的研究目的和需求，可以应用不同的实验技术，如自旋回波和横向弛豫时间测量，以获取关于聚合物动态行为的信息。最后，NMR测量步骤中，实验者启动NMR仪器，记录NMR谱图。通过分析所获得的NMR谱图，可以得到关于高分子聚合物分子链的构型、动力学及聚合度的信息，这对于了解聚合物的物理和化学性质具有重要意义。

（2）LSNMR测量高分子聚合物聚合度的结果分析：LSNMR技术为测量高分子聚合物的聚合度提供了一种精确的分析方法。通过分析NMR谱图中的化学位移，能够确定高分子聚合物中不同核的化学环境，这有助于识别不同类型的化学官能团及其在聚合物链上的位置。此外，通过对谱图中的峰进行积分，可以测量各个峰的面积，从而得到高分子聚合物中各种核的相对含量，这对于了解聚合物的组成至关重要。

在计算高分子聚合物的聚合度时，可以通过将NMR谱图中单个聚合物单体的峰积分值与标准品或其他已知聚合物的积分值进行对比，从而得到聚合度的量化信息。这一数据对于判断聚合物的性质和用途是非常有价值的。

进一步的峰形分析能够揭示高分子聚合物的聚合度分布特征。峰的宽窄和形状变化能够反映聚合物分子之间的聚合度是否均匀，以及可能存在的分子量分布。最后，当已知聚合度和单体的结构信息时，可以通过这些数据推算高分子聚合物的整体分子量，这对于理解和预测材料的性能有重要意义。

总之，通过综合应用LSNMR中的化学位移、积分值、聚合度计算及峰形分析等技术，能够详细地了解和掌握高分子聚合物的结构与物理性质，进而为材料的开发和应用提供坚实的分析基础。NMR技术的数据分析和结果解释需要研究者具备相关的专业知识和经验。在进行NMR实验和数据分析时，应注意选择合适的实验参数和仪器，遵循正确的操作步骤，并参考相关文献或专业人士的指导。

（五）原子力显微镜技术

原子力显微镜（AFM）技术通过扫描高分子聚合物的表面，可以直接观察高分子链的形貌和长度。然而，AFM本身并不能直接测量高分子聚合物的聚合度，因为聚合度是指高分子链中重复单元的数量，而AFM仅能提供高分子链的形态信息。

尽管如此，通过AFM可以获得有关高分子链的一些重要信息，从而间接推测其聚合度。AFM可以在纳米尺度下观察高分子链的形貌。通过观察高分子链的拉伸、弯曲或交叉等形态特征，可以初步判断高分子链的长度和结构。通过AFM扫描得到的图像，可以使用软件工具对高分子链进行测量，如从链的起点到终点的直线距离或链的长度分布。这些测量结果可以用来估计高分子链的长度。在高分子链长度已知的情况下，可以根据高分子聚合物的结构单元数量与链的长度之间的关系来推测聚合度。例如，对线形聚合物，聚合度可根据链的长度和每个结构单元的长度推算。

1. 利用AFM推测高分子聚合物聚合度的实验方法　　AFM是一种强大的工具，可以用来研究高分子聚合物的微观结构，从而推测聚合度。实验的第一步是样品的制备。高分子聚合物需要被溶解在合适的溶剂中，以制备成适合AFM观察的样品。制备样品时，可以选择将溶液滴置于平滑的衬底上，如硅片或云母片，或者采用剥离法在固体表面制备高分子薄膜。这些方法有助于保证获得清晰且可分析的AFM图像。随后，通过AFM技术获取样品表面的图像。这一步骤涉及使用AFM的探针沿样品表面扫描，通过记录探针与样品表面相互作用来揭示高分子链的形貌。得到的图像中将清晰显示高分子链的轮廓，从而使研究者能够对其进行详细分析。在得到AFM图像后，研究者会在图像中选择感兴趣的高分子链进行测量。利用AFM提供的软件工具，如交互式线性拟合，可以测量高分子链的实际长度，通常这是通过在AFM图像上从高分子链的一端到另一端进行直线距离测量来实现的。最后，得知高分子链的长度后，研究者可以推测聚合度。这通常是通过将测量到的链长度与已知的单体长度联系起来完成的。对于线形聚合物而言，聚合度可以通过简单地将高分子链的长度除以单个单体的已知长度来计算。这种方法提供了一种快速评估高分子聚合物聚合度的途径，对于理解材料的宏观性质和微观结构有重要的意义。

2. 利用AFM推测高分子聚合物聚合度的结果分析　　AFM是一种能够揭示高分子聚合物表面形貌的强大工具，它通过映射分子链在表面上的排列和形态，使研究人员能够间接推测聚合物的聚合度。在分析AFM所获取的图像时，重点关注高分子链的形态特征，如它们是如何拉伸的、是否存在弯曲，以及它们之间是否有交叉点。这些形貌特征对于了解分子链的结构信息至关重要。进一步地，通过对AFM图像中的高分子链进行细致的测量，可以得到它们的长度分布。这些数据可用于计算平均长度、长度范围及长度分布的宽度等描述性统计参数，这些参数为描述高分子链的长度特征提供了基础。

了解高分子链的长度分布后，就可以进一步推测聚合度。对于线形高分子而言，这可以通过简单地将链的长度除以单个单体的长度来实现。不过，这种推算聚合度的方法相对粗略，而且需要考虑链的长度可能会因样品的制备、AFM扫描参数及分析方法的不同而发生变化。

为了更准确地确定聚合度，AFM的测量应与其他实验方法相结合，如使用凝胶渗透色谱或NMR谱等分子量测量技术,这样可以对AFM得出的初步聚合度估计进行验证和校准。

总的来说,AFM提供的是关于高分子链表面形貌和长度的直接信息,其结果解释应谨慎,并结合其他实验和分析方法。尽管AFM为推测聚合度提供了便利,但应将其视为众多分析工具中的一环,并在分析中采用多角度综合评估的方式,以确保得到更全面、更精确的聚合度信息。

(六)光散射法

光散射法是一种基于光的散射现象来研究高分子聚合物性质的重要技术。当光束穿透高分子溶液或薄膜时,由于光波与高分子链的相互作用,会发生散射。散射的特征,如光的强度和散射角度分布,与高分子链的形态、尺寸、长度、分子量和浓度等物理特性密切相关。由瑞利散射理论可知,散射光的强度与高分子链的分子量成正比,而散射角度则与链的尺寸有关。

为了从光散射数据中提取高分子聚合度的信息,通常会用到Zimm方程。这个方程把散射光的强度和角度分布与高分子链的物理参数联系起来,如链长、分子量、溶液浓度等。通过精确测量散射光的特征,结合Zimm方程,能够计算得到高分子聚合物的聚合度。在实践中一般认为,当散射光的强度和角度值较大时,通常对应着较高的聚合度。这使得光散射法成为一种非常有效的工具,不仅可以用来估算高分子聚合物的聚合度,还能帮助了解高分子聚合物的结构和动态性质。通过这些观察,研究人员可以更好地设计和制造具有特定属性的高分子材料。

1. 利用光散射法测量高分子聚合物聚合度的实验方法　在高分子科学中,光散射技术是一种用来确定高分子聚合度的常用方法。为了制备适合光散射测量的样品,高分子聚合物需要溶解在适当的溶剂中,形成透明的溶液或薄膜。在样品制备过程中,必须确保没有产生气泡或颗粒,因为这些缺陷可能会干扰光散射测量,导致数据失真。接下来,利用光散射仪器进行测量,这些仪器一般由光源、检测器和角度测量设备组成。光源发出的单色光被照射到样品上,散射光随后被检测器捕获,同时记录散射光的强度和散射角度。测量过程中,检测器会在不同的角度测量散射光的强度。散射光的强度通常与高分子的聚合度相关联,其中较高的聚合度往往表现为较强的散射信号。此外,通过角度测量设备可以测得散射光的角度分布,不同的散射角度反映了高分子链的不同尺寸和形态。一般而言,较大的散射角度意味着较短的高分子链。随后,基于散射强度和角度分布的测量数据,研究人员将使用特定的模型和公式,如瑞利散射公式或Zimm方程,来进行数据的分析和计算。这些理论模型和公式能够将散射光的强度和角度与高分子的聚合度联系起来。通过这些分析和计算,研究人员可以确定高分子聚合物的聚合度。通常,较高的散射强度和较大的散射角度与较高的聚合度相关。

由此,通过光散射技术,能够准确量化估计高分子聚合物的聚合度,这对于理解高分子的物理化学性质及其在不同应用中的表现至关重要。

2. 利用光散射法测量高分子聚合物聚合度的结果分析　在使用光散射法来测量高分子聚合物的聚合度时,分析得到的测量结果是关键的一步。这一过程通常涉及多个步骤,从散射强度分析开始，观察和分析散射光强度随散射角度变化的趋势。通常，较高的散射强度意味着较高的聚合度。为了详细了解这一关系，可绘制散射强度与角度之间的关系图，并分析曲线的形状和趋势。

进一步地，光散射强度分布的详细分析可以揭示高分子聚合物的分子量分布或聚合度分布。这通常是通过拟合散射强度与散射角度之间的关系来实现的。通过选择适当的模型和公式，如瑞利散射公式和Zimm方程，能够根据散射光强度和角度分布计算高分子聚合物的聚合度。

为了获得更加全面的理解，对测量结果进行细致的数据处理和统计分析是非常必要的。这可能包括计算平均聚合度、聚合度分布的宽度、分子量分布的平均值和标准差等指标。这样的分析可帮助研究人员更深入地洞察样品的聚合度特征。

然而，光散射法提供的聚合度信息往往是相对的，并且可能会受到样品特性和实验条件的影响。为了验证和印证这些结果，常常需要结合其他实验结果，如通过凝胶渗透色谱或NMR谱等分子量测量技术来校正光散射法推测的聚合度结果。

总的来说，虽然光散射法是一种测量高分子聚合物聚合度的相对精确的方法，但为了确保获得准确的聚合度信息，研究者需要在进行光散射测量时仔细选择合适的实验条件、模型和数据分析方法。通过这样的精细处理，可以确保结果的可靠性和精确性。

四、有机成分的溶解和释放测试及结果分析

（一）有机成分的溶解测试及结果分析

1. 有机成分的溶解测试方法　在测试有机成分的溶解性时，研究者通常会采用一系列的方法来评估有机物样品在不同溶剂中的溶解行为。最初步的测试方法是进行溶解性测试，即将有机物样品加入多种不同的溶剂中，以观察并记录样品是否能够溶解。这种测试为研究者提供了初步的溶解信息，从而有助于初步判断哪些溶剂可能适合用于进一步的研究。为了更精确地了解有机物在不同条件下的溶解性，可以进行溶解度测定。这通常涉及在特定温度下测定溶解物质在溶剂中的最大溶解量。为此，常用的技术包括重量法、体积法等。这些方法通过精确测量可溶解的有机物的量，提供溶解性的定量数据。更进一步，为了确定有机物的饱和溶解度，研究者会逐渐向溶剂中加入有机物，直到溶液达到饱和状态。饱和溶解度可以通过分析溶解度曲线或浓度-时间曲线得出，从而使研究者能够理解在特定条件下的溶解极限。溶解速率的测定也是一个重要的考量，它涉及随时间测量溶液中有机物浓度的变化。为此，可以采用离线测定（如取样后的分析）或在线测定（如利用探针或传感器直接在溶液中进行测量）的方法。固液相平衡测定是一种用于确定固液相平衡下溶解度的方法。在这个过程中，固体有机物与溶剂接触一段时间后，会测定溶液中的溶质浓度，以确定在达到平衡状态时的溶解度。

选择合适的溶解测试方法需要考虑到具体的有机物性质和研究目的。不同的测试方法可能适用于不同的情境和目标，因此研究者需根据需求来选择最合适的方法，以获得最准确和可靠的溶解性数据。

2. 有机成分的溶解测试结果分析 分析有机成分的溶解测试结果是一个多层面的过程，涉及对不同测试方法得到的数据进行综合评估。溶解性评价是基于有机成分是否能够在特定溶剂中溶解及溶解的程度来进行的，可以简单地分类为易溶、部分溶解或不溶等，从而为选择合适的溶剂提供指导。对于溶解度测定的结果，通常包括计算在给定温度下的溶解度值。通过比较不同溶剂、不同温度条件下的溶解度数据，研究者可以评估这些变量如何影响溶解度。例如，某些溶剂可能更有效地溶解有机成分，或者提高温度可能会增加溶解度。溶解速率的分析则关注于溶质在溶剂中的溶解动力学。通过描绘浓度与时间的关系曲线，或计算溶解速率常数，研究者可以评估有机成分的溶解速率，这对于工业应用和制剂开发尤其重要。通过测定饱和溶解度，可以得到反映溶解度随溶质浓度变化的溶解度曲线。分析这些曲线有助于建立溶解度与浓度之间的关系，并确定溶质在饱和溶液中的最大浓度。固液相平衡分析则是通过固液相平衡测定获得的，它可以揭示在特定条件下达到的固液相平衡的溶解度。研究者可以通过分析平衡时溶液中的溶质浓度来评估溶解度，并进一步探究影响固液相平衡的各种因素。

当分析有机成分的溶解测试结果时，不仅要考虑样品的特性和实验条件，还应将这些结果与其他实验结果和文献数据进行比较和对照，以验证和确认所得到的溶解性。这种全面的分析有助于深入理解有机成分的溶解特性，为科学研究和实际应用提供宝贵的信息和参考。

（二）有机成分的释放测试及结果分析

1. 有机成分的释放测试方法 有机成分的释放测试是一个重要的过程，旨在评估有机成分从固体材料或产品中释放到环境中的程度和速率。这些测试为了解材料或产品对环境的影响及用户的潜在暴露风险提供了重要信息。

静态头空分析是一种常用的测试方法，其方法为将固体样品放置在一个密闭容器中，在特定温度条件下使有机成分挥发到容器的头空气相中。然后，使用气相色谱（GC）技术对头空气中的有机成分进行分析，以确定挥发性有机物的含量和种类。动态头空分析与静态头空分析相似，但这种方法使用气流通过固体样品，加速有机成分的挥发过程，从而更快速、更彻底地捕获挥发性有机成分。随后，这些有机成分同样使用气相色谱进行分析。挥发物包埋法是另一种方法，它包括将固体样品置于特定溶剂中，使有机成分溶解并进入溶剂。接着，使用气相色谱-质谱联用（GC-MS）等分析技术对溶液中的有机成分进行定性和定量分析。排放室测试是一种更为复杂的方法，它将材料或产品置于一个封闭的排放室中，测量在特定的环境条件下有机成分释放到室内空气中的浓度变化。这种方法通过监测室内空气中的有机成分浓度及通风率等因素，可以评估有机成分的释放速度和总释放量。水中挥发性有机物（VOC）测定则专注于评估固体样品在水中释放的挥发性有机物，包括通过水样品浸提或水样品静态头空分析等方法，对水中的挥发性有机物进行测定。

选择适当的有机成分释放测试方法需要考虑到具体的应用和研究目的。这些方法可以帮助研究者和制造商评估材料或产品中有机成分的挥发物释放行为，了解有机成分的迁移和释放特性，并据此指导产品设计和质量控制，以确保安全和符合环境保护的标准。

2. 高分子聚合物有机成分的释放测试结果分析　分析高分子聚合物有机成分的释放测试结果是一个复杂的过程，旨在深入理解释放物的来源、组成及释放行为。通过采用适当的分析方法，如气相色谱-质谱联用，可以对释放样品中的有机成分进行鉴定，确定其种类和含量。这种鉴定有助于揭示释放物的具体化学性质和可能的来源。

释放速度的分析是通过监测释放室内空气中的有机成分浓度随时间的变化来进行的。这可以通过计算释放速度常数或绘制浓度-时间曲线来实现，从而提供释放速度的变化趋势和相关动力学信息。了解释放速度对于评估高分子聚合物在实际使用中的行为至关重要。

环境条件对有机成分释放的影响也是分析的重要方面。通过在不同的温度和湿度条件下进行释放测试，可以评估这些环境因素如何影响有机成分的释放。这可以帮助确定控制释放的最佳温湿度条件，以确保安全和符合环境保护的标准。

为了更全面地评估高分子聚合物的释放性能，研究者们会进行比较分析，将不同样品或产品的测试结果进行对比。这可能涉及比较不同材料、不同加工或处理条件甚至不同产品之间的释放性能。通过这种比较，可以确定影响有机成分释放的关键因素，并有助于改进材料设计和处理工艺。

风险评估是基于释放测试结果的一个重要环节，它结合了有机成分的毒性数据和暴露评估。这种评估有助于确定有机成分释放是否存在健康或环境风险，并为采取相应的预防或控制措施提供依据。

在分析高分子聚合物的有机成分释放测试结果时，需要综合考虑实验条件的控制、样品的特性及实际使用情况等因素。此外，将测试结果与其他实验数据和文献中的资料进行比较及验证也是不可或缺的，这有助于获得更加全面和可靠的释放性能评估。这种综合分析对于更好地理解高分子聚合物的有机成分释放特性非常重要，并且能为相关产品的设计和控制提供科学的依据。

（张　旭）

第五节　表界面化学反应的分析与材料制备

表界面化学反应作为一门交叉学科，涉及物理化学、表面化学、材料科学和生物化学等多个学科的知识，也是口腔医学领域的重要研究方向之一。口腔材料在口腔环境中与唾液、牙齿、软组织等接触，会发生各种化学反应，从而影响材料的性能和稳定性。因此，对口腔材料与表界面化学反应进行深入分析，有助于了解口腔材料在口腔环境中的行为和性能变化，为口腔医学和口腔健康提供科学依据。

深入探究口腔材料与口腔环境之间的表界面化学反应，可以指导口腔材料的设计和改进。例如，表面修饰、功能化处理等手段能减少口腔材料与生物体之间的不良反应，提高材料的生物相容性和稳定性。此外，对口腔材料与口腔环境中微生物、酶类等生物分子的相互作用进行深入研究，有助于开发新型口腔医用材料，如抗菌材料、智能释药系统等，从而推动口腔医学材料的发展和创新。

随着科学技术的不断进步，表界面化学反应的分析技术也在不断发展和完善。新的实验方法和仪器设备的不断推出为科学家提供了更多的手段来研究表界面化学反应过程。同时，计算机模拟和理论计算的发展为化学反应分析提供了新的思路和方法，使得研究者能够更深入地理解反应机理和预测材料性能，为口腔医学材料的设计、性能优化和应用提供科学依据，推动口腔医学的发展。

一、基本理论

（一）表界面的定义

物质可分为固、气、液三种状态，在具有多种相的体系中，两个不同性能的相的交界处形成的区域为界面。根据物质的状态和相性质的不同，界面可以分为五类：气-液、气-固、液-液、液-固和固-固界面。其中，当界面中有气相参与构成时，凝聚态物质相对于气相的界面称为表面，即固体表面和液体表面。在一个多相的体系中，相与相之间的接触面统称为界面。界面的含义更广泛，但通常把表面和界面看成是等同的，故本节不做严格的限定和区分。界面不是一个单纯的几何平面，它是有一定厚度的，通常有一个到几十个分子的厚度，其组成、结构、能量等呈现连续的阶梯变化。

因为生物材料一般呈现为固体状态，所以在实际使用过程中涉及的界面主要为固-液或固-固界面。例如，生物材料在植入体内后，会与周围的生物分子、细胞及可能存在的细菌等微生物发生一定的相互作用，甚至在合适的条件下发生一些界面化学反应。因此了解生物材料表面性质有助于设计及制备优异的材料，避免或者诱导一些化学反应的发生，促进修复的功效。

（二）表界面化学反应

理解化学反应需要先明确两个问题：首先，需了解化学反应进行的趋势及其可能达到的最大程度，以及外界条件对其的影响。其次，必须掌握化学反应速率和反应机理。前者属于化学热力学范畴，而后者则属于化学动力学领域。热力学只能告诉我们在给定条件下，反应是否可以发生；动力学可以告诉我们反应发生到什么程度、反应速率多大及历程如何。虽然大多数理论的提出都是基于一个理想的反应体系，但是这些理论依然适用于表界面化学反应。

在理解热力学之前，需要先知道三个热力学函数：吉布斯自由能，符号为 G；熵，符号为 S；焓，符号为 H。它们都是状态函数，其绝对值都是未知的，通常讨论的是它们的变化量。在指定的始态和终态之间，它们的变化值是固定的，与反应过程无关。对于一个给定的化学反应，可以通过计算吉布斯自由能的变化来判断这个反应是否可以自发地发生。当 $\Delta G>0$ 时，反应不会自动发生；当 $\Delta G=0$ 时，反应达到平衡；当 $\Delta G<0$ 时，反应会自动发生。其中，G、S、H 三者之间存在着一定的关系，即

$$\Delta G = \Delta H - T\Delta S$$

式中，T是热力学温度。对于一个化学反应，可计算出ΔH和ΔS，在一个给定的温度下，可以判断这个反应是否会自动发生。

在讨论反应热力学时，通常不考虑时间因素，反应的快慢是未知的。通过动力学分析可以清楚地知道反应过程及反应速率。在表界面化学反应中，诸如表面结构与化学性质、温度、压力、浓度、介质和催化剂等各种因素，都会对反应速率造成影响。因此，通过调控这些因素，可以选择合适的反应条件，主动控制反应的进行，以使化学反应按照所期望的速率进行。

化学反应开始以后，反应物的浓度不断降低，生成物的浓度不断升高。描述一个化学反应的速率，可以用反应物浓度的降低或生成物浓度的升高对时间微分，可以得到在某个时刻反应进度的变化率，即反应速率。通过化学和物理方法测定在不同时间点反应物（或生成物）的浓度。化学方法就是在某一时间取出一部分物质，并让反应终止，然后进行化学分析，这样就可以得到不同时刻某物质的浓度；而物理方法则是在反应进行过程中，对与物质相关的某一物理量进行连续检测，以获取一系列原位的反应数据。对于特定的基元化学反应，其动力学方程或反应速率与反应物质的浓度乘积成正比，其中各浓度的指数即为反应式中各反应物的化学计量系数；而对于一些非基元的化学反应，则需通过实验和设计反应过程来确定。

在反应速率理论的发展中，碰撞理论、过渡态理论和单分子反应理论等相继形成，这些理论构成了动力学研究的基础。

碰撞理论主张化学反应的必要条件是反应物分子的碰撞，但并非每次碰撞都能发生有效反应。只有那些相对平动能在分子连心线上分量超过某一阈值的分子时，才能将平动能转化为内部能量，导致化学键的断裂和原子重新组合。然而，碰撞理论忽略了分子内部结构和运动，因此得到的结果过于简化。

过渡态理论又称活化络合物理论，是在统计力学和量子力学发展的基础上提出来的。该理论的核心思想是化学反应不是简单地由反应物的碰撞转变为产物，而是需要经过一个特定构型的过渡态，即活化络合物。这个过渡态的形成涉及反应物分子的内部结构和内部运动，以及它们之间的相互作用。在整个反应过程中，系统的势能是不断变化的。形成这个活化络合物需要克服一定的能垒，即活化能。活化络合物与反应物及产物之间建立化学平衡，并且反应速率取决于活化络合物向产物转化的速率。此外，过渡态理论认为，反应体系的势能随着反应物分子之间相对位置的变化而不断变化，从而为计算反应速率提供了理论基础。通过这个理论，可以更深入地理解化学反应过程中分子之间的相互作用和能量转化，从而更好地解释和预测实验观察到的反应速率和反应动力学行为。

单分子反应理论认为，相同的反应分子之间的碰撞可以使其达到一个活化状态。一旦获得足够的能量，这些分子不会立即解离，而是将能量集中到即将断裂的化学键上，从而导致化学键的断裂。但有时，活化的分子也会消活化变成普通的分子。在浓度不是很低的反应体系中，这种活化与消活化会达到平衡。

二、表界面化学反应的发生及分析

（一）化学键类型

化学大师鲍林曾在他的著作《化学键的本质》里面这样定义过化学键：就两个原子或原子团而言，如果作用于它们之间的力能够导致聚集体的形成，这个聚集体的稳定性又大到可让化学家方便地将其作为一个独立的分子品种来看待，则我们说在这些原子或原子团之间存在着化学键。化学键是分子内或晶体内相邻两个或多个原子（或离子）间强烈的相互作用力的统称。目前已知的化学键主要包括三种类型，即离子键、共价键和金属键。此外，一些较弱的相互作用力，如氢键、范德瓦耳斯力、疏水作用力，同样也在生物材料的制备中起关键作用，特别是多肽、蛋白组装，虽不属于化学键的范畴，但拓展了新材料制备的方法。

离子键是指带相反电荷离子之间的相互作用，成键的本质是阴阳离子间的静电相互作用，没有方向性。离子键的强度取决于离子的大小和电荷量，离子半径越小或电荷越大，阴阳离子之间的作用力就越强。它主要存在于无机物中，如氯和钠以离子键结合形成氯化钠，还有常见的硬组织（如牙和骨）主要无机成分羟基磷灰石，其中钙离子、磷酸根和羟基以离子键的方式将所有原子紧密地结合在一起。

金属键是指自由电子及排列成晶格状的金属离子之间的静电吸引力，主要存在于金属中。每个原子的最外层电子壳与许多相邻原子重叠，使得价电子可以在整个晶体中自由游荡。例如，镁基生物材料中，这些可植入体内的镁金属，在每个金属镁原子之间存在着金属键。

共价键是原子间通过共用电子对（电子云重叠）而形成的相互作用，其涉及原子间电子对的共享，具有方向性。电负性相等或非常接近的原子间共享电子对构成非极性共价键（如H—H或C—H），而电负性不相等的原子间共享电子对构成极性共价键（如H—O）。有机物，如明胶、壳聚糖、蚕丝和海藻酸钠，都存在共价键。共价键将这些原子连接在一起，使它们的物理化学性质特别稳定。在制备一些新的化合物或者在进行表面修饰的时候，形成共价键能够稳定地将修饰物牢牢固定在表面上。在研究中，往往需要对一些生物材料进行改性，增强或赋予其新的功能。化学修饰就是一种常用的策略，能够正确分析共价键的形成和断裂，对于材料的制备至关重要。

（二）表界面化学反应的发生

化学反应是指分子破裂成原子，原子重新排列组合生成新分子的过程。在反应中，通常伴随着发光、发热、变色、生成沉淀物等现象，判断一个反应是否为化学反应的主要标志是是否生成了新的化合物。化学反应通常分为四类，包括化合反应、分解反应、置换反应和复分解反应。与溶液相中的化学反应相比，表界面化学反应主要发生于表界面，限定在一个特定的区域所发生的化学反应。表界面化学反应的研究热点主要集中于催化剂的研发及机制探究，本书的重点在于口腔生物材料的研发。基于这一点，通过对表界面化学的理解，掌握生物材料（固体形式存在）的修饰和改性，提升或增加其修复性能，以理解生物体中硬组织的形成及其潜在的机制。

口腔生物材料包括生物无机材料、生物金属材料、生物有机材料，在实际使用中，尤其是用于体内组织修复时，材料与组织之间的相互作用会影响修复的过程和最终的效果。材料与组织界面的相互作用主要分为两类不同的化学反应：一种是无机化学反应，其特点是在反应中形成离子键；另一种是有机化学反应，这种反应主要形成共价键。除此以外，表界面催化在化学工业、电化学和光化学反应中起着至关重要的作用，也是目前表界面化学反应研究的热点；表界面的氧化还原反应用于污水的处理、环境保护等。

下面结合具体的例子来分析表界面化学反应的发生。例如，牙釉质的仿生矿化主要是羟基磷灰石（hydroxyapatite，HAP）的沉积，属于化合反应（图6-5-1A）。将釉质片浸

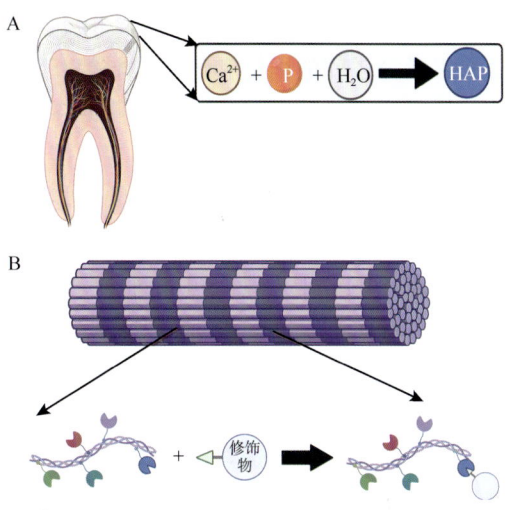

图6-5-1 A.釉质表面无机矿物HAP形成的化学反应过程。B.骨和牙本质中的Ⅰ型胶原纤维与有机分子之间的化学反应，通过界面处的交联反应，实现对纤维的功能化修饰

入磷酸钙饱和溶液中，该反应就会在釉质表面自动发生，其化学反应方程式为

$$10Ca^{2+}(aq) + 6PO_4^{3-}(aq) + 2H_2O \rightleftharpoons Ca_{10}(PO_4)_6(OH)_2(s) + 2H^+(aq)$$

在这个过程中，钙离子、磷酸根离子和羟基反应形成羟基磷灰石。每个原子之间的相互作用力是离子键。在细胞精确调控下，釉质的表面不断发生这样的化合反应，并同时控制了矿物的结构和最终形貌。

此外，生物材料中，有机化学反应也是研究重点。在这类化学反应过程中，会形成一种新的化合物，并伴随着共价键的产生。以Ⅰ型胶原蛋白化学修饰为例，Ⅰ型胶原纤维是骨和牙本质的主要有机成分。在酶的催化作用下，许多非胶原蛋白与胶原会发生化学反应，改变胶原纤维的物理化学性质，从而调控胶原纤维的矿化过程（图6-5-1B）。例如，氨基和羧基形成酰胺键，从而非胶原蛋白可以固定在胶原纤维上，发挥其生物功能。其化学反应式为

$$R_1-NH_2 + R_2-COOH \rightleftharpoons R_2-CONH-R_1 + H_2O$$

（三）追踪和表征表界面化学反应的技术

表界面化学在生物材料的制备和功能丰富化中扮演着关键角色。通过追踪和表征表界面化学反应，能够深入了解生物材料内部的化学变化和相互作用，从而精确控制和调控生物材料的性能和功能。目前，化学反应的追踪和表征技术主要利用超高时空分辨技术，如AFM、光谱学和质谱分析等，能够实现对化学反应过程中原子和分子水平的观测和分析。这些技术的发展不仅有助于深入理解生物材料内部结构和化学反应，还为新型生物材料的设计和制备提供了重要的实验基础。随着这些技术的不断优化和发展，有望实现对生物材料制备过程的实时监测和精准控制，为生物医学领域的新材料研发和临床应用带来更为深刻和广泛的影响。

1. 基于石英音叉轻敲模式的非接触原子力显微镜技术　直接检测表面分子内部的化学键，以及分子间的卤键和氢键等弱相互作用。此技术的主要原理：当石英音叉探针的针尖接触样品表面时，近场力的影响使得探针内部微电流的大小和相位发生变化，通过检测这种微电流信号就可以获取表面形貌的信息。在非接触模式下，无须直接接触样品，可避免破坏样品，并且具有高分辨率成像的能力。

2. 基于扫描隧道显微镜的非弹性电子隧穿谱技术　主要基于隧道结中电子的非弹性散射过程来探测分子振动，可用于测量单个分子的振动谱，从而识别有机分子的骨架结构，其在单分子水平及空间分辨率方面的探测灵敏度也是目前所有振动谱技术中最高的，达到埃量级。此技术不仅可以确定分子成分和构型、分子-表面之间的界面构型等关键信息，还可以利用非弹性电子激发实现单分子异构化、手性改变和化学键断裂。

3. 太赫兹扫描隧道显微镜技术　是一种利用太赫兹辐射进行显微镜成像的技术。其原理是利用太赫兹辐射与样品相互作用，通过扫描隧道显微镜来获取样品的表面形貌和电学性质。太赫兹辐射具有较高的穿透能力和灵敏度，能够实现对样品的高分辨率成像和电学性质表征。这项技术具有以下特点：在超快时间尺度上对单个分子甚至单个化学键进行表征和操纵，定量描述分子结构变化和能量迁移；具备高分辨率成像能力，能够观察样品表面形貌和微观结构；能够灵敏检测样品电学性质的变化，实现对电学性质的准确表征和分析。

4. 针尖增强拉曼光谱技术　是一种高灵敏度的拉曼光谱技术，它结合了扫描隧道显微镜或原子力显微镜与拉曼光谱技术。其原理基于拉曼散射现象和局域表面增强效应。在针尖增强拉曼光谱中，通过在金属或者金属纳米结构的尖端或表面引入局域电磁场效应，可以大幅增强样品的拉曼信号。当分子吸附在这种增强区域时，其拉曼散射截面会显著增强，使得可以探测到非常微小浓度的样品、纳米尺度结构，以及单个分子乃至单化学键的表征。它具有高空间分辨率、高灵敏度，可用于各种材料（包括生物分子、纳米材料、表面薄膜等）检测。虽然针尖增强拉曼光谱具有高灵敏度和高分辨率等优势，但其在具体实验应用中尚面临挑战，如样品制备和金属尖端制备的技术要求高、信号的稳定性不足等问题。

除上述四种技术外，还存在一些其他先进的技术，如控制超短脉冲激光位相的飞秒红外技术，用于精确测定分子化学键；二维飞秒红外光谱多束超快红外激光顺序激发分子化学键的振动模式技术，用于获取分子的静态和动态结构信息；飞秒X射线激光脉冲与固体相互作用产生高密度等离子体薄层激光技术，用于在飞秒尺度上探究原子的电子排布变化及分子结构演化。

三、生物材料制备中的表界面化学反应

表界面化学反应在材料表面改性、表面合成、催化等领域有着众多的应用。下文将重点介绍表界面化学反应在生物材料改性中的应用。目前，临床应用和实验室研究使用的生物材料一般是固体的，其中包括金属、高分子、陶瓷等人造材料。科学家通过表界面改性（化学改性和物理改性）技术，有效地提升和优化这些生物材料的组织相容性、抗凝血性、

抗菌性、组织诱导性或抗肿瘤的生物功能。通过表面合成制备创新型生物材料。许多化学反应在表面可通过非寻常的反应机制进行。在某些情况下，可以适当调节反应条件来引导反应产物的形成。因此，可以控制反应的起始步骤及其进展程度（动力学、反应产率），反应产物的性质（选择性控制，特别是在竞争过程中），共价化合物的结构、位置和取向，以及所形成网络的有序性和扩展性。此外，表面合成有望制备在溶液中无法制备的不溶性化合物，并能够创建复杂和定制的分子结构，以满足各种应用。总之，表面改性和表面合成技术为制备生物多功能材料提供了新颖的方法。

（一）生物材料的表界面化学改性

生物材料表界面化学改性主要有层层组装、离子注入、牢固涂层、化学修饰等策略。①层层组装，可以通过静电作用、分子间的氢键作用或共价键来实现单层或多层的组装；②离子注入，包括功能性活性离子注入、等离子体浸没注入、元素掺杂等；③牢固涂层，包括等离子体喷涂、仿生矿化、电镀、超声喷涂等技术；④化学修饰，包括等离子体聚合接枝、辐射接枝、活性聚合接枝、辐射接枝。化学改性使用的材料：①磷酸钙类材料，可以改善生物材料的生物相容性，诱导间充质干细胞向成骨细胞分化，促进骨组织的修复；②聚乙二醇和两性离子聚合物，抑制被改性的材料表面的血小板和蛋白质的吸附；③多肽，如REDV（精氨酸-谷氨酸-天冬氨酸-缬氨酸）、RGD（精氨酸-甘氨酸-天冬氨酸）、CAG（半胱氨酸-丙氨酸-甘氨酸）等，让改性后的材料能够为细胞提供特异性黏附位点，进而实现细胞的选择性吸附；④多糖、胶原纤维、层粘连蛋白等生物活性大分子，促进材料的细胞黏附性能；⑤金属银、季铵阳离子化合物，为材料提供较好的抗菌功能。

下面将通过几个典型的案例来了解化学改性的技术和策略。一个是仿生矿化修饰策略。磷酸钙是一种生物亲和性优异的生物材料，也是骨和牙的主要无机成分。体内生物体通过调控生物大分子、生物体代谢、细胞、有机基质的参与，在特定的部位和一定的物理化学条件下制备磷酸钙矿物。因此，研究者希望将磷酸钙材料沉积到金属生物材料和纤维材料的表面，以增强它们的生物亲和性、有机生物材料的力学性能并模拟骨组织的结构。例如，胶原水凝胶材料的仿生矿化制备骨修复材料。Ⅰ型胶原纤维是骨组织的主要有机成分，与单纯胶原水凝胶材料相比，矿化以后得到的胶原支架材料，无论是从材料力学性能还是从对骨组织的修复效能来看，都展现出了很大的优势。对此，仿生矿化体系构建是关键，需要在钙磷的过饱和溶液中引入一些调控因子（如聚丙烯酸、聚天冬氨酸）。用此溶液浸泡处理胶原水凝胶材料，反应一段时间，让磷酸钙可以在纤维内部成核并有序地生长，最终获得与天然骨组织类似的材料。此外，金属钛及其合金在口腔修复中已被广泛应用。为了增强其与骨组织之间的相互作用，可以通过仿生矿化在其表面沉积一层磷酸钙矿物，促进成骨细胞的分化和增殖。其中，反应体系的钙磷浓度、调控因子、pH、温度等都会对仿生矿化改性产生影响，同时也可以通过调控这些因素来优化反应条件，实现最佳的改性。

另一个比较常用的化学改性技术是化学修饰，通过化学反应，将一些活性分子或惰性分子接枝到生物材料上。高分子材料是一类常见的医用生物材料，如壳聚糖、明胶、纤维素、甲壳素、透明质酸、聚己内酯、聚乙烯醇等。在一些特定的使用场景下，有时希望通过化学修饰来赋予材料更多的修复功能,从而达到最佳的修复效果。化学修饰的技术手段主要有光化学技术、辐射接枝、臭氧法接枝及生物偶联技术等。光化学技术主要通过使用蒽醌类、二苯甲酮和叠氮衍生物等光引发剂引发光化学接枝反应。Versace 等利用紫外线照射蒽醌类物质,将葡聚糖分子化学接枝至聚(3-羟基丁酸酯-co-3-羟基戊酸酯)分子膜表面,增强其表面细胞黏附、扩展和增殖的能力。生物偶联技术主要是通过材料和修饰物上两个活性化学官能团之间的反应,将其接枝到生物材料的表面。修饰分子可以是小分子也可以是大分子。这类化学改性经常会用到生物偶联试剂,其最重要的特征是化学反应基团,反应基团是化学修饰方法和机制建立的基础。常见的用作生物偶联靶标的功能基团包括伯胺、巯基、羰基和羧酸。例如,通过生物偶联技术将小分子配体、多肽、蛋白质和抗体在内的靶向分子接枝到聚乙二醇化的磷脂上对脂质体、胶束、混合纳米颗粒、纳米复合物或纳米乳剂进行修饰,从而将诊断和治疗药物靶向递送到病变部位。因此,应根据最终用途选择合适的修饰策略。

(二)表界面化学反应制备及改良口腔生物材料

口腔生物材料作为一种特殊的生物医学材料,其制备过程需要兼顾材料的生物相容性、力学性能、稳定性,以及与口腔组织和生理环境的相互作用。表界面化学反应作为一种能够调控材料表面性质的关键技术,在口腔生物材料的制备中发挥着重要作用。通过表界面化学反应实现口腔生物材料表面的改性和功能化,提高材料的生物相容性、抗菌和降解性能,增强口腔生物材料在口腔环境中的稳定性和修复效果。界面化学反应制备生物材料比较典型的应用主要有以下三类。

1. 口腔类釉质修复材料　牙釉质在牙齿的最外层起保护作用,主要由 96% 的 HAP、1% 的有机物和 3% 的水组成,不耐酸,容易在酸性环境中脱矿引发龋病。在龋齿的表面制备一层类釉质矿物材料对于龋病的修复治疗具有重要意义。如何制备仿生类釉质修复材料引起了较高关注。其中,表界面化学反应的调控是制备釉质修复材料的关键。目前,已发展出了几种不同策略的仿生修复策略和技术。相比较于传统的修复材料,基于仿生修复策略实现类釉质的制备,可以获得与天然釉质相同的化学成分、类似的结构,以及力学和摩擦性能,从而实现永久性修复。

目前已经建立的仿生矿化策略主要有以下三种。

(1)基于磷酸钙过饱和溶液的修复策略:其核心在于添加不同的有机物或无机离子,调控磷酸钙在釉质表面的成核生长。例如,一种人工蛋白聚酰胺-胺型树枝状高分子(PAMAM)能够模拟牙釉蛋白的组装功能,调控钙磷在釉质表面沉积,获得一层相对有序的修复层矿物。此外,羧基封端的 PAMAM 树枝状高分子(PAMAM-COOH)作为模板协同氟离子,促进棒状 HAP 晶体在釉质表面的形成。与此同时,阿仑膦酸-PAMAM-羧基高分子(ALN-PAMAM-COOH)也表现出了类似的性质,在体内外都能实现釉质的修复。

除了牙釉蛋白外,仿生牙本质磷蛋白(dentin phosphoprotein,DPP)制备的多肽也被应用于牙釉质的修复。DPP 包含了大量重复的天冬氨酸-丝氨酸-丝氨酸(DSS)序列,这些序列可以促进磷酸钙的形成。多肽 8DSS 和仿生多肽调控磷酸钙成核实现牙釉质的仿生修复。这些有机分子被设计及添加到矿化体系中，能够调控磷酸钙的成核和生长，促进矿物在釉质表面的形成，制备得到类釉质修复材料。

（2）基于磷酸钙纳米颗粒的修复策略：其核心在于无定形磷酸钙（amorphous calcium phosphate，ACP）、磷酸钙离子团簇作为制备类釉质材料的前驱体。将这些前驱体覆盖在釉质表面，构建矿物修复层，诱导结晶形成HAP。例如，酪蛋白磷酸肽-无定形磷酸钙（casein phosphopeptides-amorphous calcium phosphate，CPP-ACP），酪蛋白磷酸肽稳定的ACP尺寸为2.12nm，可以实现龋齿的再矿化，而且协同氟离子会进一步增强再矿化效果。基于离子聚合技术制备的磷酸钙离子团簇，由于其尺寸较小（1nm左右），可以成功地在釉质表面构建一层连续的无定形矿化层，并通过外延生长确保釉质结构的恢复，最终获得一层结构和力学性能与天然釉质相当的类釉质材料。

（3）基于凝胶体系构建的仿生矿化体系：用于类釉质材料的制备，其核心在于通过凝胶体系调控钙磷离子的扩散、成核及生长，并在体内釉质的原位修复中展示了巨大的转化前景。基于钙、磷酸盐和明胶分子、壳聚糖分子或琼脂糖分子构建凝胶矿化体系，釉质包裹在凝胶中，无机离子扩散到表面可以成核生长，其与溶液体系的不同点在于后期的晶体生长。凝胶体系中离子的扩散会受到凝胶分子的影响。此外，为了进一步优化凝胶体系修复效率，牙釉蛋白衍生的多肽分子被加入矿化体系，用于促进、加速矿物的沉积，以及调控矿物结构，最终获得类釉质材料。除了直接加入磷酸盐提供钙离子外，还可以通过酶水解磷酸酯释放磷酸根的策略，构建长效凝胶矿化体系，在釉质表面构建一层更厚的修复材料。

随着技术发展，更多的技术和方法被应用于类釉质材料的制备。仿生矿化技术依赖釉质表面作为模板，通过晶体的成核生长达到修复目的；然而，对于龋洞的修复尚有困难。尽管如此，类釉质材料对于浅龋的修复还是非常理想的。

2. 口腔修复材料钛和钛合金的表面改性 钛及其合金是口腔医学中被广泛使用且具有很高生物相容性的金属材料。然而，口腔复杂的环境会导致金属发生各种形式的腐蚀和结构变化。尽管钛表面的修饰可以改善其性能，但在实际应用中，涂层的长期稳定性、黏附性和基体力学性能的降低限制了其临床应用。为了改善钛及其合金表面涂层的性能，已从单一涂层发展到复合涂层、纳米梯度涂层和梯度涂层，并联合运用多种改性技术；然而，大多数方法仍处于实验研究阶段，需要进一步完善。

（1）溶胶-凝胶技术：是一种制备无机或金属涂层的方法，其过程包括金属盐或有机盐溶液的水解和聚合反应，形成含有金属氧化物或氢氧化物粒子的溶胶。随后，溶胶发生凝胶化，并进行加热处理，最终通过干燥、煅烧和烧结步骤获得具有纳米级结构的表面。这种技术在陶瓷涂层制备中已得到广泛应用，可制备化学组成和显微结构可控、性能均匀的涂层，如HAP、TiO_2和SiO_2等涂层。研究表明，采用逐层溶胶-凝胶沉积技术制备的钛酸钙涂层能够提高涂层的生物相容性；在钛材表面制备含银的HAP涂层可促进成骨细胞的增殖与分化，并显著增强其抗菌性能。溶胶-凝胶涂层的特点包括制备温度低、涂层均匀、结晶度高、尺寸可达纳米级；然而，由于制备技术的高要求及需要特定设备，这种技术的推广受到一定的限制。

（2）化学气相沉积（chemical vapor deposition，CVD）：是一种化学气相生长技术，通过供给含有构成薄膜元素的一种或几种化合物单质气体到基片上，在广泛的范围内控制制备薄膜的化学计量比。借助加热、紫外线、等离子体及激光等作用，或者在基板表面的化学反应（热分解或化学合成）过程中，形成固态薄膜。例如，使用乙炔和氩气进行化学气相沉积制备类金刚石膜，或者通过等离子化学气相沉积技术在钛合金表面制备金刚石涂层。经过膜层镀覆后，钛的耐腐蚀性得到改善，接触角测量值增大，并且膜层有助于提高纯钛的抗凝血性能。CVD技术形成的膜层密实、均匀，与基体结合紧密，膜层成分易于控制，沉积速度快，膜层质量稳定，因此易于实现批量生产。

（3）酸碱处理：是一种利用不同浓度或种类的酸或碱溶液对钛及钛合金进行处理的方法，其目的是去除表面的氧化层或残留的杂质，进而引发晶界腐蚀并形成孔或裂纹结构。这种处理可形成微米级粗糙的表面结构，增大表面积，从而有助于诱导类骨磷灰石层的沉积，提高其与骨组织的结合力，进而改善钛及钛合金的生物活性。

酸碱处理的纯钛表面呈均匀的微孔结构，再经加热处理可使涂层更加均匀，而且在模拟体液中浸泡处理，表面化学沉积一层HAP矿物，改善其生物亲和性。在强碱溶液中，钛金属表面被腐蚀，使其表面积变得更大，这一变化有利于局部磷灰石的过饱和及提高其与钛的结合强度。通过双轴弯曲法测量钛瓷结合强度，发现仅使用碱处理就能显著改善钛瓷结合，而酸处理对此无帮助。碱处理改善钛瓷结合的机制在于改变了钛表面的化学组成，使其与瓷粉之间发生化学结合。此外，碱处理对钛表面的修饰作用提高了钛表面氧化层的质量，从而提高了钛瓷结合的质量。

3. 复合树脂与牙组织界面的粘接增强 目前，复合树脂材料是牙体直接粘接修复的首选材料，其优异性能能够满足大多数临床牙体修复治疗的需求，既能恢复牙齿的结构和功能，又具备微创和美观的特点。然而，在固化过程中，复合树脂材料存在明显的体积收缩现象，这种收缩会导致在材料与牙齿界面产生破坏性的应力，进而引发微渗漏、术后敏感、边缘着色等不良后果。因此，复合树脂聚合收缩所产生的应力是其最大的缺点，可能会导致修复体和牙体之间产生微小间隙，增加继发龋的风险。为了减小聚合收缩导致的缝隙，可以增强复合树脂与牙体之间的结合强度。其方法包括牙体表面的预处理，即使用酸蚀剂或者粗糙砂轮等对牙体表面进行粗糙化处理，以增加复合树脂与牙体的机械粘接力。在酸蚀牙体表面，矿物不均匀地流失可以有效增加牙体表面的粗糙度，从而与聚合的复合树脂网络之间形成一个物理互锁的结构，从而降低缝隙产生的概率。

此外，为应对复合树脂聚合收缩问题，可以改良复合树脂的组分，控制聚合收缩，增强树脂材料与牙体组织之间的结合，降低修复的失败率。这种方法的优点在于可优化聚合单体及无机填料，对材料自身进行再设计。其中，复合树脂单体若引入一些可以与牙体组织产生化学作用的官能团，如磷酸基团、羧基基团，可以对釉质表面的磷酸钙产生一个强的静电作用。这些作用的产生可以抵消由于树脂聚合收缩产生的应力，从而在一定程度上避免缝隙的产生。

复合树脂纳米颗粒的填充成分可以选择ACP，纳米级ACP具有较高的活性，作为填料与复合树脂一起充填到牙体缺损部位，一方面可以促进牙体再矿化，修复脱矿的牙组织，另一方面复合树脂固化后形成的网络中的ACP相变成HAP晶体，继续外延生长，与牙体表面的矿物晶体形成连接。这种矿物桥式的抓手也能够有效增强复合树脂与牙体的结合。

这些方法的发展得益于对表界面化学反应的理解，对材料及牙体化学性质的掌握，从而可以有效设计、制备及应用这些材料来修复牙齿，并获得高成功率的修复。很多反应发生在组织或者材料的表面，表面化学改性、表面化学处理、表面诱导化学的发生等都为材料的发展提供了很多技术和策略。

（邵长鸽）

第六节　腐蚀行为分析

腐蚀（corrosion）是指因材料与环境反应而引起的破坏和变质，除单纯机械破坏以外的材料的一切破坏和冶金的逆过程。在口腔生物材料学领域，腐蚀通常指材料与周围环境介质之间发生化学、电化学或物理作用所引起的变质和破坏，主要见于金属材料。金属表面与非电解质发生纯化学反应而引起的损伤称为化学腐蚀，通常发生在干燥气体及非电解质溶液中。对于金属，由单纯物理作用引起的破坏称为物理腐蚀。金属表面与电解质溶液发生电化学反应而产生的破坏称为电化学反应，亦可与力学、机械、生物等因素共同作用，发生应力腐蚀、腐蚀疲劳等。按照腐蚀的形式，可进一步分为全面腐蚀和局部腐蚀。局部腐蚀又可分为点蚀、缝隙腐蚀、晶间腐蚀、应力破裂腐蚀、腐蚀疲劳、氢脆等类型（图6-6-1）。

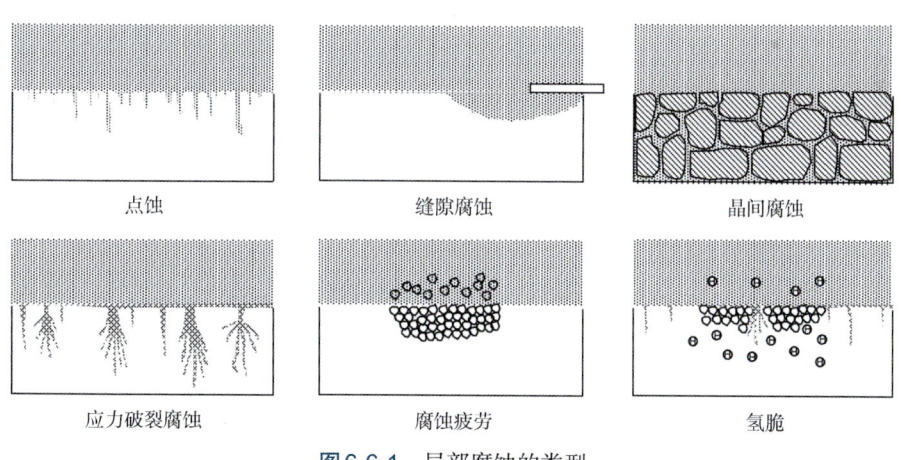

图6-6-1　局部腐蚀的类型

口腔生物材料的腐蚀是复杂的理化过程，具有重要临床意义。口腔是人体的门户，温度、唾液的数量和质量、口腔内定植的细菌、pH、蛋白质、食物的理化性质及口腔卫生健康状况都可能影响口腔生物材料的腐蚀。口腔生物材料的腐蚀将导致其理化生物性质改变，表面形态变化，整体强度下降，限制材料的疲劳寿命和极限强度，严重时甚至可能导致材料断裂。与此同时，被腐蚀的材料可能释放金属元素，引起局部毒性反应，导致软组织变色和过敏反应，如口腔水肿、牙龈炎、湿疹等。钛种植体腐蚀释放出的游离钛离子和其他金属离子可能导致局部骨溶解，影响骨整合，造成种植体临床稳定性的丧失。

一、腐蚀行为的基本理论

1. 点蚀行为　点蚀是一种发生在金属表面的小范围、深层次的腐蚀形态，常发生于有自钝化特性的材料中，如不锈钢、铝合金等，表现为细长的针叶形态。点蚀发生有三个方面的原因：其一，钝化的金属表面或具有阴极涂层的材料，由于涂层和基底不同金属间腐蚀电池的形成，腐蚀表现为纵深发展的小孔。其二，卤素离子等阴离子在材料表面的不规则吸附常引发界面的不规则破坏。其三，引发点蚀的电位称为点蚀电位，而使点蚀停止的电位称为再钝化电位。

口腔材料中点蚀的过程包括蚀孔的形成和加深。口腔用金属材料如不锈钢和钛材料的钝化膜拥有较强的自修复能力。钝化膜在口腔唾液微环境中通常保持稳定，即使有局部溶解发生，也能随时形成新的平衡状态。然而，当口腔内液体环境中由于感染、炎症的发生使pH偏酸或氯离子富集时，这种钝化膜的自修复平衡将会脆弱化，在局部不均匀的酸化或卤素化作用下，钝化膜处形成直径20～30μm的点蚀坑洞，这种小孔在任何位置随机分布，坑洞内外的电势差和电子转移进一步引发点蚀坑向深处发展，点蚀进一步扩大、加深，此时孔内阳离子向外迁移更加困难，孔内金属盐含量不断增加，这也导致点蚀孔内的pH进一步下降，这种不断酸化的过程又称为自催化的酸化过程（图6-6-2）。

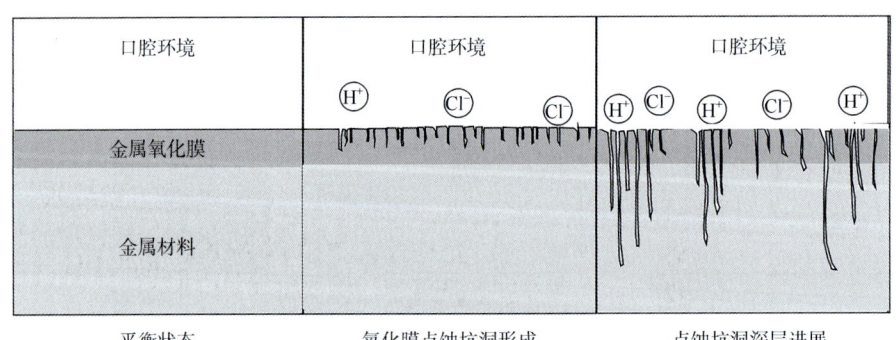

图6-6-2　口腔材料的点蚀过程

为了防止点蚀的形成，常常对口腔材料进行阳极氧化处理，使金属基底腐蚀速度显著下降，这种通过金属钝化进行的改性是基于薄膜理论实现的。通过氧化性介质的作用，在口腔金属材料的表面形成一种薄而致密的强覆盖钝化膜。由于这层膜以氧和金属化合物的独立形式存在，可以完全隔开基底和腐蚀溶剂，从而使口腔材料保持钝态化状态。

2. 晶间腐蚀行为　口腔材料中的不锈钢、镍铬合金、镁合金等都是晶间腐蚀易感材料。晶间腐蚀被定义为一种由组织电化学不均匀性引起的局部腐蚀。此外，当口腔材料中含有杂质时，在口腔液体环境的作用下也会引起晶间腐蚀。口腔常用的合金成分对晶间腐蚀有重要影响。其中，口腔材料含碳量对晶间腐蚀的影响较为显著，一般认为含碳量越高，晶间腐蚀倾向越严重。口腔修复义齿支架材料或桩核材料中所含的铬、镍、钼在晶间腐蚀的衍变中也有影响。既往研究显示，铬、钼的高掺杂率能降低碳元素的活度，有利于减弱晶间腐蚀倾向；镍会提高碳元素的活度，促进碳的析出。随着口腔植入材料的发展，纯钛种植体及其改性的钛材料在晶间腐蚀中的影响也被大量报道，学者认为，钛金属对于抗晶间腐蚀是有利的，因为它们与碳元素的亲和力大于铬和碳的亲和力。此外，除了材料本身的性能，腐蚀介质在晶间腐蚀中同样扮演了重要角色，其中不锈钢在酸性环境中晶间腐蚀较严重。而当液体中富含阳离子，如铜离子、铬离子等时，能增大阴极过程电流密度，使晶间阳极溶解速度加快。晶间腐蚀的机制目前包括贫化理论、晶间 σ 相析出理论和晶界吸附理论，国内外学者对此有不同的深入解释，在此不再赘述。

3. 应力腐蚀行为　口腔中的金属材料，无论是可摘义齿中的支架材料还是种植义齿材料，常常需要承担一部分咀嚼功能，这种应力在口腔腐蚀微环境的不断变化中，会引起材料局部裂纹形核扩展，导致滞后开裂，这样的行为称为应力腐蚀开裂。

应力腐蚀开裂不同于单纯应力引起的开裂，即使是低负载应力，也可以导致开裂。它与单纯的腐蚀有所差别，其在腐蚀性很弱的介质中也能引起应力腐蚀开裂。当应力腐蚀发生后，材料的机械强度会显著降低，但材料本身的损失量很小。这样细微的破坏很难被发现，尤其是种植体植入材料，由于其位于口腔颌骨内部，无法识别，然而一旦发生应力腐蚀，就会触发义齿连接体和种植体的快速断裂，造成永久性损坏。

通常，应力腐蚀的发生需要同时满足三个条件。首先，要有具备敏感性的材料。不锈钢在含有氯的环境中使用会显著增加应力腐蚀开裂风险，这是晶体结构决定的。因此，当在口腔中使用含氯漱口液时，会缩短材料的使用寿命。其次，需要有引起应力腐蚀开裂的介质微环境。即使材料敏感，如果没有特定的介质，如酸性环境、卤素环境或盐溶液环境，也不会发生应力腐蚀开裂。最后，应力腐蚀开裂离不开应力。这里的应力通常认为是静态拉应力，因为另一种交变载荷所造成的开裂被有些学者归类为腐蚀疲劳。

根据文献报道的应力腐蚀裂纹特征可发现，在义齿材料中，裂纹通常起源于金属支架的表面。在折断的支架剖面，学者发现裂纹的走向呈树枝状（图6-6-3），树干为主裂纹，沿收敛方向指向裂纹源。在断口表面常有腐蚀产物堆积。口腔环境对材料的应力腐蚀也至关重要，口腔的酸碱微环境及特定菌群微生物在金属材料表面形成的生物膜，可能对金属的电位、钝化膜的形成及氢的产生

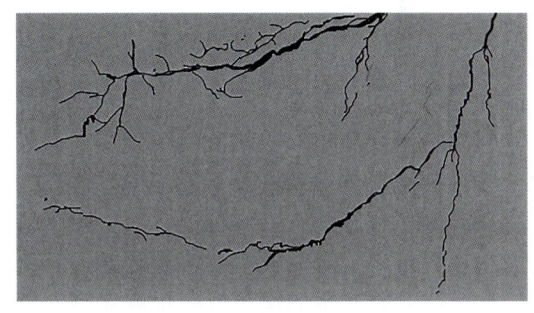

图6-6-3　应力腐蚀裂纹示意图

或有害物质的吸附等有影响，最终通过影响电化学反应动力学而起到应力腐蚀的推动作用。

4. 口腔材料中的氢损伤行为　氢损伤是指金属中由于含有氢，或金属中的某些成分与氢反应，从而使金属材料的力学性能变差的现象。口腔材料的氢损伤主要表现为氢脆，是由于氢进入口腔材料内部而引起韧性和抗拉强度下降，最终引发开裂或脆断易感性增加。随着对镁合金等可降解金属研究的不断深入，口腔中镁合金植入物的使用成为可能，然而镁的降解过程极易产生氢，其在体内植入物中的分布是不均匀的，因此在降解过程中易于在应力集中的缺陷区域扩散和富集，导致材料过早损坏，因此对于镁等可降解金属的使用，仍需考虑这一问题。关于氢损伤机制的理论各具特点，且均存在局限性。其中，氢脆被认为是指由于氢扩散到金属中以固溶态存在或生成氢化物而导致材料断裂的现

象。氢脆机理常被认为是进入金属内部的氢存在于点阵的空隙处，在应力作用下向应力集中区迁移，阻碍了位错运动，能量只能通过裂纹扩展释放，故氢的存在加速了裂纹的扩展（图6-6-4）。

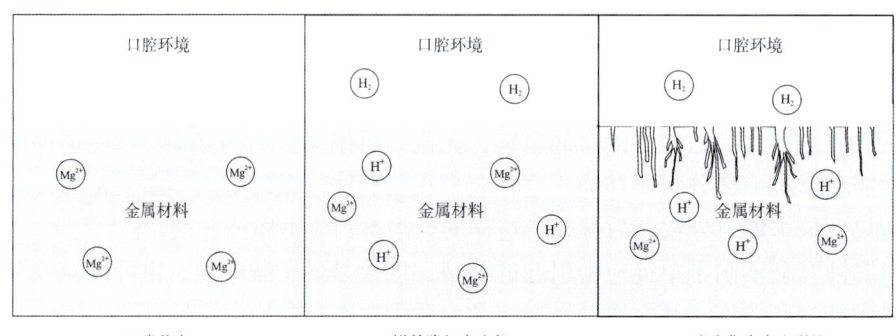

图6-6-4　氢脆的发生过程

影响氢损伤的因素有很多，其中最主要的因素是氢的含量。研究表明，氢损伤敏感性与氢含量呈正相关，以口腔不锈钢支架材料为例，氢含量的增加会导致材料的临界应力下降，延伸率减小，然而不锈钢材料表面吸附一定含量的氧气、二氧化碳或一氧化碳分子，可形成对氢的竞争吸附，一定程度上阻止了氢损伤的发生。溶液pH是氢损伤发生的另一重要因素，口腔酸性条件能够加速氢对材料的腐蚀，这是由于随着pH的降低，材料的断裂时间缩短。因此，在口腔感染或炎症状态下，口腔唾液微环境局部酸性的长期作用是口腔支架材料或植入材料发生氢损伤的潜在危险因素，微生物群的定植和构成的变化也会不断改变口腔局部微环境的酸碱度，这也是材料局部氢损伤的促进因素。此外，口内修复体如活动义齿支架或固定义齿中的合金成分Co、Cr、Mo等元素，能够和碳形成碳化物，提高金属合金的韧性，对降低氢损伤敏感性是有利的。但另一些元素如Mn的掺入被认为能够使临界断裂应力值降低，对金属材料的影响是有害的。

因此，在对氢损伤的控制措施中，常在合金中加入镍或钼以减小氢脆敏感性，而加入Cr、Al、Mo等元素则会在材料表面形成致密的保护膜，阻止氢向材料内部扩散。此外，口腔材料中Ti元素的使用可稳定碳化物，降低碳副产物的生成。

5. 口腔材料中微生物腐蚀行为　微生物腐蚀（microbiologically influenced corrosion，MIC）是指黏附在材料表面的微生物通过物质交换等活动导致或促进材料的腐蚀或破坏。目前在人体口腔环境中已发现并检出700多种微生物，种类仅次于肠道菌群，微生物群的存在是发生微生物腐蚀的先决条件。口腔作为人体饮食的入口，每天各种能量的摄入为微生物生长提供了所需的能源、碳源、电子供体、电子受体及水。

近年来的研究普遍认为，微生物腐蚀的本质依然是电化学腐蚀，几乎所有口腔材料都会发生微生物的电化学腐蚀。其中，即使是稳定性最高的钛植入材料，在空气中形成的厚度为5～20nm的二氧化钛薄膜能在pH为2的极端条件下保持完整，依然无法避免在口腔长期暴露下的微生物腐蚀（图6-6-5）。这可能归因于菌斑生物膜的覆盖使钛表面相对于暴露在空气中的表面不能与溶解氧相接触，从而变成阳极遭到腐蚀。另外，微生物腐蚀的最终产物往往是有机酸，其在覆盖的钛基底处酸浓度不断升高，易与周围形成大阴极、小阳极的腐蚀环境，造成点蚀，并进一步快速发展。这在许多研究中得到了证实。例如，口腔微生物可加速钛氧化膜的降解，造成钛腐蚀产物钛离子的释放，钛离子可进一步通过宿主免疫细胞加速损伤钛表面的进一步腐蚀，或是通过电子途径，形成了局部腐蚀有利环境，从而加剧点蚀。也有研究认为，钛腐蚀产物钛离子可以改变钛基底表面原位形成的口腔生物膜的组成，并且这种影响似乎是剂量反应依赖性的，钛离子可导致形成的口腔生物膜总水平显著增加，并引起微生物群落的生态失调。此外，关于钛离子导致厌氧牙周病原体显著增加的机制，有研究认为是钛离子高氧空位的直接影响，其多余的电子从钛离子激发态转变为被占用的还原TiO_2态，从而降低了生物膜微环境中的O_2可用性，有利于微生物群落向特定厌氧菌种的转移。这些机制可以解释激发钛离子对细菌生态失调的显著影响，并由此导致微生物对钛的进一步腐蚀作用，显然这是一种不利的循环过程。

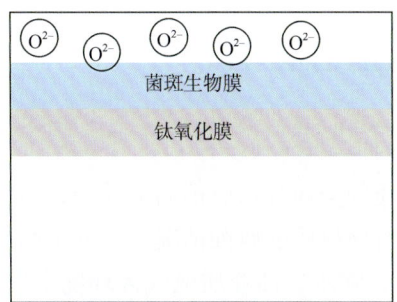

钛表面隔绝溶解氧转为小阳极　　　　钛基底有机酸增加导致点蚀

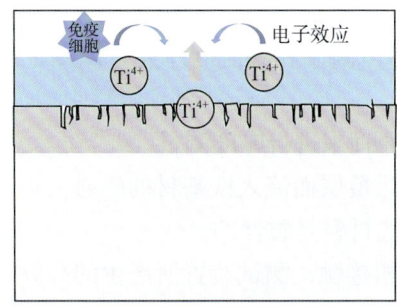 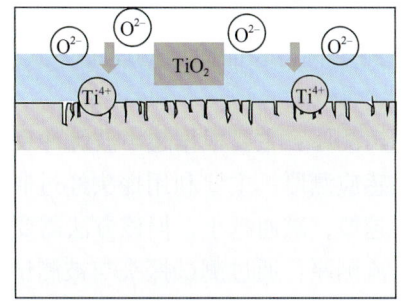

钛离子释放加剧腐蚀　　　　钛离子占用氧造成低氧环境

图6-6-5　钛表面的微生物腐蚀

6. 口腔材料中的其他腐蚀行为

（1）腐蚀疲劳：是具有循环载荷功能的口腔种植体的潜在风险因素。它受腐蚀环境和交变载荷两种因素的影响，但也不能归因于腐蚀或者疲劳两种因素的单纯累加。腐蚀疲劳引起的损伤被认为大于由腐蚀和疲劳单独作用引起的损伤之和，所以发生腐蚀疲劳的种植体的应力水平或疲劳寿命比无腐蚀环境下的纯机械疲劳要低。腐蚀疲劳与应力腐蚀开裂不同，不仅是应力状态的区别，其发生必须存在一定振幅的动态应力，即使交变应力很小也能发生，不需要像应力腐蚀开裂那样必须达到一定的阈值才会发生，所以腐蚀疲劳也不存在疲劳极限。此外，腐蚀疲劳多半在点蚀处起源，由于点蚀数目一般较多，会造成多源腐蚀疲劳断裂。因此，腐蚀疲劳与应力腐蚀开裂的断裂机制和形态是不同的，区分二者的性质和特点，有利于对失效原因进行分析，有针对性地改进。

（2）生物大分子（如蛋白质）的金属腐蚀：医用植入材料在体内使用期间，植入物与组织周围环境的相互作用会影响其表面状态，影响金属植入物的降解。以往研究集中于无机离子和小分子有机物对金属材料腐蚀行为的影响。除此之外，蛋白质等大分子有机物对材料腐蚀的影响也备受关注。体液的血清蛋白在植入材料的腐蚀中发挥着重要作用。研究发现，白蛋白对镁腐蚀行为的影响主要包含吸附作用、Ca^{2+}/Mg^{2+}络合作用和pH缓冲作用三种机制，蛋白质吸附和沉淀层形成之间的协同作用对镁植入材料的腐蚀起一定保护作用，减缓了腐蚀进程。对于口腔中的钛种植体材料，也有研究报道了钛纳米管在含有血清蛋白的溶液中的耐蚀性比在磷酸盐缓冲液（PBS）中的耐蚀性高。此外，还有研究发现，当牛血清白蛋白（BSA）存在时，可显著抑制H_2O_2对钛表面的腐蚀。

二、腐蚀行为的测试及定性、定量结果分析

（一）常用的腐蚀检测方法

1. 腐蚀挂片法　测定已经确定面积的同材质的金属片试验前后的质量，然后根据失重量和介质中的处理时间，计算实际情况下流体对该材质的腐蚀情况，主要是腐蚀失重速率或者增重速率。这种方法可以应用于多种环境，在水、油介质或气体环境中均可以使用，在口腔材料的体外研究中也有应用。

2. 测厚法　是常用的评价腐蚀程度的方法，通常采用超声测厚、磁感应测厚、涡流测厚等方法测定材料表面涂层的厚度。其中超声测厚和涡流测厚还可以测定纳米管材料的壁厚。

（1）超声测厚：主要根据超声波脉冲反射原理来进行厚度测量。

（2）磁感应测厚：主要利用探头经过非铁磁覆层而流入铁基材的磁通大小来测定覆层厚度，覆层越厚，磁通越小，但该方法需要基底材料是磁性的。

（3）涡流测厚：通过测试探头与被测试样相接触，测试装置所产生的高频电磁场，使置于测试头下的金属导体产生涡流，其振幅和相位是导体与测试头之间非导电涡流测厚仪覆盖层厚度的函数；通过一定的电信号经转换处理，得到金属表面涂层的厚度，此方法要求检测材料必须是导电材料。

3. 电阻探针法　根据试样在腐蚀作用下横截面积减小导致电阻增大原理而设计，通过测定浸在特定环境下导电材料的电阻值与参考电阻值进行换算，从而计算被测物体的腐蚀量或者腐蚀速率。该检测方法要求电阻外侧和内侧的温度一致或者接近。

4. 电化学法　是常见的检测腐蚀变化的方法之一，包括电化学极化法、电化学噪声法、腐蚀电位测定法等。电化学极化法为在自腐蚀电位下进行电化学极化，利用施特恩-吉尔里（Stern-Geary）换算公式求得腐蚀电流大小。电化学极化法中的交流阻抗测试技术是研究电极过程动力学和表面现象的重要手段，目前超低频信号阻抗谱对阻抗谱解析的自动化程度越来越高，提高了研究者对电极表面层级结构、钝化膜转换及孔蚀形成过程的理

解。电化学噪声法是根据金属材料表面与环境发生电化学腐蚀过程中其电学状态参量（如电极电位、外侧电流密度等）的随机非平衡波动现象（即产生的噪声信号）而进行检测的，其改变与金属表面状态的局部变化及局部化学微环境的变化有关。电化学噪声法适用的腐蚀类型和腐蚀状态范围比较广；也有通过腐蚀电位测定法进行电位监测的，这种原位测试技术对试件没有损伤，可连续监测材料表面电位；对于不均匀体系，丝状电极的应用比较多；此外，也有通过阴极保护检测法进行腐蚀检测的：组装阴极保护系统，常包括电位参比电极、电流检测、数据传输和数据采集4个部分，然后通过测定腐蚀过程中的各种指数来实现阴极保护的实时监测。这些方法适合受到阴极保护的金属材料。

5. FSM技术 FSM给探针矩阵一定的激发电流，电流由探针矩阵的布局及材料的电导率决定分布；通过改变电流，引起探针矩阵内电流分布的变化或引起周围环境的浓度变化。该法主要应用于电解质体系。

6. Piglet检测 原理是超声波或漏磁技术对不同区域形成不同强弱的反射信号，结合特定软件分析了解腐蚀情况。该法适用于全面腐蚀，不适用于局部腐蚀，要求检测场所的杂质量少。

7. 氯离子含量测定法 在氯离子的作用下，合金表面氧化膜因容易发生局部腐蚀而被破坏，检测由腐蚀反应产生的氯离子浓度即可分析腐蚀情况。氯离子含量的测量大多采用Ag/AgCl电极，根据其电位响应确定游离浓度。该法适用于发生严重点蚀的金属材料。

（二）常见腐蚀类型的腐蚀行为测试标准

1. 点蚀的腐蚀行为测试标准 点蚀测试的结果常用点蚀系数表示，点蚀系数是指蚀孔的最大深度和金属平均腐蚀深度的比值。目前常用点蚀测试标准方法有《不锈钢的点腐蚀电位测定方法》（JIS G0577—2014）；《金属和合金的腐蚀 不锈钢在氯化钠溶液中点蚀电位的动电位测量方法》（GB/T 17899—2023）；《点蚀检验和评定的标准指南》（ASTM G46-21）；《不锈钢点蚀和缝隙腐蚀标准试验方法》（ASTM G48—2011）；《电化学临界点蚀温度的标准试验方法》（ASTM G150-99）。

《外科植入物 不锈钢产品点蚀电位》（YY/T 1074—2002）中，由于测试样品规格和测试指标的不同，需要根据具体样品的规格尺寸确定点腐蚀测试试样和方法，从而正确开展点腐蚀测试的评价。

2. 晶间腐蚀的腐蚀行为测试标准 见表6-6-1。

表6-6-1 晶间腐蚀的腐蚀行为测试标准

测试方法	评定标准
金相分析法：通过对晶界组织的观察和分析，判断晶界是否存在腐蚀倾向	通过金相显微镜观察晶界组织，发现晶界呈现出明显的腐蚀倾向，晶界附近出现腐蚀坑和氧化物沉积
腐蚀试验法：将试样置于特定的腐蚀介质中，观察试样的腐蚀痕迹和失重情况，评定晶间腐蚀的程度	将试样置于含有氯离子的酸性溶液中，经过一段时间后，观察到试样表面出现明显的腐蚀痕迹，特别是晶界附近出现严重的腐蚀
敏感性试验法：通过对金属材料进行敏感性试验，评定晶间腐蚀的敏感度	对不同材料进行敏感性试验，发现某些材料在特定的腐蚀介质中表现出明显的晶间腐蚀敏感性，而其他材料则没有晶间腐蚀的倾向

3. 应力腐蚀的腐蚀行为测试标准　评价应力腐蚀的性能，主要有以下几个指标。

（1）应力腐蚀破裂（stress corrosion cracking，SCC）敏感性：是评价材料应力腐蚀性能的最主要指标。通常通过规定时间的应力腐蚀试验来确定。

（2）裂纹扩展速率：是评价应力腐蚀开裂后裂纹扩展快慢的指标。裂纹扩展越快，材料的应力腐蚀性能越差。

（3）腐蚀深度：是评价应力腐蚀后材料腐蚀程度的指标。腐蚀深度越大，材料的应力腐蚀性能越差。

（4）弯曲应力：是评价材料在受到弯曲应力时是否发生应力腐蚀的指标。弯曲应力越大，材料的应力腐蚀性能越差。

（5）环境介质：包括温度、pH、氧化还原环境等。这些环境因素都会影响材料的应力腐蚀性能。

总之，应力腐蚀的性能评价是一个综合考虑各个因素的过程，需要通过实验和理论分析来确定。

（三）口腔材料腐蚀行为的定性、定量结果分析

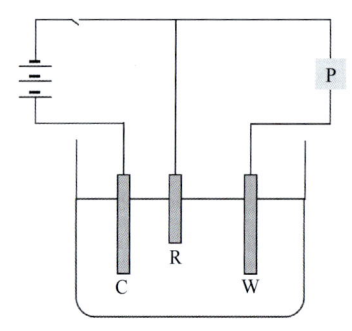

图6-6-6　口腔材料电化学检测装置示意图
P. 电化学工作站（恒电位器+软件）；C. 铂对电极；
R. Ag/AgCl参比电极；W. 工作电极

口腔材料的电化学检测首先需要组装特定的装置，该装置由以下元件组成（图6-6-6）：一个由计算机控制的恒电位器和腐蚀研究软件，一个浸泡在饱和氯化钾溶液中的Ag/AgCl参比电极，一个铂板作为对电极，以及一个标准三电极微电池（工作电极）。通常将待测样品浸泡在模拟人工唾液溶液中，之后每隔4秒测量开路电位半小时。使用频率响应分析仪和恒电位器进行电化学阻抗谱（EIS）测量，通常分析的频率范围为$10^{-5} \sim 10^{-2}$Hz，干扰信号为10mV。采用合适的等效电路，利用专门的软件对EIS数据进行拟合。在测试溶液中浸泡特定的时间后记录样品的动电位极化行为。扫描速度为1mV/s时，动电位极化扫描范围为–400～+3000mV（相对开路电位）。根据口腔模拟环境温度，所有测试均维持在37℃。使用每个样品和溶液重复所有测试3次。在一系列电极上重复测量数据的可重复性在5%以内。

电化学腐蚀测试通常需要建立特定模型（图6-6-7），在模型中，通常将R_s定义为电解质电阻，R_{ct}定义为电荷转移电阻，代表表面氧化层的抗腐蚀性，其与腐蚀速率成反比；而用Q定义恒定相位元件（constant phase element，CPE），如纯钛试件常在EIS拟合中使用CPE代替纯电容。CPE通常包括电容Y_0和弥散指数，代表从理想电容行为的转变。在所拟合获得的电荷转移电阻R_{ct}及相应的Y_0-CPE、弥散指数和χ^2值中，这些参数决定了实

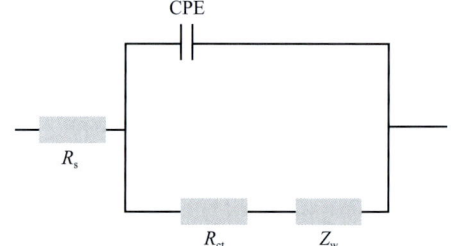

图6-6-7　电化学腐蚀测试模型示意图
R_s. 电解质电阻；Z_w. Warburg阻抗；R_{ct}. 电荷转移电阻，代表表面氧化层的抗腐蚀性

验数据和拟合值之间是否吻合。一般认为，R_{ct}值的降低与试件耐腐蚀性能下降有关。电化学腐蚀测试的阻抗谱结果以定性的EIS谱形式呈现，包括奈奎斯特（Nyquist）图和伯德（Bode）图。在奈奎斯特图中，各组测试试件呈现为不同半径的容抗弧，容抗弧的半径与材料的耐腐蚀性能呈正相关，半径越大，耐腐蚀性能越好（图6-6-8）。伯德阻抗图则可显示不同试件在各频率区段的阻抗绝对值，其中低频区的阻抗幅度越低，表明试件的耐腐蚀性能越差。在伯德相位图中，相位角可用于评价材料表面氧化膜结构的完整度，相位角越大，提示材料的表面结构越稳定、越致密（图6-6-9）。还可以通过等效电路对电化学阻抗谱数据进行拟合并定量分析，这可以更好地体现不同口腔金属材料表面氧化层的典型特征。电化学腐蚀中的动电位极化测试常要求在每个样品达到稳定开路电位（E_{corr}）后2小时进行检测。E_{corr}被记录下来，然后在扫描范围[−400~+1600mV（相对于参比电极）]以1mV/s的扫描速度启动电位动力学测试。对获取的极化曲线进行分析，计算合金的腐蚀电流（I_{corr}）和极化电阻（R_p）。根据极化曲线（图6-6-10）可估计腐蚀电流突然增大时的击穿电位（E_{br}）。I_{corr}和R_p分别代表腐蚀速率和耐蚀性。由于钝化氧化物膜的击穿是由局部腐蚀或点蚀引起的，击穿电流大且普遍增加，因此合金的耐蚀性也可以通过击穿电位来评估，这意味着E_{br}值越大，抗点蚀性越好。动电位极化测试是一种对氧化膜产生破坏的检测方式，因此根据实验目的和样品需求，通常在获得阻抗谱后进行相关测试。

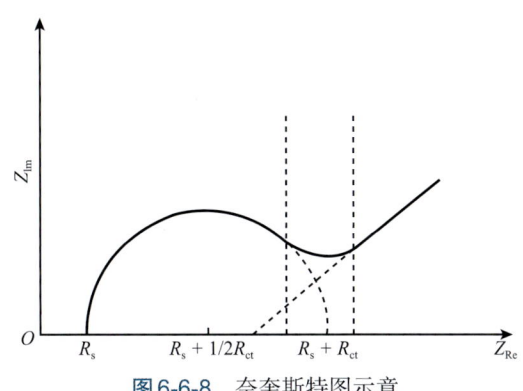

图6-6-8 奈奎斯特图示意

R_s.溶液电阻；R_{ct}.电荷转移电阻；Z_{Im}.虚部阻抗，反应电路中电抗性部分的贡献；Z_{Re}.实部阻抗，反映电路中电阻性部分的贡献

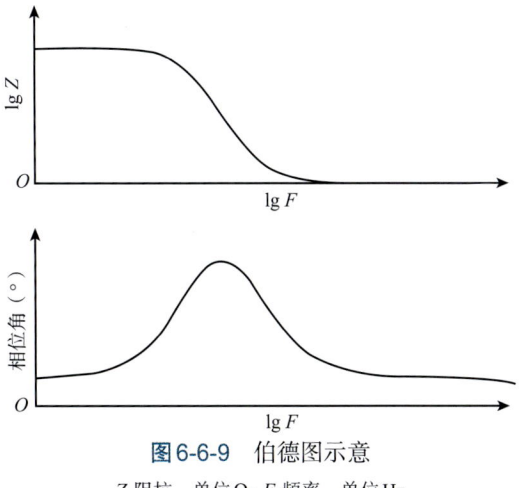

图6-6-9 伯德图示意

Z.阻抗，单位Ω；F.频率，单位Hz

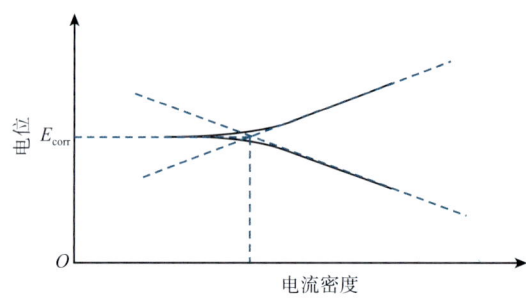

图6-6-10 极化曲线示意
Z.阻抗,单位Ω;F.频率,单位Hz

既往研究已经利用电化学腐蚀测量技术证实了口腔复杂微环境中的介质对口腔种植材料的腐蚀影响,其中,高浓度的含氟用品可以通过降低钛表面氧化膜的阻抗值及相位角来降低钛表面氧化膜的抗腐蚀能力,增加腐蚀易感性;另外,在过氧化微环境下,钛种植体的电荷转移电阻显著下降,表明在过氧化微环境中形成的钛氧化物难以作为腐蚀屏障。涂层改性的方式已被证明可以改善口腔金属材料的耐腐蚀性能。例如,既往研究发现在金属钛表面引入一定量的锌离子可以显著提高钛材料的容抗弧和击穿电位,从而表现出高的阻抗性能,这在一定程度上保护了钛基底,防止其腐蚀造成的副产物如钛离子影响机体周围宿主细胞的活动。

(邱 憬 朱文卿)

第七章

人工智能在口腔生物材料学研究中的应用现状和发展趋势

第一节 人工智能的发展及价值

随着计算机技术的不断发展和大数据时代的到来，人工智能（artificial intelligence，AI）技术已经被广泛地应用在多个领域，人工智能这一尖端技术已经在日常生活和职业中产生了重大影响。在过去的几十年里，人工智能的发展得益于计算能力的快速提升和大数据的广泛运用，已经取得了重要突破，成为社会进步和创新的主要推动力之一。近年来，在推动加速新材料创造的愿景下，人工智能在材料科学中的应用取得了显著进步，并引起了人们的普遍重视。各类新型材料不断涌现，为医学带来了新的治疗方案和技术。通过对人工智能技术的综合了解，我们有望更好地把握这一科技革新带来的机遇和挑战，为材料学的智能化发展贡献力量。

一、人工智能的概念和发展

人工智能是利用计算机系统模拟、拓宽和提升人类智力的科技与手段。人工智能的经典定义之一：智能主体可以理解数据及从中学习，并利用知识实现特定目标和任务的能力。算法、算力和大数据构成了人工智能的核心。其中，算法涉及机器学习（machine learning，ML）、深度学习（deep learning，DL）、自然语言处理、计算机视觉等研究方法；算力包括并行计算、超级计算和云计算等技术；大数据指通过物联网、互联网技术，以及传感器、智能手机等设备获取的海量数据。深入研究这些理论不仅是人工智能发展的关键，也为人工智能在各领域的应用奠定了基础。

随着人工智能的发展，不同年代和专业背景的学者对智慧的核心理念及应用手段有着各自的看法，因此孕育出许多不同的学派，这些学派对人工智能的进步产生了重大影响。主要的学派包括：①符号主义，通过运用数学模式来探索人的思维，并参考神经元的联系来构建人工智能架构，常见的技术手段包含神经网络及支持向量机等；②联结主义，主张认知是基于对具有含义的数字的推理与运算，并把学习看作一种演绎推理，倡导利用公理与逻辑来创造人工智能系统，其中的常见策略包含专家系统、知识图像及决策树等；③演化主义，模仿生物演化进程，主要包括遗传算法及遗传编码技术；④贝叶斯主义，利用概率原理及其相互影响来做出判断，典型的应用技术包括简单贝叶斯等；⑤行为主义，通过运用控制论与感知-动作型控制系统的基本原则，对人的行为进行模仿，代表方法包括强化学习等。其中，符号主义与联结主义是两大主要流派。

人工智能的发展也经历了许多挑战，在广大研究人员的共同努力下，近年来人工智能快速发展并进入暴发期。1956年，约翰·麦卡锡（John McCarthy）在达特茅斯论坛上首次提出了"人工智能"的理念，即利用机器来模仿人类的思维方式，以实现对基本问题的自动化处理。之后，人工智能作为一个新兴领域，成为计算机科学与技术的一个重要分支，并被认为具有超越人类智能发展限制的潜力。1959年，亚瑟·萨缪尔（Arthur Samuel）提出了机器学习的定义，即探索如何使计算机无须编写明确的程序就能拥有学习的功能。1968年，爱德华·费根鲍姆（Edward Feigenbaum）提出首个专家系统DENDRAL，并对知识库做出了基础的解释，催生了第二次人工智能热潮。1974年，哈佛大学的保罗·沃伯斯（Paul Werbos）博士首次在论文中提出了利用误差的反向传播来训练人工神经网络的方法，即BP神经网络，然而当时并未引起足够的关注。

20世纪80年代初期，第五代计算机科学引领的人工智能探索步入了人工智能发展的第二个繁荣时期。1980年，美国卡内基梅隆大学举办的第一次机器学习国际研讨会标志着全球范围内机器学习研究的蓬勃发展。1982年，大卫·马尔（David Marr）的杰作《视觉计算理论》首次引入了计算机视觉（computer vision）的概念，对认知科学的发展产生了深远的影响。1986年，杰弗里·辛顿（Geoffrey Hinton）等首次提出了将多层感知器和反向传播融合的方法，成功解决了单层感知器在非线性分类方面的难题，激发了神经网络的新发展。1997年，IBM的"深蓝"电脑战胜了国际象棋大师加里·卡斯帕罗夫（Garry Kasparov）。

21世纪的到来带动了全方位的数字化进程，伴随着大数据、云计算、互联网、物联网等信息科技的进步，产生了大量的信息及由云端计算技术构建的强大处理能力，使得将知识掌握由自我认知转化为现实应用成为可能，人工智能技术也步入了飞速发展阶段。2012年，谷歌公开了基于多种信息源构建的谷歌知识图谱（Google Knowledge Graph）。通过在常规字符串搜索中增加一层互联信息，极大地提高了用户的搜索效率。2015年，LeCun、Bengio和Hinton这三位深度学术领域的权威人士（他们在2018年共同获得了图灵奖）合作发布了关于深度学习的综述*Deep Learning*，明确提出了深度学习作为一种特定的学习手段，可以将初级的、不太精确的信息经由复杂的、非线性的模式进行转换，从而形成更高级和抽象的解释，以增强对输入信息的识别效果。同年，谷歌公司推出了端到端开源机器学习平台TensorFlow，该平台基于数据流编程（dataflow programming）的符号数学系统，目前已广泛应用于多种人工智能领域的算法；马斯克等在加利福尼亚州共同创办了人工智能研究公司OpenAI。2017年，香港的汉森机器人技术公司研发的类人机器人索菲亚，成为历史上首个被授予公民身份的机器人。此后，自动从海量信息中吸收知识已经成为新型人工智能的核心运作模式和技术推动力。伴随着数据、计算能力和算法的持续创新，人工智能有望步入一个永久的繁荣时期。

二、人工智能与智能制造

伴随着新技术的持续出现和基础理论的进一步深化，以及实验、理论和计算数据的大量积累，人工智能在工程故障诊断、医学工程、石油智能勘测和航空航天导航等领域的工程应用都取得了显著进展。2016年，英特尔和小米联手发布了赛格威机器人（Segway Robot），该智能服务机器人配备了支持英特尔的RealSense技术，包括深度视觉传感器和麦克风阵列传感器等智能设备，具备多种功能，如实现听、说、观察等，同时能提供基础的交通服务。之后，英伟达（NVIDIA）推出了全球首款车载人工智能超级计算机。目前，人工智能的技术发展，如语义识别、语音识别、人脸识别及图像识别等领域，都大大超越了人们的预期，不仅实现了技术突破与广泛应用，还奠定了工业智能化相关理论和共性技术的发展基础。

在互联网时代，大数据对社会生产和生活产生了重大影响，也必将推动工业发展方式发生深刻变革。将大数据与人工智能结合被视为第四次科学范式及第四次工业革命。在制造领域，将传统的制造行业与大数据和人工智能结合，让生产过程更具有智慧和互联互通特质，同时集成了各项技术，极大地提高了资源的运用效率，降低了生产成本，并为消费者提供了更具个性化的产品服务。工业智能采用"感知-分析-决策-执行"的模式，可以在浩瀚的数据库里不断地吸取和理解系统的复杂发展模式和相关知识，推进工业系统的自我学习、自我改善、自我决定和自我调整。此种生产方法正在逐渐改变传统的生产体系，推动全球生产行业朝着智能化发展。现今，工业大数据和工业智能技术已经促成了生产制造的自动化向自我驱动智能化的深刻转变，逐渐探索出设计、生产、服务等方面的独立创新的智能制造解决方案，从而达成工业体系的全面智慧化。在制造业智能化进程中，尖端新型材料起到了满足先进设备和重大项目需求的关键作用。促进智能化生产和尖端新型材料生产的深度融合，对增强尖端新型材料生产的实力及满足关键设备对尖端新型材料的需求都具有至关重要的意义。

三、人工智能与生物材料

人工智能与合成生物学、超材料等概念具有自然融合的特性，能够建立组成元素特征、原子结构与材料属性的预测关系，并且在预测材料性能方面取得了良好的应用效果，包括带隙、相稳定性、电导率、导热系数和熔融温度等。加速推进人工智能与新型材料技术的结合与创新，对提高我国在材料科学领域的科研创新能力有关键作用。在材料科学的实际探索中，人工智能呈持久的快速增长趋势。以材料大数据作为基石，通过整合材料的计算设计与试验技术，实现材料的全面优化，提高新型材料的研发与使用效益。近年来，机器学习技术与材料计算的结合成功解决了材料跨尺度计算的问题，并且实现了对材料的多尺度、全过程的智能化仿真和设计。深度学习与材料试验的结合促进了试验技术的自动化、自主化和智能化进程，增强了对新材料发掘和验证的效率和质量。建立集成高效计算机技术、尖端试验技术、大规模数据和人工智能的智能材料科学体系，将成为改变原有的材料开发方法、增强新型材料的工程化使用层次，并促使材料行业向着优秀的方向前行的重要路径。人工智能在生物材料学中的作用主要表现在以下几个方面。

（1）材料设计和开发：将人工智能应用于医用生物材料的开发中，通过智能算法分析大量材料数据，预测新材料性质，从而加速设计和发现过程。通过预测生物材料的生物兼容性和降解速度，可以更快地找到具备特殊功能和生物兼容性的材料，这不只提升了设计的精确度，也极大地缩短了开发周期。

（2）材料结构与性能研究：通过利用机器学习和深度学习等智能技术，加速了新型生物材料的设计和优化过程。利用深度学习技术构建材料性能与结构之间的关系模型，从而根据材料性能的改进需求，计算最有可能的材料应用；通过智能分析大量文献和实验数据，发现材料与生物体的相互作用机制对研究生物活性材料的机制和应用潜力有巨大作用。

（3）材料智能制造：借助人工智能技术，可以优化生物材料的制造和加工过程，提高产品的质量和生产效率。通过联合计算机视觉和深度学习技术，可以实现智能监控、故障检测和质量控制，在生产和制造过程中智能分析生产数据，实现生产流程的优化，提升生产效率和质量。

在生物材料学领域，人工智能推动了新材料的发现和设计，提高了生物材料性能，加速了研究和生产过程，对医疗和生物科技领域的发展产生了重大影响。随着技术的不断进步和研究的深入，有望涌现更多创新的应用和方法，从而推动生物材料科学不断发展。

在口腔生物材料学领域，人工智能也为口腔医学带来了许多创新，从而提高了治疗和修复的效果。当今，人工智能模型已经成为牙色选择、自动修复设计、绘制制备精加工线、优化制造铸件、预测可拆卸假体患者的面部变化及为设计可移动部分义齿提供可靠诊断的工具。

（1）牙色选择：BP神经网络模型可以应用于牙齿颜色的选择，并提供推荐的瓷器教学配方以匹配牙齿颜色，比直接视觉评估具有更好的颜色匹配能力。

（2）材料选择：可以应用于口腔义齿的制造过程中，在设计口腔修复材料时，利用人工智能的预测模型和高通量计算，可以快速筛选出最适合口腔治疗需求的种植体和义齿材料，确保其精确度和适配性。

（3）优化口腔框架制造：科学家在1988年开发了专家系统，旨在为口腔实验室技术人员诊断和解决与铸造相关的问题提供支持性决策软件。根据出版时的文献知识开发了详细的推理网络。其余的研究能够应用人工智能模型来模拟和优化钴铬的铸造参数，有效减少了铸造金属上的孔隙率并缩短了整体制造时间。

（4）牙齿修复设计的自动化：用于减材或增材制造方法的口腔修复体的设计，协助计算机辅助设计（computer aided design，CAD）程序并缩短制造时间。例如，用计算机视觉方法（特征检测、图像扭曲等），从数字化的自然牙列构建牙齿库，从中提取牙齿咬合面的特征以提供牙齿模型，分割边界以进行CAD建模，牙齿模型自动变形和调整以产生该区域的虚拟设计或重建并进行输出。结果成功地重建和模拟了修复体，与原始牙齿相比，修复体具有高度的解剖相似性。

（5）优化可拆卸假体的设计：牙齿和种植体支撑的可拆卸局部义齿为替换缺失的牙齿提供了一种微创且具有成本-效益的治疗选择。一些研究者开发了用于设计可摘局部义齿（removable partial denture，RPD）的临床决策支持系统（专家系统）和自动化设计人工智能模型，并创建了全自动完全或部分无牙颌分类的软件程序。

第二节 生物材料学中的人工智能研究方法

人工智能技术正日益成为推动生物材料学领域创新的强大引擎。生物材料的设计、研究与制造过程日益复杂，而人工智能的引入为科学家们提供了前所未有的工具和洞察力。信息大数据与智能方法的融合，不仅加速了材料的筛选和设计过程，同时提高了材料性能的预测准确性，实现了更高效、更精准的材料设计与生产。

一、人工智能主流算法的概念和分类

传统的人工智能算法是一种基于统计学和数学原理的算法集合，其目标是从数据中学习规律和模式，然后利用这些规律进行预测、分类、聚类等任务。人工智能算法根据训练方法可分为监督学习（supervised learning）、无监督学习（unsupervised learning）、半监督学习（semi-supervised learning）和强化学习（reinforcement learning）。监督学习算法是一种利用已有的输入和输出训练数据来学习模型，以便对新的数据进行预测或分类的机器学习方法。该算法利用含有正确答案的数据来训练，从而理解输入特性和目标值的相互影响，这样就可以让模型精确地预测新的未知信息。无监督学习算法的目标是从数据中学到隐藏的结构、模式或规律。其特点是模型在训练时数据不需要明确的标签或目标值，尝试在训练过程中通过聚类或降维等技术发现模式或关系，用于数据挖掘、降维和异常识别等工作。半监督学习算法是一种处于监督学习和非监督学习之间的机器学习方式，旨在利用有限的标签数据和更丰富的未标签数据来提高模型的性能，在数据标记成本高昂或稀缺的情况下具有实际应用的优势。强化学习目标在于通过与环境的互动，掌握最优的行为方式，模型（智能体）根据执行的动作、获得的奖励或惩罚来调整其行为，通过获得最大化的累积奖励来获得最优决策。

1. 机器学习 是通过帮助机器自行发现解决问题的方法，而不需要程序员输入所有规则来明确指导机器如何操作的算法。机器学习是人工智能算法的核心研究领域之一，并在生物医学领域有着广泛的应用。

（1）机器学习的基本术语和常规指标：机器学习领域有一些基本术语和概念，如表 7-2-1 所示，了解这些术语有助于理解机器学习的算法和原理。

表 7-2-1 机器学习的基本术语

术语	含义
样本（sample）	数据集中的一个数据点，是关于一个事件或对象的描述，可以是一个图片、一段文字、一个声音片段等
特征（feature）	描述样本属性或属性集合，以及反映事件或对象在特定方面的表现或性质的事项，通常以向量的形式表示。例如，一张图片的特征可以是像素值，一篇文章的特征可以是单词的出现频率
标签（label）	样本的输出或分类。在监督式学习过程中，样本一般都会附带标签
训练集（training set）	用于训练机器学习模型的样本集合，模型根据训练集中的样本学习特征与标签之间的关系，做出预测或分类

续表

术语	含义
测试集（test set）	用于评估机器学习模型性能的样本集合，模型在测试集上进行预测，并与真实标签进行比较，用于评估模型的泛化能力
特征工程（feature engineering）	利用领域知识或数据分析方法，从原始数据中提取、选择或转换特征，以便更好地训练机器学习模型
模型（model）	依据从训练数据中学到的特性与标签的相互关系，可以进行相应的预测或分类操作
算法（algorithm）	在机器学习任务中使用的数学方法，用于学习模型
泛化（generalization）	机器学习模型在面对未曾见过的新数据（不属于训练集的数据）时，能够做出准确预测或分类的能力

在机器学习中，人们采用一些常用的评估指标（常规指标）来衡量模型性能，如表7-2-2所示，这些指标可以帮助了解模型在训练和测试数据上的表现。

表7-2-2 机器学习的评估指标

评估指标	含义	计算方法
准确度（accuracy）	模型预测的准确程度	准确度=（真正例+真负例）/（真正例+真负例+假正例+假负例）
精确度（precision）	模型预测中真正例的占比	精确度=（真正例）/（真正例+假正例）
召回率（recall）	召回率也称为灵敏度、真正率，表示在所有实际为正例的样本中，被模型正确预测为正例的样本所占的比例	召回率=（真正例）/（真正例+假负例）
F1分数（F1-score）	结合精确度与召回率评估模型性能	F1分数=2×（精确度×召回率）/（精确度+召回率）
ROC曲线（receiver operating characteristic curve）	评估二分类模型的可视化性能，曲线越接近左上角，性能越好；曲线下面积（AUC）越大，性能越优秀	真正例率（TPR）=真正例/（真正例+假负例）；假正例率（FPR）=假正例/（假正例+真负例）；以真正例率和假正例率为坐标绘制
AUC值（area under the curve）	AUC代表ROC曲线下的区域面积，是用来衡量模型区分正样本和负样本的能力的指标，AUC值的范围通常在0~1，越接近1表示分类器的性能越好，即ROC曲线越靠近左上角	数值积分方法：将ROC曲线下方的面积近似为离散的矩形或梯形，通过对这些矩形或梯形的面积求和来计算AUC值
均方误差（mean squared error）	在回归问题的评估中，经常用于评估模型预测值与真实值的差异	$MSE=(1/n)\times\Sigma(x_i-y_i)^2$，其中，$n$为样本数量，$x_i$是第$i$个样本的真实值；$y_i$是模型对第$i$个样本的预测值

（2）机器学习的算法分类：机器学习的任务主要包括分类、回归、聚类和降维。分类任务旨在确定给定数据点的类别，而回归任务则旨在查找一组自变量和因变量之间的数值关系；聚类任务旨在将数据点分组为具有相似特征的子集，而降维任务则旨在减少数据集的维度，以便更容易可视化和理解数据，同时保留数据的主要信息。此外，机器学习还有集成算法，通过组合多个基本模型的预测结果来提高模型的整体性能和泛化能力，从而有效地解决了单个模型可能面临的限制和局限性。集成算法能够有效地利用多个模型的优

势,提高预测准确度,并且适用于各种不同类型的机器学习问题。

1)分类算法模型在数据分析和应用中发挥着关键作用,表7-2-3介绍了分类算法的核心思想、算法特点及适用范围。

表7-2-3 分类算法

算法名称	核心思想	算法特点	适用范围
逻辑回归 (logistic regression)	通过线性组合输入特征,然后通过逻辑函数将线性结果输出转换为概率值,用于表示样本属于正类的概率	简单而有效,输出结果可直观地解释样本属于正类的可能性;对于非线性问题的建模能力相对较弱;对于特征之间存在高度相关性时,逻辑回归可能表现不佳;对于噪声较大的数据敏感;不适用于多类别分类问题	适用于二分类问题、线性可分或近似可分的数据,或需要得到概率估计的场景
决策树 (decision tree)	基于树状结构的分类模型。每个节点表示特征测试,分支代表测试结果,叶节点表示类别	简单直观,可视化效果好;不需要特别的数据准备,如归一化;在有限的时间里能够对大规模的数据源做出可行且效果良好的结果;容易过拟合;对异常值敏感;不稳定性高;不适合处理复杂的关系	适用于小型到中型数据集;适用于处理数值型和类别型数据、数据具有明显的特征分界线及需要可解释性强的场景
随机森林 (random forest)	通过构建多个决策树,并对其结果进行平均或多数投票来提高模型的性能和泛化能力	通过随机选择样本和特征,降低了拟合的风险;适合处理大型数据集和高维度的特性;随机森林中包含多个决策树,难以解释整个模型的逻辑;训练时间较长;随机森林可能对噪声敏感	适用于高维度数据集、大规模数据集、需要较高准确性的分类问题及特征选择
朴素贝叶斯 (naive Bayes)	朴素贝叶斯模型通过计算每个类别的后验概率,选择具有最大后验概率的类别作为预测结果	简单而高效;不容易受到异常值的影响;对于特征空间较大的数据集,模型灵活度欠佳	适用于大规模数据集,对小规模数据也能表现良好;适用于多类别分类问题;适用于数据集维度较高但特征之间相互独立的情况
k最近邻 (k-nearest neighbor)	通过测量不同特征值之间的距离进行分类	简单直观,易于实现和理解;在对数据进行适当预处理的情况下,效果通常较好;对大规模数据集的计算开销较大;对异常值敏感;距离度量和k值的选择会影响模型性能	适用于小规模数据集和特征较少的问题;类别之间的决策边界不规则或存在噪声时的分类问题
支持向量机 (support vector machine)	通过找到一个超平面,将数据集分类,使得并尽可能地将超平面到最近的数据点(支持向量)的距离最大化	通过使用不同的核函数,可以处理非线性问题;对于大规模数据集和特征较多的问题,训练时间可能较长;对噪声和异常值敏感	适用于特征数较多、特征维度较高、二分类或多分类的问题,以及数据集相对较小或中等大小的问题
多层感知器 (multilayer perceptrons)	由多个神经元相连组成,按层次排列	具有较强的表征能力,可以进行端到端的优化;需要大量的数据进行训练,且对数据质量较为敏感,容易过拟合;训练过程较慢;对初始权重和偏置较为敏感,可能会陷入局部最优解	适用于各种复杂的模式识别任务;可以处理高维度数据

续表

算法名称	核心思想	算法特点	适用范围
人工神经网络（artificial neural network）	由多个神经元组成的层次结构，包括输入层、隐藏层及输出层。每个神经元与下一层的每个神经元都有连接权重，并通过激活函数处理输入以产生输出	能够适应复杂的非线性关系；在大规模数据集上表现良好，具有较强的泛化能力；训练过程较慢，尤其是在大型网络上；对于小样本数据集容易过拟合；对于超参数的选择和调整敏感	复杂模式识别问题；大规模数据集的分类问题；需要进行特征学习的问题

2）回归算法能够建立特征与目标之间的关系模型，实现预测、关系分析和特征重要性评估等多方面的应用。通过回归分析，能够理解变量之间的趋势、检测异常值，从而为决策提供支持，并在时间序列中进行趋势分析，为数据科学和实际问题提供有力的工具。表7-2-4介绍了回归算法的核心思想、算法特点及适用范围。

表7-2-4　回归算法

算法名称	核心思想	算法特点	适用范围
线性回归（linear regression）	用于建模和分析变量之间的线性关系	简单易于理解和实现；在数据线性关系较强时表现良好；对异常值和噪声敏感；仅能捕捉线性关系，无法处理非线性关系	数据呈现线性关系；对解释性要求较高的情况
岭回归（ridge regression）	用于处理多重共线性问题的线性回归扩展，在损失函数中引入正则化项（L2范数）	模型稳定性较好；防止过拟合；不适用于特征数量比样本数量大的情况	解决多重共线性问题；可以处理高维数据；自变量之间存在高度相关性
Lasso回归（Lasso regression）	用于处理多重共线性问题的线性回归扩展，正则化项使用的是L1范数	在高维数据集中表现较好；不适用于特征数量比样本数量大的情况；对于高度相关的变量，可能只选择其中之一	可以实现特征选择，数据集中存在多重共线性
决策树回归（decision tree regression）	基于树结构的回归模型	易于理解和解释，可视化效果好；对异常值和缺失值不敏感；容易过拟合；对输入数据的变化敏感，稳定性较差	数据具有非线性关系；需要可解释性和可视化效果好的情况
随机森林回归（random forest regression）	基于决策树的集成学习算法	较好的模型泛化性能，较少过拟合；对高维数据和大规模数据表现较好；模型解释性较差；训练过程相对耗时	特征维度较高的数据集；可以处理非线性关系和复杂的特征交互
梯度提升回归（gradient boosting regression）	通过顺序构建弱学习器，每个弱学习器修正前一个弱学习器的预测误差，从而得到累积的、更强大的预测模型	在训练过程中逐步优化模型，逐渐减小残差；训练时间相对较长，特别是在树的深度较大时；对异常值敏感	可以处理复杂的非线性关系；非数据集中包含噪声和复杂的特征交互
支持向量回归（support vector regression）	使用支持向量机来进行回归的方法	在高维特征空间中的表现较好；通过调整核函数和参数，可以适应不同类型的数据分布；对于大规模数据集，训练时间较长；对于输入数据的缩放和参数的选择敏感	非线性回归问题，尤其是对于输入空间映射到高维特征空间有意义的情况；对模型的泛化性能要求较高的情况

续表

算法名称	核心思想	算法特点	适用范围
神经网络回归（neural network regression）	神经网络回归是一种使用神经网络进行回归任务的方法	针对复杂的非线性关系；在大规模数据集上表现良好；训练时间较长，需要大量的数据；对于过拟合敏感，需要适当的正则化。训练时间较长，需要大量的数据；对于过拟合敏感，需要适当的正则化	复杂的非线性回归问题；大规模数据集，充足的计算资源

3）降维算法是一类用于减少数据集维度的技术，旨在保留数据集中最重要的信息，表7-2-5介绍了降维算法的核心思想、算法特点及适用范围。

表7-2-5　降维算法

算法名称	核心思想	算法特点	适用范围
主成分分析（principal component analysis）	通过线性变换将高维数据映射到低维空间，保留数据中最重要的信息	容易被理解并付诸实践；能够捕捉数据中的主要变化方向；对非线性关系数据的降维效果不理想；不考虑类别信息	数据降维、特征提取、数据可视化、数据去噪和特征变换
线性判别分析（linear discriminant analysis）	通过寻找一个投影方向，使不同类别的样本在投影后能够尽可能地分开，同时同一类别内的样本尽可能地靠近	考虑了类别信息；可以通过线性变换减少特征的数量并提高分类性能；非线性问题的降维效果受到一定的限制	适用于分类任务
t分布随机邻域嵌入（t-distributed stochastic neighbor embedding）	一种非线性降维技术，用于将高维数据映射到低维空间，同时保留数据之间的局部和全局结构	利用非线性降维技术，可以有效地捕获数据中的复杂构造；计算的复杂性较高，不适合处理数据量大的任务；可能导致不同运行之间的结果不稳定	适用于高维数据的可视化处理
自编码器（autoencoder）	一种无监督学习模型，通过编码器将输入数据映射到低维隐藏表示空间，再通过解码器将隐藏表示映射回原始数据维度	利用非线性降维技术，能够掌握数据中的非线性属性；训练过程的复杂性高，并且需要处理大量的数据；在选择超参数时非常敏感	适用于无监督学习任务，用于学习数据的低维展示
独立成分分析（independent component analysis）	在多维数据中寻找一组相互独立的成分，以揭示数据的潜在结构和生成机制	无监督学习；盲源分离；提取潜在结构；特征独立性；数据假设的要求相当严格，必须符合独立性的前提条件	用于分离混合信号。适用于各种类型的数据，包括音频信号、图像数据、脑电图信号等

4）聚类算法可以将数据点划分为若干组别，使得同一组内的数据点彼此相似，而不同组之间的数据点相异。通过聚类，可以发现数据中的潜在模式和关联，从而进行更深入的分析和理解，表7-2-6介绍了聚类算法的核心思想、算法特点和适用范围。

表 7-2-6　聚类算法

算法名称	核心思想	算法特点	适用范围
k均值聚类（k-means clustering）	最常见的聚类算法之一，用于将数据分成预定义数量的簇	简单易懂，容易实现，速度较快；需要预先指定簇的数量k；对初始簇的中心选择非常敏感；对异常值和噪声敏感	适用于大规模数据；适用于凸形簇；数据被划分为k个群集，适用于聚类任务
密度聚类（density-based clustering）	基于样本点的密度来发现聚类结构，而不是假定聚类之间的几何形状	能够发现任意形状的簇；对噪声和异常值相对稳健；不需要预先指定簇的数量；对参数的选择敏感；不适用于数据密度存在巨大差异的场景	适用于具有不同形状、密度和大小的簇，并且对于嵌入式和高维数据也具有较好的适用性
谱聚类（spectral clustering）	基于图论的聚类方法，用数据的谱（即特征向量）来进行降维，进而在低维空间应用如k均值的聚类方法	能够发现任意形状的簇；不受初始簇中心的选择影响；计算的复杂度较高，不适合处理大量的数据；需要谨慎选择相似度矩阵和簇数	适用于发现复杂形状的簇和非球形簇
DBSCAN（density-based spatial clustering of applications with noise）	基于密度的聚类算法，能够识别任意形状的簇，同时对噪声和离群点具有较好的鲁棒性	不需要事先指定簇的数量，可以识别任意形状的簇，并且对噪声数据具有良好的鲁棒性；选择合适的参数对于获得好的聚类结果至关重要；不适用于数据密度存在较大差异的情况	特别适用于具有噪声的数据集和能够发现任意形状簇的情况
EM聚类（expectation-maximization clustering）	基于高斯混合模型，通过迭代的方式，将数据点分配到多个高斯分布中，并根据分配结果更新参数，直到收敛为止	具有灵活性、软聚类性质、能够处理不同大小和形状的簇、处理噪声和异常值的能力；对初始参数的选择敏感；对于高维数据，需要特别注意参数的选择	适用于混合模型；采用高斯混合模型来执行聚类操作；适用于数据存在缺失值的情况
模糊聚类（fuzzy clustering）	基于模糊集合理论，计算将每个数据点分配到多个簇中的概率	考虑到数据的不确定性，可以为每一个数据点分配多个集群；计算复杂性较高；结果的可解释性较差	允许数据点属于多个簇；适用于模糊分类问题

5）集成学习实际上是一种元方法，通过整合多个机器学习模型来产生一个优化的模型，以此来提高模型的性能，表7-2-7介绍了集成学习算法的核心思想、算法特点和适用范围。

表 7-2-7　集成学习算法

算法名称	核心思想	算法特点	适用范围
投票法（voting）	将来自多个机器学习模型的预测结合起来产生结果。在整个数据集上训练多个基础模型来进行预测。每个模型预测被认为是一个"投票"。得到多数选票的预测将被选为最终预测。硬投票和软投票用于汇总基础预测。硬投票选择投票数最高的预测作为最终预测，而软投票将每个模型中每个类的概率结合起来，选择概率最高的类作为最终预测	能够有效减少单个模型的偏差和方差，提高整体模型的稳健性；方法简单直观，易于实现和理解	适用于各种类型的机器学习问题，尤其适用于二分类和多分类问题

续表

算法名称	核心思想	算法特点	适用范围
引导聚合算法（bootstrap aggregating, bagging）	通过对原始数据集进行有放回抽样来构建多个子模型，并通过投票或平均等方式将这些子模型的结果进行组合，以提高整体模型的性能和泛化能力	通过组合多个模型可以显著降低整体模型的方差，提高泛化能力；每个基本模型只看到部分数据，因此该算法也可以减少过拟合的风险；计算开销较高、模型解释性降低、无法处理不平衡数据	适用于高方差的模型，由于采用了有放回抽样，因此该算法在处理大数据集时也能够有效地进行模型训练
提升法（boosting）	该算法可顺序构建一系列弱学习器并将它们组合成一个强学习器。核心在于通过逐步调整数据的权重，使得每个新模型都专注于之前模型未能正确分类的样本，从而不断改进整体模型的性能。Ada Boost算法是使用Boost生成预测的最基本模型之一，通过调整样本的权重，使得每个新模型都专注于之前模型未能正确分类的样本，从而不断改进整体模型的性能。gradient boosting machine（GBM）是在boosting框架下的一种特殊实现，它通过迭代训练一系列弱学习器，每个学习器都尝试纠正前一个学习器的错误，最终将这些弱学习器组合成一个强大的模型。相比于传统的boosting方法，GBM更加灵活、更加强大，并且通常具有更好的泛化能力。CatBoost是boosting方法的一种更新和改进。核心原理类似于其他梯度提升算法，引入了自适应的特征处理、类别特征的处理、基于对称的树的生长策略等，以提高模型的性能和泛化能力	该法逐步改进模型，每一轮迭代都在前一轮的基础上提升性能，因此能够得到较高的准确度；容易受到噪声数据的影响，需要谨慎调整模型参数以防止过拟合	适用于各种类型的数据集和问题
堆叠法（stacking）	通过将多个基本模型的预测结果作为新特征，再训练一个次级模型来融合基本模型的预测结果，从而得到更强大的整体模型。其核心原理在于通过组合多个模型的优点来弥补各个模型的缺点，从而提高整体模型的性能。Blending技术是基于stacking方法派生出来的一种集成学习技术，通过利用保留下来的验证子集从初始训练数据中生成预测结果	充分利用不同模型的优点，提高整体模型的泛化能力灵活性；需要训练多个基本模型和一个次级模型，计算成本较高，尤其在处理大规模数据时需要谨慎考虑	可以使用任意类型的基本模型，并可以灵活选择次级模型，适用于各种不同类型的数据和问题

2. 深度学习 神经网络（neural network, NN）是一种利用与大脑神经突触连接相似的架构来实现信息处理的数字化模型，它通过规划、搭建和链接人工神经元，改变其内部节点间的连接方式，以实现对信息的有效管理。其具有3个不同的层：输入层、隐藏层、输出层。伴随着大规模的数据积累与算法的升级与完善，神经网络的层次逐渐丰富，尤其

在深度学习领域，已经开发出具有更多潜在层的复杂神经网络架构，并且已有专门为此而设计的深度学习技术。

深度学习算法是一种基于大数据的新型机器学习方法，其深度指的是在神经网络中使用多个层。深度学习通过使用多层神经网络从原始输入中逐步提取更高层次的特征，表现出显著的非线性属性和强大的学习潜力。深度学习能够在层级间的互动中提取输入信息中最重要的特性，遵循梯度下降原则和反馈机制，被广泛地应用于各类对象的分类识别和分析。近年来，随着深度学习的迅速发展和演变，它与密度泛函理论（density functional theory，DFT）和高通量计算等成熟理论模型相融合，广泛应用于材料的检测、设计、性能预测及药物递送系统优化等多个领域。通过深度学习技术能够有效地揭示材料的复合结构与功能之间的密切联系，加快新型材料探索的速度，为生物材料研究提供了强大的计算工具和理论支持。

（1）深度学习的基本术语及常规指标：深度学习领域涉及一些基本术语，这些术语有助于理解深度学习模型和算法。而模型训练的结果也有相应的指标进行评估和比较，表7-2-8是深度学习的基本术语。

表7-2-8 深度学习的基本术语

术语	含义
神经网络（neural network）	由神经元（或称为节点）组成的网络结构，它可以学习输入数据的复杂特征和模式
神经元（neuron）	在神经网络中，基础单元负责接收输入数据、执行加权运算及激活操作，并据此生成输出结果
层（layer）	神经网络由多个不同的层级构成，这些层级分别是输入层、隐藏层及输出层。在每个层中，都含有一个或多个神经元。每一层都含有众多的神经细胞
正向传播（forward propagation）	这是一个过程，其中输入数据从输入层经过神经网络的各个层级，最后转化为输出，这一过程被用来进行数据的预测或分类
反向传播（back propagation）	指通过比较网络输出和实际标签的差异，将误差逐层传递回网络，然后根据误差调整网络权重的过程，用于训练神经网络
权重（weight）	通过调整神经元间的参数，可以调节输入信号的受影响程度
偏置（bias）	每一个神经元都具有一个特定的偏置参数，该参数用于调节神经元的激活阈值
激活函数（activation function）	在神经网络环境下，神经元的输出由激活函数所决定。常用的激活函数包括Sigmoid、ReLU（rectified linear unit）、Tanh等
损失函数（loss function）	在训练神经网络的过程中，衡量预测值与实际值的差距是一个需要最小化的目标函数
优化算法（optimization algorithm）	用于调节神经网络参数以最小化损失函数的算法，常见的优化算法包括梯度下降法（gradient descent）及其变种
批次（batch）	在对神经网络进行训练的过程中，将数据划分为多个处理批次，每一批次都涵盖了特定数量的样本数据
轮次（epoch）	指的是训练神经网络模型时，将所有的训练数据通过神经网络模型训练一次的过程

在深度学习中，人们采用一些常用的评估指标（常规指标）来衡量模型性能，其中大部分指标与机器学习相同，详见表7-2-2，表7-2-9仅列出特有指标，这些指标可以帮助了解模型在训练和测试数据上的表现。

第七章　人工智能在口腔生物材料学研究中的应用现状和发展趋势　325

表 7-2-9　深度学习的评估指标

评估指标	含义	计算方法
均方根误差（root mean squared error）	MSE的平方根，提供了一个更为直观的方式来描述预测的误差	
平均绝对误差（mean absolute error）	代表了预测值和实际值之间的平均绝对偏差	
交叉熵损失（cross-entropy loss）	在分类任务执行过程中，损失函数是一个常用的工具，用于量化预测结果与实际标签之间的偏差	

（2）深度学习算法分类：深度学习中各种不同的神经网络架构在多个领域得到了广泛的应用，以满足各种不同问题的解决需求，现今已有的网络根据其特性和应用领域可分为7类。

1）卷积神经网络（convolutional neural network，CNN）：采用卷积层作为其局部连接工具，通过卷积操作来捕捉输入数据的局部特征，通过池化层降低数据的空间维度，从而减少参数数量并增加模型的感知范围。

2）前馈神经网络（feed forward neural network，FNN）：通过使用多个神经元来处理信息。每个神经元都通过权重与前一层神经元建立联系，并通过激活函数来引入非线性特性。

3）递归神经网络（recurrent neural network，RNN）：利用循环链路的原则，以保证网络在处理连贯性的信息时仍保留其记忆特性。

4）长短时记忆网络（long short-term memory，LSTM）：通过融合LSTM记忆单元及门控机制，可以高效地追踪序列内的长期相互影响。

5）门控循环单元（gated recurrent unit，GRU）：通过实施门的更新和门的重构，成功地解决了梯度消失的难题，可以更精确地捕捉到序列数据之间的持久交互作用，并且可以高效地构造长久的依赖关系，从而缓解梯度消失的困扰，这使得它在多种序列数据处理工作中都具备适当的应用性。

6）自注意力模型：如Transformer，通过学习注意力权重来动态调整输入序列中各元素的重要性，在一个模型中同时考虑不同位置的信息，处理长距离依赖关系，提升序列建模能力。

7）生成对抗网络（generative adversarial network，GAN）：通过生成器与判别器的竞赛方式，使得生成器能够产生具备逼真度的样本。

深度学习算法的核心思想、算法特点和适用范围见表7-2-10。

表 7-2-10　深度学习算法

算法名称	核心思想	算法特点	适用范围
卷积神经网络	通过卷积层、池化层和非线性激活函数等组件，以及反向传播算法的训练过程，实现对图像等复杂数据的高效特征提取和分类/回归任务的准确预测	利用卷积层技术能够有效地捕获图像中的特定局部特征；具有平移不变性；CNN具备自我学习数据中的抽象属性的能力，在处理大型图像分类、目标识别及图像创建等任务时表现优秀；为了进行训练，需要大量标注图像数据；在其他领域的任务上，性能可能不如前馈神经网络	适用于图像处理和计算机视觉的任务，包括图像的分类、物体的检测和图像的分割

有更高标准的应用程序。在人工智能领域，C++通常用于实现性能优化的算法和模型，如深度学习框架的底层实现、计算机视觉算法等。

（5）MATLAB：是一种专门为科研与工业领域设计的编程语言及其运行环境，包含大量的应用程序和函数，可以应对诸如数据解读、信息传输、影像处理等各种人工智能任务。

3. 训练任务　在进行人工智能训练任务时，可以参考以下步骤进行，步骤的有序执行有助于确保项目的顺利进行和最终取得良好的结果。

（1）数据收集：收集数据集是项目的基础，首先确定项目的目标和需求，明确需要收集哪些类型的数据。若是一个图像分类任务，可能需要收集涵盖各类图片的数据库。接着根据项目需求寻找合适的数据源。数据源可以来自公开数据集、开放数据平台、网络抓取、传感器数据等；也可以通过数据采集设备收集实时数据。再者就是确定数据的收集方式，可以是手动收集、自动抓取、传感器采集等。对于手动收集，可能需要设计问卷调查或实地观察。对于自动抓取，则需要编写脚本或使用爬虫技术从网站或API（应用程序接口）中获取数据。在收集数据的过程中，要保证数据的质量和实用性，从而为后续的模型训练和分析打下稳固的基础。

（2）数据预处理：通常所获取的信息中，可能包含噪声、遗漏信息和错误信息，所以必须对这些信息进行清洗和处理。数据清洗步骤涵盖了剔除重叠的信息、修正遗漏的信息和错误信息，以及对数据特性进行规范化。处理数据缺失值一般是移除带有缺失值的样本或添加缺失值，如参考平均值、中位数及其他统计学指标，或者采取插值技术来完成补充。处理异常数据通常利用统计技术或模型识别异常值，并根据实际情况进行移除、替换或者调整。对数据的特征进行标准化/归一化处理，以确保不同特征的数值范围相似，有益于模型的收敛和提高训练效果。常见的方法包括Z-score标准化、Min-Max归一化等。

（3）数据集划分：划分数据集以便实施模型训练、优化及评估。先对数据集进行随机化处理，以确保数据的随机性，防止数据的顺序对模型训练和评估造成影响。随后，根据算法需求和预设的比例，将数据集分成训练集、验证集和测试集。在划分数据集时，要确保训练、验证和测试数据集之间的数据没有重叠，以避免数据泄露导致评估结果不准确。对于较小的数据集，可以采用交叉验证的方法来更充分地利用数据，以得到更稳健的模型评估结果。

（4）选择算法：选择合适的算法是建模过程中至关重要的环节。在明确项目任务和目标后，需要深入理解数据的特性，包括数据的规模、分布、特征之间的关系等。基于这些理解，筛选适合问题类型和数据特点的候选算法。

（5）模型训练和优化：设定模型的参数，然后利用训练集来对其进行训练，借助优化算法持续改变模型的参数，以便让模型更有效地匹配数据。然后，利用验证集来衡量模型的表现，依照测试结果做出相应的修正，以避免模型产生过度拟合或者拟合不足。调优模型的超参数也是至关重要的一步，可以通过交叉验证等方法来选择最佳的超参数组合。

（6）模型评估：在模型训练和调优完成后，使用测试集评估模型的泛化能力，检查模型在实际应用中的表现，以确保模型的实用性。随着项目的进行，有时可能需要不断地迭代优化模型，以适应新的数据和需求变化。

4. 选择设备　人工智能方法的实施往往需要一台合适的计算机或服务器，在选择设备时需要考虑以下几个方面。

（1）性能需求：人工智能项目通常需要处理大量的数据和复杂的计算任务，因此需要选择具有较高处理器速度和大内存容量（RAM）的计算机。对于深度学习和神经网络等任务，通常还需要使用图形处理器（GPU）进行加速计算，需配备较强性能的GPU，或者购买GPU加速器。项目需要大量的存储空间来存储数据集、模型和代码等，因此需具备足够存储容量的硬盘或固态硬盘（SSD）以满足项目需求。

（2）操作系统：Linux能提供更好的性能和灵活性，因此大多数人工智能项目使用Linux操作系统进行开发和部署，需预装Linux系统。

（3）扩展性和可升级性：考虑到人工智能项目的发展和需求可能会不断变化，选择一台具有良好的扩展性和可升级性的计算机会更加灵活。例如，可以选择支持增加额外内存或更强GPU的计算机。

三、人工智能方法在生物材料学中的应用

1. 生物材料智能设计　在生物材料预测与设计领域，人工智能技术运用于新型生物材料性能的精准预测和设计。伴随着计算理论的进步及计算能力的提升，材料计算已经渗透入生物材料的开发过程，并且成为材料智能化设计的关键工具与基础技术。它不仅在解释实验、预测实验方面有所进步，甚至发展到替代部分实验，借助于对原料组成的挑选、架构规划和技术改良，增强寻找新型生物材料的效益，改善其特性，而且其适用的领域也从原本的材料开发环节拓宽至制造环节和使用环节。利用构造材料成分与材料的结构及其特性的相互影响，预测新生物材料的物理及化学特性。加速材料研究的创新和更新，以及生产和使用。

在多尺度计算、高通量计算和集成计算等领域，人工智能技术与材料计算的结合已经取得了显著的进步。通过结合大数据，进一步增强了智能计算理念的准确性与实施范围。通过运用第一性原理的计算、深度神经网络和支持向量机等技术，能够创建碳的亚稳态物质相图，并确定其相对稳定性和合成域。这些技术为材料非平衡动力学/热力学的计算和亚稳态材料的智能设计带来了全新的途径。在材料综合计算工程的各个环节，机器学习已经被广泛运用，如对材料微观结构的描述、多维度建模、高精确度数据的产生和传输，以及基于数字孪生的智能制造等。例如，运用人工智能算法实现了对人体皮肤缺损部位的智能识别和自动设计，结合多通道生物3D打印系统构建多种细胞和生物材料复合的人工皮肤结构。在材料的高效筛选方面，通过一种融合高通量实验和数据挖掘技术的创新框架，可以从分子设计、超分子微载体和材料表界面三个尺度实现抗菌高分子的多尺度组合参数的高效优化。在材料建模方面，已经发展出多尺度有限元方法，其不仅提升了结构分析的计算效率，也被广泛应用于纤维增强塑料等复合材料的开发。这些人工智能新模式的应用为生物医学领域的材料研究注入了新的生命力。

2. 材料的智能实验　　将人工智能和生物材料试验相结合，促进了材料试验的独立性和智能性的提升，同时也催生了材料试验技术的全面改革。美国空军研究实验室功能材料部高级研究人员丸山勉治（Benji Maruyama）于2016年成功研制出世界首套材料自主研究系统（ARES），通过与高效的原位表征技术相结合，以及利用逻辑回归算法对降维参数网络进行处理，可以在十维的参数网络中找到对碳纳米管生成有影响的最佳温度和烃压条件，以此来调整制造碳纳米管的过程。借助ARES，融入注射器挤压打印成型技术、云端计算技术及机器学习算法，可以实现模拟预测预设目标的相关参数。被称为"移动化学家"的自主实验系统，能够融合自动扫描和接触反馈技术，达到高精度的空间定位，可同时响应10个维度的变量，能够在8天内独立完成688个实验，从而产出有效的新型化学催化剂。针对多个材料性能目标进行协同优化的自主实验系统，能够避免实验人员的个人经验导致的主观偏差，迅速调整和平衡多种性能参数，让材料展现出优秀的全面性能，高效地进行多维度的研究任务，以满足更加复杂和高维度的新型材料开发需求。

3. 数据驱动的材料研发与制造　　新材料研发的智能化以大数据和人工智能技术为基础，引领了材料科技和产业的革新，成为一种具有颠覆性的前沿技术。许多国家都在努力争取未来在该领域的主导地位，并且有远见地规划了材料数据基础设施的构建，同时也在大力推动智能化材料的开发和应用。为了适应材料数据多源、多模态、多粒度、多维度的属性，需要研究并改进材料数据的存储技术、数据交互规范及云资源管理技术，以增强材料数据库的扩展能力，并实现数据的个性化呈现，以及有效的存储与查询。

基于构建的材料数据库系统，人工智能技术结合大规模的生物材料数据可分析生物材料结构和性能的关系，从而开发更有效的生物材料。在广阔的材料探究领域进行高效抽取的前提下，机器学习方法仅需要很少的试验检查和反复测试就能挑选出拥有最佳目标特性的材料，这已经变成了一种利用数据推动新材料开发的普遍采用的技术手段。自然语言处理算法被用于理解机器的语义，以及从科学论著或其他文字资源中提取信息，便于对新的材料进行预测与探索。深度学习技术被用于研究生物材料的外观，从大量数据中抽取外观特性，并设定分类标记。利用深度卷积神经网络模型，探索材料的复杂结构和影响因素，对生物材料的弹性模量、破损强度和硬度等力学性质进行预估，从而提高了材料工程的效能。深度学习神经网络已被证实能够预测数十种新的晶体结构和相关的分子材料特性，并能够通过逆向生成分子合成路线来显著提高搜索效率。

在生物活性和相容性预测方面，人工智能成为分析生物材料特性数据、预测材料生物相容性的得力工具。算法可以根据材料的化学组成、结构特征等因素，预测材料在生物体内引发的生物响应。例如，利用体外三维组织培养技术结合机器学习分类器模型，创建了组织粘接剂安全评价数据集。研究设计了多层结构的培养模型，通过嵌入传感器实现半月板细胞与药物分子的共培养实验。这一研究方法为降低生物实验次数、提高药物筛选效率提供了新思路。通过随机森林分类器可分析多孔钽棒治疗早中期股骨头坏死的效果，发现单纯多孔钽棒组在哈里斯（Harris）评分和髋关节累计生存率方面均优于联合组，激素使用史、合并疾病、不良反应是手术成功的关键因素，单纯多孔钽棒置入有效，可改善髋关节功能，延长生存期，随机森林模型可用于预测手术后状况。使用计算流体动力学模拟研究打印过程中剪切力对细胞活性和增殖速度的作用，并采用机器学习技术减小了剪切力，从而增强了细胞的活跃性和增殖潜力。机器学习的细胞喷射控制（LCIC）方法，通过仿真模型实现了自动化控制和消除星形液滴现象，提高了打印效率。全连接神经网络的算法不仅提升了打印的准确性和稳定性，还使得打印过程能够稳定地生成单一液滴，为精确的细胞排列和实现复杂的生物学功能提供了巨大的潜力。

4. 生物材料协同研发平台建设　　通过引进数字化处理技术和人工智能算法，我们能够优化材料的生产流程，这不仅提升了生产效率，减少了生产开销，也保证了材料的品质。因此，构建网络化的协同材料研发智能平台和设备是推动新型材料智能化研究技术进步和大规模应用的关键条件。美国已经启动了材料基因组项目，旨在促进材料开发的技术革新。项目初期（2011年）计划建立15个创新平台，并于2015年增至45个。来自各个领域的科研机构和公司积极参与这些创新平台的建立。我国已经建立了智能化创新平台，涵盖了界面材料分析发现、二维晶体材料、生物高分子材料和聚糖材料等领域，这为新型材料的研发方式带来了革新。美国国家标准与技术研究院主导了近百个科研单位和公司的材料信息、电脑处理能力等资源，创建了"材料资源注册系统"和"材料数据管理系统"等系统，实现了对材料的大规模实验数据收集、建模仿真等的整合。我国材料研究已经突破材料基因工程技术的限制，并在高通量计算设计、高通量实验和大数据等方面具备优势。

在过去的十年里，新型材料的智能化技术飞速发展，彻底改变了材料学科及其技术的传统开发观念和方式。机器学习算法与材料运算的结合成功解决了材料在不同尺度上的运算问题，从而实现了对材料在各个尺度、各个阶段的智能仿真和设计。将智能传感器技术应用于材料实验，促进了实验科学的自动化、独立性及智慧性的进步，从而增加了对新型材料的实验开发及检测的效益。由于大数据的普及和协同平台的建设，新型材料的开发模式得到进一步改善，开发效率大幅提高，材料科学迈入了全新的时代。

（谢理哲）

第三节　人工智能在口腔生物材料学研究中的应用现状及展望

口腔生物材料学作为现代口腔医学中的重要分支之一，致力于研究和开发与口腔修复、治疗相关的生物材料。人工智能和口腔生物材料学之间的交叉体现为利用人工智能技术来改进口腔生物材料的设计、研发和应用。通过人工智能技术，研究人员可以模拟和预测不同生物材料的性能，寻找最优的设计和治疗方案，实现个性化医疗。此外，人工智能还可以帮助分析大规模的口腔数据，挖掘潜在的关联和规律，为口腔生物材料的改进和口腔疾病的治疗提供更多的科学依据。因此，人工智能技术为口腔生物材料学领域带来了新的研究思路和方法，为口腔医学领域的发展带来了全新的机遇。

一、口腔生物材料研究中的人工智能模型

（一）机器学习

机器学习无须解释性编程，学习数据中的内在统计模式和结构，线性回归、逻辑回归、决策树算法、朴素贝叶斯算法等常见的机器学习算法已应用于预测和分析口腔生物材料中的简单事件。

例如，为更好地了解口腔复合材料的降解情况，采用液相色谱法联合四极杆飞行时间串联质谱仪，在模拟口腔环境中分析树脂基口腔复合材料浸出的有机单体。收集质谱数据并使用供应商软件处理，获得3个软件输出参数（文库评分、数据库评分和质量误差）。然后使用逻辑回归算法，对这些结果进行统计评估，为每个鉴定的化合物分配一个识别概率值，进而提高化合物的鉴别可信度。如图7-3-1所示，用于质谱分析的机器学习模型的工作流程是基于以下的公式给出Sigmoid函数构建逻辑回归模型：

$$\sigma(z)=1/1+e^{-z}$$

式中，$z=\theta^T x$；x是输入特征的向量；$\sigma(z)$是识别概率；e是自然对数的底数；θ是模型参数的向量。模型参数向量的维度与输入特征的维度相对应。识别概率从0到1连续变化。例如，在老化溶液中鉴定出化合物三乙二醇二甲基丙烯酸酯（TEGDMA），供应商软件为该鉴定分配了95.21的加权分数和$-0.35（\times 10^{-6}）$的质量误差。使用这两个值作为优化Sigmoid函数的输入，计算得到的输出为0.98，表明正确识别TEGDMA的概率为98%。

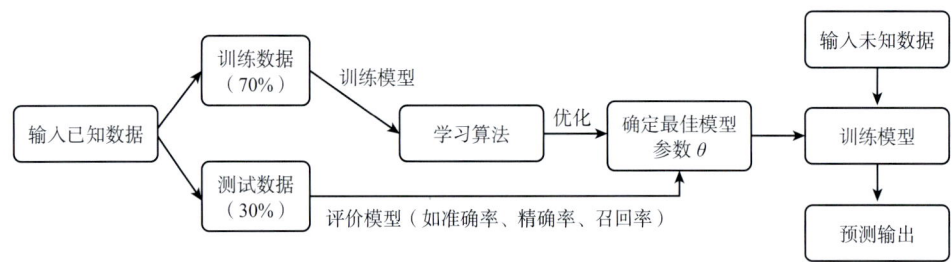

图7-3-1　机器学习模型的工作流程图

（二）深度学习

随着数据结构的复杂化，以及对计算精度要求的提高，基于深度学习的人工智能模型在口腔生物材料领域的应用更为广泛，包括CNN、GAN、LSTM及反向传播神经网络（back propagation neural network，BPNN）等。

例如，在研究羟基磷灰石/钇稳定氧化锆（HA/YSZ）比值对复合玻璃离子水门汀力学性能和氟化物释放的影响时，可以通过构建人工神经网络进行预测分析。图7-3-2为研究所使用的四层人工神经网络的架构方案示例。输入层的输入因子包括羟基磷灰石（HA）、氧化锆（ZrO_2）和氧化钇（Y_2O_3）、水门汀质量和浸泡时间，输出层包括氟释放量、抗拉强度、抗压强度和显微硬度。隐藏层可以是多个，且其中神经元的数量是灵活的。调整网络的结构，即隐藏层和神经元的数量，是提高其性能的主要方法之一。此应用程序中使用

了两个隐藏层。来自输入层的信息在两个隐藏层的过程中进行处理，数据输入由非线性传递函数Tan-Sigmoid函数处理，输出向量在最终（输出）层中计算。

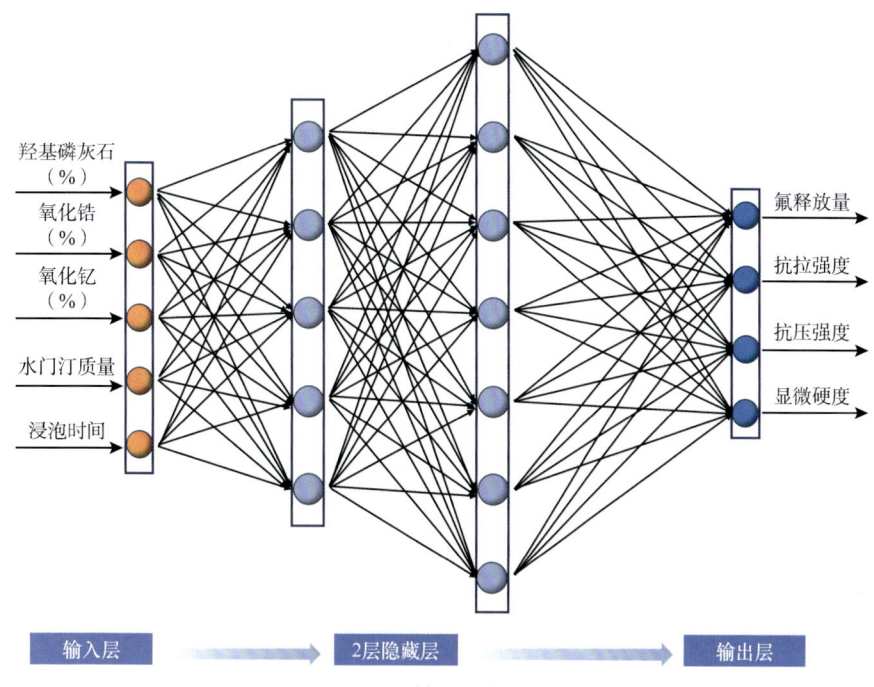

图7-3-2　四层人工神经网络的架构方案示例

此外，对于涉及复杂物理机制、环境条件和材料属性的问题，单个神经网络模型往往因为训练数据集无法完全涵盖影响因素导致预测准确度下降。因此，可能需要多个神经网络结构来分解复杂的计算过程。例如，为预测不同年龄、性别及咬合力的患者植入种植体后周围骨组织分化情况，构建了一种包含双层神经网络和随机森林模型的深度学习框架。如图7-3-3所示，网络1是一个条件变分U-Net，通过输入材料特性和咬合力的信息来预测

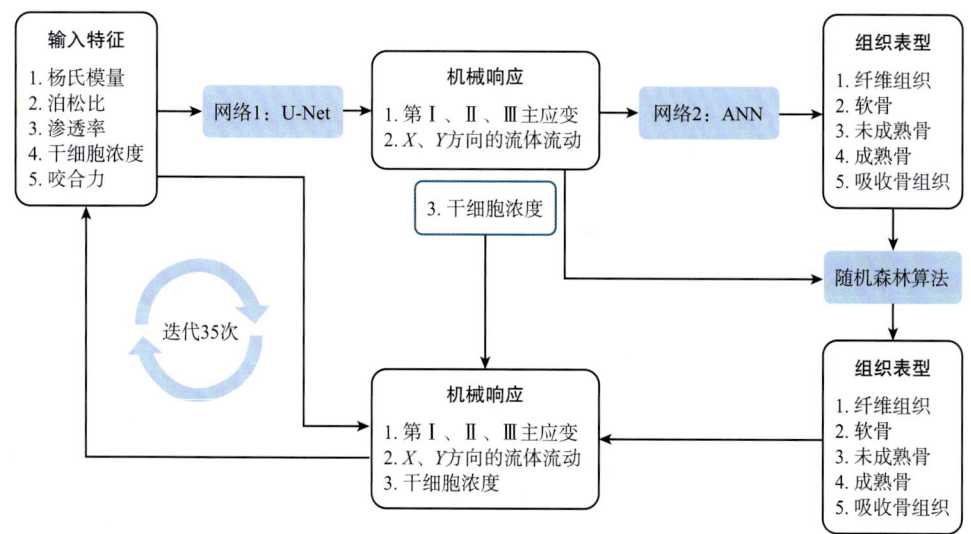

图7-3-3　基于深度学习的种植体骨分化预测网络框架

模型中的力学响应。输入参数包括杨氏模量、泊松比、渗透率、干细胞浓度和咬合力。输出层以图像形式呈现，包括第Ⅰ、Ⅱ、Ⅲ主应变，X和Y方向的流体流动及下一次迭代的干细胞浓度。网络2是一种人工神经网络（ANN），根据从网络1获得的机械响应对分化的组织表型进行分类（纤维组织、软骨、未成熟骨、成熟骨和吸收骨组织）。在经过网络1和2训练后，使用随机森林算法来加强组织表型分类。

二、人工智能在口腔生物材料学中的应用

（一）人工智能辅助新型口腔生物材料的设计及优化

人工智能在口腔生物材料学中的一个重要应用是材料的设计和优化。传统的材料设计往往依赖于实验室试错的方法，耗费大量时间和资源，而人工智能通过快速的数据分析和模型预测，可为研究人员提供更准确、更高效的材料设计方案。通过机器深度学习，对大量口腔生物材料数据进行分析和挖掘，找到更优化的材料组合及其特性，加速新材料的研发。

1. CAD/CAM技术中人工智能的应用 20世纪80年代后期，由Mörmann、Duret和Rekow等早期先驱者领导CAD/CAM技术的成功，迅速将长期以来以费时和几乎完全手工制作为特点的过程数字化。CAD/CAM技术是指使用软件创建口腔产品的数字三维模型（取代传统蜡模型制作），然后在特定软件控制下，由数控铣削和3D打印机直接完成修复体制造（取代传统的手工铸造或陶瓷雕刻等工艺）。尽管CAD/CAM工作流程显著改善，但其个性化效果仍难达到理想效果，3D打印和铣削过程会危害健康和环境，并且在临床实际操作过程中修复体边缘不密合，咬合面的形态设计不准确，需要进一步调殆或重新制作。最近，人工智能算法被加入CAD/CAM技术以简化工作流程并提高精确度。CEREC是一项用于冠部设计的人工智能软件，其在训练过程中，通过算法学习了天然牙齿的形态特征，因此可以设计出形态、功能与天然牙齿相当的牙冠。有研究提出了一项基于深度学习算法的GAN，使用2D深度投影方法从口腔实验室设计的修复体中学习数据。然而在从2D到3D的转换过程中，某些形态特征可能会受到影响。为解决这一问题，研究者将3D图像加入算法训练，开发了一种用于牙冠设计的3D-GAN算法。研究表明，相较于CAD、CEREC软件，经3D-GAN设计的修复体与天然牙齿的差异最小，与对殆牙的咬合状态最匹配。目前所有的研究都使用年轻的牙列来构建牙齿模型，其适用范围局限，将来还需拓展老化或磨损的牙列等临床情况。

2. 可摘局部义齿设计中人工智能的应用 RPD是牙列缺损的重要修复方式。口腔医生的知识和经验不足可能导致RPD不佳，进而导致患者出现疼痛、功能及外观等问题。1990年，英国研究人员开发了一种旨在帮助口腔医生设计RPD的专家系统——RAPID系统。RAPID是一个基于知识的综合系统，它应用了CAD技术，可为适当的设计提供指导。然而，该系统还不够智能，无法自动提供完整的RPD。为帮助口腔医生进行RPD的个性化设计，北京大学口腔医院开发了一个基于案例的临床决策支持系统——CDSSinRPD。该系统在基于案例的推理过程中，应用余弦相似度算法计算输入患者与标准本体案例之间

的相似度值，来自最相似案例的一组设计被输出为最终结果，该模型经评估具有较高的准确性。此外，基于BPNN的人工智能模型通过获得面部弹性形变与术前扫描特征模板之间的关系，预测RPD试戴后的面部软组织变化。

3. 种植体设计和优化中的人工智能应用　　有限元分析是口腔种植体设计与优化的基本工具，因其可以提供种植体及与周围骨组织的应力分布信息，而种植体-骨界面应力分布与种植体的形态结构密切相关。大量学者通过有限元分析法改变种植体的直径、长度、螺纹、表面形态等，以减少种植体周围产生应力集中的面积，从而探究得出最佳的种植体设计方式。但有限元分析存在一定的局限性，由于计算机软硬件设备的限制，口内复杂的情况被简化。为减少分析软件的运算量和运算时间，非线性的模型材料也被简化为均匀的、各向同性的线弹性材料，这也降低了有限元分析的仿真性。因此，有学者提出用人工智能模型取代有限元分析，或通过将人工智能模型与有限元分析结合的方式，进一步优化种植体设计。研究表明，通过人工智能算法和有限元分析模型优化种植体设计，可最大限度地减少植入物-骨骼界面处的应力。种植体设计的变量包括种植体长度、螺纹长度和螺距。研究结果显示与有限元模型相比，人工智能模型优化后的种植体-骨界面处的应力减少了36.6%。此外，有研究采用有限元分析、BPNN和遗传算法相结合的方法，评估三种代表性种植体模型的最佳表面宏观纹理。该方法优化后的种植体表面纹理能够实现更高水平的骨再生，并且植体-骨界面的应力分布更加均匀。

蚀刻是用于提高表面粗糙度的种植体表面改性工艺，其目的在于提高种植体与骨组织的接触面积，已被广泛应用于商业种植体。最新的研究技术基于蚀刻时间和溶液温度，采用一种结合人工神经网络和非线性排序遗传算法的新方法，对种植牙的蚀刻工艺进行有效的建模和优化。

（二）人工智能测试口腔生物材料的表征及性能

人工智能在口腔生物材料的表征和评估中也发挥着重要作用。对于口腔生物材料的表征和评估，通常需要进行一系列的实验测试和数据分析，如力学性能测试、生物相容性评估等。而人工智能可以通过对大量已有数据的学习和分析，建立预测模型，实现对材料性能的快速评估和预测。这不仅能够提高评估的精准度和效率，还可以辅助研究人员进行更深入的材料机制分析。

1. 耐磨性　　牙齿磨损是一个连续且持续一生的摩擦学过程，该过程涵盖了口腔内的化学及物理压力源，此具体影响则取决于材料的机械性能和抵抗磨损的能力。由于持续的磨损和尺寸变化，材料性能可能会随时间推移而发生变化，导致材料老化，进而影响咀嚼功能。为了评估口腔材料的磨损情况，开发了一种基于人工神经网络的预测模型。该模型的输入层包含5个摩擦学参数：被测试材料、浸泡天数、负载频率、滑动速度及轨迹宽度。输出层参数为磨损量。研究表明，经过训练的人工神经网络模型与实验结果有着良好的一致性，误差范围和回归系数均在可接受的范围内。此外，通过收集包括垂直磨损、距离和时间这3个参数的数据集，成功地开发了一种基于LSTM预测各种口腔修复体磨损的模型。这有助于减少模拟测试的时间和试样数量，同时提高了磨损测试预测的准确性和可靠性。

2. 粘接强度 粘接强度测试是评估口腔粘接剂粘接性能最常用的实验室测试。开发口腔粘接剂的传统方法涉及重复的实验室测量，这需要消耗大量的时间和资源。当前已可以根据制造商和文献中粘接剂的化学成分和粘接强度值信息开发机器学习模型，预测一种口腔粘接剂的粘接强度值，并确定相关的影响因素。此外，有研究通过收集3D口腔扫描仪扫描模具的3D立体光刻模型中捕获的二维图像，使用CNN方法预测CAD/CAM牙冠的脱粘概率。对测试图像的预测准确率、精确率、召回率、F值、接收器操作特性和学习模型的曲线下面积进行了评估。使用CNN方法进行深度学习，脱粘概率的预测准确率、精确率、召回率和氟值分别为98.5%、97.0%、100%和0.985。表明该研究建立的CNN方法在预测CAD/CAM牙冠的脱粘概率方面表现出相当好的性能。

3. 颜色评估 视觉比色法是把比色板作为标准颜色与天然牙齿进行对比，是口腔比色中最常用的传统方法，但存在许多局限性，外部光线条件、观察者的经验、人眼疲劳和光学疾病等变量可能导致不一致和偏差。基于计算机配色（color computer matching，CCM）技术的各类口腔比色仪的出现减少了技术人员主观因素的影响，但将陶瓷修复体的颜色与天然牙齿相匹配仍然是美学修复学中最具挑战性的课题之一。近年来，BPNN被引入口腔科的计算机配色中，通过遗传算法对BPNN中的初始权重和阈值进行优化，提高匹配精度。此外，为使陶瓷修复体尽可能还原天然牙齿的颜色，开发了一种基于改进的BPNN模型的新型CCM系统，旨在量化测量牙齿颜色并提供指导性瓷器配方。通过调整瓷粉配方扩大了数据库颜色范围。机器学习回归模型基于基材阴影、陶瓷阴影、厚度和半透明性预测白晶石增强玻璃CAD/CAM陶瓷单板修复体最终颜色的准确性。

4. 种植体骨结合预测 骨结合是指种植体表面与骨组织之间的结构和功能的连接。良好的骨结合直接影响种植成功率及种植体远期存留率。目前，评价种植体骨结合情况的体内外方法包括传统的机械测试、纳米压痕测试、医学影像技术或超声波技术等。然而，以上方式存在成本高昂、实验周期长、需要牺牲大量实验动物、无法连续观察骨骼生长的过程等弊端。为评估种植体骨界面的骨结合情况，开发了一种基于CNN分析其超声响应的种植体骨界面非矿化骨组织的方法。所提出的神经网络是通过合成的超声响应进行训练的。实际和模型预测的非矿化骨组织厚度之间的线性相关性显示出优异的回归系数，分别为99.52%和99.65%。此外，有研究提出了一个深度学习网络框架，用来预测种植牙植入不同年龄、性别和咬合力患者的种植体表面组织分化情况。该深度学习网络框架由U-Net（网络1）、人工神经网络（网络2）和随机森林模型三部分组成，能够取代有限元分析中烦琐且耗时的计算过程，从而有助于定制化的口腔种植体治疗和性能的高效评估。

5. 抗菌性 细菌生物膜可以在口腔内的任何表面形成，导致龋齿、牙周病和种植体周围炎等，因此开发具有抗菌性能的口腔生物材料是近年的研究热点。常见的评估口腔生物材料抗菌性能的方法包括平板菌落计数法、染色后荧光显微镜观察法、结晶紫染色法、干质量称重法等。以最广泛使用的平板菌落计数法为例，其方法简单，然而只能检测生物膜群体的可培养部分，该方法仅限于检测能够在琼脂平板上形成菌落的微生物，该过程耗时费力。最近，在氧化锆表面细菌计数评估中，利用卷积神经网络可以自动对琼脂平板进行细菌计数。此外，有研究人员将机器学习算法应用于Image J软件，可以简单、高效地测量氧化锆表面细菌的早期黏附情况。该方法首先将具有高分辨率的SEM图像加载到Image

J 的 TWS（Trainable Weka Segmentation）插件中，然后设置标准训练程序进行剪裁分割。该程序使用了两个分类器，分别为细菌和背景，通过手动标记细菌及背景进行训练，单击"保存分类器"保存经过训练的分类器，完成后即可进行分割计数。若同一背景下出现多种细菌，可通过增加分类器创建多个分割图像。当前，这种方法还存在一定的局限性，其只可测试2D图像，一旦测试表面完全被细菌覆盖形成3D生物膜，该程序将无法工作。这种方法也无法检测生物膜的厚度。因此，只有细菌黏附的初始阶段适合使用该方法。

三、总结与展望

人工智能在口腔生物材料的研究中正逐渐展现出巨大的潜力和广阔的应用前景。人工智能通过模拟分子结构和性质，辅助设计新型口腔生物材料，加速材料筛选过程，减少试错成本，并改进材料的性能和可持续性；与3D打印技术结合，为口腔生物材料的个性化设计和制造提供支持，优化打印参数，改善材料性能，并实现精确匹配患者口腔解剖结构；人工智能通过处理大规模的口腔生物材料数据，提取有用信息进行预测和决策，帮助口腔医生和研究人员确定最佳的材料选择，预测材料的性能和寿命等。由此可见，人工智能为口腔生物材料的发展提供了新思路和新方法，有望加速新材料的研发，提高治疗效果和患者的口腔健康水平。

然而，人工智能的发展仍面临一些挑战，如人工智能在口腔生物材料研究中的发展很大程度上依赖于所使用的数据库，然而目前口腔生物材料数据库的建立并不完善，且各数据库间存在不一致性和局限性，这可能对人工智能模型的准确性和可靠性产生负面影响。此外，面对复杂结构和功能要求时，人工智能算法存在不完整、不全面的情况；需要具备存储、挖掘和分析能力可靠的、安全的处理系统。此外，在享受人工智能技术带来的更精准、更高效、更实用的医疗服务时，其监管问题、安全问题、伦理问题同样需要重视。未来，需要进一步加强研究和探索，以推动人工智能口腔生物材料的应用和发展。相信在不久的将来，或许能开发出集材料设计、合成及测试等多个功能于一体的智能系统，为口腔生物材料学的发展提供强大动力。

（洪高英　邵长鸽）

第八章

器官芯片在口腔生物材料学研究中的应用现状和发展趋势

第一节 器官芯片的基本理论与科研价值

美国食品药品监督管理局（Food and Drug Administration，FDA）的调查数据显示，每种新药的平均研发周期为10年左右，耗资约为10亿美元。其中，口腔药物及生物材料的研究应用也花费了大量的人力、物力与财力。口腔相关药物与生物材料在进入市场前，一般需要通过不同类型的临床前模型来模拟人体口腔的生理结构和功能，体外评估药物的毒性和安全性。目前，口腔生物研究中使用最广泛的实验模型是细胞模型和动物模型。然而，这两种模型都有许多局限性。传统的基于细胞的模型缺乏复杂的多元培养、生理微环境和组织机械力等基本特征。动物模型虽然被认为是目前许多生物学研究的金标准，但存在成本高、伦理问题、低通量、种间差异等问题，极大地限制了药物开发和其他生物学研究的进展。传统的临床前模型很难真实准确地代表和模拟人类口腔疾病状态、进展和后续治疗，导致在预测药物反应方面受到极大挑战。

在过去20年里，有超过80%的药物研究在临床试验中宣告失败。为了解决这些问题，并为临床前阶段提供替代工具，科学家们开发了更具模拟人类生理环境能力的新一代技术——器官芯片（organ-on-a-chip，OOC）。有了器官芯片技术，研究人员可以在更接近人体生理功能的实验模型中测试药物，可在更短的时间内获得更准确的药物反应数据，辅助筛选更有竞争力的药物进入临床试验。人体器官芯片可以自动化、高通量、多模态地产生更接近人体的精准实验数据，为大规模、高成本、高通量、自动化和多路复用的人工智能构建和实现提供了一个强大的平台。口腔环境具有独特的解剖结构、持续的作用力影响及复杂的生物系统，这些因素阻碍了口腔医学体外研究的进一步发展。而微生理系统与组织生理具有相似性，故将其作为一种新型体外培养系统引入口腔医学体外研究。静态微生理系统，如自组织类器官，已被证明可以涵盖口腔组织的完整结构。为了进一步再现复杂的口腔环境，基于微流体的动态微生理系统也被开发并引入口腔和颌面的研究中。

一、器官芯片的发展

器官芯片又称人体微生理系统，是一种高度工程化和创新性的体外试验平台，它通过模拟人体内器官的功能和结构，在微尺度芯片上构建三维细胞培养环境。器官芯片的核心理念是将生物学、材料科学、微流控技术、微电子技术等多学科交叉融合，创造出能够再现复杂人体器官部分特性和功能的小型化模型。器官芯片能够模拟人体特定组织器官的结构功能和生理反应，高度复现该器官的生理活动或病理生理过程，预测该器官对药物的反应或对外界不同刺激的响应。

器官芯片的历史可追溯到21世纪初，随着微流控技术的不断发展，科学家开始探讨如何利用这种技术在微观尺度模拟生物体系。初步的想法是将人体组织的复杂性缩小至芯片级别，模拟器官的部分或全部功能。21世纪前期，康奈尔大学的迈克·舒勒（Mike Shuler）教授及其团队首先提出了在芯片上构建人体组织的概念，尝试模拟人体内不同器官的功能。随后的几年里，唐纳德·E.英格伯（Donald E. Ingber）教授领导的哈佛大学Wyss研究所等机构进行了深入研究，他们于2010年左右成功构建了第一个较为知名的器官芯片模型——肺芯片，它可以模拟肺部气体交换及相关的生理反应。2010年后，器官芯片技术迅速推进，科研人员不仅构建了模拟单一器官的芯片，还发展出多器官系统集成的芯片，即所谓的"人体芯片"或"微流控生物系统"，这些系统可以模拟不同器官间的互动。各种类型的器官芯片相继问世，如肝脏芯片、肠道芯片、肾脏芯片、皮肤芯片、脑芯片等，每一种都在尝试复制相应器官的生理功能。21世纪10年代中期至今，器官芯片技术逐渐走向成熟，并开始进入商业化阶段。多家生物科技公司致力于研发和生产器官芯片产品，服务于药物发现、毒性检测、疾病模型构建等领域。国际标准化组织也开始关注器官芯片技术，并着手制定相关标准，以促进该技术在医药行业的广泛应用和认可。

器官芯片作为一种尖端的体外试验模型，可以被解读为科研人员基于对活细胞和器官特异性动态微环境的深刻理解，在体外精心构造能够体现特定器官功能特征的基础模型系统。这种微型设备通常设计有两个并行的微流体通道，允许不同类型的人类相关细胞，诸如原始细胞、诱导多能干细胞（induced pluripotent stem cell，iPSC）、类器官球及免疫细胞等，被接种至这些通道中。通道之间则采用一层极薄且多孔的膜分隔开来，模拟了组织与血管之间的界面，极大地促进了不同类型的细胞间相互作用的发生。这层膜还常常覆盖有组织特异性细胞外基质，以支持和引导相应组织类型的细胞分化与成熟，进而形成与真实人体生理结构高度相似的组织界面。器官芯片的一项显著特征和优势在于，研究人员能够方便地操控和精细化调整细胞所处的机械力条件，使得细胞能在体外体验到与体内相似的器官特异性动态微环境。例如，当器官芯片在液流驱动和循环机械应力作用下运行时，其中的细胞将经历与体内相同的力学环境，如肠道的蠕动运动、肺部的呼吸起伏，以及血液在血管中流动时产生的剪切力。此外，器官芯片还能展现更为复杂的结构特性，包括多细胞复杂性、细胞间相互作用的精密模拟、组织特有的细胞外基质成分，以及精细调控的机械力输入，这些都是构成器官芯片独特优越性的关键要素。相较于传统的二维细胞培养方法，器官芯片在结构组织、形态特征、基因表达模式及体外再现对应器官功能等多个层面都更贴近人体实际状况，从而提供了一个更精确和更高效的实验平台。

同理，口腔器官芯片也是一种基于微流控技术的体外模型系统，它通过模拟人体口腔内特定组织或器官的关键生理结构和功能来研究口腔生物学、疾病发生机制及药物效应。这种芯片通常由微加工技术制造，包含了复杂的三维细胞培养环境，并能够模拟实际口腔组织内的微血管循环、机械刺激、化学梯度及生物力学等关键特征。

在口腔器官芯片中，研究人员可以构建牙齿、牙周组织、唾液腺或口腔黏膜等结构的简化模型，将真实的人体细胞或类器官置于含有生物相容性材料制成的微小通道和腔室中。这些通道和腔室设计有特殊的功能区，可以进行连续灌注，以维持细胞活性和模拟体内液体流动。利用口腔器官芯片，能够在体外再现口腔疾病的发病过程，如龋齿、牙周病等，评估新型口腔材料、治疗方案或药物对口腔组织的影响，研究口腔微生物与宿主细胞间的相互作用及其在健康与疾病状态下的变化，探索口腔组织再生和修复的机制等。

由于其高度仿生的设计和精确控制实验条件的能力，口腔器官芯片有助于减少动物实验并提高实验数据的相关性和准确性，从而推进口腔医学基础研究和临床应用的发展。口腔器官芯片的固有优势有望解决当前口腔医学体外研究的两个主要难点：①模拟多因素口腔环境，如动态唾液流动、温度变化、pH波动；②模拟组织界面，如生物膜-牙齿、牙本质-牙髓、生物材料-黏膜界面。

二、器官芯片的类型与特点

器官芯片是一个综合了微流控技术和生物工程技术的高度复杂系统，主要由两大基本单元组成：仿生结构单元和仿生功能单元。①仿生结构单元体现在微流控芯片的构造上，该芯片基于流体力学原理精密设计了一系列微小通道和空间结构，用于精确调控和引导细胞生长、分化及排列的方式，同时也控制着内部流体的流动路径，包括流体剪切应力、机械应力及化学浓度梯度等各种影响细胞生理功能的因素。②仿生功能单元则依托于细胞生物学、生物化学、生物材料学和生物传感器等多领域技术，致力于在组织和细胞水平模拟并实时监测真实器官的生理活动和病理生理过程。在这样的设计下，细胞会在器官芯片内按照预设的路径生长、分布和分化，逐步形成一种非侵入式的、个性化的、高度近似于体内生理状态的微缩版类器官模型。通过这种方式，研究人员能够快速、准确且实时地观察和获取细胞或器官随时间推移的变化情况及其相关的功能性指标，进而深入探索其内在的工作机制，并将其应用于药物研发、毒性评估、疾病模型构建及个性化医疗等诸多前沿领域。通过以上两种单元的协同工作，器官芯片不仅能够提供一个动态可控的体外微生理环境，还能够通过高精度监测和反馈机制，实现对细胞行为、组织发育和药物反应等方面的深入研究。这一技术为药物筛选、毒性测试、疾病模型建立及个性化医疗等领域带来了前所未有的机遇。

根据所构建目标器官的不同，器官芯片可分为肺脏芯片、肠道芯片、肾脏芯片、心脏芯片、肝脏芯片等单器官芯片（表8-1-1）。将这些单器官芯片以一定方式串并联，共享一套灌溉系统，又可以形成多器官芯片，如肝脏-心脏-骨骼-皮肤芯片。单器官系统通常具有高度的生物真实性，主要用于评估特定器官对化合物或混合物的反应；多器官系统提供了一个框架，通过一些代谢物或可溶性信号分子的交换，查看器官与至少另一个器官的潜在相互作用。因此，单器官系统的构建原则趋向是生物学上更详细的模型，而多器官系统则使用相对简单的器官模型，更专注于研究器官之间的系统性相互作用。

表8-1-1　不同种类器官芯片的生物学功能

器官芯片类型	应用
肠道芯片（gut-on-a-chip）	模仿肠道内壁的动态运动，包括蠕动波、毛细血管网络及免疫细胞与微生物的交互，用于研究肠道吸收、屏障功能、炎症反应和药物代谢
肺脏芯片（lung-on-a-chip）	构建了气液界面以模拟肺泡与血液之间的气体交换过程，并可引入呼吸力学的机械应力，用以研究呼吸道感染、药物毒性、哮喘或慢性阻塞性肺疾病等
心脏芯片（heart-on-a-chip）	包含心肌细胞层和可模拟心搏收缩-舒张周期的力学刺激系统，可用于心血管药物筛选、心脏毒性评估，以及研究心脏发育和再生机制
血管芯片（vascular chip）	模拟血管壁结构和血流动力学，可以观察白细胞黏附、内皮细胞损伤修复及药物传输等现象，对于研究动脉粥样硬化、血管生成和药物输送效率等具有重要意义
肝脏芯片（liver-on-a-chip）	再现肝窦结构，结合多种肝细胞类型，能够评估药物代谢、毒性和生物转化途径，为新药开发提供更接近真实体内环境的预测试验平台
肾脏芯片（kidney-on-a-chip）	复制肾单位的基本结构和功能，探索肾脏过滤、重吸收和排泄机制，对肾脏毒性、肾病发病机制及治疗方法开展深入研究
皮肤芯片（skin-on-a-chip）	含有表皮、真皮和可能的汗腺/毛囊结构，用于化妆品、护肤品的安全性和功效评价，以及皮肤疾病和伤口愈合的研究
脑芯片（brain-on-a-chip）	模拟神经元网络和血脑屏障，有助于神经退行性疾病、精神病治疗靶点的发现及药物筛选

器官芯片虽然在外形和功能上各有特色，但均具有相似的设计原则和构建策略。总结起来，它们共同的核心特征主要包括三个方面。

（1）微流体通道设计：所有类型的器官芯片均内置微流体通道系统，这是芯片的核心结构之一。这些微流体通道模拟了生物体内血管系统向组织输送营养、清除代谢废物的功能，并通过控制流体速率来模拟实际器官所承受的剪切应力，从而维持细胞的形态结构和功能表现。

（2）细胞排列与组织构建：模拟器官的复杂性在于精准再现不同细胞类型的有序排列和相互作用，尤其在组织与组织界面的构建方面。通过精密的微流控技术，科研人员能够指导细胞按照特定模式在芯片内生长、定位和相互连接，形成类器官或实质组织结构，这些结构对于模拟真实器官功能至关重要。

（3）环境参数调控：器官芯片的另一大特点是能够精细调控细胞所处的微环境条件，包括但不限于氧浓度、pH、压力、细胞因子浓度等生物化学参数，以及力学刺激、电刺激、光刺激等物理信号。通过这种高度控制，器官芯片能够营造与体内环境极为相似的动态微环境，远胜于传统的静态细胞培养方法。

在器官芯片的研发过程中，科研人员尤其关注如何成功地构建组织界面，以维护组织屏障功能，或是如何有效地构建具有实际功能的实质组织结构，这两点构成了器官芯片技术研发的主要挑战与突破方向。

三、器官芯片的构建

器官芯片的构建离不开细胞的参与。根据目标功能及研究目的的不同，所使用的细胞种类也不尽相同。例如，肺脏芯片通常选择肺上皮细胞、肺内皮细胞，肠道芯片普遍选择肠上皮细胞、肠内皮细胞，肝脏芯片常常使用肝细胞。倘若所构建的器官芯片与肿瘤发生、免疫反应相关，也会在上述细胞中加入特定的肿瘤细胞、免疫细胞。在确定了所选择细胞类型后，需要考虑细胞的来源问题。根据细胞来源的不同，可分为细胞系、原代细胞、诱导多能干细胞。每种来源的细胞各有其优缺点，可根据研究目的的不同有所侧重。

芯片材料是器官芯片功能体现的物质载体，在器官芯片中构建组织界面的方法主要有3种：多孔薄膜、ECM水凝胶和PhaseGuide™技术。自1998年Whitesides研究小组提出基于聚二甲基硅氧烷（PDMS）的软光刻技术（soft lithography），PDMS开始被广泛应用于微流体芯片的制备。现在，PDMS仍是加工微流体芯片的最主要材料。近年来，多家器官芯片公司开发出了基于聚苯乙烯的多孔板型微流体芯片，用于微组织或器官的培养。然而，聚苯乙烯自身刚性较大，无法应用于肺脏芯片、肠道芯片等需要施加力学刺激的器官芯片中，这显著限制了其应用范围。此外，聚苯乙烯的成型加工依赖于注塑机等大型设备，难以在实验室研究中普及。为寻求更灵活的加工方式、更复杂的芯片结构及多样化的加工材料，研究者们将3D打印技术引入器官芯片的加工过程中。3D打印是一种"自下而上"的加工方式，根据加工原理的不同，可分为挤出式3D打印、光固化3D打印等。目前，3D打印所使用的材料主要包括光固化树脂及水凝胶材料等。

细胞行为是细胞与微环境相互作用的结果，对于旨在构建仿生微器官的器官芯片而言，仿生微环境是极其重要的组成部分。在器官芯片内构建仿生微环境，不仅要通过微流体通道为所构建的微器官保证基础营养物质交换，还要根据所构建器官的原始特征提供与其在体环境中相似的物化特征参数，如力、电、氧气、pH、细胞因子、化学因子。与传统的静态细胞培养系统相比，器官芯片具有更加自由、复杂的设计及出色的密闭性，因此可以更容易地控制其内的微环境参数，营造出复杂、动态的仿生微环境。

器官芯片内微环境参数的精确调控是为了使所构建的微器官行为在生理学上更接近人体器官。无论是微环境参数本身，还是由此引起的细胞行为变化，都需要被精确测量，才能评估所构建器官芯片的仿生程度，以及其作为试验模型在各种实验中的表现。目前的器官芯片测量方法根据测试途径主要分为离线（off-line）测量、在线（on-line）测量及原位（in situ）测量。

口腔器官芯片是一种高度工程化的体外模型，它模拟了人体口腔组织的关键结构和功能，旨在更准确地研究口腔疾病的发生机制、药物筛选及生物材料与口腔组织的相互作用。构建口腔器官芯片常包括以下几个关键步骤和技术特点。

（1）设计微流控系统：使用微加工技术在聚合物或玻璃基底上创建微通道网络，这些通道能够模拟口腔内的液体流动，如唾液分泌及分布。

（2）细胞培养：分离和培养口腔相关的主要细胞类型，如牙周膜细胞、成釉细胞、牙髓细胞、唾液腺细胞等，并将它们以单层或多层形式接种到芯片的不同区域。

（3）三维组织重建：通过水凝胶、支架或其他生物材料构造三维微环境，使细胞能够在其中生长并形成类似体内环境的组织结构，如牙齿、唾液腺小叶或者牙周组织。

（4）力学刺激：口腔中的组织受到咀嚼、吞咽等活动带来的机械应力，因此口腔器官芯片可能需要包含能够施加周期性拉伸或压缩的机制，以模拟口腔组织的动态力学条件。

（5）生理界面模拟：模拟牙齿-牙龈界面、牙齿-唾液交互等生理现象，这可能涉及创建仿生矿化层、模拟牙周间隙，以及控制pH和离子浓度等参数。

（6）集成传感器：在芯片中集成生物传感器，实时监测细胞代谢、炎症反应、药物效应等生物化学指标，以方便研究人员获取实时数据和分析结果。

（7）实验应用：应用于口腔疾病的病因学研究、口腔微生物与宿主相互作用、口腔药物递送效果评估、新型口腔护理产品的安全性及有效性测试等方面。

口腔器官芯片的研发尚处于相对前沿阶段，但随着器官芯片技术的发展，未来有望为口腔医学研究提供更为精确且接近临床实际的人工模型。

四、器官芯片的优势和局限性

（一）器官芯片的优势

传统二维细胞培养虽然操作简便、成本较低，但它在模拟复杂三维组织结构和生理功能方面存在显著的局限性。其只能容纳有限种类的细胞（如具有较强增殖分化能力的干细胞），且无法真实再现体内细胞间的相互作用、复杂的微环境和微生态。二维培养环境下细胞的基因表达和形态往往与体内实际情况不符，降低了其在模拟疾病进程和药物反应中的准确性。相比之下，器官芯片平台的优势在于能够创造特定的动态微环境，模拟体内化学梯度和生物力学作用，从而细致控制细胞与组织结构间的相互关系。器官芯片能够在模拟人体组织和器官情境的过程中，对活体细胞的生化反应、遗传活动和代谢过程进行高分辨率、实时的体外观察和分析，提高了模拟体内环境的逼真程度。

虽然类器官培养物提供了三维结构，但它们缺乏动态物理微环境和内皮共培养，从而限制了与人体相关的基因表达。此外，类器官细胞群的比例变化很大，因此很难获得稳健且可重复的结果。与传统体外模型相比，动物模型能提供更多与生理相关的反应，但由于物种差异，动物模型的预测价值有限，导致临床转化能力差。动物模型还需要相当多的监督，并可能带来伦理挑战。例如，在癌症研究中，成功将动物模型转化为人体临床试验的比例不到8%，这可能会让药企花费大量资金，并增加了寻找有效治疗方案的时间（图8-1-1）。

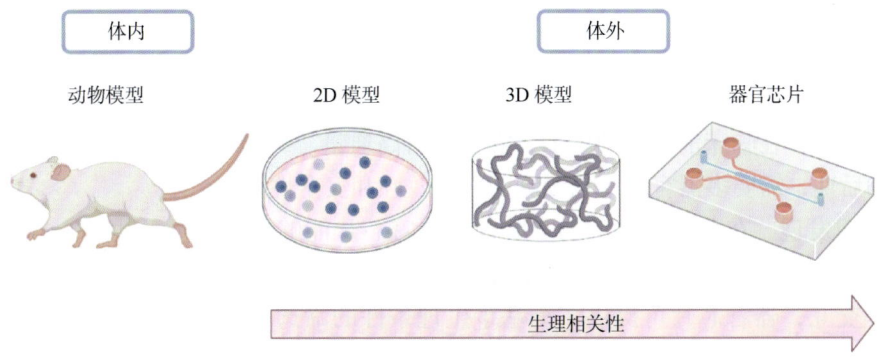

图8-1-1　现有生物培养模型

（二）器官芯片的局限性

与任何技术一样，器官芯片也有一些局限性。与体外传统方法相比，器官芯片的工作流程要求更高，其通量和可扩展性不如二维细胞培养，并且由于器官芯片当前属于新技术，监管机构对数据的接受度略低于传统模型。不过，科学家和工程专家们正在加快推进这项技术，随着技术的成熟，相信其应用前景会愈加广泛。

五、器官芯片的用途

器官芯片的研究和开发正迈向下一个十年，并取得了大量令人振奋的进展，有着广阔的前景。其中一项进展就是2022年12月颁布的《FDA现代化法案2.0》。该法案取消了使用动物实验研究药物安全性和有效性的要求，并授权在向FDA提交新药审批时使用替代方法，包括器官芯片和其他微物理系统。该法案还包括提供资金，帮助创建新的器官芯片系统并进一步改进现有系统。这将有助于加快更多器官芯片技术的开发和标准化，使制药研究人员更容易将其纳入药物开发流程。

目前，器官芯片主要被用于疾病建模、药物开发（包括适应证扩展）、药物评价（包括毒性评估）、生物材料测试等方面。

（一）疾病建模

相较于类器官疾病模型，器官芯片被用于构建更为复杂的体外模型以研究疾病，如血脑屏障，涉及神经毒性测试或人脑疾病建模等场景；或用于目前几乎没有其他模型（如小鼠疾病模型）的疾病，如癌症转移、炎症、纤维化和衰老等，从而在人类环境中研究系统疾病。器官芯片能够构建多种器官疾病的模型，从罕见病如Barth综合征，到常见的心血管疾病（如血栓形成和肺水肿），再到呼吸系统疾病（如哮喘和慢性阻塞性肺疾病），甚至是消化系统疾病（如炎症性肠病），都可在器官芯片平台上得到更接近人体实际的体外研究，有助于深入解析疾病发生的病理机制、验证治疗方案的有效性和安全性，以及评估药物潜在的不良反应。

（二）药物开发

器官芯片的主要应用方向为药物开发，其对于药物开发管线的全流程都有益处，可以大大提高临床成功率。由于药物开发每个阶段的目标不同，器官芯片系统的复杂性也会发生变化。通常，在临床前试验的中期，需要相对高通量、更简单、更集中的系统；在临床前试验的后期，需要多器官芯片以预测药物有效性和安全性。

1. 早期发现 在药物研发的初步阶段，器官芯片能够创建高度仿生的人源化疾病模型，这有助于科学家快速、准确地识别针对特定疾病的潜在药物。通过模拟不同类型的细胞和组织交互，器官芯片可提供一个基于生理条件的筛选平台，以鉴定有潜力的药物分子。例如，在骨肿瘤转移研究中，器官芯片可以重现肿瘤细胞侵袭骨骼的过程，帮助筛选抗转移药物；在感染性疾病如细菌性阴道炎研究中，器官芯片能模拟感染途径及宿主反应，加速新疗法的研发。

2. 先导物优化　进入先导物优化阶段后，器官芯片进一步发挥作用，通过模拟人体内的复杂生物环境，对候选药物进行详尽的药效和毒性测试。在这一阶段，器官芯片能够提供关于药物如何在人体器官系统内起作用的精准数据，促进对先导化合物的精细化调整，以降低毒性并提高疗效。这样，潜在有毒的候选药物在投入大量资源进行动物实验之前就可以被淘汰，极大地节约了时间和成本，并增强了药物的安全性。

3. 临床前评估　在临床前安全评估环节，器官芯片扮演着关键角色，它们能集成多器官功能，再现人体多系统间的相互作用，从而在药物进入临床试验前就预估潜在的毒性反应。尤其对那些传统动物模型难以捕捉的特定毒性或对人体特异性较强的药物（如生物制剂和免疫疗法），器官芯片提供了更接近真实情况的评价体系。

4. 临床试验　即便到了临床试验阶段，器官芯片仍然具有价值。当在临床试验中出现意外的药物毒性时，可以通过器官芯片平台再次模拟和探究毒性产生的具体机制，为决策制订提供科学依据。这种"反向"研究可以帮助科研人员理解为何某些候选药物在人体内产生了未预见的副作用，并据此调整候选药物的设计策略，或者优化给药方案，从而在后续临床试验中取得更好的效果。

（三）药物评价

药物评价是一个涉及多方面复杂过程的科学领域，其中药物的吸收（absorption）、分布（distribution）、代谢（metabolism）和排泄（excretion），即所谓的ADME特性，是决定药物效力、毒性及药物在人体内行为的关键因素。传统的药物评价方法常依赖于动物实验和体外细胞培养模型，但这些模型往往无法完全模拟人体复杂的生理和病理环境。

器官芯片技术的引入为药物评价带来了革命性的改变。器官芯片是一种微型化的体外系统，它通过模拟人体器官的微观结构和功能，能够在体外重现药物在体内各器官中的动态传输、代谢过程及药物对器官功能的影响。例如，对于药物的吸收可通过模拟肠道上皮细胞的微环境来研究药物的跨膜转运和肠道吸收率；对于药物的分布，则可通过含有血管系统的芯片模型来探讨药物在血液中的分布情况和组织渗透性；对于药物的代谢，可以通过包含活性肝细胞的芯片模型来研究药物在人体肝脏中的第一个代谢过程；对于药物的排泄，则可以通过构建肾脏芯片模型来评估药物的肾脏清除率和尿液排泄路径。

此外，多器官芯片系统能够模拟药物从一个器官递送到另一个器官的过程，真实反映药物在整个机体水平上的综合效应，这对药物毒性特别是联合毒性（如药物间相互作用）的评估具有重要意义。通过这样的系统，科研人员能在药物开发早期获得更为贴近人体实际情况的数据，从而有效地筛选和优化候选药物，降低后期临床试验失败的风险，加快新药上市的步伐，并且减少不必要的动物实验，符合伦理学要求和社会期待。

（四）生物材料测试

生物材料，如手术和医疗设备（导管、手术板、螺钉等）、植入物和人工组织替换等在临床医疗中具有重要作用。器官芯片可用于研究生物材料在待替换、修复或再生器官或组织（病理）生理学环境中的生物相容性和功效。因此，可以将各种生物材料集成到器官芯片中，快速进行生物相容性或生物功能测试。

（顾忠泽　高忆雪）

第二节　器官芯片在口腔生物材料学研究中的应用

由于牙齿结构和发育的特殊性，目前的主要生物学研究仍局限于细胞及动物实验，但是传统的共培养技术不能最佳地模拟细胞及其靶细胞、组织或器官在受控和隔离环境中的相互作用。近年来，随着生物材料学、组织工程学和微流控技术的发展，研究人员对微流控器官芯片在口腔组织或器官模拟中的应用进行了研究，主要概括为以下几个方向。

（1）疾病模型构建：通过模拟牙周组织、牙齿及其周围神经结构的微环境，口腔器官芯片可以用来建立牙周炎、龋齿、口腔癌等口腔疾病的体外模型，模拟疾病发生发展过程，用于研究疾病的发生机制、进展和治疗响应。

（2）药物筛选与毒性测试：这种芯片技术可用于快速而精确地评估新药或化学物质对口腔组织的影响，有助于减少动物实验，提高药物研发效率，并确保口腔护理产品及口腔材料的安全性。

（3）个性化医疗：基于患者自身细胞构建个性化口腔组织模型，可用于预测特定患者的治疗反应，为制订个性化的口腔疾病治疗方案提供依据。

（4）生物材料评价：口腔器官芯片可测试新型口腔材料（如复合树脂、陶瓷、植入物等）的生物相容性、力学性能、长期稳定性及诱导再生能力，研究牙釉质、牙本质再生材料的生物学活性和修复效果等，观察材料与口腔组织相互作用的长期影响。

（5）微生物－宿主相互作用研究：口腔内有大量的微生物群落，口腔器官芯片可以创建含有共生微生物的复杂微环境，深入探究微生物与口腔组织细胞之间的相互作用，尤其是在导致疾病发生的条件下的动态变化。

（6）基础科学研究：利用微流控芯片系统，研究人员能够控制流体流动、细胞间通信及营养供应等参数，从而更准确地研究口腔组织发育、修复和再生过程中的生物学问题。

涉及牙齿组织的微流控系统最早可追溯到2014年，用于分析三叉神经对牙胚发育的干扰。在这项研究中，皮耶尔弗兰切斯科·帕杰拉（Pierfrancesco Pagella）等将微流体系统与胚胎三叉神经节和牙胚的传统共培养进行了比较。在传统的共培养中，三叉神经节和牙胚在适合三叉神经节存活和生长的培养基中培养。结果显示在培养期间，大部分轴突没有接近牙胚，也没有穿透牙胚。此外，牙胚不能正常生长，长时间培养后出现退化迹象。另外，微流体系统能够为三叉神经节和牙胚生长提供最佳的共培养条件。为了重现体内牙齿神经支配的模式，将三叉神经节与出生后或胚胎牙胚共培养10天。微流控系统研究结果显示，三叉神经节向牙胚扩散神经突，没有表现出任何排斥的迹象。此外，神经元进入出生后磨牙的牙髓间质，牙胚保留了其结构。这项开创性的研究表明，小鼠三叉神经节和牙齿可以在该微流体系统中持续存在较长时间，并且牙齿对三叉神经节保持吸引力而不产生排斥作用，正如之前在体内观察到的那样。从这些发现来看，微流体共培养系统已被证明是研究神经元和牙齿组织之间关系及探索神经支配在牙齿发育中的作用的最佳选择。这些都是未来研究面部发育过程中神经元行为的有价值的工具，可以模拟体内情况。

雷蒙德·拉姆（Raymond Lam）等于2016年设计了一种牙齿芯片微流控系统，模拟生物膜中两种口腔细菌（链球菌和具核梭杆菌）在不同溶解气体和蔗糖浓度下的性能培养和分析。与浮游细胞相比，生物膜内的微生物往往不太容易受抗菌剂的影响。因此，抑制生物膜的形成一直是相关口腔治疗的一大挑战。目前已经生产了几种生物膜培养系统（如生物膜反应器、"疾病控制中心"生物膜反应器、生物膜发酵罐和生物膜微阵列）。很多系统在进行平行培养时同时调节多个环境因素，效率低下，从而导致筛选吞吐量受到限制。相反，该高通量微流控装置（包含128个培养室）可用于筛选特定生长参数组合下生物膜特性的发展，如播种菌群、生长培养基组成、培养基流速和溶解气体水平。该研究表明，此多室微流控系统可以通过在每个培养室提供独立的微环境来监测细菌生物膜的发育和定植，从而评估成熟牙齿生物膜中的生物膜形态、定植密度和细菌空间排列。此外，该平台可以为未来口腔生物膜研究提供全面的应用。

2019年，牛林等通过器官芯片技术成功复制了牙本质结构。所使用的牙本质芯片装置包含2个平行腔室，这些腔室由多个2μm宽的模拟小管的微通道连接。施加流体静压以驱动成牙本质细胞从一个腔室到另一个腔室。随后，诱导成牙本质细胞投射，依靠微通道的狭小宽度限制整个成牙本质细胞体通过通道迁移。免疫荧光显示，细胞呈现出与体内的成牙本质细胞类似的形态，而且在这一过程表达成牙本质细胞标志物AQP4。此外，不同尺寸微通道（2μm、4μm、6μm和8μm）的研究提示了关于成牙本质细胞突生长与微通道施加的几何约束之间的关系。类似的微流控芯片可以作为一个强大的工具，为研究成牙本质细胞相关生理、病理状态及口腔疾病（如牙本质过敏症的治疗方案）提供便利。

在实际牙齿中，牙髓和周围的牙本质一起被认为是负责所有生物反应的功能复合体。克里斯琴·米兰达·弗兰克（Cristiane Miranda França）等在2020年设计出了第一个牙齿芯片模型，该模型与常规对照模型相比，可以对诸如磷酸、牙科粘接系统和单体材料等进行细胞毒性、细胞形态和代谢活性测试。在N.S·罗德里格斯（N. S. Rodrigues）等的研究中，这类牙齿芯片被用于研究硅酸钙水门汀与牙髓干细胞（dental pulp stem cell，DPSC）的早期相互作用，该模型验证了反应与pH变化和生长因子的释放相关。此外，该研究还建立了生物材料-生物膜-牙本质界面与变形链球菌的结合，以测试硅酸钙水门汀的抗菌能力。结果表明，硅酸钙确实可以破坏生物膜的结构完整性，同时杀死生物膜内的细菌。然而，将牙本质片与盖玻片进行组装在技术上具有一定的挑战性，因为这类牙齿芯片通过轻微施加压力（没有密封）来完成组装，因此容易造成泄漏。也正因此关键步骤，研究中通常选择静态培养条件而不是在牙髓中包含唾液流和（或）血流。在最近的牙齿芯片研究中，研究者在垂直双层芯片中模拟生理血流，其中牙本质片被夹在用于培养牙髓干细胞的菱形培养室上方，中间具有流动通道。通过这种方式，可以进一步模拟牙齿的生理情况。总之，牙齿芯片和牙本质芯片是模拟牙髓-牙本质界面的生理条件并允许活细胞成像以研究牙髓细胞对生物材料反应的一个良好的平台。

除了牙本质芯片以外，克里斯托弗·拉希米（Christopher Rahimi）等研制了一种平行双室的口腔黏膜芯片,其具有与组织学相同构型的上皮和纤维层。将悬浮在胶原中的牙龈成纤维细胞加载于中心通道,随后将未分化的角质形成细胞接种在顶层支柱之间。黏膜芯片可以方便和精确地追踪上皮和上皮下层对口腔生物材料和口腔细菌的反应,并且评估黏膜重塑情况。牙龈成纤维细胞胶原水凝胶聚集在具有互连孔的三通道微流体室的中心通道中,与暴露在孔中的胶原连接的角质形成细胞层。整合角质细胞、成纤维细胞和胶原密度以产生稳定时间超过1周的共培养组织样构建体。将黏膜构建体分别暴露于常见的单体甲基丙烯酸-2-羟乙酯(HEMA)和口腔细菌变形链球菌下,研究结果表明,暴露于单体时,黏膜细胞活力明显降低,特别是在较低剂量下,黏膜芯片在评估细胞活力方面比孔板培养更为敏感,而暴露于细菌下则将降低跨上皮电阻。这些结果表明,口腔黏膜芯片为研究口腔黏膜与细菌及生物材料相互作用提供了一个理想的模型。

回顾器官芯片在口腔领域的最新研究进展,微流控芯片为口腔生物材料研究提供了良好的支持。但是在咀嚼、说话等功能运动下,口腔组织器官不断受到机械力的作用,目前的器官芯片并不能复制如此重要的生理功能。在这方面,其他微流体器官芯片可以通过重现特定的人工运动来增加其设备的机械应变,在细胞培养环境中实施体内样菌株的能力将使精确和彻底地研究暴露于菌株的组织/器官的机械生物学成为可能。这些菌株的类型、大小和频率能够影响细胞的形态和代谢,因此在未来的研究中,开发更先进的模拟天然口腔组织或器官机械菌株的微流体装置是至关重要的。此外,为了模仿自然口腔环境中的机械力,所使用的材料必须具有足够的柔韧性而不会产生应力疲劳,包括PDMS、聚氨酯和苯乙烯嵌段共聚物在内的弹性体材料已被证明是最适合此类应用的材料。所有这些研究的目标是通过工具和技术的发展,实现3D人类口腔微组织和器官的精准、可预测的体外组装和功能形态。这些微流控器官芯片将模拟天然口腔组织和器官的结构、组织、多组织间生理和疾病病理。模仿天然组织和器官的主要特征产生的3D系统,其功能水平超过了在平面生长的传统2D单层培养物。共同培养的微流控芯片可以在模拟真实的口腔条件下研究口腔组织器官与各种口腔生物材料和口腔细菌在特定参数组合下的相互作用。此外,微流控器官芯片可以通过其功能解决口腔组织或器官健康和疾病的机制问题,提高预测识别这些疾病的新治疗靶点的能力,以及开发针对特定患者群体的基于精准医学的药物疗效和毒性测试方法。这一概念进一步表明了器官芯片在个性化口腔医疗方面的潜在应用。此外,口腔领域可以借鉴其他组织器官的微流控系统。例如,可以参考心脏-肝脏-皮肤芯片系统来评估用于治疗口腔和颌面疾病的局部药物的安全性。此外,据笔者团队所知,到目前为止还没有专门的器官芯片来研究颌骨。目前的骨芯片设备可以回答有关骨细胞功能、骨再生、血管和神经支配,以及肿瘤骨转移的生物学问题。未来口腔领域的器官芯片可用于研究颅面骨,并有助于回答类似的和进一步的生物学问题。此外,近年来已经设计几种器官芯片设备来研究癌症,这些装置作为癌症建模工具的创新和应用将极大地促进口腔癌的研究,从而减少在未来研究中使用动物模型的需求。

根据目前已发表的研究,微流体器官芯片的发展可以为模拟人体的生理和机械条件提供进一步的机会。因此,这些系统可以在未来作为标准的体外模型用于更准确地模拟信号通路、药物相互作用、疾病模型和组织器官功能。同样,在口腔生物材料研究中使用这些体外模型可以为科学家提供关于细胞行为和组织器官对新药物和生物材料反应的精确建模的新见解。

（1）多器官集成系统：未来有可能将口腔芯片与其他重要器官芯片（如心血管、免疫系统芯片等）整合，形成更为复杂的"微型人体系统"，以便更全面地了解口腔材料在整体生理病理条件下的作用。

（2）个性化医疗应用：随着个性化医疗的发展，基于患者特异性的口腔干细胞或组织细胞可在器官芯片上培养，预测特定个体对某种口腔生物材料的反应。

（3）高通量筛选平台：器官芯片技术有望发展成高通量筛选平台，加速口腔生物材料的研发进程，包括新材料的发现、优化及生物安全性评估。

（4）智能材料与芯片结合：随着智能生物材料的发展，器官芯片能够提供一个理想的测试平台，研究这些智能材料在口腔微环境下的响应性和动态行为。

总之，器官芯片技术为口腔生物材料学提供了先进的体外试验模型，有助于提升材料设计的精准度和临床转化效率，未来将在口腔健康领域发挥更大的作用。

（顾忠泽　高忆雪）

第三节　口腔器官芯片的分类制作

器官芯片作为一种微工程化的仿生系统，需要在芯片上模拟人体器官的关键功能和生理环境。微流控是一种在微米大小的通道、腔室或孔中处理或操纵少量流体的技术，这些通道、腔室或孔组装于微设备上，是器官芯片的重要支持技术。

一、口腔芯片材料选择

器官芯片通常包含储层、腔室和微通道等基本结构，器官芯片还可与功能配件相结合，以特定的模式操纵液体流动，如阀门、混合器和泵。现在有各种各样的材料和微加工方法用于生产口腔器官芯片。

现阶段，细胞生物学是器官芯片涉猎最广泛的学科。大多数细胞的线性尺寸为10~100μm，细胞尺寸可以和现行的器官芯片的结构大小相匹配。利用光刻技术，可以在纳米尺度标准上制作硅芯片。但由于成本高，光刻图像化的硅并不直接用于培养，而是用于制造主要模具。聚二甲基硅氧烷（polydimethylsiloxane，PDMS）等材料拥有良好的生物相容性及气体通透性，氧气和二氧化碳可充分交换，因此PDMS成为器官芯片的常用制作材料。

PDMS是大部分实验者选择制作器官芯片的材料。PDMS机械性能好，气体通透性高，生物相容性好，适合细胞的黏附和生长；PDMS不仅清晰度高，而且自体发出的荧光较低，对显微镜观察影响较小。然而，PDMS材料也存在一些不足，包括对蛋白质或小分子物质的非特异性吸附、表面疏水性和液体蒸发等，对于定量的检测有不利影响。进行定量实验时，可用热塑性芯片替代PDMS芯片。

二、口腔芯片分类

芯片的整体设计决定了功能，而功能决定了应用。目前口腔研究中的芯片被分为四大类：单室芯片、并联室芯片、平行室芯片和串联室芯片设计。下面依次介绍多种芯片的分类制作及具体应用。

（一）单室芯片

单室芯片是器官芯片最基本的设计，由一个与流体输送通道相连的培养室组成。单室芯片的这种设计可以改变芯片的培养环境参数。例如，单室芯片可用于研究唾液流动的机械应力对生物膜的影响。口腔生物膜受流动唾液影响，pH 的波动检测也可以通过单室芯片完成。此外，单室芯片还可用于研究模拟刷牙对生物膜的影响。

哈迪克·马卡尔（Hardik Makkar）等设计的龈沟芯片由中央的细长六边形腔室及两侧的微流体通道组成，腔室代表牙龈结缔组织，腔室两侧的微流体通道分别代表组织液通道和龈沟通道。首先将人牙龈成纤维细胞嵌入3D纤维蛋白基质中并置入牙龈腔室内培养，以模拟牙龈组织；随后通过静水压力驱动介质从组织液到裂隙通道的流动，来模拟代表龈沟液的单向流动；最后将口腔微生物引入微流体通道中并培养，探讨此种龈沟芯片是否可以复制长期的微生物定植、微生物清除和模仿龈沟流动的保护作用。

（二）并联室芯片

在并联室芯片中，相同尺寸的多个腔室通过通道连接并排列成矩阵。这些腔室的功能相当于细胞培养孔，每个腔室可拥有不同的培养条件，这种芯片设计主要用于高通量筛选。

雷蒙德·拉姆等开发了一种8行×16列培养室组成的芯片，即含有128个并联腔室（图8-3-1）。该芯片由多条气路通道和液体通道共同控制，气路通道控制氧气和氮气的比例以实现有氧培养或无氧培养，液体通道控制培养液的具体参数；并在不同条件下培养多种细菌，最后分析菌斑生物膜的生长情况。结果表明该芯片可实现牙菌斑生物膜的多因素集成分析。温度、pH、氧气浓度和培养基等多种因素均可影响细菌的生长。为了构建这种多因子环境，该芯片设计了多路通道并配以阀门控制，从而快速完成多种因素的排列组合。

该芯片共有8行×16列的培养室。8行气道每行中的氧气和氮气以规定的体积比混合，并以气体控制微型阀门来实现气流的控制，调节每个小室中氧气的浓度，构建厌氧或全氧的芯片小室微环境。16列流道则可以实现多种培养介质的灌注。因此，该芯片可以提供128种不同的谱系用于平行培养和分析。拉姆等利用该芯片完成了口腔细菌在不同氧含量环境及不同蔗糖浓度下的培养与分析。

人体口腔中的溶解氧水平在一天中是不断变化的，白天大部分为有氧，但夜间为微需氧甚至无氧。拉姆等为了证明溶解氧分布水平对口腔生物膜中细菌种类含量的影响，在不同氧气环境下对口腔细菌样品进行了平行培养。从人口腔中提取细菌样本，将含口腔细菌的培养基样品依次泵入腔室中，细菌在腔室中保持静止1小时，以允许初始细菌附着。随后在培养过程中，每小时补充新鲜培养基以保持微环境稳定。同时，芯片装置向培养室提

第八章 器官芯片在口腔生物材料学研究中的应用现状和发展趋势 351

供不同氧含量气体：有氧微环境；20小时有氧，之后4小时厌氧环境状况；并在第1、2、3、5和7天对培养室中的口腔生物膜进行检测。

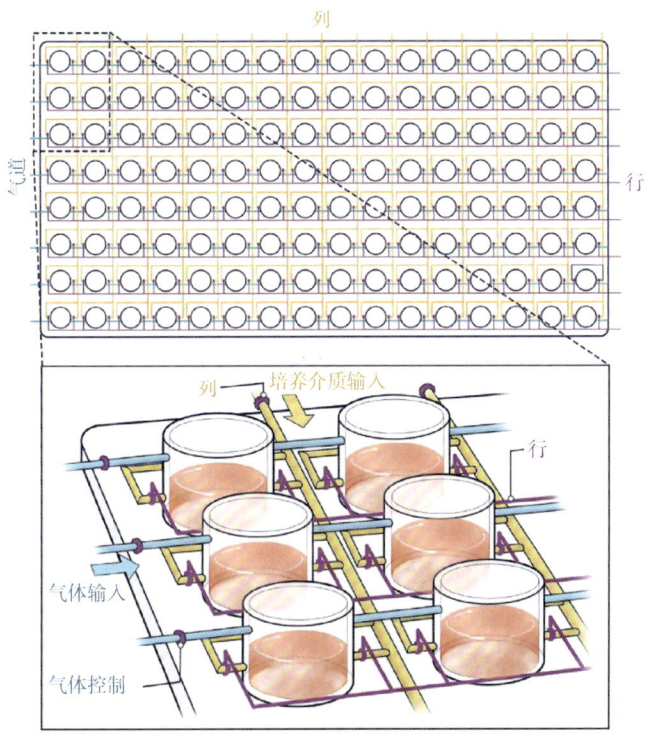

图8-3-1 并联室芯片示意图

具有128个腔室（8行×16列）的高通量平台

培养结束后，为了测量生物膜体积，拉姆等在培养腔中添加DAPI荧光染色剂染色30分钟，随后用蒸馏水冲洗培养腔。通过测量基板的焦平面水平与室中最上面的生物膜体之间的距离，在倒置荧光显微镜下观察生物膜高度。结果显示孵育7天后所得的口腔生物膜的厚度与在其他报道的平台中培养的生物膜的厚度相当。除此之外，两个不同的气体微环境中生物膜显示出相似的厚度增量，拉姆等推测这可能是由需氧菌和厌氧菌的补偿性生长所致。

口腔生物膜的形成涉及高度动态微环境下多个物种的共聚集和相互作用。微环境中的瞬时溶解氧浓度分布可以在很大程度上影响口腔生物膜中需氧菌和厌氧菌的生长分布，拉姆等为了检测氧含量对口腔生物膜细菌组成的影响，在芯片中设置的4种不同溶解氧含量条件下培养口腔生物膜7天。拉姆等考虑了每天不同持续时间的厌氧微环境的情况：①24小时有氧；②20小时有氧，然后4小时厌氧；③16小时有氧，然后8小时厌氧；④稳定厌氧条件。随后检测生物膜中需氧链球菌和厌氧具核梭杆菌的组成。结果表明，链球菌的种群比例随着厌氧微环境时间的延长而减少，而具核梭杆菌的种群比例则随着提供厌氧微环境的时间的延长而增加。此外，先前的研究表明在有氧条件下单独培养的具核梭杆菌细胞大多死亡，而此次多种细菌共培养表明，在有氧微环境下，具核梭杆菌可以实现存活并生长。拉姆等推测生物膜中的局部厌氧微环境很可能是由包括链球菌在内的需氧菌吸氧产生的。因此，具核梭杆菌和其他厌氧菌仍然可以共同聚集并随着生物膜的形成而生长。

口腔生物膜形成的早期涉及细菌黏附，链球菌属在唾液涂层表层表现出牢固的黏附力，并能够决定随后牙菌斑形成的程度和形态。而黏附状态可受蔗糖浓度影响。变形链球菌使用葡糖基转移酶与蔗糖合成黏附葡聚糖，故蔗糖可以极大地增强变形链球菌的黏附性。随后葡聚糖为具有葡聚糖结合蛋白的其他微生物提供受体以便于附着。在存在变形链球菌和蔗糖的情况下，血链球菌可以诱导整个群落产生更高的黏附力。具核梭杆菌可以与链球菌相黏附，如血链球菌、口腔链球菌和戈登链球菌，因此较高的蔗糖浓度也可能诱导具核梭杆菌和其他晚期定植菌附着在唾液涂层表面。

为检测不同浓度的蔗糖对多种细菌黏附的影响，拉姆等进行了三组孵化实验：第一组为链球菌，第二组为具核梭杆菌，第三组为链球菌和具核梭杆菌。加入不同浓度的含蔗糖培养基孵育6小时，再加入新鲜培养基冲洗未附着的细菌2分钟。然后应用荧光原位杂交（FISH）寡核苷酸探针鉴定链球菌和具核梭杆菌的细胞覆盖率。

结果表明，蔗糖可以促进链球菌的附着。其中单独培养的具核梭杆菌对蔗糖的附着不敏感，而与链球菌共培养的具核梭杆菌在蔗糖的存在下表现出诱导黏附能力。

为了研究细菌在生物膜上如何共聚集和自组装，需要首先实现口腔生物膜中共同定植的关键细菌物种的空间分布可视化。链球菌、具核梭杆菌、内氏放线菌和牙龈卟啉单胞菌是口腔常见细菌，拉姆等在芯片中共培养4种细菌，并运用DAPI对整个生物膜区域、运用FISH寡核苷酸探针对4种目标细菌进行染色。结果显示该芯片具有进行细菌共培养的能力。芯片培养的细菌染色结果表明，链球菌、具核梭杆菌和内氏放线菌的比例合理（为4∶1.6∶0.9），与报道的体内生物膜比例相近（4.2∶1.6∶1）。

重要的是，在不同培养环境下，口腔生物膜将包含不同比例的细菌种类。例如，较高水平的L-精氨酸单盐酸盐会增加口腔生物膜中梭杆菌的数量。葡萄糖的浓度会影响血链球菌的生长。而该芯片提供的微环境可以维持口腔生物膜的生长、活力和细菌组成，可以通过不同培养条件组合（如营养物浓度和溶解氧分布），实现多个口腔生物膜的平行培养，从而进一步应用于研究多个目标细菌物种的共定植动力学和所涉及的生理细胞间相互作用。

该芯片证明了并联室芯片在平行的不同微环境因素组合的高通量长期生物培养上的能力，并且可以定量分析空间生长特征、活力和物种分布。相对于传统培养分析，该芯片极大地提升了生物培养检测效率，为精确模拟口腔微生态环境、分析生物膜的生长因素提供了新的研究平台。

（三）平行室芯片

平行室芯片主要用于模拟自然组织结构的支架，以研究其生理病理过程。在这种设计中，2个或更多的平行腔室垂直或水平连接，其间有各种结构，如孔隙、膜或管。牙龈芯片、牙本质芯片和牙齿芯片的构建可采用此类结构。

1. 口腔软组织——口腔黏膜/牙龈芯片　口腔黏膜组织由四层组分构成，即上皮层、固有层、黏膜下层及基底膜。上皮层位于黏膜组织的最外侧，由外向内分别为角化层、颗粒层、棘细胞层和基底层。角化层细胞分为角化细胞与不全角化细胞，角化层通常质地硬而干燥；角化层内侧为颗粒层；颗粒层内侧是棘细胞层，棘细胞层是蛋白质合成最为活跃的细胞层；基底细胞层是上皮的最底层。固有层位由结缔组织构成，结构致密，分为乳头层和网状层。其中，乳头层是突向上皮部分的结缔组织，毛细血管分布密集；网状层位于固有层深部，胶原纤维束分布交错纵横，血管和神经丰富。

口腔黏膜是一个独特的微环境，受到多种理化因素的影响，如唾液流量、咀嚼力、微生物定植、口腔黏膜损伤、口腔材料和口腔护理剂等。在健康状态下，牙龈上皮的角化层和下方的固有层充当抵抗这些外部因素的屏障。牙周病、糜烂和溃疡等疾病状态下的上皮破坏可导致下层细胞和组织直接暴露于这些外部因素。因此，对于评估宿主-微生物和宿主-材料相互作用，模拟口腔黏膜复杂微环境是至关重要的。

吉里达兰·穆尼拉吉（Giridharan Muniraj）等开发的牙龈芯片是在微流体装置内的气液界面下构建牙龈全层。通过该芯片来研究液体流动对上皮形态发生的影响，以及在健康或疾病状态下黏膜对刺激的反应和经黏膜渗透的情况。

该牙龈芯片包括垂直堆叠的上、中、下三个腔室。上腔室和下腔室有独立的入口通道和出口通道。中间腔室通过聚碳酸酯径迹蚀刻多孔支撑膜与下腔室隔开。上腔室主要用于添加测试化合物，中间腔室用于牙龈培养，下腔室主要用于培养液的灌注及测试产物的收集。

穆尼拉吉等为了制造牙龈芯片，先将牙龈成纤维细胞包封在基于人纤维蛋白的黏膜基质中，并接种在芯片中间腔室。在流动下浸没培养4天后，将口腔角质形成细胞接种在黏膜基质的顶部，并在浸没条件下培养2天，然后在气液界面培养14天。通过连接到下部微流体通道的培养基灌注并将湿空气泵入上部隔室来维持气液界面培养。

为了测定口腔护理剂对口腔黏膜的刺激情况，蠕动泵驱动测试的口腔护理剂溶液通过上部通道，以模拟冲洗作用。孵育一定时间后收集培养基，测定乳酸脱氢酶的释放。

为了研究口腔麻醉剂对牙龈芯片的渗透作用，通过上腔将盐酸利多卡因或盐酸阿替卡因添加到组织表面，每30分钟收集下腔灌注液并测定吸光度，以检测渗透物的含量。

为了研究固有层或溃疡组织的屏障作用，穆尼拉吉等在浸没条件下培养混合牙龈成纤维细胞的黏膜基质，并且不添加角质形成细胞，以此来模拟微流体装置内的口腔黏膜溃疡。所得的芯片上溃疡组织稳定，并且表现出溃疡组织湿润、光泽的外观。此种方法单独制造固有层以模拟溃疡，这避免了物理或化学分离方法对组织的损伤。

与传统静态培养相比，牙龈芯片的上下腔设计提供了穿过牙龈培养物的压力梯度，驱动介质流过基质和上皮层中的角质形成细胞。此外，上腔湿空气的主动灌注为牙龈培养物提供了剪切应力。剪切应力和间质液流动诱导的机械传导信号可能介导了牙龈芯片中上皮形态发生、成熟和屏障功能的改善。芯片的垂直培养结构还可用于改进牙龈组织的构建，且微流体装置为组织的整合培养和药物渗透提供了极大的便利，有助于在接近生理条件下对口腔材料和口腔护理产品进行毒性和生物相容性评价。

2. 口腔硬组织——牙齿芯片 牙齿结构分为牙釉质、牙本质、牙骨质和牙髓。牙釉质覆盖在牙冠表面，硬度大，能够耐受咀嚼力，包裹保护内部的牙本质。牙齿的大部分组织是牙本质，牙本质则包绕最内部的牙髓腔。牙本质主要由牙本质小管与间质构成。牙本质小管贯通牙本质，牙髓与牙本质的交界处分布着单层的成牙质细胞，其细胞突起伸入牙本质小管，管中的细胞突起可能有感受作用，可将信息传递给分布于牙髓内的神经组织。牙髓为疏松结缔组织，神经、血管、淋巴和结缔组织是其主要组分。

在牙齿中，牙髓和牙本质在结构和组成上是完全不同的，但从某种意义上讲它们是一个相关联的整体。牙髓和牙本质有着相同的胚胎来源，任何外界刺激如龋病和常见的临床操作都会影响牙本质，也会对牙髓产生影响。牙本质的保护功能与其通透性有关。当牙本质外层的保护罩——釉质、牙骨质——因龋损、备洞时机械去除、磨耗或腐蚀而丧失时，牙本质小管失去保护而被暴露，牙髓和口腔环境通过牙本质小管贯通，外界刺激可传导到牙髓。位于牙髓－牙本质界面的成牙本质细胞胞质突起在传导外部刺激中起着重要的作用。

牛林等设计的牙本质芯片装置包含两个平行的腔室，它们通过多个2μm宽的模拟小管的微通道相连接，在两个腔室之间形成流体静压差，以此诱导成牙本质细胞形成细胞突起伸向小管。但这个芯片存在一定的局限性，如成牙本质细胞没有整体迁移可能是由于芯片微通道的宽度限制；并且使用PDMS微通道而不是芯片中的真实牙本质在很大程度上过度简化了牙本质－牙髓环境（图8-3-2A）。

第一个牙齿芯片是由克里斯琴·米兰达·弗兰克等开发的，芯片主要用于测试口腔材料的细胞毒性。芯片由两个平行通道组成：一个通道代表外界腔室，可以添加外源性口腔组分（即细菌、口腔材料和唾液流）；在另一个通道中将根尖牙乳头干细胞（stem cell from apical papilla，SCAP）接种到牙髓－牙本质界面，代表牙髓侧。在这两个通道之间插入天然牙本质（图8-3-2B）。

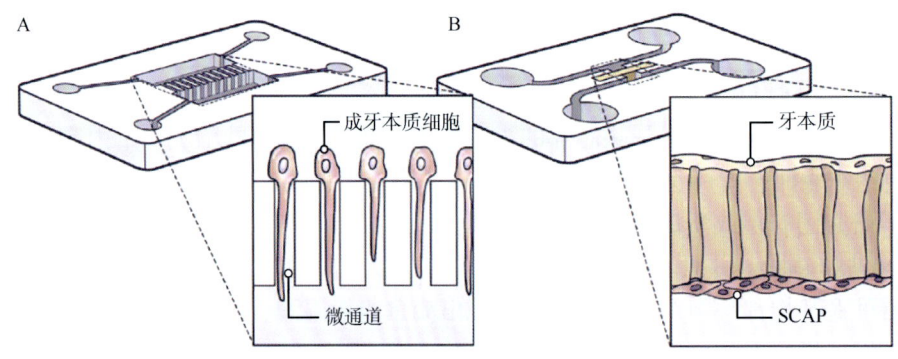

图8-3-2　牙齿芯片结构示意图

牙本质碎片位于芯片的中央凹槽处，将人牙本质使用低速锯垂直于牙本质小管切割。切碎的牙本质插入中央凹槽中，并轻微加压将系统组装到玻片上，形成密封且防漏的微型装置。实验开始前，弗兰克用液体染料测试了芯片牙本质周围的渗漏情况及牙本质的通透性，实验表明，牙本质本身有良好的渗透性且周围无渗漏。

为了更好地模拟天然牙齿解剖结构，弗兰克将SCAP在牙源性培养基中培养10天以使细胞预分化成牙本质细胞样谱系。其中，牙髓－牙本质界面用17% EDTA处理牙本质45秒以去除玷污层，用水彻底冲洗，并在"牙髓侧"室接种SCAP悬浮液。将该装置孵育1小时以促进细胞接触和附着到牙本质壁来模拟牙髓－牙本质界面。

为了评估牙齿芯片作为材料测试平台的作用，近期的一些研究对临床常用的口腔材料进行了芯片内细胞毒性、细胞形态和代谢活性测试。口腔材料渗透物穿过牙本质小管并通过管间基质的孔隙扩散，与牙本质-牙髓复合体产生机械性、化学性相互作用。对于细胞毒性检测，ISO确定了以下几种构建材料-细胞界面的方法，如直接细胞接触、浸提试验、扩散试验、牙本质屏障和牙齿切片模型。在试验选择中需要考虑的一个关键因素是牙本质，牙本质对牙髓细胞具有保护作用和半渗透屏障作用，限制渗出液扩散到牙髓细胞。因此，牙本质屏障测试和牙齿切片等模型是首选检测方法。

牙齿芯片不仅具有可控厚度的牙本质屏障，同时可以实时监测分析，如聚合酶链反应（PCR）、免疫染色和代谢活性测定，而且微流控的显著优点是减少了试剂及培养基用量。芯片的小尺寸设计也使牙齿得到了高效利用，每颗牙齿可制作约12个牙本质碎片，因此能够仅用一颗牙齿就制造12个芯片。

胡（Shijia Hu）等于2022年对经典牙齿芯片模型进行了改进，该芯片主要用于模拟牙髓-牙本质-生物材料界面，并用于评估口腔材料对牙本质的渗透性，以研究牙本质屏障作用和评估渗透材料对下层细胞的影响，分析了流动条件下氟化氨银（SDF）对DPSC的细胞毒性潜能。该芯片具有一个中央圆柱形腔室来容纳牙本质盘，即牙本质腔室。牙本质盘上下两层使用硅胶圈来夹紧，盖子中空部分用作装载牙本质碎片的储存器。牙本质腔室下方是一个菱形可灌注微通道，两端都有出入口连接到蠕动泵的管道，用于细胞接种和试剂灌注。

将人牙髓干细胞通过入口接种在牙髓通道上，培养基以1.5μl/min的流速通过牙髓通道灌注。将牙本质盘夹在两个硅胶"O"形环之间，放置于微室内并用盖子夹紧，通过牙本质腔室上方将口腔材料直接添加到牙本质盘顶部，并允许渗透3小时。然后替换牙髓通道的培养基，对牙髓通道内细胞进行活死染色。

与弗兰克的设计不同，该芯片牙髓通道有狭窄的入口和出口以模仿狭窄的根尖孔，而中央段菱形设计以模仿更宽的牙髓腔。使用蠕动泵控制培养基的流动，模拟生理血流，提供新鲜营养物质的持续供应。由于培养基从单向流动，故穿过牙本质盘的口腔材料只能影响出口通道中的细胞，入口区域的细胞可以作为阴性对照。

3. 唾液腺芯片　唾液腺是口腔的重要组成部分，主要功能是分泌唾液。唾液腺分为大唾液腺和小唾液腺，其中大唾液腺分为腮腺、下颌下腺和舌下腺。人唾液腺每天产生0.5～1.5L的唾液，促进咀嚼、吞咽、说话和润滑，并为味觉感知提供水性介质。它们还通过分泌脂肪酶和淀粉酶参与甘油三酯和淀粉的消化。此外，唾液通过其许多有机成分起到防止感染的作用。这包括一种与免疫球蛋白A（IgA）形成复合物以防御病毒和细菌的糖蛋白、引起细菌凝集的溶菌酶和乳铁蛋白。此外，唾液中含有离子化合物，如碳酸氢盐，可保护口腔和食管免受胃液的侵害。因此，在预防龋齿和保护口腔黏膜方面，唾液发挥了重要作用。

唾液腺是复管泡状腺，有较薄的被膜，腺实质由很多小叶构成，主要由导管及导管末端的腺泡组成。唾液腺实质中起主要分泌功能的是腺泡组织，腺泡组织呈泡状或管泡状。唾液腺导管是上皮性管道，反复分支，管末端与腺泡相连，起排泄作用。导管由闰管、纹状管、小叶间导管和总导管组成。唾液腺微环境包括周围的基底膜和细胞外基质、交感神经和副交感神经的自主神经支配、各种免疫细胞群、脂肪和肌肉组织，以及复杂的脉管系统。

新鲜制备的唾液腺切片保持了腺泡细胞簇，其保留了极化形态、钙离子信号转导和分泌功能，而分离的唾液腺组织的聚集体（也称为唾液球）已被证明可分化成类似于腺泡结构的组织。然而，使用这些方法培养的细胞在超过24～48小时会迅速失去分泌功能。为了建立能够长时间培养的唾液腺体外模型，宋（Yuanhui Song）等于2021年设计了一种模块化唾液腺芯片，用于评估从人类和小鼠中分离的腺泡细胞簇及闰管的功能和放射敏感性。在这项研究中，通过使用微泡阵列技术和基质金属蛋白酶可降解水凝胶，为唾液腺组织培养提供了支持性微环境。

通过气体膨胀成型在PDMS中制造微泡孔阵列。在该制造方法中，将PDMS倾倒在由蚀刻的圆柱形凹坑组成的硅晶片模板的顶部，并在100℃下固化2小时。通过气体膨胀在PDMS中形成尺寸均匀的球形。微泡为开口径200μm和最大直径320μm的深凹状球形结构，阵列的密度为278微泡/cm^2。将芯片固定到标准48孔板的底部，每孔放置一个芯片，每孔约有10^{7}个微泡。高密度阵列的微泡结构设计不仅实现了唾液腺组织的大量培养，也有助于进行药物的高通量筛选（图8-3-3）。

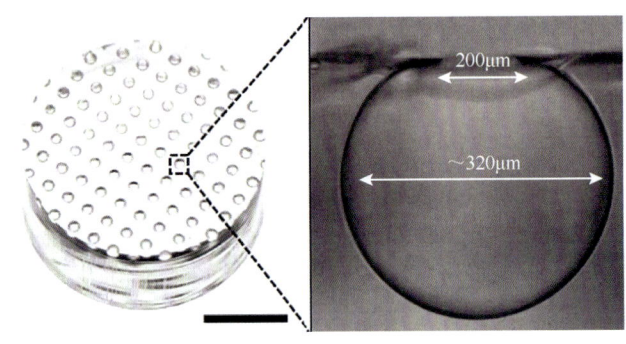

图8-3-3 唾液腺芯片微泡结构示意图

微泡的球形结构为自分泌/旁分泌调节提供了独特的微环境，有助于实现原位成像。微泡的球形结构为功能性腺泡单位的几何形状，并为腺泡生长提供了一个微生态环境。微泡还允许长期细胞培养。而水凝胶环境可促进细胞聚集并维持细胞活力。

宋等使用顺序过滤分离多细胞唾液腺组织，以去除大的组织块、血细胞和碎片。分离的腺泡细胞簇和闰管（AIDUC）保持其特征性形态，破碎的纹状管也表现出高活力，将其重新悬于培养基中。免疫染色结果表明，微泡结构的唾液腺芯片培养组织中有肌上皮细胞、导管细胞和腺泡细胞存活，涵盖了唾液腺细胞的主要几种细胞类型。

将从小鼠下颌下腺分离的AIDUC与水凝胶的前体溶液混合，并移液到微泡阵列上，孵育15分钟使得AIDUC和凝胶前体溶液沉降到微泡，后使凝胶聚合，从而在微泡内产生水凝胶包埋的AIDUC（微泡-水凝胶）。

染色表明，细胞在微泡-水凝胶中维持了至少14天的增殖且表现出高达14天的高活力，活死染色表明每个阵列内＞90%的微泡含有活细胞，表达关键的唾液腺标志物，并显示功能蛋白的极化定位。通过qPCR（定量PCR）和免疫组化方法也证实芯片中腺泡细胞保留了分泌功能，免疫染色显示唾液腺模拟物中催乳素诱导蛋白和淀粉酶持续表达。

唾液分泌依赖于细胞内钙信号。在功能性唾液腺模拟物中，用激动剂如卡巴胆碱（carbachl，CCh）或ATP治疗会刺激细胞内钙离子的快速增加，驱动分泌腺泡细胞的液体分泌，故可以使用钙通量分析测试唾液腺模拟物对CCh和ATP的响应性。首先加载钙敏感染料Fura-2，将CCh和ATP依次加入灌注成像系统并孵育，以确定钙离子通量。对于药物的高通量筛选而言，这种方法效率相对较低。因此，宋等开发了一种高通量的方法，同时检测和测量刺激的唾液腺模拟物的原位钙流量：将芯片加载钙指示剂，再将CCh或ATP加入缓冲液中，并使用延时显微镜分析荧光，以记录来自阵列中每个微泡的钙通量变化。数据表明，可以在原位阵列格式中纵向监测单个微泡，从而实现高通量药物研究。

唾液腺模拟物可用于唾液腺放射防护药物的高通量筛选。芯片设计则突破了体内测试的限制，这种体外培养平台将使大规模研究成为可能。唾液腺组织芯片的用途是研究腺体的放射敏感性，并筛选比目前使用的毒性更小、更有效的放射防护药物。唾液腺模拟物可用于已知的辐射防护化合物的原理验证测试。唾液腺辐射防护的有效药物氨磷汀已被FDA批准用于临床。然而，氨磷汀疗法有一定的副作用，因此有必要寻找新辐射防护剂来替代氨磷汀。寻找此类药物需要动物筛选和测试，这需要耗费大量的时间及费用。唾液腺组织芯片则提供了一个经过验证的测试平台。

（四）串联室芯片设计

通过将不同的器官或组织模型连接在一个单独的腔室或一组腔室中，形成一个相互连接的网络，此种芯片设计使人们能够在体外模拟相关的生理过程（图8-3-4）。

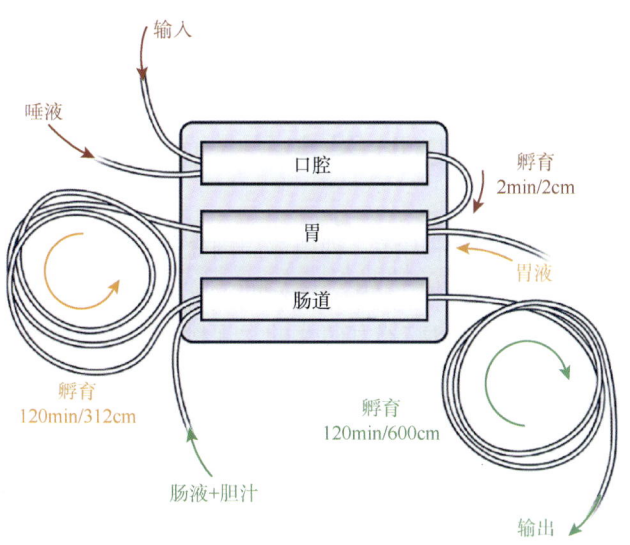

图8-3-4　串联室消化系统芯片设计示意图

例如，在皮姆·德·哈恩（Pim de Haan）等设计的消化系统芯片上，3个腔室被串联起来以研究小分子物质的口服生物利用度。3个腔室分别代表消化、吸收及检测。在第一个腔室中，设计有3个连续的混合通道，分别代表口腔、胃与肠道，以模拟其消化作用。在第一个通道内，测试物质与唾液混合，形成的混合物进入第二个通道后与胃液混合，最后进入第三个通道与肠液混合。第二个腔室内设计有一个混合通道及消化装置。混合通道将来自上一腔室的消化后食糜与营养基质混合，以达到稀释食糜的作用。将稀释后食糜引入消化装置，该消化装置为Caco-2细胞和HT29-MTX-E12细胞共培养的Transwell模型。消化后食糜通过收集器，可从消化装置中连续获得样品。在第三个腔室中洗脱蛋白质和胆汁盐并捕捉待测物质，与质谱仪偶联进行质谱分析。

串联室芯片的设计必须考虑到多个器官的模拟与耦合。对于消化系统而言，消化道的不同部分吸收的能力有一定差异，并且吸收速度也有快慢之分。这主要取决于该部分消化管的组织结构及生理特性、食物的消化成分和消化时间。因此，该芯片根据人体相关数据平均值设计食糜在消化通道的流速、流速之间的比率及停留时间，停留时间由连接腔室的管道体积决定。在第一个混合通道内，将测试样品（1μl/min）与人工唾液（4μl/min）混合，并孵育2分钟，在第二个混合通道内，将人工胃液（8μl/min）与口腔混合物（5μl/min）混合，并孵育120分钟；将肠液和胆汁（12μl/min）与胃混合物（13μl/min）在第三个混合通道中混合，并孵育120分钟。最终，在芯片的消化出口处的最终食糜流速为25μl/min。

串联室芯片涉及多个器官或多种生理功能。串联室芯片的设计不仅要模拟人体生理功能，也要根据实际情况进行适当调整。该芯片为消化道芯片，包含消化及吸收两大功能。在人十二指肠内，食物的消化和吸收可同步进行，而在该芯片中必须先完成消化、食糜的稀释，再进行吸收。这是由于未经稀释的食糜对吸收腔室中的细胞有毒性，所以食糜在进入吸收腔室前必须经过稀释。若在消化阶段就对食糜进行稀释，则会导致消化液中酶浓度或酶活性降低，即消化能力降低。

（路萌萌）

第四节　口腔器官芯片的分析方法

借助器官芯片仿生建立包括牙周病、种植体周围软硬组织等模型，能够有效加深对此类口腔疾病发病机制的认识，帮助达成相关疾病的治疗方案共识。器官芯片的研究建立在传统微流控芯片研究的基础上，口腔器官芯片的常规检测方法与微流控芯片的相关检测方法有一定的关联性。与传统宏观的实验操作相比，器官芯片的实验操作有着很大的不同。器官芯片的微结构通常只有微米级尺寸，需要在微米级操作平台上完成各种化学和生物学的精细操作，如分子反应、分离、细胞培养、裂解等。

微流控芯片研究对检测器提出了更高的要求，主要体现在以下三个方面。

（1）灵敏度高。在微流控芯片的实验过程中，要求在非常小的检测区域完成微升、纳升甚至皮升级物质的检测，这就要求芯片配以高级别灵敏度的检测器。

（2）响应速度快。由于芯片微通道尺寸较小，在秒级甚至更短时间内即可完成反应进程，如物质的混合和分离，因此要求检测器具有更快的响应速度。

（3）体积小。器官芯片为了实现多种检测功能及结构输出，需要将多种检测器或者检测单元连接或者集成于芯片上。而芯片本身结构微小，因此要求芯片的检测器体积小，最好能集成于芯片上。

器官芯片技术沿袭了微流控芯片的技术特点，因此微流控芯片的相关检测方法在器官芯片上也多有应用。

一、器官芯片的实验分析方式

口腔器官芯片作为一种高级体外模型，其实验分析涉及多种生物学、物理学和工程学方法，旨在评估口腔组织的生理功能、疾病模型及药物效应。

（一）实时成像与监测

1. 显微镜观察 使用光学显微镜、共聚焦显微镜或双光子显微镜对芯片内的细胞排列、结构形成、细胞活力和迁移进行动态追踪。

2. 生物发光成像 通过荧光标记或生物发光探针监测细胞代谢活动、炎症反应、细胞死亡或其他生物标志物表达。

（二）生物化学分析

1. 分泌物检测 收集从芯片流出的微流体中包含的细胞分泌物或代谢产物，通过ELISA（酶联免疫吸附试验）、LC-MS/MS等技术测定特定蛋白质、酶活性、激素水平等指标。

2. RNA测序与基因表达分析 提取芯片内细胞的RNA，进行转录组学研究，以揭示细胞功能变化和疾病相关通路。

（三）力学刺激与响应测量

1. 力学生物学测试 通过机械加载设备模拟口腔组织在咀嚼或应力下的反应，记录并分析细胞形态变化、基质重塑和力传导特性。

2. 电生理信号记录 监测神经细胞间的电信号传递，了解神经功能及药物作用效果。

（四）微生物相互作用研究

微生物感染模型：引入口腔菌群，在芯片上创建微生物-宿主细胞交互模型，研究细菌黏附、生物膜形成及对药物的敏感性。

（五）高内涵筛选与数据分析

1. 药物筛选 将候选药物添加到芯片系统中，通过自动化平台实现高通量处理，并结合图像分析和生化数据评价药物疗效与毒性。

2. 多参数综合分析 利用机器学习和人工智能算法分析大量多维度数据，以挖掘潜在的生物标志物和治疗靶点。

（六）长期稳定性和功能性评估

长时间观察细胞在芯片中的生长、分化及功能维持情况，评估芯片系统在长时间运行后的稳定性及模拟真实口腔环境的能力。

综上所述，口腔器官芯片的实验分析是一个综合运用多种科学手段的过程，涵盖了细胞生物学、分子生物学、生物力学、微生物学、药理学等多个学科领域，从而为口腔医学研究提供更为精准和全面的数据支持。

二、口腔芯片的构建评价

（一）口腔芯片的组织学结构检测

口腔位于颌面部，是由牙齿、颌骨及唇、颊、舌、腭、唾液腺等软硬组织构成的器官。口腔芯片主要用于模拟牙齿、口腔黏膜、唾液腺等组织结构及其生理病理反应。结构决定功能，口腔芯片模拟的特殊结构或界面对于研究至关重要，复刻这些特定结构是必要的。对于口腔芯片的检测而言，第一步即是验证口腔特定结构是否成功构建。器官芯片在复刻牙髓-牙本质复合体、牙龈、唾液腺这三种常用的特殊口腔结构或界面方面具有优势。

1. 牙髓–牙本质复合体　成牙本质细胞的胞体排列于牙髓-牙本质的交界处，细胞的突起则伸入牙本质小管。突起在牙本质中起着重要的作用，介导外部刺激的传导，口腔材料渗透物可穿过牙本质小管与成牙本质细胞产生相互作用。对于口腔材料的细胞毒性检测，在试验选择中需要考虑的一个关键因素即牙本质，牙本质对牙髓细胞具有保护作用和半渗透屏障作用，限制渗出液扩散到牙髓细胞。而器官芯片可通过芯片的结构设计复刻牙髓-牙本质结构复合体，实现软硬组织这一特殊界面的共培养。

2. 牙龈　牙龈组织是口腔软组织的重要组成部分，对细菌微生物有屏障作用。以龈沟为例，需要复刻龈沟的屏障作用及龈沟液流动这一复杂的动态微环境，以更好地研究细菌清除及炎症反应。与传统2D培养相比，口腔黏膜芯片的微流控设计可以复刻龈沟微环境的动态性质，因此口腔黏膜芯片在研究菌斑黏附与唾液黏附清除的动态变化、口腔材料的毒性研究方面有着得天独厚的优势，这有助于更好地理解龈沟微环境的动态平衡。

3. 唾液腺　是口腔中的重要器官，其分泌唾液的功能在维持口腔湿润环境、屏障保护和缓冲方面发挥着巨大的作用。新鲜制备的唾液腺切片和唾液球等培养方法无法实现腺泡细胞分泌功能的长期维持，细胞在超过24～48小时后就会迅速失去分泌功能。器官芯片则可以通过设计特殊培养结构实现唾液腺细胞的长期培养及分泌功能的研究。

检测组织学结构有多种方法，其中最常用的组织学染色法是苏木精-伊红染色（HE染色），其可用于观察组织结构、细胞形态和核染色质等。免疫荧光是常用的光学检测技术，可用于判断抗原在细胞组织中的定位和表达，以及细胞组织的结构和功能。

以牙龈芯片为例，吉里达兰·穆尼拉吉等构建的牙龈芯片组织学检测流程如下：首先进行黏膜结构培养，培养结束后对组织进行HE染色和免疫荧光染色。HE染色显示该芯片成功构建了多层角化牙龈上皮，在细胞固有层上形成了多层、正角化的鳞状上皮，从下至上依次为基底层、棘状层、颗粒层和角化层，基底角质形成细胞呈柱状至立方状。

免疫荧光染色显示牙龈芯片中CK5、CK14、CK10和外皮蛋白强表达，不表达CK13和CK19，类似于天然角化牙龈或腭上皮。在颗粒层和角化层交界处，有分化标志物聚丝蛋白和兜甲蛋白的强表达，表明形成了上皮屏障。固有层则表达纤连蛋白和Ⅰ型胶原蛋白，并显示树突状形态的波形蛋白阳性的牙龈成纤维细胞。在上皮和固有层样基质的连接处，有Ⅳ型胶原蛋白和层粘连蛋白的强表达，表明成功形成了基底膜。HE染色和免疫荧光实验结果表明穆尼拉吉等成功构建了牙龈黏膜组织。

（二）口腔芯片的功能检测

1. 组织屏障功能检测 跨内皮电阻（transendothelial electrical resistance，TEER）可用于检测组织的屏障功能，从而评估细胞层的完整性和通透性。TEER利用电流通过细胞层测量细胞单层或组织电阻，TEER值即电阻值。高TEER值通常表示细胞层或组织有较好的完整性和较低的通透性，而低TEER值可能暗示通透性增加或细胞层受损。这种测定方法常用于体外细胞培养模型，如细胞单层（如血管内皮细胞）或其他细胞培养系统，用于研究药物透过性、细菌侵入等。这种测量方法不破坏细胞层，并且可以监测不同生长、分化阶段的活细胞，因而在生物检测方面广泛应用。

以黏膜组织为例，上皮细胞之间紧密连接，上皮与下方固有层相连接，以保护深层组织免受外来微生物的侵袭。在芯片中，将牙龈成纤维细胞与人牙龈上皮细胞共培养，若共培养的两种细胞的TEER值高于单独培养的两种细胞的TEER值，说明本研究采用的细胞共培养方法能够维持两种细胞的正常屏障功能。

2. 组织界面特征的检测 口腔由多种软硬组织构成，存在多种组织界面，如生物膜-牙齿、牙髓-牙本质和生物材料-黏膜界面。口腔器官芯片构建的组织界面需要重现体内界面的关键生理和生物学特征。

（1）生物材料-黏膜界面：在牙龈炎症发展时，牙龈血管扩张，液体渗出进入龈沟形成龈沟液，中性粒细胞受细胞因子、黏附分子和趋化因子的调控，穿越血管内皮层到达炎症部位发挥免疫功能。金（Laidi Jin）等设计的芯片成功构建了上皮-毛细血管界面。因此，该芯片复刻的上皮毛细血管界面需要重现以下两个生物学特征：①毛细血管内皮细胞的通透性；②大分子的选择性渗透。

结构决定功能，首先需要验证芯片中两种细胞的活力和共培养状态，这是成功构建上皮毛细血管界面的重要基础。成像结果表明两种细胞类型的体内形态相似，在共聚焦免疫荧光显微镜分析中可以观察到下表面的人脐静脉内皮细胞（human umbilical vein endothelial cell, HUVEC）保持紧密连接而上表面的人肾小球内皮细胞（human glomerular endothelial cell, HGEC）分布稀疏，以保持其比例，并对芯片上细胞的几种生物标志物进行了免疫荧光染色验证。

HUVEC具有屏障作用，选择性地允许物质通过。然后通过测量40kDa葡聚糖和70kDa葡聚糖的表观渗透率来测试HUVEC层的阻隔能力并检测是否有选择性渗透功能。40kDa葡聚糖的渗透系数（Papp）远高于70kDa葡聚糖，且两者均低于10^{-7}cm/s，表明芯片内形成的血管内皮细胞层具有分子选择通透性，并与毛细血管特性一致。因此，该芯片构建的上皮毛细血管界面具有其特定的生理学特征。

（2）牙髓-牙本质界面：芯片复刻的牙髓-牙本质界面需要重现牙本质的扩散功能和成牙本质细胞的单层黏附两个生物学特征。

克里斯琴·米兰达·弗兰克等用液体染料测试了该芯片在牙本质结构中有无液体渗漏，染料扩散状况表明，即使在加压状况下，染料也可穿透牙本质小管和管间基质扩散，不存在渗漏现象。而在无加压的被动扩散测试中，染料也可以在短时间内穿透牙本质小管和管间基质。成牙本质细胞的单层黏附检测则是通过镜下观察细胞的形态变化、分布位置及细胞活力。

（3）生物膜-牙齿界面：牙菌斑生物膜组织结构依次为基底层、中间层和表层。细菌在牙齿表面附着生长并非杂乱堆积，而是一个有次序的连续过程，革兰氏阳性菌较革兰氏阴性菌易附着于羟基磷灰石，此后革兰氏阴性菌在生物膜中所占的比例逐渐增加，革兰氏阴性菌主要分布于革兰氏阳性菌菌团之间或生物膜表层，不同细菌差异性分布。芯片复刻的生物膜-牙齿界面需要重现生物膜的形成和细菌的差异性分布，以及两个生物学特征的合理比例。

生物膜检测可利用光学显微镜观察细菌的平面扩散情况及孵育后的生物膜垂直高度，定量分析生物膜内不同深度活死细菌的数量。细菌分布则可以使用FISH寡核苷酸探针对目标细菌进行染色。通过激光共聚焦扫描显微镜等光学检测手段检测荧光信号，实现生物膜中细菌物种的空间分布可视化，再使用图像处理软件，将荧光数据进行量化，如对比染色后的荧光强度或者计算荧光面积覆盖比例，从而分析细菌的差异性分布及合理比例。

3. 特定生理学功能检测 口腔芯片主要用于模拟牙齿、口腔黏膜、唾液腺等组织结构及其生理功能。下面以唾液腺分泌功能为例介绍口腔器官特殊生理学功能的检测。

（1）唾液腺分泌功能检测手段：新鲜制备的唾液腺切片保持了腺泡细胞簇，其保留了极化形态、钙离子信号转导和分泌功能，而分离的唾液腺组织的聚集体（也称为唾液球）已被证明可分化成类似于腺泡结构的组织。然而，使用这些方法培养的细胞在超过24~48小时后会迅速失去分泌功能。宋远辉等设计的唾液腺芯片采用了qPCR、免疫组化及钙通量分析测试，以确定该芯片培养的唾液腺组织仍有分泌功能。

（2）qPCR和免疫组化检测：qPCR和免疫组化主要用于检测催乳素诱导蛋白（PIP）、淀粉酶（Amy1）、毒蕈碱受体和嘌呤能受体的表达。检测唾液腺分泌功能时，PIP和淀粉酶是常用标志物；毒蕈碱和嘌呤能受体在唾液腺组织中表达，其中毒蕈碱乙酰胆碱受体是参与腺泡细胞分泌唾液的主要神经递质受体；嘌呤能受体包括P2 Y2和P2 X7；P2 Y2是一种G蛋白偶联受体，P2 X7是一种配体门控离子通道。

（3）钙通量分析测试：主要用于测试唾液腺培养物受激动剂刺激后钙离子的浓度变化。唾液分泌依赖于细胞内钙信号，使用激动剂如卡巴胆碱（CCh）或ATP治疗会刺激细胞内钙离子的快速增加，驱动分泌腺泡细胞的液体分泌。因此，钙通量分析可用于检测芯片中唾液腺组织是否具有实际分泌功能。将芯片加载钙指示剂，再将CCh或ATP加入缓冲液中，并使用延时显微镜分析荧光，以记录唾液腺芯片中钙通量的变化。

（三）口腔芯片的实验检测

检测生物相容性的方法有比色法（如四甲基偶氮唑盐法）、荧光检测法（如活死染色）

和化学发光法。检测细胞生殖凋亡有DNA合成法、TUNEL染色法等。物质浓度的检测方法有电化学检测法、质谱法、ELISA法和吸光度法等。这些常规方法已在先前的章节中详细描述，此处不再赘述。下文主要介绍传感器、活细胞成像分析两种检测方法，以及人工智能与这两种方法的结合运用。

1. 传感器 作为检测系统中的一种前置部件，传感器能够对目标物质进行选择性识别和结合，捕捉信号并转换该信号以便于测量记录。现阶段有多种传感器，大体可分为化学传感器、物理传感器和生物传感器。生物传感器是指用生物体本身或者生物成分作为信号感受部分的传感器。生物成分主要有酶、抗原、抗体、激素、细胞、细胞器和组织。DNA传感器是近年研究的热点，通过识别目标DNA，换能器将DNA杂交过程或产生的变化转变为可测量的物理信号。除此之外，细胞传感器也是近年研究的热点，它利用活细胞作为探测单元，定量或定性地检测目标细胞的功能信息；或利用活细胞作为探测元件，定量或定性地检测分析物质。

传感器具有高效、专一、小型化、自动化和易于集成等特点，因此传感器在持续监测数据方面具有一定的优势。下文以pH传感器为例，介绍生物传感器在芯片数据监测方面的应用。

对于口腔常见疾病龋齿而言，其发生发展与口腔微环境pH的变化密切相关。根据全球疾病负担研究的统计数据，全球恒牙龋齿的患病率居于首位，发病率则居于第二位。龋病是牙体硬组织在多种因素作用下发生的慢性进行性破坏性疾病。口腔中的细菌等微生物利用摄入的碳水化合物（如蔗糖）代谢产生酸性物质，酸性物质会在生物膜内持续堆积，pH下降到临界值，打破牙体组织脱矿与再矿化平衡，最终导致牙体硬组织脱矿而产生龋齿。在生物培养中，pH通常仅考虑待测物质的整体平均值，或退而求其次检测培养液的pH，并且通常为定时检测输出物质，无法实现对芯片内部的实时原位检测。

帕尔温扎德·加什蒂（Parvinzadeh Gashti）等设计了光敏性pH传感器，通过对每个激发波长记录的图像进行比对，再通过比例校准曲线进行计算，从而达到pH的定量检测。利用光敏性pH纳米粒子在载玻片上制备涂层，从而在芯片微流体通道内形成传感表面。该粒子具有金属纳米颗粒外壳，内部储存有大量荧光分子，荧光分子为pH检测指示剂，通过对荧光分子每个激发波长记录的图像进行比对，再通过比例校准曲线进行计算，从而达到pH的定量检测。

该传感器集成于口腔芯片，记录了芯片中的实时pH变化。碳水化合物进入芯片后，菌斑生物膜内的pH开始波动。第一个阶段是pH下降阶段，下降速率可达每分钟1个pH单位。pH下降的确切速率、pH最低值及生物膜维持酸性状态的时间取决于输入物质及生物膜内存在的细菌。酸化阶段之后，15~40分钟后pH缓慢恢复到环境条件。通过该pH传感器，即可以对不同类型培养物及不同定植细菌状态下的生物膜进行实时pH定量检测。

2. 活细胞成像分析 通过置于培养箱内的实时动态成像仪对芯片进行实时观察、拍摄记录，判断芯片培养物的状态。这种方法无损、全面，能够提供细胞分化的视频和量化结果，但需要专业的设备和软件。

克里斯琴·米兰达·弗兰克等设计的牙齿芯片由2个平行通道和牙本质盘组成，牙本质盘的一侧可以添加口腔材料，另一侧黏附有成牙本质细胞以模拟牙髓组织。先将芯片染色孵育成像。再将口腔材料引入芯片的腔侧，进行拍照成像，跟踪细胞的死亡情况，以达到对芯片中牙髓状态的实时观察、拍摄记录。

3. 人工智能的运用

（1）电化学检测数据和生物传感器数据：包括电化学检测数据、生物传感器数据在内的各种类型数据都可以作为训练的深度学习模型开发的输入数据，电化学检测仪与生物传感器可以实现对芯片微环境生物物理和生化参数的连续、自动和原位检测收集，这些实时和连续收集的数据都可以与基于人工智能的数据处理相结合，以研究和优化基于闭环反馈的实验参数。最终，该系统将能够自动调节和控制器官芯片的各种功能参数。

（2）图片数据：对于器官芯片的图片数据处理分析，人工智能可运用于微小目标的检测、动态目标的识别与实时监控、图像的计数与评估。

1）器官芯片是微米级的操作平台，而在这种微小平台中检测微小物质一直较为困难。可通过拍摄的图片检测物质是否存在，当芯片拍摄图像的分辨率较低时，检测则变得更为困难。而人工智能超分辨率（super-resolution，SR）技术、基于极限学习机算法的超分辨率（extreme learning machine based SR，ELMSR）技术和基于卷积神经网络算法的超分辨率（convolutional neural network based SR，CNNSR）技术使得芯片系统有望突破光学等检测手段在分辨率方面的限制，实现更高精度的目标检测。

2）人工智能在目标实时检测方面具有优势，为动态目标的识别与实时监控提供了新思路。首先，可使用卷积神经网络模型来检测芯片区域，再将多个假设跟踪与卡尔曼滤波相结合，实现了多细胞迁移跟踪，在计算机视觉领域，人工智能对实验图像进行预处理以获得二进制形状，通过距离变换算法和快速行进法将二进制形状结构化。然后，通过二分类支持向量机删除图形中多余区段以获得目的图像区段。最后，通过匈牙利算法将变化图像与时间相关联以达到对图像的实时跟踪分析，从而达到对动态目标的识别与实时监控。

3）检测细菌或细胞密度的传统方法有多种，如光谱法和荧光活化细胞分选法，但是这些方法有多种条件要求，难以在微流控芯片上使用。为了在器官芯片这种微米/纳米级微流控培养腔室中检测细菌细胞数量，可以利用人工智能结合快速傅里叶变换技术，分析芯片的模糊图像数据，如将基于快速傅里叶变换技术的光谱图像分析技术用于检测微观图像中像素差异的增加，通过深度学习进行数据回归，从而达到对器官芯片相应参数的精准跟踪，解决微流控系统中模糊图像的数据分析问题。

对于芯片培养细胞的评估，可以利用基于机器学习的自定义图像分析算法。在高分辨率激光共聚焦扫描显微镜下对芯片进行成像，生成相应海量图像，根据自适应阈值分析对图像的每个像素进行标记，指示相应靶细胞，再采用反卷积神经网络来量化复杂数据，从而评估细胞状态。

三、口腔微生物检测

下面以口腔生物膜为例介绍上述相关检测手段的结合运用。牙菌斑生物膜是口腔微生物定植在牙面的口腔微生态，多种细菌在其中进行复杂的代谢活动，引起多种口腔疾病。

口腔生物膜芯片可用于评估细菌的种类和定植密度、细菌空间排列生物膜形态厚度。

（一）口腔细菌检测

荧光原位杂交（FISH）技术可用于检测细菌的种类。细菌数量则可以通过荧光染色，使用Image J等图像处理软件，将荧光数据进行量化，如对比染色后荧光强度或者计算荧光面积覆盖比例。细菌的空间排列可以通过激光共聚焦扫描显微镜等光学检测手段，通过检测荧光信号实现生物膜中共同定植的关键细菌物种的空间分布可视化。

（二）牙菌斑生物膜检测

激光共聚焦扫描显微镜、双光子激发显微镜和光学相干断层成像（optical coherence tomography，OCT）可测量生物膜的表面覆盖度、厚度和体积。激光共聚焦扫描显微镜在检测较厚生物膜时有一定的局限性，因为荧光探针扩散能力有限，并且光散射限制了观察深度。双光子激发显微镜可检测较厚的生物膜。OCT是一种无损实时监测技术，其图像深度可以达到几毫米至20mm，但是会牺牲横向分辨率，几乎不可能识别单个细菌，并限制了OCT在生物膜形成早期的应用。以拉姆等设计的芯片为例，为测量生物膜的厚度，培养腔中添加DAPI荧光染色剂染色30分钟，随后用蒸馏水冲洗培养腔。通过测量基板的焦平面水平与室中最上面的生物膜体之间的距离，并倒置于荧光显微镜下观察生物膜高度。

相关培养环境参数（如pH和氧气）的持续评估则可以通过光学生物传感器或电化学检测仪与芯片集成，监测微环境的动态变化。

四、口腔肿瘤

口腔癌为第五大常见癌症，过去几十年里，口腔鳞状细胞癌（oral squamous cell carcinoma，OSCC）的五年生存率约为50%。口腔癌的早期筛查对于治疗及预后非常重要。微流控芯片系统目前已用于口腔癌筛查和诊断。

（一）用于口腔肿瘤筛选的芯片检测

芯片可用于口腔癌前病变或口腔癌症患者的唾液样品的筛查研究。例如，使用芯片对唾液样品进行检测，首先对唾液样品中的癌细胞进行分离筛选，再对口腔癌特定标志物进行定量。

1. 分离循环肿瘤细胞筛选　利用免疫亲和力、免疫磁性等原理设计的肿瘤芯片可分离循环肿瘤细胞。以索菲亚·祖帕努（Sofia Zoupanou）等设计的口腔癌筛选芯片为例，该芯片设计了细长多弯的蛇形通道，并在通道上固定了能够识别人EpCAM的抗EpCAM，EpCAM是一种细胞膜糖蛋白，在与OSCC相关的癌性上皮细胞表面异常表达。只要细胞在其膜上表达EpCAM抗原，细胞就会被识别和阻断并被芯片通道的内壁捕获。

2. 肿瘤标志物定量检测　器官芯片进行标志物定量的检测技术有微流控数字PCR、微流控单细胞RT-PCR、基于微阵列的miRNA分析。首先对分离的癌细胞进行热和（或）化学裂解，并使用固相提取或通过与涂有mRNA特异性寡核苷酸的磁珠杂交从裂解物中分离

mRNA。通过RT-PCR、线性扩增或生物条形码技术进行多重mRNA扩增，然后使用光纤传感器或电化学传感器的荧光检测标记的cDNA、mRNA或生物条形码。

（二）用于药物评测的口腔芯片

高通量药物筛选（high-throughput screening，HTS）可以将具有生物活性的候选药物从大规模的药物库中筛选出来。它利用自动化设备、微型化实验、灵敏的检测方法和数据分析软件，快速地对数千至数百万个化合物进行生化、细胞或体内测试，以识别对特定生物靶标或通路有调节作用的化合物。

药物筛选通常需要研究各种药物浓度的细胞反应。与Transwell检测等传统2D方法相比，器官芯片不仅可以提高通量并降低实验成本，还具有更高的梯度分辨率。器官芯片可以实现高通量药物筛选所需要的复杂排列及分区腔室。此外，器官芯片还可以与实时观测系统进一步结合以实现对细胞的原位检测。

对于肿瘤芯片而言，高通量筛选用于筛选不同浓度的各种药物，以评估肿瘤的多个方面，包括药物渗透率、肿瘤细胞存活率、对健康细胞的毒性、增殖率、血管生成、耐药性和复发率。肿瘤芯片用于药物筛选具有多种优势，包括营养物质的动态供应、废物清除、肿瘤细胞的生态学模拟。但是用于高通量筛选的器官芯片通常会生成大量数据，为了简化实验程序及提高数据处理效率，有必要开发数据收集和数据分析的设备及程序。

（路萌萌）

参 考 文 献

曹楚南, 2008. 腐蚀电化学原理. 3版. 北京: 化学工业出版社.
陈晨, 谢海峰, 2023. 牙科粘接实验技术及实例分析. 北京: 科学出版社.
陈小明, 蔡继文, 2003. 单晶结构分析原理与实践. 2版. 北京: 科学出版社.
陈治清, 2004. 口腔生物材料学. 北京: 化学工业出版社.
成本诚, 1997. 有机化学. 长沙: 中南工业大学出版社.
成都科技大学无机化学教研室, 1991. 无机化学. 2版. 成都: 成都科技大学出版社.
大连理工大学无机化学教研室, 2006. 无机化学. 5版. 北京: 高等教育出版社.
戴维. 塔尔伯特, 2019. 腐蚀科学与技术原书. 2版. 北京: 机械工业出版社.
丁建东, 刘宣勇, 憨勇, 等, 2022. 生物材料表界面与表面改性. 北京: 科学出版社.
方亮, 2016. 药剂学. 8版. 北京: 人民卫生出版社.
傅献彩, 沈文霞, 姚天扬, 等, 2005. 物理化学. 5版. 北京: 高等教育出版社.
顾惕人, 1994. 表面化学. 北京: 科学出版社.
管学茂, 2018. 现代材料分析测试技术. 2版. 徐州: 中国矿业大学出版社.
郭德济, 1994. 光谱分析法. 2版. 重庆: 重庆大学出版社.
国家食品药品监督管理总局, 2017. 医疗器械标准管理办法(国家食品药品监督管理总局令第33号). (2017-04-17)[2023-11-23]. https://www.gov.cn/gongbao/content/2017/content_5230281.htm.
国家市场监督管理总局, 2022. 医疗器械经营监督管理办法(国家市场监督管理总局令第54号). (2022-03-10) [2023-11-23]. https://www.gov.cn/zhengce/zhengceku/2022-03/23/content_5680762.htm.
国家市场监督管理总局, 2022. 医疗器械生产监督管理办法(国家市场监督管理总局令第53号). (2022-03-10) [2023-11-23]. https://www.gov.cn/zhengce/zhengceku/2022-03/23/content_5680761.htm.
国家市场监督管理总局, 2022. 医疗器械注册与备案管理办法(国家市场监督管理总局令第47号). (2021-08-26) [2023-11-23]. https://www.gov.cn/zhengce/2021-08/31/content_5723519.htm.
国家市场监督管理总局, 国家标准化管理委员会, 2021. 金属材料 疲劳试验 轴向力控制方法: GB/T 3075—2021. 北京: 中国标准出版社.
国家市场监督管理总局, 中国国家标准化管理委员会, 2018. GB/T 230.1—2018 金属材料 洛氏硬度试验 第1部分: 试验方法. 北京: 中国标准出版社.
国家市场监督管理总局, 中国国家标准化管理委员会, 2018. 金属材料 布氏硬度试验 第1部分: 试验方法: GB/T 231.1—2018. 北京: 中国标准出版社.
国家药品监督管理局, 2018. 牙科学 种植体 骨内牙种植体动态疲劳试验: YY/T 0521—2018. 北京: 中国标准出版社.
国家药品监督管理局, 2022. 牙科学 与牙齿结构粘接的测试: YY/T 0519—2022. 北京: 中国标准出版社.
国家药品监督管理局, 2018. 创新医疗器械特别审查程序. (2018-11-02)[2023-11-23]. https://www.nmpa.gov.cn/xxgk/ggtg/ylqxggtg/ylqxqtggtg/20181105160001106.html.
国家药品监督管理局高级研修学院, 2020. 医疗器械标准知识. 北京: 中国医药科技出版社.
国家药品监督管理局疗器械标准管理中心, 2022. 医疗器械标准目录汇编(2022版). 北京: 中国标准出版社.
国家医药管理局, 1993. 模拟口腔环境冷热疲劳试验方法: YY/T 0112—93. 北京: 中国标准出版社.
何小维, 2006. 高吸水性碳水化合物材料. 北京: 化学工业出版社.

贺志芳, 2016. 口腔工艺材料. 北京: 人民卫生出版社.
胡坪, 王氢, 2019. 仪器分析. 5版. 北京: 高等教育出版社.
胡正水, 2022. 材料表界面化学. 北京: 化学工业出版社.
黄化民, 1992. 有机化学-上册. 长春: 吉林大学出版社.
季惠明, 2007. 无机材料化学. 天津: 天津大学出版社.
姜翠香, 徐旺, 何理, 2023. 断裂力学及其工程应用. 武汉: 华中科技大学出版社.
焦汇胜, 李香庭, 2011. 扫描电镜能谱仪及波谱仪分析技术. 长春: 东北师范大学出版社.
康国政, 刘宇杰, 阚前华, 2023. 疲劳与断裂力学. 北京: 科学出版社.
柯伟, 杨武, 2006. 腐蚀科学技术的应用和失效案例. 北京: 化学工业出版社.
梁成浩, 2007. 现代腐蚀科学与防护技术. 上海: 华东理工出版社.
廖力夫, 刘晓庚, 邱凤仙, 2015. 分析化学. 2版. 武汉: 华中科技大学出版社.
林红, 2014. 我国口腔材料性能评价标准的现况. 口腔材料器械杂志, 23(2): 57-61.
林红, 邓旭亮, 2022. 口腔材料学. 3版. 北京: 北京大学医学出版社.
刘凤岐, 汤心颐, 2004. 高分子物理. 2版. 北京: 高等教育出版社.
刘约权, 2001. 现代仪器分析. 北京: 高等教育出版社.
刘志广, 2008. 分析化学. 北京: 高等教育出版社.
柳得橹, 权茂华, 吴杏芳, 2017. 电子显微镜分析实用分析方法. 北京: 中国质检出版社, 中国标准出版社.
马德柱, 何平笙, 徐种德, 等, 1981. 高聚物结构与性能. 北京: 科学出版社.
山东工学院化学教研室, 1978. 无机化学基础知识. 济南: 山东人民出版社.
司司, 卡盖·索音图, 庄明兴, 等, 2023. 人工智能在可再生能源材料研发领域的研究进展. 稀有金属, 47(4): 570-586.
宿彦京, 杨明理, 祝伟丽, 等, 2023. 新材料研发智能化技术发展研究. 中国工程科学, 25(3): 161-169.
孙宝德, 疏达, 付华栋, 等, 2023. 高端新材料智能制造的发展机遇与方向. 中国工程科学, 25(3): 152-160.
孙东, 接勐, 胡大鹏, 2017. 疲劳试验机的发展研究. 科技经济市场, (9): 8-9.
孙酣经, 1990. 功能高分子材料及应用. 北京: 化学工业出版社.
孙皎, 2016. 口腔生物材料学. 2版. 北京: 人民卫生出版社.
汤琪, 向旭, 2020. 无机化学实验. 重庆: 重庆大学出版社.
陶少华, 刘国根, 2015. 现代谱学. 北京: 科学出版社.
王从曾, 2001. 材料性能学. 北京: 北京工业大学出版社.
王德堂, 马严俊, 2021. 口腔材料学. 武汉: 华中科技大学出版社.
王铎, 2020. 断裂力学. 北京: 北京工业大学出版社.
王高潮, 2006. 材料科学与工程导论. 北京: 机械工业出版社.
王晓娟, 2020. 口腔临床药物学. 5版. 北京: 人民卫生出版社.
吴季怀, 林建明, 魏月琳, 等, 2005. 高吸水保水材料. 北京: 化学工业出版社.
吴晶, 戈晓岚, 纪嘉明, 2006. 机械工程材料实验指导书. 北京: 化学工业出版社.
吴其晔, 2011. 高分子物理学. 北京: 高等教育出版社.
夏之宁, 李金苟, 杨丰庆, 2012. 色谱分析法. 重庆: 重庆大学出版社.
谢建新, 宿彦京, 薛德祯, 等, 2021. 机器学习在材料研发中的应用. 金属学报, 57(11): 1343-1361.
邢其毅, 裴伟伟, 徐瑞秋, 等, 2017. 基础有机化学-上册. 4版. 北京: 北京大学出版社.
熊党生, 2018. 生物材料与组织工程. 2版. 北京: 科学出版社.
徐晓宙, 高琨, 2016. 生物材料学. 2版. 北京: 科学出版社.
赵改清, 黄建军, 2013. 大学物理实验. 西安: 西安电子科技大学出版社.
赵丽君, 2012. 口腔医疗器械生产许可与标准化. 科协论坛(下半月), (12): 130-131.

赵信义, 2020. 口腔材料学. 6版. 北京: 人民卫生出版社.

赵铱民, 2020. 口腔修复学. 8版. 北京: 人民卫生出版社.

中国化学会, 1982. 无机化学命名原则. 北京: 科学出版社.

中国化学会, 2017. 有机化合物命名原则. 北京: 科学出版社.

中华人民共和国工业和信息化部, 2012. 接触(触针)式表面轮廓测量仪: JB/T 11271—2012. 北京: 中国标准出版社.

中华人民共和国国家质量监督检验检疫总局, 中国国家标准化管理委员会, 2008. 压汞法和气体吸附法测定固体材料孔径分布和孔隙度 第1部分: 压汞法: GB/T 21650.1—2008. 北京: 中国标准出版社.

中华人民共和国国家质量监督检验检疫总局, 中国国家标准化管理委员会, 2009. 产品几何技术规范(GPS) 表面结构 轮廓法 术语、定义及表面结构参数: GB/T 3505—2009. 北京: 中国标准出版社.

中华人民共和国国家质量监督检验检疫总局, 中国国家标准化管理委员会, 2009. 金属材料 维氏硬度试验 第1部分: 试验方法: GB/T 4340.1—2009. 北京: 中国标准出版社.

中华人民共和国国家质量监督检验检疫总局, 中国国家标准化管理委员会, 2014. 金属材料 肖氏硬度试验 第1部分: 试验方法: GB/T 4341.1—2014. 北京: 中国标准出版社.

中华人民共和国国家质量监督检验检疫总局, 中国国家标准化管理委员会, 2017. 气体吸附BET法测定固态物质比表面积: GB/T 19587—2017. 北京: 中国标准出版社.

中华人民共和国国家质量监督检验检疫总局, 中国国家标准化管理委员会, 2023. 金属材料 磨损试验方法 试环-试块滑动磨损试验: GB/T 12444——2006. 北京: 中国标准出版社.

中华人民共和国国务院, 2021.《医疗器械监督管理条例》(国务院令第739号). 北京: 中国法制出版社.

周大成, 1991. 中国口腔医学史考. 北京: 人民卫生出版社.

周永胜, 2020. 口腔修复学. 3版. 北京: 北京大学医学出版社.

朱建国, 孙小松, 李卫, 2007. 电子与光电子材料. 北京: 国防工业出版社.

曾易, 顾忠泽, 2023. 人体器官芯片构建的研究进展. 科学通报, 68(36): 4954-4967.

曾作祥, 孙莉, 2016. 界面现象. 上海: 华东理工大学出版社.

American Society for Testing and Materials, 2010. Standard test method for linearly reciprocating ball-on-flat sliding wear. ASTM G 133-05. West Conshohocken, PA: ASTM International.

American Society for Testing and Materials, 2014. Standard test method for calibration and operation of the falex block-on-ring friction and wear testing machine. ASTM D 2714-94. West Conshohocken, PA: ASTM International.

American Society for Testing and Materials, 2016. Standard test method for wear testing with a pin-on-disk apparatus. ASTM G 99-05. West Conshohocken, PA: ASTM International.

Ashammakhi NA, Elzagheid A, 2018. Organ-on-a-chip: new tool for personalized medicine. J Craniofac Surg, 29(4): 823-824.

Benjamin B, Phillip MM, Vladimir VG, et al., 2020. A mobile robotic chemist. Nature, 583(7815): 237-241.

Brakenhoff GJ, van der Voort HT, van Spronsen EA, et al., 1985. Three-dimensional chromatin distribution in neuroblastoma nuclei shown by confocal scanning laser microscopy. Nature, 317(6039): 748-749.

Carlsson K, Danielsson PE, Lenz R, et al., 1985. Three-dimensional microscopy using a confocal laser scanning microscope. Opt Lett, 10(2): 53-55.

Carvalho V, Gonçalves I, Lage T, et al., 2021. 3D printing techniques and their applications to organ-on-a-chip platforms: a systematic review. Sensors(Basel), 21(9): 3304.

Chen CC, Mondal K, Vervliet P, et al., 2023. Logistic regression analysis of LC-MS/MS data of monomers eluted from aged dental composites: a supervised machine-learning approach. Anal Chem, 95(12): 5205-5213.

David H, 2000. Modern analytical chemistry. New York: McGraw-Hill.

Fish J, Wagner GJ, Keten S, 2021. Mesoscopic and multiscale modelling in materials. Nat Mater, 20(6): 774-786.

França CM, Tahayeri A, Rodrigues NS, et al., 2020. The tooth on-a-chip: a microphysiologic model system mimicking the biologic interface of the tooth with biomaterials. Lab Chip, 20(2): 405-413.

Friederich P, Häse F, Proppe J, et al., 2021. Machine-learned potentials for next-generation matter simulations. Nat Mater, 20(6): 750-761.

Fu W, Zhang W, 2017. Hybrid AFM for nanoscale physicochemical characterization: recent development and emerging applications. Small, 13(11): 1603525.

Goldstein JI, Newbury DE, Joy DC, et al., 2023. Scanning electron microscopy and X-ray microanalysis. 3rd ed. New York: Kluwer Academic/Plenum Publishers.

Griffith LG, 2017. Organ-on-a-chip systems: a tutorial review. Lab on a Chip, 17(17): 2769-2786.

Grischke J, Johannsmeier L, Eich L, et al., 2020. Dentronics: towards robotics and artificial intelligence in dentistry. Dent Mater, 36(6): 765-778.

Han G, Li G, Huang J, et al., 2022. Two-photon-absorbing ruthenium complexes enable near infrared light-driven photocatalysis. Nat Commun, 13(1): 2288.

Huang C, Sanaei F, Verdurmen WPR, et al., 2023. The application of organs-on-a-chip in dental, oral, and craniofacial research. J Dent Res, 102(4): 364-375.

Huh D, Matthews BD, Mammoto A, et al., 2010. Reconstituting organ-level lung functions on a chip. Science, 328(5986): 1662-1668.

Lam RH, Cui X, Guo W, et al., 2016. High-throughput dental biofilm growth analysis for multiparametric microenvironmental biochemical conditions using microfluidics. Lab Chip, 16(9): 1652-1662.

Li JT, Chen J, Bai H, et al., 2022. An overview of organs-on-chips based on deep learning. Research (Wash DC), 2022: 9869518.

Mavila S, Eivgi O, Berkovich I, et al., 2016. Intramolecular cross-linking methodologies for the synthesis of polymer nanoparticles. Chem Rev, 116(3): 878-961.

Nel AE, Mädler L, Velegol D, et al., 2009. Understanding biophysicochemical interactions at the nano-bio interface. Nat Mater, 8(7): 543-557.

Niculescu AG, Chircov C, Bîrcă AC, et al., 2021. Fabrication and applications of microfluidic devices: a review. Int J Mol Sci, 22(4): 2011.

Pashley DH, Sano H, Ciucchi B, et al., 1995. Adhesion testing of dentin bonding agents: a review. Dent Mater, 11(2): 117-125.

Probst C, Schneider S, Loskill P, 2018. High-throughput organ-on-a-chip systems: current status and remaining challenges. Curr Opin Biomed Eng, 6: 33-41.

Ramadan Q, Zourob M, 2020. Organ-on-a-chip engineering: toward bridging the gap between lab and industry. Biomicrofluidics, 14(4): 041501.

Revilla-León M, Gómez-Polo M, Vyas S, et al., 2023. Artificial intelligence models for tooth-supported fixed and removable prosthodontics: a systematic review. J Prosthet Dent, 129(2): 276-292.

Scherrer SS, Cesar PF, Swain MV, 2010. Direct comparison of the bond strength results of the different test methods: a critical literature review. Dent Mater, 26(2): e78-e93.

Song Y, Uchida H, Sharipol A, et al., 2021. Development of a functional salivary gland tissue chip with potential for high-content drug screening. Communications Biology, 4(1): 361.

Stipe BC, Rezaei MA, Ho W, 1998. Single-molecule vibrational spectroscopy and microscopy. Science, 280(5370): 1732-1735.

Takebe T, Sekine K, Enomura M, et al., 2013. Vascularized and functional human liver from an iPSC-derived organ bud transplant. Nature, 499(7459): 481-484.

Tayebi L, 2017. Biomaterials for oral and dental tissue engineering. England: Elsevier Woodhead Publishing.

Thommes M, Kaneko K, Neimark AV, et al., 2015. Physisorption of gases, with special reference to the evaluation of surface area and pore size distribution (IUPAC Technical Report). Pure and Applied Chemistry, 87 (9/10): 1051-1069.

Tshitoyan V, Dagdelen J, Weston L, et al., 2019. Unsupervised word embeddings capture latent knowledge from materials science literature. Nature, 571(7763): 95-98.

Wnorowski A, Yang H, Wu JC, 2019. Progress, obstacles, and limitations in the use of stem cells in organ-on-a-chip models. Adv Drug Deliv Rev, 140: 3-11.

Xie T, Grossman JC, 2018. Crystal graph convolutional neural networks for an accurate and interpretable prediction of material properties. Phys Rev Lett, 120(14): 145301.

Yamaguchi S, Li H, Sakai T, et al., 2024. CAD-CAM resin composites: effective components for further development. Dent Mater, 40(3): 527-530.

Zhang R, Zhang Y, Dong ZC, et al., 2013. Chemical mapping of a single molecule by plasmon-enhanced Raman scattering. Nature, 498(7452): 82-86.

Zhao Q, Cole T, Zhang Y, et al., 2021. Mechanical strain-enabled reconstitution of dynamic environment in organ-on-a-chip platforms: a review. Micromachines, 12(7): 765.